やさしい症例から始められる

包括臨床に活かすMTM

長澤 信五 著

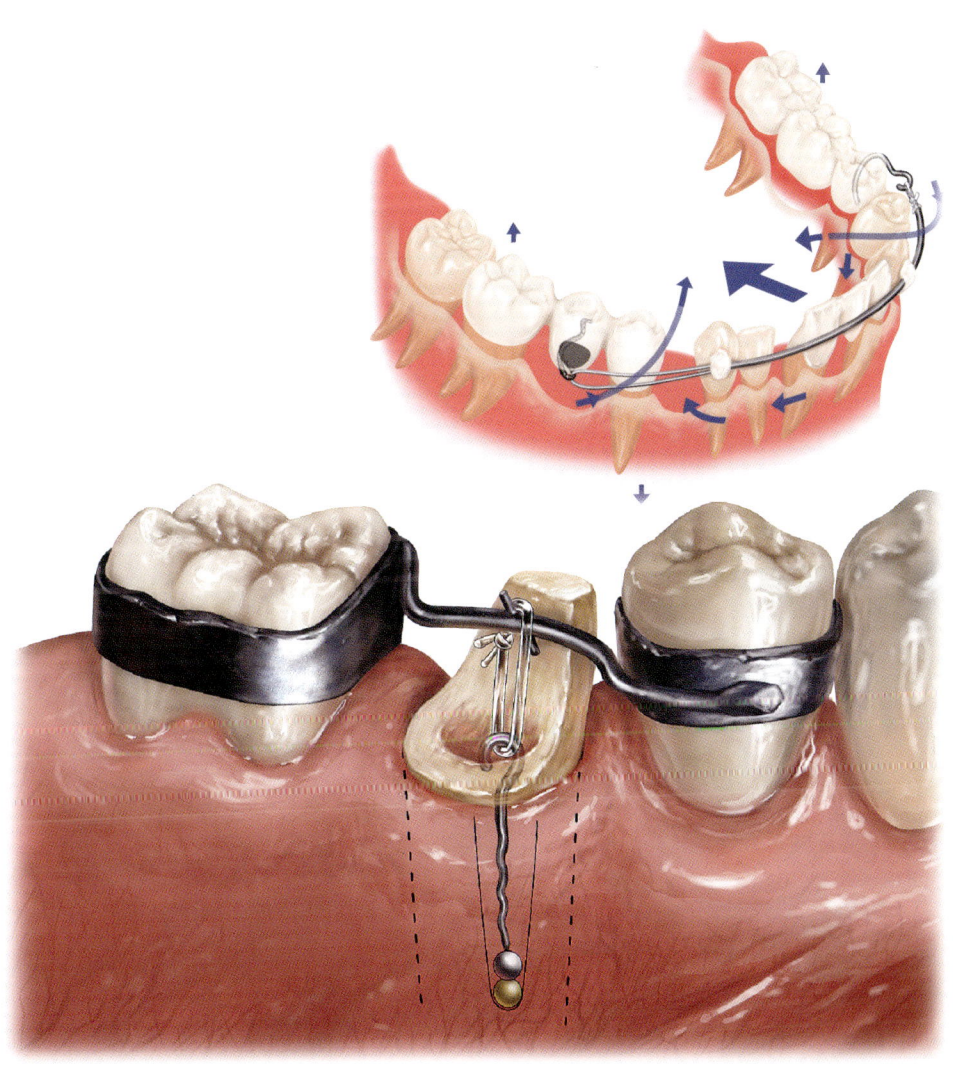

クインテッセンス出版株式会社 2007

Tokyo, Berlin, Chicago, London, Paris, Barcelona, Istanbul, Milano, São Paulo, Moscow, Prague, Warsaw, New Delhi, Beijing, and Bukarest

刊行に寄せて

　長澤信五先生の著書が遂に刊行されることになった．長い道のりであった．

　歯周治療の有力なツールとしてのMTMに取り組もうということで，先生に教えを乞うたのは1985年であった．それ以来13年の長きにわたって症例検討会に，レクチャーに，また付属病院の現場で教えていただいた．臨床現場に根付いた発想とスタンスは教室員にインパクトを与えた．これを多くの人に伝えるためには活字にしなければならない，という思いが現実のものとなったことは誠に喜ばしい．

　先生はわが国でも有数の臨床家である．それぞれの専門分野において一流といわれる方は多いが，全てがトップレベルの域に達している臨床家は数少ない．保存学，補綴学というように縦割りで教育が行われている大学に，専門家はいてもオールラウンドプレーヤーは育たない．それを見すかしておられたのか，著者は卒業後大学に所属することはなく，臨床の現場で研鑽を積まれ，多くの高名な先生にも師事された．著者をオールラウンドのトッププレーヤーにさせたのは，少年のように若々しい好奇心と探究心を著者が持ち合わせていることと無縁ではないものと思われる．

　"minimal intervention(MI)"と"longevity"は本書にしばしば出てくるキーワードである．最小の侵襲と歯の長持ちは現代歯科医療のトレンドである．MTMは従来「補綴前小矯正」や「歯周病のための小矯正」などの言葉で語られてきた．MTMはそのようなレベルのものではなく，MIとlongevityを考慮した治療計画に欠かせないものであろう．著者が最後に言うように，MTMを駆使することによって一皮むけた医療，すなわちより良質の医療を提供できるのである．本書は書斎の机から発信されたものではなく，チェアサイドでの著者の喜びや苦悩，技工室でのちょっとした工夫，患者さんや衛生士さんの息遣いまでが伝わってくるような診療室からの発信であり，臨場感に溢れている．

　MTMのみならず歯の移植，インプラント，ペリオ，エンドなど，全てにわたって本書から得られるものは多いと確信している．

　次の一歩を踏み出そうとされる方に，是非にとお勧めしたい本である．

2007年2月　　　　　　　　　　　　　　　　　　　朝日大学名誉教授　岩山 幸雄

長澤先生と本書のご紹介

　長澤信五先生をご存知ですか？　学会や講習会に参加することが多い先生方は，いずれかでお会いしていることでしょう．自身の診療に役立つものであれば，寸暇を惜しんで情報収集に出かけ，講演者や発表者に次々と質問を投げかける姿をご覧になった方は少なくないはずです．

　高橋矯正研究会は300余回を数えますが，そのほとんどに長澤先生は参加しています．研究会では鋭い観察眼と診断力で議論の中心人物としてご活躍いただいています．いわば研究会のご意見番です．

　本書はそんな長澤先生の豊富な知識と長い経験とに基づいた「長澤式診療」の集大成です．先生の診断には常に機能への考察があります．個々の症状を詳細に検討し，咬合不正の形態だけでなく，生物学的な背景である機能への深い洞察から独自の診断が構築されています．そして様々な治療術式を有機的に組み合わせて確実に咬合の質を向上させることが特徴です．本書には先生の英知と思考，創意工夫が溢れています．臨床に真剣に取り組み，悩み多い我々にとって示唆と光明を与えてくれる貴重な一冊であることは間違いありません．

2007年2月　　　　　　　　　　　　　　　　　　　　　　高橋矯正研究会代表　中村 道

推薦のことば

　日本の歯科医療は戦後目覚しい発展を遂げ，主として専門化，細分化の方向で多くの専門医認定制度ができたが，圧倒的多数の一般臨床歯科医にとっては，特定の専門技術で対応できる来院患者は限られ，かつ患者の要求内容は多様である．そして人口減少に伴う患者数の減少と相俟って，現状打開を念願する歯科医師の間に，総合的・包括的歯科医療のあり方を求める声が高まっている．本書はこうした要望に応え，80に及ぶ珠玉の厳選臨床例に沿って包括的歯科医療のあり方を，歯科医学的根拠に基づきわかりやすく紹介された好著である．

　著者は大阪大学歯学部卒業後，開業されたが，大変研究熱心で高橋矯正研究会で研修後，岐阜歯科大学(現朝日大学歯学部)口腔生理学教室で筋電図学的研究に従事，咬合異常と咀嚼筋緊張や歯科診療と姿勢反射に関する研究で学位を取得後も，診療所に脳波筋電計を設置，咬合異常の患者の筋電図学的診断と治療効果の判定に応用の道を開拓した学究的開業医である．

　その成果の一端は本書の各所に現れ，著者の説くところが単なる臨床例の報告に止まらず，科学的根拠に裏付けされたエビデンスであることが立証されている．そして，いかにして一般歯科診療の中へ専門的歯科技術を導入し調和させるかというノウハウが随所に溢れている．

　以上の諸点から，一通りの基本的歯科医療技術を習得された新進気鋭の先生がたから，長年一般臨床歯科に従事してこられたベテランの先生がたまで広く各年代の先生がたに，包括歯科診療のあり方を考える絶好の参考書として，ここに本書を推薦する．

2007年2月　　　　　　　　　　　　　　　　　　　　　　　　朝日大学前学長　船越 正也

序

　大学歯学部を卒業して父の歯科医院を継いだのは1960年であった．沼津の田舎町である．父はすでに亡くなっていた．診療は熱心にやった．しかし保険診療なので，黒字にするのは大変だった．近代歯科の波が日本に上陸した．セミナーは自分の診療に取り入れやすかった．しかし一口腔単位の全顎矯正治療は少しぐらい学習しても，とてもできるものではなかった．そこで「高橋矯正研究会」(p.53)の門をたたいた．高橋矯正歯科診療所では，世界レベルの診療がルーティンに行われており目を洗われる思いがした．研究会では「GPの先生！　このエンドをした歯はもちますか？」などと聞かれる．longevityという視点を教わったわけだ．

　開業後10年経過した頃，厚生省技官による保険の指導に呼び出された．「エンドでは必ずエックス線写真を3枚以上撮っている．自分のしたい臨床をやるなら保険医を止めてからやれ！」と怒鳴られた．その後は自費でも生活できるように，患者の要望(主訴)に沿う臨床を心掛けた．包括的歯科診療である．その中にMTMの処置があったわけだ．

　GPにはMTMに代表される歯の移動処置が必要である．必要な症例はおびただしい数あり，多種類のものが存在する．それを実施するには良質なエンド，ペリオ，修復の基本的処置が必須である．longevityを目指した包括的な処置である．こうすると自費診療が多くなるから，更に新しい診査や治療法を取り入れやすくなる．

　本書でその必要性を説き，患者に迷惑をかけないで実施できるよう，多くの具体的な症例を提示した．本書の冒頭には「プロローグ」として，やさしい症例から難しいものまで代表的な18症例を示した．次に第1章 初診から，オリエンテーション，診査・診断，治療計画，治療の各章，そして余章まで，さらに60症例余りを提示しながら解説した．臨床の現場からの情報であるから役立つのではないかと思っている．

　著者が本書を上梓するきっかけとなったのは，臨床の傍ら大学歯周病科で13年間MTMの講義をし，付属病院でMTMの治療を指導(？)したことにある．歯周病科の歯科医師たちが畑違いで矯正を知らないことを幸いに，「著者流の治療法を試させた」というそしりは免れないだろう．しかし自分の矯正の学習には役立った．歯周病科の岩山幸雄教授(現朝日大学副学長)は，当時から矯正治療の本を書くよう勧めてくださった．先生には本書の歯周病分野のチェックばかりか，表現の可否の指摘や索引の元原稿まで作っていただいた．口腔生理学の船越正也元教授(元朝日大学学長)には，学位取得の際お世話になったが，今回も筋電図などに貴重なアドバイスをいただいた．

　現在，高橋矯正歯科診療所代表の中村道先生に本書の矯正部分のチェックをお願いした．矯正のハウツーまで手を入れていただき本書の格上げを期待したが，それは無理とのことだった．したがって明確な間違いは訂正されているが，矯正治療はすべて私流の記載である．

　岩山幸雄先生，中村道先生，船越正也先生に心より感謝します．また原稿執筆を勧めて下さった故 吉田隆編集長はじめクインテッセンス出版のスタッフの皆様，なかでも鵜川征代氏には大変お世話になりました．ありがとう．

2007年 早春　　　　　　　　　　　　　　　　　　　　　　　　　　　　　　　　　　長澤 信五

CONTENTS

プロローグ―臨床例から―

症例1 12／*症例2* 16／*症例3* 20／*症例4* 25／*症例5* 30／
症例6 34／*症例7* 41／*症例8* 47／*症例9* 50／*症例10* 58／
症例11 64／*症例12* 76／*症例13* 84／*症例14* 89／*症例15* 99／
症例16 107／*症例17* 119／*症例18* 129

第1章　初 診

Ⅰ　主訴の解決―審美障害，機能障害の解決　138
Ⅱ　患者の訴えを深く理解する　138
Ⅲ　治療選択肢のなかに矯正治療が入るとどうなるか　138
Ⅳ　矯正治療はごく身近な処置である　138
Ⅴ　一般臨床歯科医の矯正治療　139
Ⅵ　MTM の教育　139
　　症例19 140／*症例20* 145／*症例21* 148

第2章　オリエンテーション

Ⅰ　DOS から POS へ　152
Ⅱ　POS を学習する　152
Ⅲ　現実的な治療計画を立てる　152
Ⅳ　療養指導　153

第3章　診査・診断

Ⅰ　総合的な診査・診断ができるシステムをつくる　156
Ⅱ　MTM 導入の助けとなる事柄　156

1　MTM は学際処置という従来の考え方ではどこがいけないのか／2　一般臨床歯科医の矯正治療レベルからの考察／3　矯正専門医と一般臨床歯科医の矯正治療の違い／4　自費と保険診療との料金の格差がもたらすもの／5　矯正治療が成功する条件としての一般歯科臨床のあり方／6　MTM は咬合崩壊過程のどの部分を改善するのか／7　MTM の目標とする正常咬合とはなにか／8　不正咬合は，どれを治し，どれは経過観察とするか／9　矯正の治療方針に段階(レベル)をつくることができる

症例22 162／*症例23* 168／*症例24* 173／*症例25* 179

Ⅲ　MTM導入の鍵となるコンセプトを受け入れる　**182**

症例26　185／*症例27*　188

Ⅳ　咬合治療の診査・診断は「炎症」と「力」をキーワードとして機能的咬合の確立を目指す　**190**

1　炎症と力／2　機能的咬合の確立を妨げる原因／3　機能的咬合の確立／4　機能的咬合の視点から，不正咬合の異常の程度を考える

症例28　195／*症例29*　196／*症例30*　199／*症例31*　201／*症例32*　203／*症例33*　206

Ⅴ　MTM導入から診査・診断，治療方針の確定へ　**209**

1　診査・診断のための資料の整備／2　プロブレムリストの作成（問題点の整理）／3　診査・診断の実際

症例34　212／*症例35*　213／*症例36*　215／*症例37*　216／*症例38*　216／*症例39*　220

第4章　治療計画

Ⅰ　治療計画に矯正治療を導入する　**224**

1　レベル1／2　レベル2　挺出（エクストルージョン）／3　レベル3／4　レベル4とレベル5

Ⅱ　インフォームドコンセント　**227**

1　治療計画の4つの条件／2　治療計画のすり合わせ

症例40　229／*症例41*　231

第5章　治　療

Ⅰ　挺出（エクストルージョン）　**236**

1　挺出の利用法／2　挺出の実際／3　失敗に学ぶ

症例42　240／*症例43*　243／*症例44*　245／*症例45*　249／*症例46*　252

Ⅱ　歯周治療と矯正治療との関連性　**255**

1　矯正治療時にはつねに歯周病を疑ってみる　→　歯周ポケットをなくしてから矯正を始めるのが正攻法／2　歯周病罹患歯の矯正治療／3　矯正治療，歯周治療における咬合の視点

症例47　258／*症例48*　259

Ⅲ　改良型ホーレーリテーナーを用いた前歯のフレアリングの改善　269

　　1　なぜ改良型ホーレーリテーナーを使うのか？／2　フレアリングの原因／3　前歯部の咬合崩壊を学習する　症例49　272／症例50　274／症例51　275／症例52　277／症例53　279／症例54　283／4　舌突出癖，口唇の形態，口呼吸などのフレアリングの増悪因子の診断と治療／5　可撤式装置の適応症／6　改良型ホーレーリテーナーの設計／7　改良型ホーレーリテーナーの製作／8　改良型ホーレーリテーナーのできばえを吟味する／9　フレアリング症例に対する治療目標(1)／10　改良型ホーレーリテーナーの一般的な使い方／11　改良型ホーレーリテーナーのアドバンスな使い方と，その治療目標(2)

Ⅳ　歯牙移動を考慮した下顎智歯の治療法　301

　　1　なぜ下顎智歯を取り上げるのか？／2　下顎智歯の矯正治療　症例55　302　症例56　304／症例57　305／症例58　307／症例59　309

Ⅴ　やさしい MTM　311

　　1　やさしい MTM を探す　症例60　311／症例61　314

Ⅵ　一般歯科臨床における MTM─部分矯正から全顎矯正へ　319

　　1　なぜマルチブラケット装置を使うのか？／2　エッジワイズシステムの MTM への応用／3　マルチブラケットを使用した MTM／4　エッジワイズシステムから深く学ぶべきもの／5　MTM の固定準備(アンカレッジ，プレパレーション)／6　アンカレッジを強化する方法／7　MTM の至適矯正力

　　症例62　328／症例63　330

Ⅶ　部分矯正から全顎矯正までの MTM の症例　331

　　症例64　331／症例65　332／症例66　334／症例67　339／
　　症例68　341／症例69　344／症例70　346／症例71　349／
　　症例72　351

余 章

　　1　この本で書きたかったこと／2　舌の問題　症例73　355／症例74　356／3　抜歯をしないで審美改善も図りたい　症例75　357／症例76　358／症例77　359／4　包括歯科医療の勧め／5　着実な未来への道

症例1	**12**
症例2	**16**
症例3	**20**
症例4	**25**
症例5	**30**
症例6	**34**
症例7	**41**
症例8	**47**
症例9	**50**
症例10	**58**
症例11	**64**
症例12	**76**
症例13	**84**
症例14	**89**
症例15	**99**
症例16	**107**
症例17	**119**
症例18	**129**

プロローグ
―臨床例から―

　包括治療とはいくつもの治療を確固たる臨床指針のもとでまとめて，一つの治療法として掲げてこの方向に進んでいこうということである．プラークコントロール(原因除去療法)，から う蝕，歯周炎，抜歯，不正咬合，欠損など臨床各科にわたる複数の治療を一つにまとめる．たとえば患者の要望を十分に満たす方向にまとめて進む．一般歯科臨床では通常このように複数の処置を扱っている例が多い．矯正専門医のように矯正処置だけという例はむしろ少ない．

　MTM(minor tooth movement)とは一般臨床歯科医が行う「少数歯を小量，短期間で行う歯の移動」と定義されているが，その範囲はあいまいである．しかし矯正専門医が目指す全顎矯正に対し，**一般臨床歯科医の行う矯正治療**という意味では広く市民権を得ている．

　包括治療を行っている一般臨床歯科医が，MTMをどのように活用しているか，どこまで可能なのかを，18の症例で示した．包括治療のなかでMTMを正当に扱うという臨床指針は患者に高く評価され，われわれの進むべき道の一つである．

本書のプロローグとして，まず18の症例について解説する．これに先立ち，この項に収載した症例の概要の一覧と項目別分類表を掲げる．症例を整理するとともに，目次としても役立つように分類した．

プロローグ 臨症例概要一覧

●症例1	一般臨床歯科医が「矯正」を治療選択肢にもっていると，いかにすばらしい治療ができるかを示す症例：MTM（挺出移動）により，臨床歯冠長を獲得して，C_4の残根をブリッジの支台歯としてよみがえらせる
●症例2	長期の安定を得るために，臼歯の傾斜歯のアップライトを行った症例：全顎にわたる包括治療が長期にわたって成功し，再治療や抜歯になることがないようにしたい．それにはそれなりの処置が必要である．傾斜歯に対しては，MTMのアップライト（整直）が必須である
●症例3	智歯のMTM（近心への歯体移動）によって第二大臼歯の欠損を治療した症例：歯の欠損の最適な治療選択肢としてMTMが効果的な症例がある
●症例4	捻転歯（$\overline{2}$）の治療にMTMを用いた症例：咀嚼障害の治療を続けて十数年経過し，1歯のMTMをきっかけに治療が本来あるべき咬合治療の軌道に乗り，患者の満足を得た．咬合治療（咀嚼障害治療）のあるべき姿と不正咬合との関連を示唆する
●症例5	圧下は歯周環境を悪くする．テクニックが難しくて矯正は無理である．日常臨床にそれほど圧下の適応症があるわけではない，というような俗説がはびこっている．俗説一掃のため提示する症例：インプラントを埋入しようとしたら，インプラントの対合歯が長くのびて（挺出して）いる．削合するのは侵襲が大きい．抜髄になるであろう．インプラントの症例でもできるだけMIを目指したい．矯正治療で圧下できる
●症例6	重度歯周炎による咬合崩壊を歯周治療・補綴治療にMTMを加えることで改善した症例：歯周病が中等度から重度に進行すると欠損が生じたり，臼歯部の咬合崩壊のため前歯部のフレアリングが起こったりする．このような歯周病による咬合崩壊の再建にはMTMが有効である
●症例7	全顎の歯周治療，$\overline{7}$ P_4の抜歯，$\overline{3}$ MTM，$\overline{8}$自家歯牙移植と移植歯のMTMを行った症例：全顎の歯周病の治療が必要な症例である．歯周病には下顎位の異常（CO≠CR）が関与しており，それにはMTMが必要であった
●症例8	重度歯周炎による咬合崩壊の再建に全顎矯正を用いた症例（大学病院の症例）：歯周矯正の一症例
●症例9	咬合異常（CO≠CR）による外傷性咬合と，下顎前突の審美障害を矯正治療で改善した症例：$\overline{1}$の変色や反対咬合の下顎前歯が気になるという審美改善が主訴であったが，下顎位の異常（CO≠CR）や偏側（右側）咀嚼オンリーの咀嚼障害が大きな問題のケースであった．解消のためには矯正が必要である
●症例10	包括的治療の一環としての矯正治験例：成長期でも成人と同様に総合的治療が必要な症例がある．疾患（う蝕）の早期多発が続いていること，処置歯の再治療が必要なこと，歯の欠損や骨格性不正咬合があるケースである
●症例11	咀嚼障害を訴える患者の主訴が全顎矯正治療により全面解決する症例：前歯部は骨格性の上顎前突と過蓋咬合，臼歯部は$\genfrac{}{}{0pt}{}{|4\,5\,6\,7}{4\,5\,\overline{7}}$が鋏状咬合で，$\overline{6|6}$欠損，下顎位の異常（CO≠CR）を全顎矯正治療で改善治療した
●症例12	重度進行した歯周炎患者に対して，短期間（3か月）で審美改善を図るMTM，歯根長2/3まで骨吸収した歯の機能回復を図るMTM，大きな骨欠損部にインプラント植立のための骨をつくるMTM，ルートパラレリングを図るMTMを行った症例（治療中）：重度進行歯周炎にともなう悪条件にMTMはどのくらい対応可能なのか
●症例13	重度歯周炎によるフレアリングをMTMにより本来の位置に戻した症例（大学病院の症例）：MTMの需要と供給について広く考える
●症例14	外科手術が必要な骨格性の反対咬合，オープンバイト，著しいクラウディングに，矯正治療だけで治療終了とした症例：包括歯科医療の一環として外科矯正治療が市民権を得ている．しかし患者が外科手術を忌避した場合，矯正治療でどこまで改善できるか？限界を超えた歯の移動がもたらす問題点を一般歯科臨床の立場から検討してみる

●症例15	$\overline{3|}$埋伏，$\overline{6|6}$欠損をともなう左右非対称の成人開咬症例：矯正治療は形態を適正にすることで，良い機能がついてくるという立場をとっている．しかし成人の開咬は舌癖で治りにくく，元に戻りやすいといわれている．それでは本来の咀嚼機能を発揮させる治療はないのか	
●症例16	$\overline{5|}$ワイヤークラスプのみの維持で$\overline{7\,6|}$欠損の義歯を長年使用している患者の治療：一口腔単位の包括治療を行うとき，咬合力が弱いケースではどのような臨床になるのか	
●症例17	前医による全顎矯正治療完了の8年後に歯周治療とMTMを行った症例：矯正治療を行うことは，一般歯科臨床の治療の可能性や治療効果を高める追い風となる．しかし，ときに逆風になることもある．矯正治療による歯周環境の劣化により，一般歯科臨床の可能性を低める，あるいはなくすようであってはならない．どこまで矯正治療が可能か，どこまでは一般歯科治療で治せるかという限界について知る必要がある．以上とともに歯科における再生療法のすばらしさを示した症例でもある	
●症例18	上下顎最後臼歯しか咬合していない開咬症例の治療：インプラントやインプラントアンカレッジが一般歯科臨床における矯正歯科臨床に果たす役割	

項目別分類表

症例番号			1	2	3	4	5	6	7	8	9	10	11	12	13	14	15	16	17	18
①難易度の順位をやさしさ順に示す			①	③	⑥	②	⑤	④	⑦	⑩	⑧	⑭	⑮	⑫	⑨	⑯	⑪	⑬	⑱	⑰
②診療の区分		初診	○	○	○	○	○	○	○		○	○	○	○		○	○	○	○	○
		大学で診療								○					○					
③主訴の分類		審美改善												○	○	○				
		咀嚼障害	○	○	○	○	○	○	○	○	○	○	○				○	○	○	○
④講座別の分類		保存・補綴	△	△		△					△	△					△			
		ペリオ						○	○	○					○				○	
		矯正			□		□							□		□		□		□
⑤咬合治療の問題点		セントリックストップ	+	+	+		+	+				+	(+)							
		下顎位							+		+		+		+					+
		咬合バランス				+		(+)		+		(+)		+	+	+	+	+	+	+
⑥矯正の種類		挺出	○							∪										
		MTM		○		○										○		○		
		部分矯正			○		○				○						○			○
		全顎矯正								○		○	○			○		○		
⑦特徴的項目		歯牙移植							◎										◎	
		インプラント				◎	◎					◎		◎		◎				
		再生療法																	◎	
		咬合性外傷						◎	◎	◎		◎	◎				◎		◎	

　○△＋◎等の記号には，特別の意味はない．①やさしさの順は，だいたいは矯正の難易度順であるが，アバウトである．④講座別，⑤咬合治療別，⑥矯正の種類別には，はっきり分けられない場合が多い．

症例1

● MTM(挺出移動)により，臨床歯冠長を獲得して，C₄の残根をブリッジの支台歯としてよみがえらせる

[症例1]
　一般臨床歯科医が「矯正」を治療選択肢にもっていると，いかにすばらしい治療ができるかを示す症例

患者：30歳，女性
初診時：1987年12月21日
主訴：ブリッジの動揺

[術前]

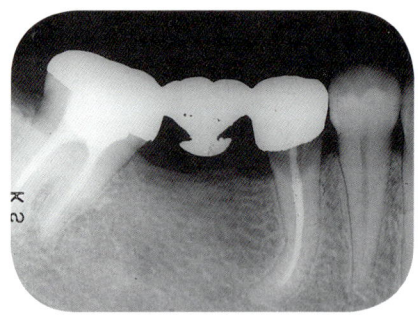
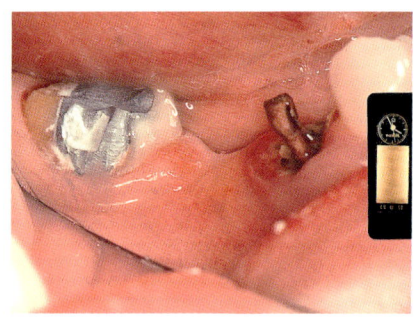

$\overline{1|2}$

図 **1-1**　初診時．$\overline{5|}$に深いう蝕がある．
図 **1-2**　ブリッジをはずしてみると$\overline{5|}$は完全に C₄の状態であった．根管充填材のガッタパーチャしか見えない．

[術後]

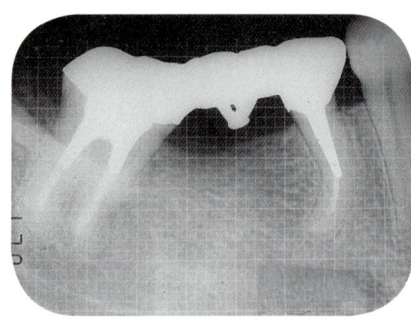
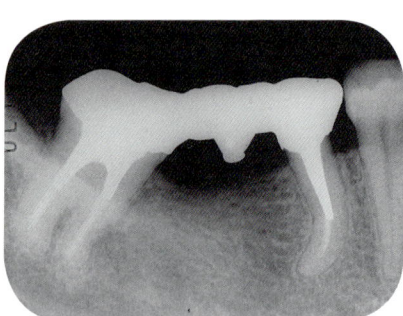

$\overline{3|4}$

図 **1-3**　3年4か月後．
図 **1-4**　7年7か月後．問題なく機能を果たしている．

[問題点]
① C₄は通常では抜歯という認識であった．しかし，矯正治療で救えることがある．
② MTM をしないとすると，$\overline{5|}$の難抜歯と新しいブリッジ製作のための$\overline{4|}$または$\overline{4\,3|}$の健全歯削合をすることになる．
③保険診療に MTM が入っていないから，あるいは大学での教育が十分でなかったからといって，やらなければミニマルインターベンション(minimal intervention；MI．最小の治療介入．以下 MI)を達成できないし，患者の QOL を落とすことになる．
④初診時にサービスのつもりで$\overline{5|}$C₄を抜歯すると，MTM のチャンスは消失する．
⑤良質の医療と MI は患者の望むところだから，それを達成するには MTM が必要だと上手に説明する必要がある．

プロローグ─臨床例から─

[挺出の装置]

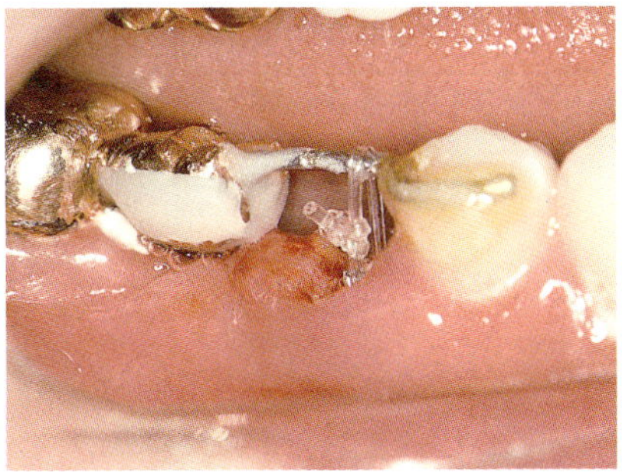

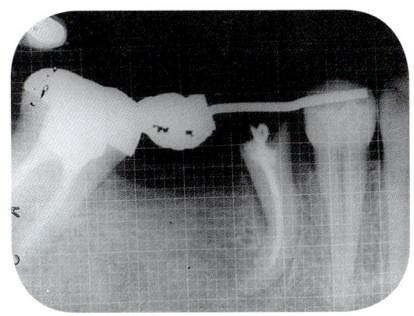

図1-5

[挺出の装置の模式図]

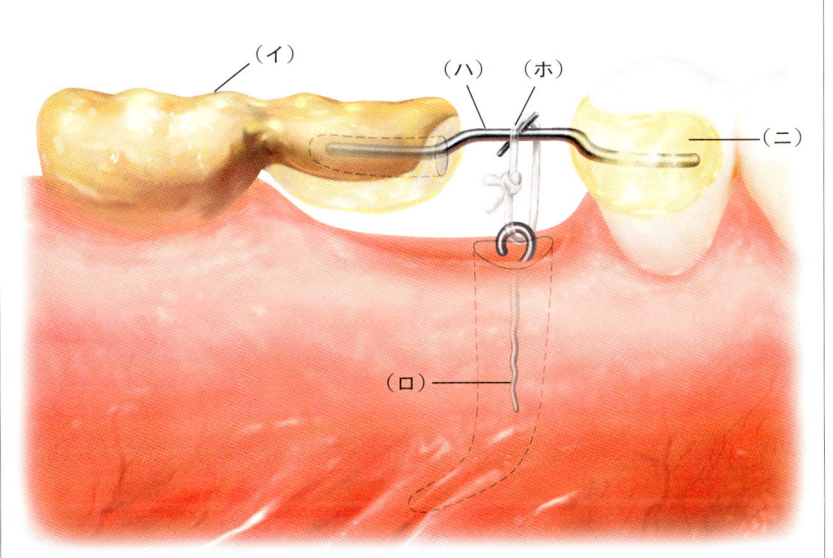

図1-7 ①除去したブリッジ(イ)のポンティックの隣接面にトンネルを作り再装着．②5⏋に「?」形のワイヤーを埋め込む(ロ)．③0.9mmコバルトクロム線(ハ)を，4⏋(ニ)とトンネルに適合させ，4⏋メタレジンで固着．4⏋を後に補綴する場合には削り込んで咬合面に接着してもよい．④エラスティックスレッド(ホ)で挺出開始．

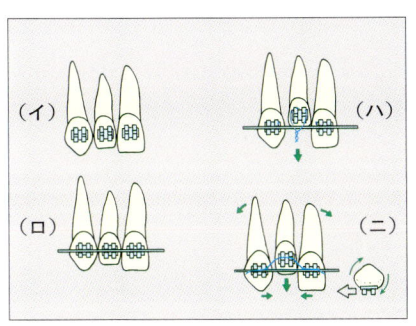

図1-6 挺出完了時(2か月後)．5⏋歯頚部に骨がピラミッド型に増生してきている．湾曲歯根でも挺出に問題は生じていない．

◀図1-8 全顎矯正の場合は，各歯とも動かして(イ)，一線上に並ぶようにブラケットを付けておく(ロ)．一方，2⏋MTM(挺出)の場合に同じ装置を使って2⏋を引くと(ハ)，曲がりやすいワイヤー(ニの細線)では，矯正期間中3 1⏋に曲がった状態のワイヤーが入り続けるから，矢印で示した傾斜・回転(さらにはトルク)の力がかかって，2⏋で3 1⏋を移動させる結果をも生む(ニ)．3 1⏋には曲がらない，動かない装置が適している．

[治療方針]

5⏋のMTMをして元どおりのブリッジを製作する．

[治療経過]

'87.12.21. カウンセリング
　　12.25. ブリッジを切断し，φ0.9mmコバルトクロム丸線で4⏋と再装着したポンティックとを連結し，エラスティックスレッドをかけ，挺出開始(図1-5〜7)
'88. 1. 8. 2週ごとにスレッド交換
　　 2.22. 挺出完了(動的期間2か月)
　　　　　 5⏋キュレッタージ
　　 3.14. 5⏋マイナーフラップオペレーション
　　 7. 1. 保定解除，ブリッジ再製のための治療開始
　　 8. 8. ⏋765⏋セット

[挺出の装置]

　MTMの装置はこのような単純化されたもので必要十分である．安っぽく貧弱にみえるという類のことで，MTMを低くみるべきでないと強調したい．大学で教えられていないかもしれないし，保険診療

13

症例1

［挺出を妨げるC₄の鋭縁］

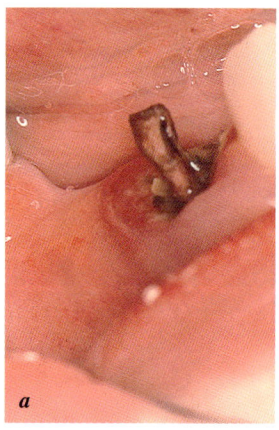
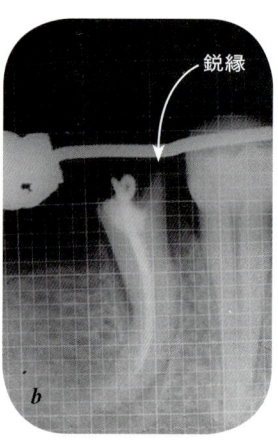

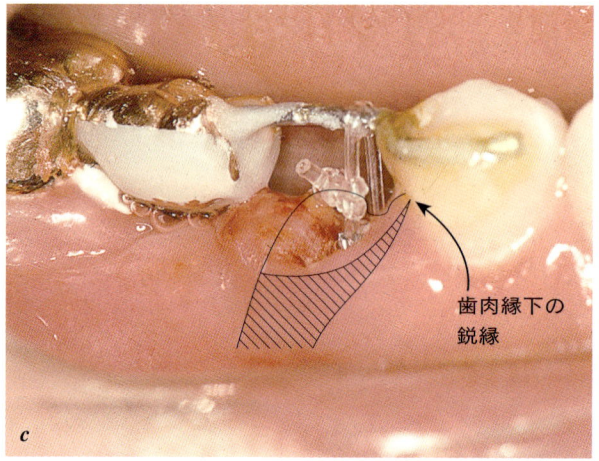

図1-9a～c　C₄に鋭縁が残っていた場合（図1-9a, b）に，歯根の移動時に歯肉縁下で隣在歯にぶつかっていることがある（図1-9c）．大学の歯周病科で動いてこないと訴える術者のトラブルでは，これが大半であった（歯肉をふやすことが目的なら意図的に鋭縁を残してトライする）．

にも入っていないが，正統な治療のオプションであり，有用な装置である．

いつも全顎矯正用の装置を苦労して応用するのが正しいとは限らない．C₄の $\overline{5|}$ にブラケットをどう付けるかと苦労するのはむだである．装置の不快さ・外観という点でも，ブラケットを装着するより有利である．

全顎矯正では，大なり小なり各歯とも三次元に

＊：歯の移動を行うと，咬合状態が変化してくる．成人の咬合の安定性を乱さないように，元の咬合状態に戻す矯正を「復元矯正」とよぶことにする．

移動して新しい咬頭嵌合をつくるため，各歯ともに動かせる装置となっている．MTMは現在の咬合状態を変化させないように行う場合が多い（「復元矯正」＊）．この症例でも固定歯の $\overline{7\,4|}$ は0.9mm以上という太い金属線を接着して位置を不動にし，咬合圧で曲がらないよう，曲がるほどの圧なら壊れるようにつくり，$\overline{7\,4|}$ には圧下，$\overline{5|}$ は歯根の中心を引く挺出の力がかかるようにした．

もし図1-8のような装置にすると，3歯ともに傾斜・回転・トルクがかかるから，アンカレッジの移動を防ぐための線の屈曲をしておくなどの処置が必要で，正確に行うのは難しい．

［挺出移動の理解］

1）挺出時

挺出移動はやさしい．ここでいう「やさしい」とは「動かしやすい」ということである．移動方向が骨に向かうのではなく空中に向かう．歯は対合歯がないとひとりでに挺出してくる（自然挺出）．弱い矯正力（20g以下）でも十分移動を開始する．力を倍にすると倍のスピードで出てくる（比例関係）．ただし歯が曲がっていると骨につかえるから，通常の矯正移動に似てくる．本症例ぐらいの湾曲根ならば，正常根と差がなく移動する．

2）挺出時のトラブル

動かないときは，たいていC₄の鋭縁が歯肉縁下で隣在歯に引っかかっている（図1-9a～c）．力を増しても出てこないで隣在歯が沈下してくるときはアンキローシスだから，これはインプラントと考えて利用する．沈下した隣在歯はこのアンキローシスの歯をアンカレッジとして逆に挺出させる．簡単に元に戻せる．

最初に強い力で引くのはトラブルが生じやすいので，弱い力で開始する．

3）挺出時の歯頸部の変化

歯根と歯肉，歯槽骨との間の線維の付着が健康ならば，歯根が挺出してくると，歯肉，骨も引っ張られる．ちぎれるほどに引きさえしなければ歯肉や骨が増生し，盛り上がってくる（図1-9, 1-10）．

[デンタルエックス線写真のトレース：術前，術後，リコール時]

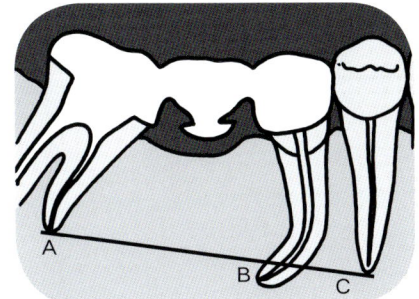
図 1-10a　初診時．B は隣在歯の根尖を結んだ線 AC より下位にある．

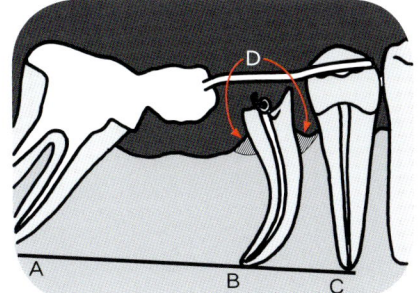
図 1-10b　挺出完了時．挺出により B は上に出ている．D は骨の盛り上がりで，線維に沿って骨ができつつある．

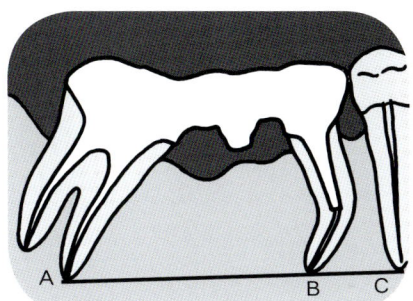
図 1-10c　7 年 7 か月後．ブリッジは固定されているので，B の変化はない．

　この挺出による組織の増生を利用することができる．水平な歯肉縁，骨縁を得たいときは挺出状態を保ちながらキュレットして歯肉，骨をコラップスさせる．それでもさらに盛り上がってくるようならば，小さくフラップを開けて整形する．なぜこのようなことをうんぬんするかというと，挺出は後戻りしやすいからである．

4）挺出と後戻りの計測

　残根を挺出させ，歯頸部を積極的に整形すると視診では後戻りが見つけにくい．そこでデンタルエックス線写真を規格写真のように撮れるツール（たとえば「阪神技術研究所」製の撮影用インジケーター．図 1-11）を用いて，隣在歯の根尖を結んだ線からどのぐらい変化したかを計測してみる．挺出による位置の変化が計測可能である（図 1-10a～c）．この撮影用ツールは各種存在すると思われる．簡単なツールであるが正確性は文献[1]にも示されている．

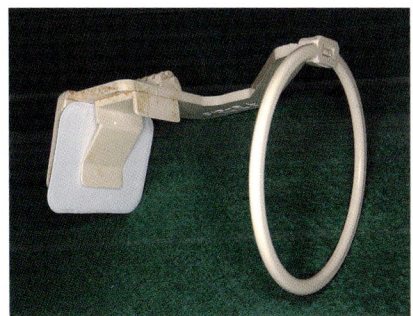
図 1-11　使用しているデンタルエックス線写真撮影用インジケーター（図は右上または左下用．阪神技術研究所）．

[挺出のまとめ]

・臨床歯冠が C_4 の状態であっても矯正（挺出移動），または外科（歯肉，歯槽骨の切除）により臨床歯冠長を獲得できる症例がある．
・挺出移動という矯正処置により，
① 臨床歯冠長の獲得だけでなく，以下に利用できる
② 歯肉や歯槽骨の獲得（インプラント埋入，ブラックトライアングル予防など）
③ 歯周ポケットを浅くする
④ 自家歯牙移植のための準備（抜歯時の損傷を防ぎ，生着しやすくする）
⑤ 審美性の獲得（歯肉のラインをそろえる）

（以上の挺出に関連する症例，記述は索引の「挺出」の項を参照）

症例2

● 全顎にわたる包括治療が長期にわたって成功し，再治療や抜歯になることがないようにしたい．それにはそれなりの処置が必要である．傾斜歯に対しては，MTMのアップライト（整直）が必須である

[症例2]
長期の安定を得るために，臼歯の傾斜歯のアップライトを行った症例
患者：28歳4か月，女性

初診：1977年9月1日
主訴：いま3軒目の歯医者で治療中だが，やはりつぎつぎとだめになる．せめて10年間(40歳まで)は入れ歯にならないようにしたい

[術前]

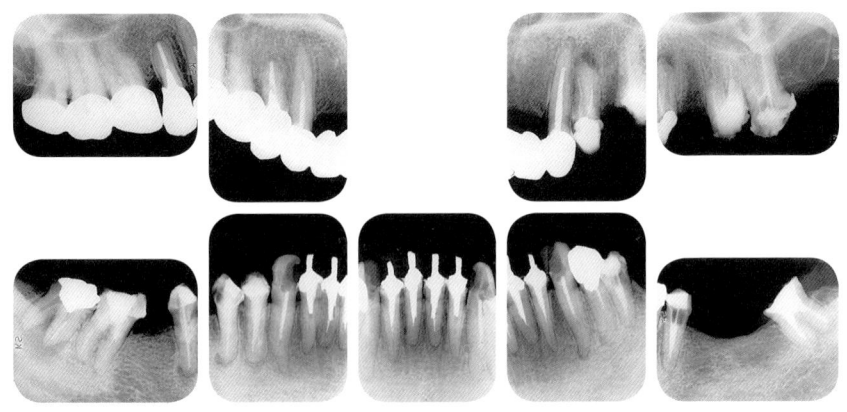

図 *2-1* 初診時（'77.9.）．28歳．

[術後]

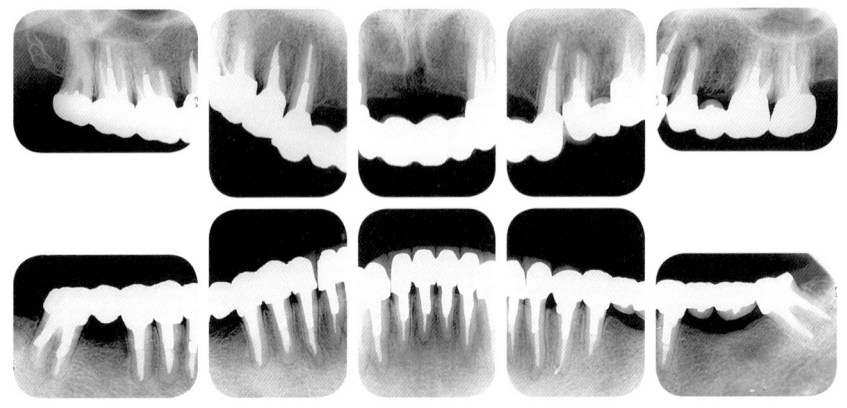

図 *2-2* 治療完了時（'78.6.）．初診後9か月．

[問題点]

①崩壊を繰り返している原因を洗いだし，根絶しなくてはならない．その一つはプラークコントロールなどの自己責任である．

②つぎには術者側の責任として，長期保存が可能なエンド，キャストコア，クラウン，ブリッジの処置をする．残存歯の長期保存のためには，治療途中の歯も，完了してある歯も再治療が必要である．その後，$\frac{5\ 2\ 1}{6}|\frac{1\ 2\ 5}{6\ 7}$ 欠損の補綴をする．

③ $\overline{8\ 7|8}$ は隣在歯欠損を放置してあったため，近心傾斜している．

④近心傾斜そのものは患者の主訴ではないが，予後を安定させるためにアップライト（整直）のMTMは必須の処置と考えるべきである．

プロローグ―臨床例から―

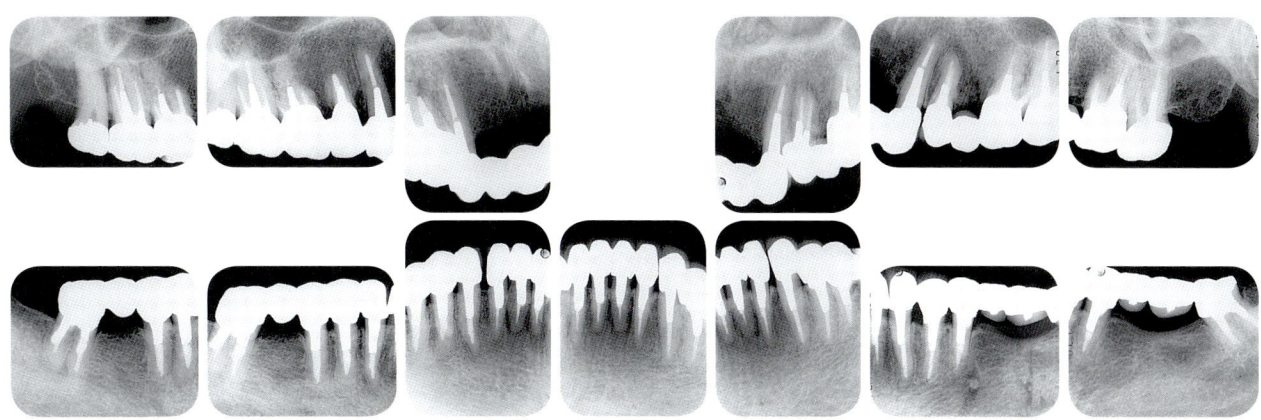

図 2-3 初診後24年（'01.3.）．52歳．

［治療］

　プラークコントロールの後，21歯のエンドと全顎のクラウン，ブリッジの補綴をした．長期保存を目指すならプラークコントロールはメインテナンスと一連のものとして扱う．エンドは保険で不採算のうえストレスが大きい．つい，先を急いで正当なやり方を忘れてしまわないように注意したい．根尖病変をつくらないようにはしたが，キャストコアにはまだ歯根破折への配慮がない頃のものである．

［矯正治療について］

　矯正治療は一般治療と関連がある．疾患があるときは当然，長期保存が見込まれる歯について行う．全顎の矯正もMTMもこの点では同じである．
　8｜はMTMのマイナスを危惧してそのまま補綴した．矯正するとポンティックの長さが増して臼歯の3歯連続欠損というブリッジの禁忌にふれてくるのを恐れたためである．もう一つ，咀嚼がままならない状況のなかでアップライトすることは不安であった．幸い27年間，問題は生じなかった．
　現在治療するならば，抜歯した8｜を捨てないで6｜に移植するだろう．
　7｜のアップライトは，初診後7か月，'78.3.24.に開始した（図2-4）．
　プラークコントロールや左側で咬合できるまでの治療をして，中心咬合位を安定させ，MTMをやりやすくした．噛めるようになっているので患者の苦情も少なくなるし，歯肉炎の発生も少なくなる．何

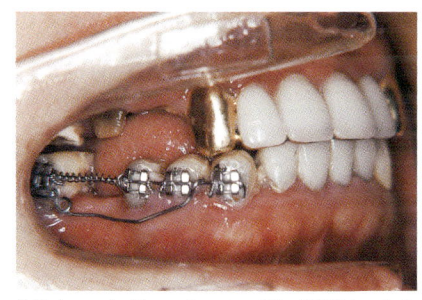

図 2-4 ｜5 4 3のブラケットは，パッシブに接着してある.016″ラウンドステンレススチール（以下 SS）の主線にごく弱くオープンコイルを入れて，｜7を押している．｜7には.016″×.022″ SS のアップライトスプリングを付けアップライトを図る．治療が同時進行中の，上顎歯のう蝕の大きさに注意．

より｜7の移動の最終位置が術者によくわかる．
　｜7の矯正開始前にエンド，キャストコアをすませて，その成功を確かめる．テンポラリークラウンはできるだけ本来の解剖学的形態にしておくと，やりやすい．それから｜8を抜く．｜7がだめなら｜8を使う作戦．｜8を抜歯して｜7 1歯だけの移動に的をしぼったほうが矯正がやさしい．
　若年者なら「新鮮な抜歯窩へ移動」させたほうが早く動くという戦略もあるが，成人は治癒に時間がかかることがあるので用心する．｜7の遠心根の露出を恐れる．その原因は，
①う蝕，不適合冠で隣接面が汚染されている．
②根近接を起こしているから，汚染が根尖方向に広がっている．
③隣接部の骨がクレーター状になっている．
④歯根周囲，分岐部，根尖に病変がある．

症例2

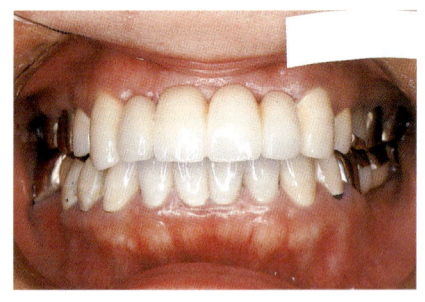
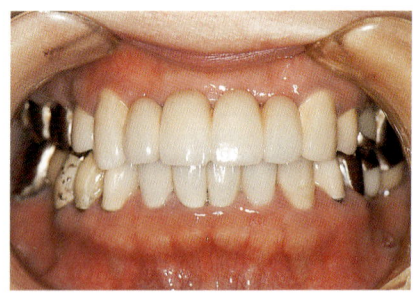
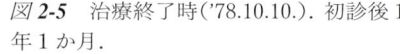

図2-5 治療終了時（'78.10.10.）. 初診後1年1か月.
図2-6 リコール時（'88.1.29.）. 初診後10年. プラークコントロールはやや悪い. 歯肉炎の治りかけの像がみられる.

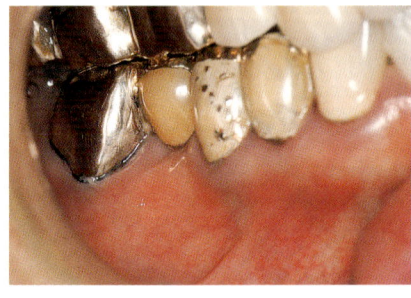
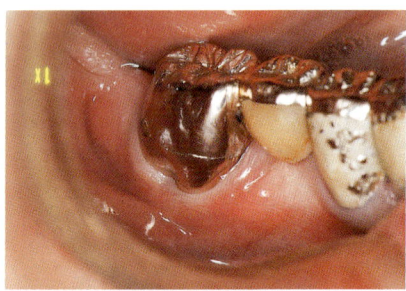

図2-7 リコール時⑦6⑤（'88.1.29.）. 初診後10年. ブリッジ支台歯の⑤は前装部が剥げ落ちるほど磨かれているが, ⑦にはカリエスが認められる.
図2-8 リコール時⑦6⑤（'93.6.4.）. 初診後16年. ⑦には歯肉整形の痕と, 歯頚部のインレーがみられる. プラークコントロールは良好である.

①〜④に⑧の抜歯後, 治癒不全がともなうとやっかいである. ⑦の遠心歯根面が乾いて露出してくるようでは遅い.

心配なら⑧を挺出してから抜けばよい. 歯冠を大きく削合して⑦にアップライトのスプリングを付ける（図2-4）.「こうすると少し期間が延びますが, ⑦が丈夫になり⑧がとても簡単に抜けますが, どうしましょうか？」と患者に聞く. 炎症がなく, ⑦遠心に付着歯肉がある状態が安心のあかしである.

MTMはエッジワイズ装置の部分使用である. 三次元にコントロールできるから, 作戦どおりの結果がでる. これがいちばんやさしく矯正できる. 1歯の移動に対して数歯をアンカレッジにして矯正力をかけると, レール（主線）に沿って左右にぶれずに動く. オープンコイルで押すだけでもよい. 歯冠は遠心に, 根尖は近心にくる. 根尖1/3のあたりに回転中心があるので歯冠が遠心にいくに従って起き上がってくる感じになる. 挺出が加わってくるわけである. やがて上顎の歯にたたかれて, 動揺を増すようならテンポラリークラウンを削る. もし⑦が有髄歯であまり削りたくないなら, 主線を太い剛性の高いものに代えて⑦の挺出を抑えればよい.

しかし, 本来⑦は近心傾斜するとき, 近心面の付着の位置が歯肉の表面より下がっている. 歯周ポケットである. 挺出しないように⑦を抑えると, アップライトのときに付着が上がってくるのを抑えてしまうことになる. これは, 矯正完了時に歯周ポケットが残ることになる. うまくいっているようでも, 歯槽骨が近心だけ下がりやすい. 図2-4でアップライトスプリングを付けているのは, こうなることを恐れているからである. もう一つ, 最初に少し⑦を浮かしておいて, 軟組織の中で安全に早く動かそうという戦略もある. いずれにしても歯冠の位置だけ見ないで, 歯槽骨の平坦性を優先したほうが歯のロンジェビティ（longevity；長期の安定性. 以下 longevity）につながる.

歯冠は, 再形成されるのだから近遠心の位置はさほど気にしない. 遠心端の歯の矯正は, 頬舌のコントロールが難しく頬側（または舌側）に倒れることがあるから, 用心して角線を使ったりする.

ワイヤーになにを使ってもすんなり入るように, 5̲4̲3̲のブラケットはパッシブに付けてあるワイヤーの屈曲を必要としないように, 一直線上に装着してある. ⑦の移動のためには, 5̲4̲3̲はしっかり不動でありたい. 全顎矯正のようにどの歯も理想的な位置に動かそうとしているわけではない. そこで

ブラケットのスロットにフルサイズの角線を入れ，$\overline{543|3}$歯同時にブラケットを接着する．パッシブに付けるわけである．こうしておくと最初からフルサイズのワイヤーであっても装着できる．エイトフィギアータイ（8の字結紮）すればより強固なアンカレッジになる．

このMTMは6か月以内には終わるだろう．ワイヤーベンディングの技術があれば，屈曲可能なフルサイズの角線で$\overline{7|}$の位置をコントロールしていけばよい．しかし，あくまで慎重に行うことを勧める．歯根が短く，皮質骨は薄く，海綿骨はガサガサという悪条件の症例やペリオの症例では，とくにそうである．

$\overline{7|}$が垂直圧を受けるようになったら，即時重合レジンで咬合面形態を与え咬合が安定する期間（3〜6か月）をつくる．

[メインテナンス]

メインテナンスは今も継続中である．歯肉炎が著しい時期も再三あり，3年ごとに撮るようにしているデンタルエックス線写真は，期間が2年になったりしてカリエス，ペリオの診査をしている．危惧していた21歯のエンド，全顎の補綴物の予後は問題ない．現在57歳（初診より29年後）で初診の10年の目標は十分にクリアーしているが，患者は勝手に「一生もたなければだめ」と目標を上方修正している．メインテナンス期間に$\overline{7|}$の歯頸部を含む2か所のう蝕を充填してある．もし$\overline{7|}$のアップライトをしていなかったら，予後はずっと悲惨なものになったであろう．

[まとめ]

- 極限状態まで崩壊した咬合を再建するなかで，MTMがどのように行われているか検討した．
- 術者・患者ともに期待する長期の安定にMTMのもつ役割を具体的に示した．
- $\overline{6|}$の欠損放置のための$\overline{7|}$の近心傾斜は，上顎前歯のフレアリングとともに代表的なMTMの症例である（*症例61* 参照）．
- 個性正常咬合が崩れて，$\overline{7|}$は進行性の不正咬合になっている．元に戻す「復元矯正」が勧められる．
- MTMの開始時期は治療歯の長期安定が見込まれ，次いで可及的に咬合の安定を図り，MTMの目標が明らかになったときが最適である．
- 2007年にはこの症例は31年目を迎える．問題なく審美，機能を果たしている．初診時のバージントゥースを食い荒らすような低質治療と，どこが違うか深く考えるべきだろう．そのような処置の一つにMTMがある．

症例3

●歯の欠損の最適な治療選択肢としてMTMが効果的な症例がある

[症例3]
智歯のMTM（近心への歯体移動）によって第二大臼歯の欠損を治療した症例

患者：22歳，女性
初診：1986年5月1日
主訴：放置してあった $\frac{7}{7}|$ のう蝕の治療

[術前]

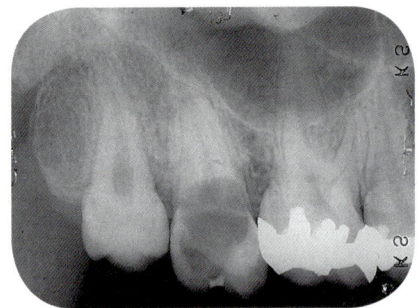
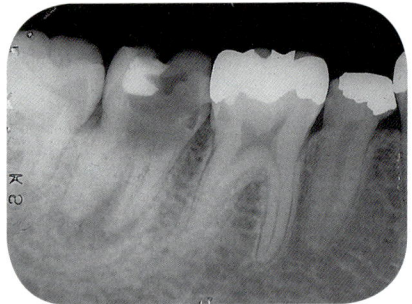
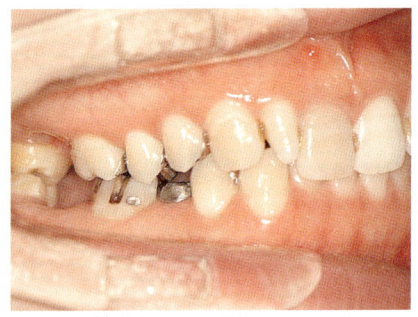

図 3-2　$\frac{7}{7}|$ 抜歯後の右側（'86.7.7.）.

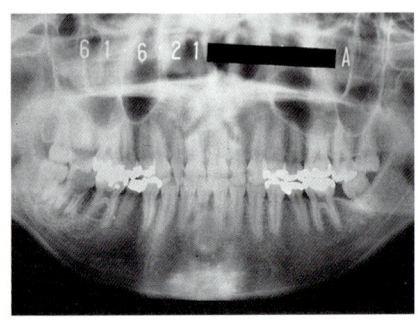

1a | 1b
1c |

図 3-1a　初診時 $7|$ C₄.
図 3-1b　初診時 $\overline{7}|$ C₄.
図 3-1c　初診時．$\frac{8}{8}|$ は歯軸がよく咬合接触もしている．$\overline{8}|$ は半埋伏である．

[術後]

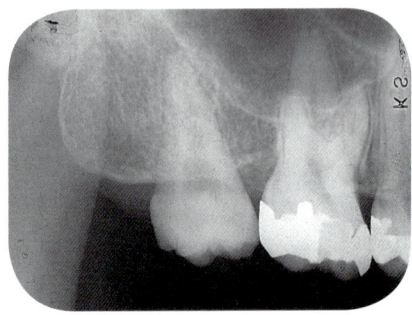
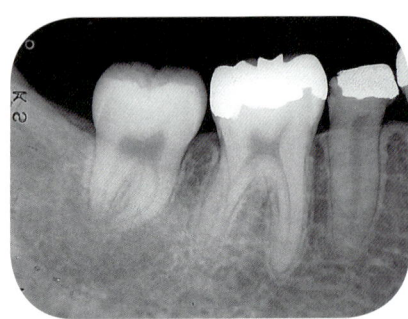
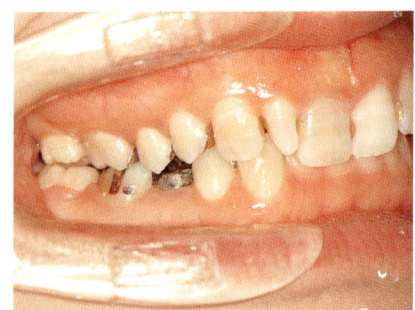

図 3-3a　矯正治療完了時の $8|$.　　図 3-3b　矯正治療完了時の $\overline{8}|$.　　図 3-4　矯正治療完了時の右側．$\frac{8}{8}|$ が $\frac{7}{7}|$ の位置に移動した．他の咬合状態の変化はない（'88.1.23.）.

5a | 5b

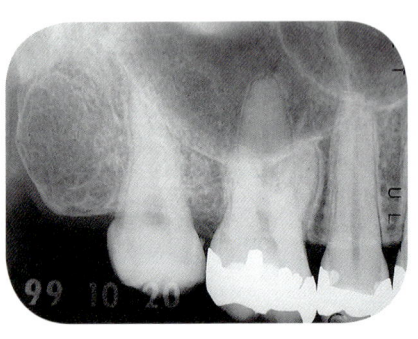
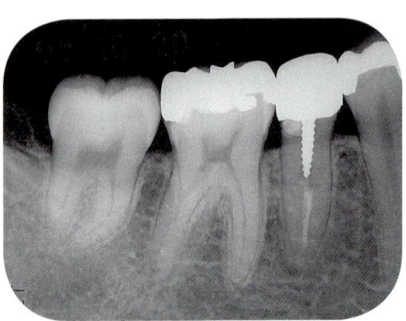

図 3-5a, b　術後11年9か月のリコール時の $8|$，$\overline{8}|$（'99.10.20.）ともに異常は認められない．他医による $5|$ の補綴を見ても，矯正治療の予後のすばらしさがわかる．

[問題点] ①$\frac{7}{7}$はC₄のため抜歯になる． ②抜歯後の欠損をどうするか．

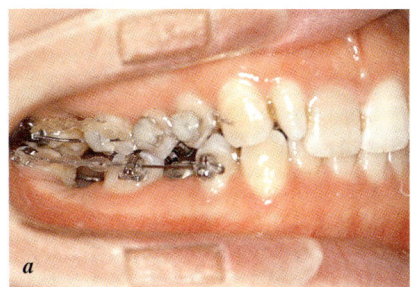 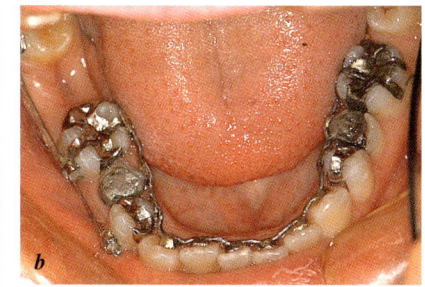

図 3-6a　下顎MTM開始時の口腔内（'86.7.29.）．パッシブに装着された頬側のブラケットおよび.016″×.022″角線と$\frac{8}{8}$牽引中のリングレットが認められる．上顎のブラケットは即時重合レジンでマスキングして頬粘膜の刺激を避けている．
図 3-6b　下顎MTM開始時．舌側に接着したアンカレッジ装着が見える．

［問題点の検討］

治療の選択肢として以下の①～⑤が考えられる．どの処置にも問題点がある．

①可撤性義歯，②$\frac{876}{876}$のブリッジ，③$\overline{8}$を$\overline{7}$に自家歯牙移植，$\underline{8|}$を$\underline{7|}$に自家歯牙移植，④欠損部にはインプラント，⑤MTMにて欠損治療．$\underline{8|}$を矯正移動して$\underline{7|}$の位置にもってくる．同様に$\overline{8}$を$\overline{7}$に移動させる．

①～④は補綴処置を必要とする．可撤性補綴物，削合や外科処置を嫌う患者は多い．矯正移動は，補綴の問題点をすべてクリアーしている．しかし矯正の問題点も存在するので，それを少なくして用いる．$\frac{7}{7}$を矯正治療で治すとき，他の部位の不正咬合も問題にしてつねに全顎矯正を行うというシステムは，明快ではあるが，症例数は少なくならざるをえないであろう．理由は全顎矯正までのニーズがない，装置が見える，期間・費用がかかるなどである．

MTMはニーズに応え，装置は目立たず，期間・費用は大幅に減少することができる．予後も良い．

［治療経過と結果］(欠損部に智歯を矯正移動する方法を治療方針とした)

'86.7.7.　$\underline{8|}$MTM開始．$\underline{8|}$・$\overline{654}$にブラケット（$\overline{654}$）とチューブ（$\underline{8|}$）をDBS（ダイレクトボンディング法）にて接着．.018″スロットでアレキサンダーのSWA（ストレートワイヤー装置）の部分使用．.016″×.022″角線SSでレベリング開始．$\overline{654}$はパッシブに接着したのでほとんど$\underline{8|}$だけに矯正力がかかっている．成人なので頬粘膜に当たって痛まないよう，多少はブラケットが目立たないよう即時重合レジンでカバーした．舌側は$\overline{6+7}$に0.9mmの補綴用コバルトクロム線を舌面に合わせて曲げ，各歯ごとにメッシュベースをろう着して，パッシブに接着した．

7.29.　$\overline{8}$MTM開始．
上顎と同様の装置，ブラケットは軟組織への刺激が少ない角の丸いアトラクトを使用している（図 3-1, 2, 6）．

8.23.　$\overline{8}$リングレットを交換．以後月1回交換．

'87.2.13.　$\underline{8|}$近心移動完了（開始後7か月．リングレットは計5回交換した）．

5.30.　$\overline{8}$近心移動完了（開始後10か月．リングレットは計9回交換した）．

9.5.　近心移動完了後（スペースクロージング後）5か月間は$\frac{8}{8}$クロスエラスティック，$\overline{8}$歯根へのトルク.018″×.025″角線などを使用して咬合の微調整をした．その後，頬側装置をそのまま使用することで$\frac{8}{8}$保定開始（舌側のアンカレッジ装置は除去）．

'88.1.23.　頬側装置除去．資料採得（開始後1年6か月／図 3-3～5）．

'99.10.20.　リコールして資料採得（完了後11年9か月／図 3-6a, b）．異常は認められず機能も問題なかった．

症例3

[MTMのやさしさを増す]

抜歯が終わったら，矯正治療だけで終了できるケースだから矯正専門医に紹介するという方法がある．だれがやってもエッジワイズ装置の部分使用である．それを定期的な口腔清掃という名目でよんで矯正を学習してもよいだろう．

以下に著者の方法を詳述する．一般臨床歯科医が矯正を手がけるときには参考になるであろう．この症例は中等度よりずっとやさしいと思う．やさしさを十分に利用した方法を考えてみる．

〈MTMを成功させる近道〉

1. まず健全歯の $\frac{8}{8}$ が $\frac{7}{7}$ の位置に並ぶ医療効果を歓迎してくれる患者を選択する．よく説明すると協力が得られ，ぐっとやさしくなるはずである．
2. $\frac{8}{8}$ が $\frac{7}{7}$ に移動するだけでよい．この単純明快な治療目標はやさしい．
3. $\underline{8|}$ を動かしやすい形（パッシブフィットの形；図 *3-7a, b*）にして，固定源（アンカレッジ）をもっと動きにくい形（多数歯にわたる舌側固定装置）にしておけばやさしくなる．この装置を採用するだけで失敗は激減する．
4. $\underline{8|}$ を引く頬側の牽引装置（図 *3-7c*）はパッシブに付けて，正確なブラケットポジショニングの難しさを避けられる．さらに，こうしておくと治療初期段階からどの種類のワイヤーでも使用可能で（フルサイズのワイヤーで固定を強化することも可能で）各種治療の省力化ができる．
牽引方法はレールの上を滑って移動する方法（スライディングメカニック）を選択して，つねに移動状態を判定できる方法がやさしい．
5. 舌側の固定装置（図 *3-7d*）の利点は，一般臨床歯科医のテクニックの範囲内でできる．これほどまでしなくてもよいというほど，アンカレッジとしての抵抗力が強いから，矯正処置がやさしくなり，外観にふれず，比較的安価である．
6. $\frac{8}{8}$ が動きにくく，長期の治療に苦情がでるようなら，いつでも補綴で治療を終了できると説明しておく．いつでも終了できるためには，つねに歯体移動を行うようにする．
7. 新鮮な抜歯窩の中へは動きやすい．$\frac{7}{7}$ よりひとまわり小さい $\frac{8}{8}$ はなおさらである．ただし，炎症の組織中への移動や，抜歯窩が上皮でシールされず歯根露出のおそれのあるときは避ける．若年者の矯正と異なる点である（以上の詳細は模式図（図 *3-7*）で説明した）．

[MTMの危うさを避ける―歯体移動の戦略性]

歯は，ワイヤーとブラケットで三次元の位置を確保して動かさないと（基本戦略をふまえて移動させないと），矯正力により挺出しながら傾斜し，回転も加わって不正位置の度を強め，これに咬合圧が加わると不正位置がさらに進む．さらに傾斜側には歯周ポケットができてくる．

以上が歯体移動にこだわる理由である．歯体移動をすると（傾斜・挺出・回転していないと）歯肉，歯槽骨の水平性が保たれ，エンブレジャーが生理的形態をしているから清掃性に優れ歯周病に抵抗するし，咬合力を垂直圧として受け入れやすいから生理的であり，補綴にも有利である．

MTMの危うさを避けるには，できるだけ歯を傾斜させないで歯体移動で動かしてくることである．それで $8|$ が予定の50％しか動かなかった場合でも，歯体移動なら，半埋伏を免れポンティックの近遠心径を半分にすることができ，予後の良いブリッジとなりうる．

予定の95％は動いたのだが，咬頭嵌合や隣接面の接触点などの最終の仕上げがうまくいかずに矯正の期間がかかりすぎるなら，戦略的に咬合面はアンレーで回復するとか，隣接面はインレーの予定で矯正は終了するとかすればよい．その場合でも最小の削合でおさまるから許される範囲といえるだろう．

隣接面の接触点に関して言及すると，矯正専門医が「第一大臼歯欠損部に第二大臼歯を近心移動するときに，第二小臼歯との接触点を注意して回復しても，術後また間隙ができてしまうことがある」[2]と述べている．難しいことはだれがやっても難しい．

では歯体移動ができていない危うい矯正の方法とはなにか？　いちばんやってはいけないことは，圧下や傾斜の防止策がとられていない状況下で近心移動させることである．一見，歯冠が近心にきているようにみえるが，実際の動きは**挺出をともなう傾斜移動**であるときが最悪である．エッジワイズ装置な

プロローグ―臨床例から―

[智歯の歯体移動の装置の模式図]

図3-7a～d　8|の牽引装置.
ブラケットをパッシブに装着する方法である.

① 通常の全顎矯正では，図3-7a のように，歯の長軸（アンギュレーション），咬合面からの距離（ブラケットハイト），顔面側への張り出し具合（インアウト）をふまえて，1歯ごとに細密なブラケットポジショニング（位置づけ）をする（図3-7a）．ストレートなワイヤーを入れていけば各歯とも三次元的に理想の位置で咬合する（ことになっている）．矯正医の腕の見せどころのひとつである．

② MTMでは，他の咬合は完成されており，8|だけ動かせばいいという立場である．動かさない部分は（8|以外の 654|の部分）は，ブラケット（イ）にフルサイズのストレートアーチの角線（ロ）―(.018″×.025″スロットなら.018″×.025″の角線）―を入れて留める（ハ）．これをパッシブ（ワイヤーとブラケットを一塊のまま）に接着する．

③ 8|は動かす．8|βのブラケットの位置ではなく，8|αのように理想的な位置につける（図3-7a, b）．

④ さらに正確に行いたいなら，8|のチューブの位置にこだわる．図3-7cに示したように，術前石膏模型の8|を切り出して移動終了後の理想的位置に排列する．8|の理想的な位置にあるチューブに通した.018″×.025″の角線の延長部分に，64|のブラケットをはめ込み仮固定する．このブラケットをパッシブに（位置を狂わさずに）接着する（図3-7c）．すると8|はこの位置に矯正移動する（ことになっている）．

実際やってみると（技術の影響もあるが），そう計画どおりすんなりと動くもののほうが少ない．どのようになりやすいか，うまくいかない原因を知識と経験で補う必要がある．

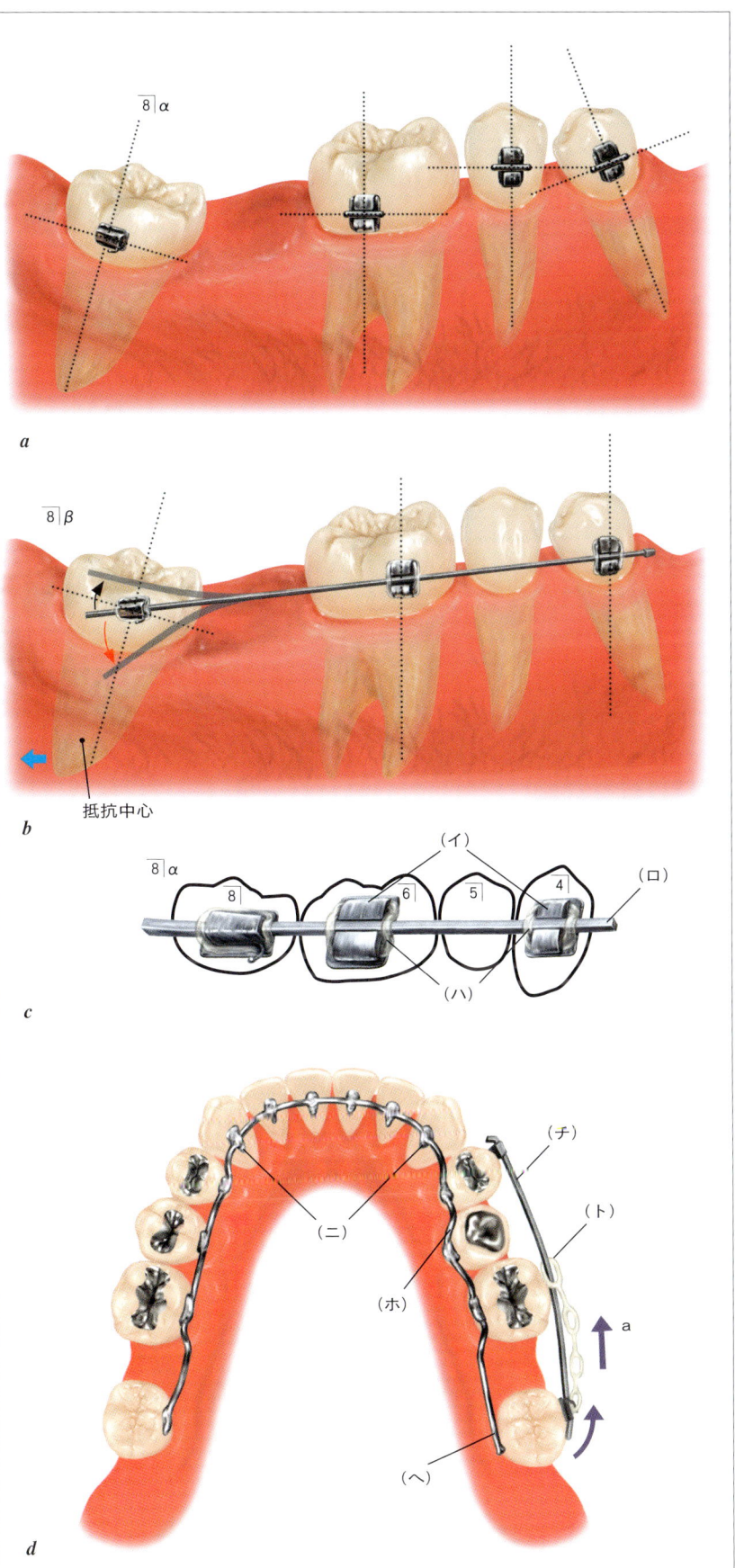

抵抗中心

症例 3-4

しに(レールのないフリーな状態で)，歯冠を近心に引くとこうなる．歯冠は近心に動いているように見えても，傾斜移動であるから根尖は抵抗中心を軸に回転して遠心にいく(図 3-7b；青矢印)．さらに引くと挺出した歯根尖の下には骨ができてくる．歯冠が挺出した部分は咬合で押され，近心傾斜を強める形態となる．傾斜歯をアップライトしようにも強い力(300g程度)で圧下が必要となり，挺出した歯冠は咬合でたたかれ上下動をするようになる．こうなっては修正が大変になってくる．

エッジワイズ装置の主線は傾斜を直し，挺出や回転(紫矢印)を抑えるように作用する．それを強めるようにワイヤーに屈曲を入れておくこともできる．近心傾斜を防ぐためにはテントベンド(図 3-7b；赤矢印)，回転を防ぐためにはトーインのベンドを入れる(図 3-7b；黒矢印)．

ワイヤーとブラケットで三次元に動きがコントロールされていても，傾斜・回転・挺出や対合歯との異常接触は起こりやすい．

気をつけていても動揺が増してくると根尖が吸収してくる．ほかにも吸収の原因があるから，歯の長期の保存に差し支えるようなら矯正を中止せざるをえない．さまざまに気配りをして方向転換したのは失敗ではない．

[舌側の固定装置](図 3-7d)

① まず，全顎のモデルを印象してラボに出す．
② ラボでは，DBS のブラケット用のメッシュベース(ニ)を各歯舌側に適合させてワックスなどで留める．その上に0.9mm コバルトクロム丸線(ホ)をベースに適合し，(ニ)(ホ)をろう着する．丸線は移動歯($\overline{8|}$の舌側にまで(ヘ)延長させておく(舌側からアプローチしたいとき役立つ)．清掃性が良いように，バイトしてもぶつからないように作る．
③ ベースと一体化したアンカレッジ(0.9mm 丸線)はパッシブに歯面に適合するのを確かめたら，4メタレジンで接着する．4メタレジンで厚めのレジン含浸層をつくっておいて，あとは通常の即時重合レジンで接着する．簡便さと経済性に利がある．

[力系：$\overline{8|}$牽引装置の役割(図 3-7d)]

① $\overline{8|}$ の牽引装置の$\overline{8\,6|}$間にリングレット(ト)をはめると，$\overline{8|}$はaのように動く．(チ)にフルサイズの角線を使用すると頭のなかでは歯体移動するように思うが，実際には摩擦が大きくすべってこないから .016″×.022″ の SS 角線を使用する．ワイヤーのサイズをさらに落とすと，遊びがある分動きやすい．動きやすい分，近心に傾斜しやすいので主線にテントベンドの曲げを入れて予防する(図 3-7b；赤矢印)．また$\overline{8|}$がリングレットに引かれて回転してくるのを防ぐためトーインの曲げを入れておく(図 3-7b；黒矢印)．このほか，正確な移動に対するこまやかな配慮が十分でないと，[治療経過と結果]の項で記述した近心移動後の仕上げに手間どることになる．
② 舌側装置の役割は，もしこれがないと(頬側装置だけで引くと)，$\overline{8|}$と$\overline{6|}$が引き合うから$\overline{6|}$の遠心移動(アンカレッジロス)が起こる．つぎに$\overline{4\,3|}$の間に間隙ができる．

アンカレッジの移動が起こると(その移動の修正が必要だから)，矯正が終わらない状態が続く．または矯正は失敗として終了するか，補綴ででも治すことになる．舌側装置は$\overline{8|}$以外の残りの歯全部を固定した強力なアンカレッジであるから$\overline{6-4|}$の移動，下顎アーチの変形はまずない．残るは$\overline{8|}$の移動だけとなる．

[まとめ]

・従来から欠損には補綴修復が当然のように行われているが，その治療法を嫌う患者は意外に多い．
・矯正移動の選択肢は選択しない患者もいるが，大賛成という人も多い．
・移動歯とアンカレッジの明確な区別，わかりやすい力系と治療目的，それに「矯正がいやになったら，補綴で終了することができ，ポンティックの幅が狭い有利なブリッジになりますよ」という初心者向きのMTMでもある．

関連する症例は全顎矯正への矯正であり，第5章Ⅳの「智歯の矯正」にもある．

プロローグ―臨床例から―

●咀嚼障害の治療を続けて十数年経過し，1歯のMTMをきっかけに治療が本来あるべき咬合治療の軌道に乗り，患者の満足を得た．咬合治療（咀嚼障害治療）のあるべき姿と不正咬合との関連を示唆する

［症例4］
　捻転歯(2̲)の治療にMTMを用いた症例
患者：35歳，女性

初診：1990年11月19日
主訴：リコール時（初診後12年目）に術者側より，不快症状がでる前に 2̲ の治療を提案

［術前］

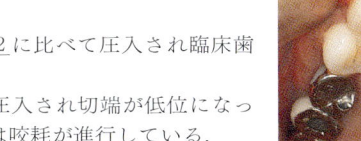

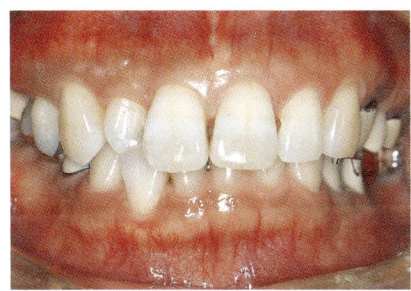
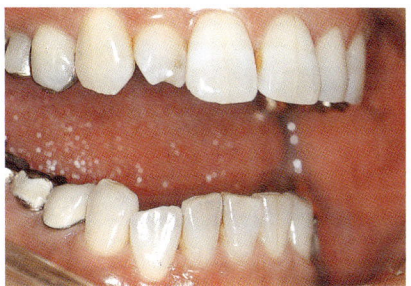
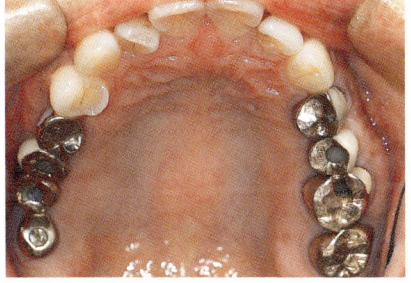
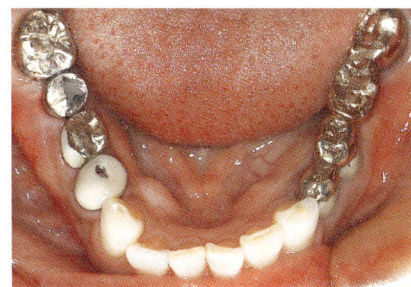

図 4-1a　2̲は2̲に比べて圧入され臨床歯冠が短い．
図 4-1b　2̲も圧入され切端が低位になっている．2̲には咬耗が進行している．
図 4-1c　2̲は大きく捻転している．近遠心幅に注意．
図 4-1d　2̲は唇側に押し出されている．

［術後］

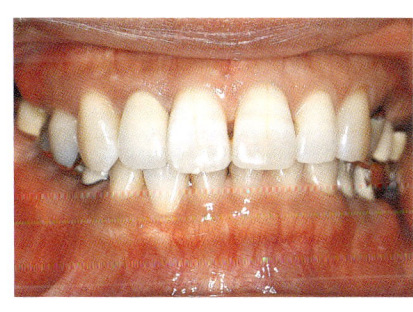

図 4-2　2̲|2̲ への力の集中がなくなった．アンテリアガイダンスが改善された．審美性が得られた．

［問題点］
① 2̲は健全歯なので治療の必要性の有無から検討すべきである．
② 2̲の咬耗が進行中で破折や歯髄への悪影響が懸念される．一次性咬合性外傷である．
③ 遊離端義歯を装着していた12年前と比較して，固定性補綴になった現在は格段に咬合力を発揮しやすくなり，2̲|2̲ に力が集中している（図 4-1a〜d）．
④ 補綴的に治すとすると，捻転歯のため削合量が大きく抜髄が避けられない．
⑤ 全顎矯正はいやで，MTMのための唇側装置はできるだけ目立たないように，人前で話をするので舌側にはなにも付けないようにしたい．

症例 4

[2| MTM の治療]

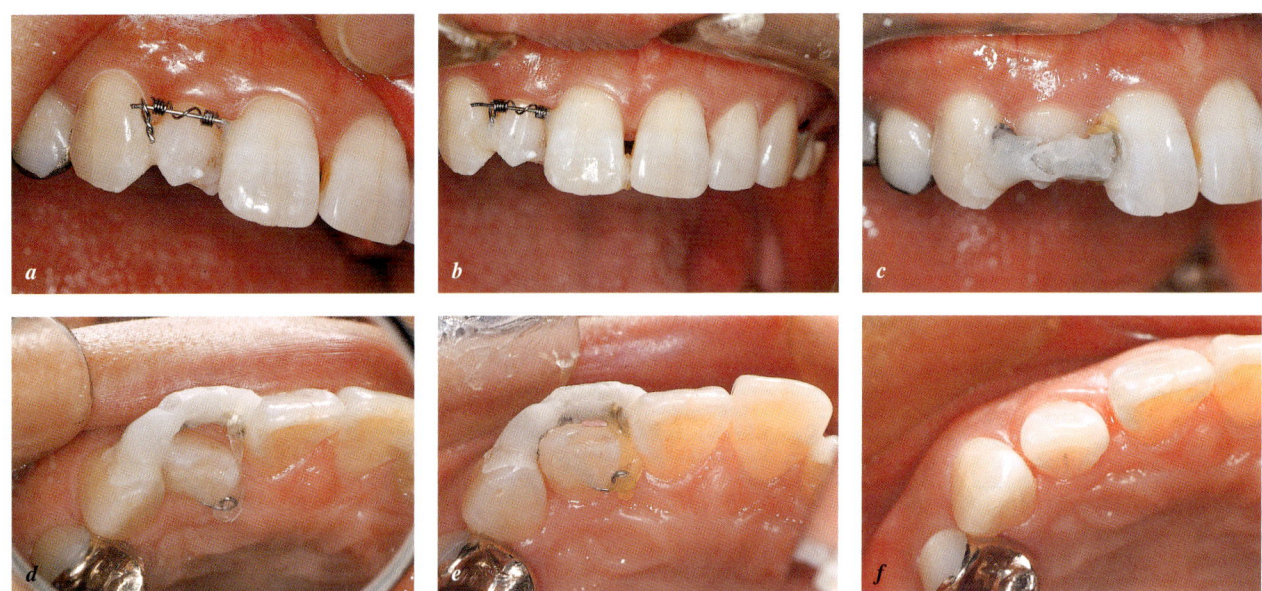

図 **4-3a** 1|遠心に 2|の近心が入ってきてもじゃまにならない範囲で，なるべく目立たない所をエッチングして，.018″のラウンドワイヤーを1|遠心面に接着レジンで留める．その丸線にはニッケルチタンのコイルスプリングと結紮線をツイストしたものをパッシブに入れておく．2|の先端は一層削去してフリーにしておく．
図 **4-3b** 結紮線の根本を2|遠心端の歯冠表面に接着レジンで留める．次いでパッシブのコイルスプリングを活性化するため，メタルのスペーサーをはめ込む．こうして1|が近心に押されるようにする．メタルのスペーサーは市販もしているが，補綴の鋳造用の中空スプルー線にスリットを入れて使っている．
図 **4-3c** 装置が見えない程度に，コイルスプリングの動きを封じないように即時重合レジンで覆う．
図 **4-3d** ラウンドワイヤーの1|遠心部と2|近心舌側をリングレットで引くと，2|の回転が始まる．
図 **4-3e** 回転にともなって①さらなるジスキングの必要性，②2|遠心の位置の調節（結紮線の位置の微調整）を行う（実際には②はあまり必要なかった）．
図 **4-3f** 歯髄がメタルボンドのための切削を行っても歯髄は大丈夫になった頃，さらなる矯正を舌側からでもすれば，きちんと並び削合しないですむと提案したが，同意は得られなかった．

最初に2|の MTM の治療について記述する．その後，2|治療後 3 年間の経過をふまえ，2|の矯正を含め咬合治療（咀嚼障害治療）のあるべき姿について考察する．

[治療選択肢としての MTM の役割]

2|の治療を患者が希望しているわけではない．捻転歯の審美性も切端咬合の使い勝手も気にしていない．矯正治療だけで改善できれば，咬耗部にレジン充填などして MI が達成できる．しかし同意は得られない．不可逆的処置の前装冠まで装着することが長い目でみて良いといえるのか？ という検討をふまえて，抜髄を避けるためだけの MTM を行った．

「そんなにやりたいなら仕方がない．やらせてあげるワ」という雰囲気であった．術者にとって気の重い仕事であった．しかし2|の矯正治療後，咬合のバランスががらりと変わった．前後のバランスが変わることは想定内であったが，左右のバランスの変化はいわば劇的であった．治療のあり方を教えられた．

[2| MTM の治療]

2|は近遠心幅を獲得しながら回転できる装置を作る．図 **4-1a** にみられるように 1|1 2 は右側方傾斜があるので，この 3 歯をジスキングして2|が入るだけのわずかのスペースを得る．MTM の装置はレジンでマスキングした．以下，図 **4-3a〜f** 参照．

[術後]

- 術後に歯頚部の歯肉を切除して歯冠長を整え補綴完了した．この時，きれいになったと少し評価してくれた．
- 2̲|2̲への力の集中がなくなった．
- アンテリアガイダンスが改善された．
- 審美性が得られた．

[まとめ]

- 患者が容認する範囲内でMTMを治療に取り入れた．
- 2̲|の削合を最小にでき，歯髄を温存できた．
- 審美改善についてはあまり気にしていなかったが，術後には患者が評価していた．
- 健全歯の不正咬合の治療に踏み切るかどうかは
① 審美改善の要望の強さ
② 放置した場合に起こる不快事項の大きさ
③ 改善にともなう侵襲の大小
などを総合的に検討する．
- 2̲|のMTMは元に戻す矯正「復元矯正」ではなく，1歯だけのわずかな移動でも新たに咬合をつくる「再構成矯正」である．

[考察]

- 2̲|の矯正の難易度

この症例は1歯を少し動かしただけで，治療期間は5か月．力系・技術は単純で，既述以外の他の方法でも十分可能である．術後は補綴をしている．この点からみると，ごくやさしい．

- 2̲|の矯正の評価―「再構成矯正」の評価

問題とすべきことは，この不正咬合の治療は不正を元に戻す矯正（「復元矯正」）ではなく，**新しい咬合を与える矯正**（「再構成矯正」）なのだという事実である．だから治療効果が問われる．審美改善が主訴ならば改善効果はあるので問題は少ない．

2̲|捻転の治療により咬合の機能的改善がなされた．審美改善より機能改善を評価したい．2̲|の不正咬合は放置しておけば進行していく．進行性の不正咬合と名づけている．2̲|の咬耗，2̲|2̲の圧下，1̲|1̲ 2̲の隣在歯の傾斜を増やしていく．機能的には下顎運動で閉口してきたパワーを2̲|2̲が突然止めて，前歯群のソフトランディングではなく，臼歯群と同じハードランディングに終わっている．この咬合性外傷が**進行性の不正咬合を進行させている**．

〈機能的咬合とは〉

① セントリップスの確立
② 下顎位が生理的であること
③ ミューチュアリープロテクションやグループファンクションを満たした口腔のランドマークが確立されていること

である．すなわち状況により異なるが，ガイド・ディスクルージョンに逆らって咬合性外傷を被るのでは，う蝕や歯周病がなくても治療の対象となる．

2̲|矯正完了時の治療の評価は以上のようなものであった．しかし，それから3年後に4̲|の咬合調整が行われて，左右差のある咬合が完治してみると，それまでの間違いがはっきりしてくる．2̲|の矯正は15年前の初診時に5̲|の治療と並行して行うべきであった．それがあるべき姿の咬合治療（咀嚼障害治療）であった．この視点で以下の15年間の治療経過をみてみる．

歯はあるだけではだめで機能を果たしていないといけないと，つねに思っているつもりなのだが，機能のアンバランスの王様―「左右差のある咬合」―を見逃してはいけなかった．その引き金の2̲|の不正咬合を見逃すべきではなかった．

症例4

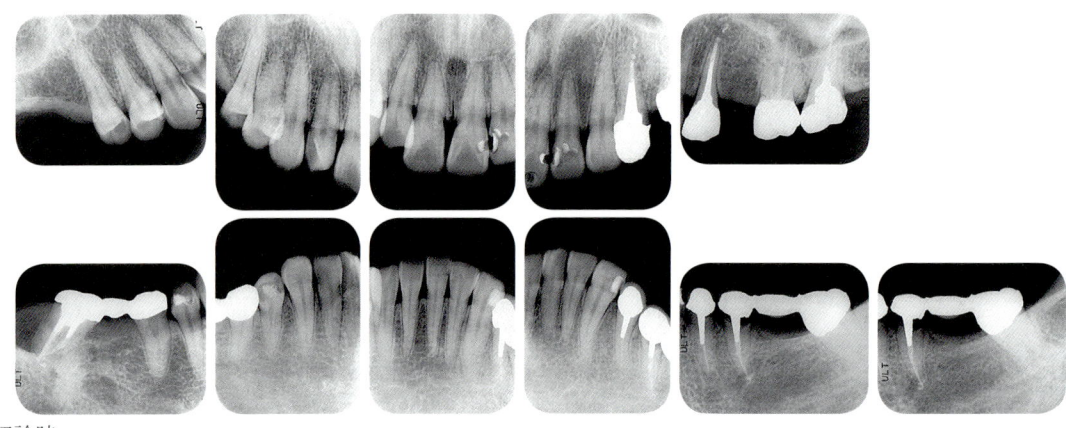

図 4-4 '90.11.19. 初診時.

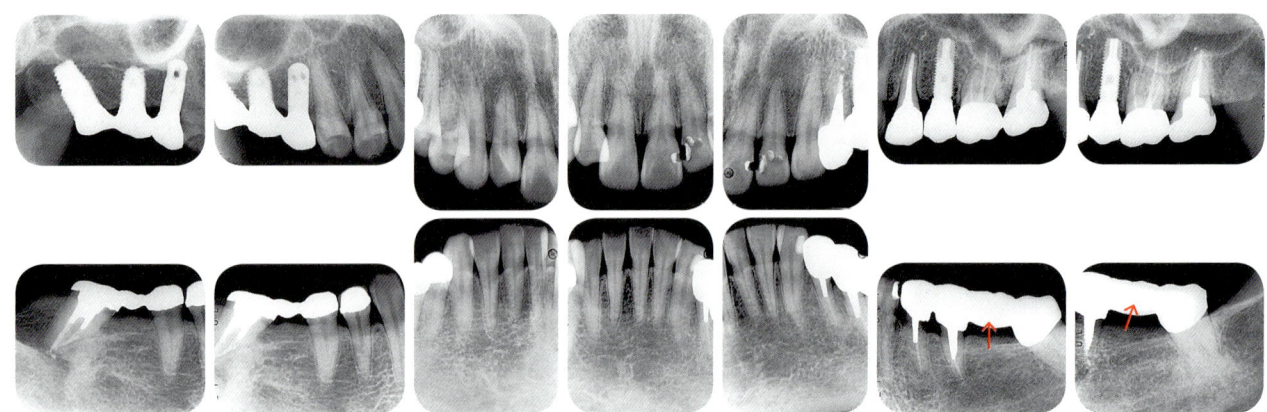

図 4-5 '98.10.7. メインテナンス期間.　　　　　　　　　　　　　　　ポンティックは歯科用貴金属の充実型で十分に頑丈にしてある（矢印）. 右側と対比.

〈症例の再検討〉

咬合力のアンバランス（左右差のある咬合）のある症例の治療経過という視点で症例を再検討してみる.

① 初診時：'90.11.19. 35歳

15年前に著名な臨床医から紹介されたケースで, ⑤6⑦の5が二次カリエスであった. 7 6 5 欠損は金属床義歯が製作されていたが, 咬合力が強いためか使用をいやがり, やがてやめてしまった（図4-4）.

② 8年後：'98.10.7. 43歳

欠損が放置されていたため8年後, 欠損部にインプラントを植立した（図4-5）. 全顎のデンタルエックス線像で2|2を観察すると2|の咬耗の進行, |2の圧下の進行がわかる.

③ 9年後：'99.7.20. 44歳

初診で来院. 5|咬合調整の記録がある.

④ 11年後：'01.1.23. 45歳

歯ぎしりのためバイトプレーンを製作. '02.3.29.まで調整の記録がある.

⑤ 12年後：'02.4.30. 46歳

リコール時に2|の咬合性外傷の治療を提案. MTMを開始した.

⑥ 13年後：'03.3.4. 47歳

④⑤6⑦のブリッジの支台歯の|5が装着後13年目に歯根破折を起こした. ここが噛みやすいのだが, 痛くなってきたと来院した（図4-6）. 2回目のブリッジ支台破損で, 5 6 欠損はインプラントになった.

|5のインプラントを植立後は, 他のインプラントと違って固くて噛みにくいと不満を訴えていた. 2|を矯正しても左側で集中的に咬合していた.

⑦ 15年後：'05.4.4. 49歳

4|口蓋側膿瘍形成. フラップをあけてデブライド

28

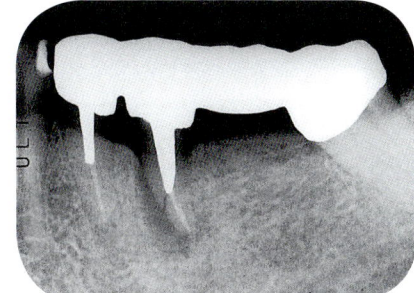
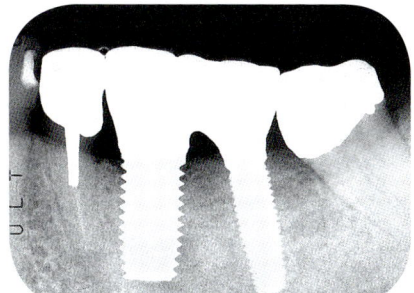

図 4-6a　'03.3.4．13年後．5|の歯根が破折している．
図 4-6b　'03.9.18．5 6|にインプラント．

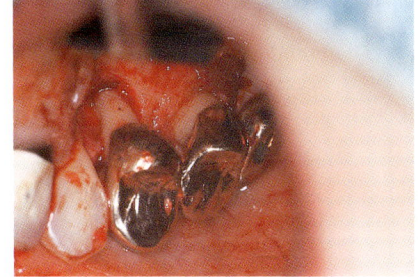
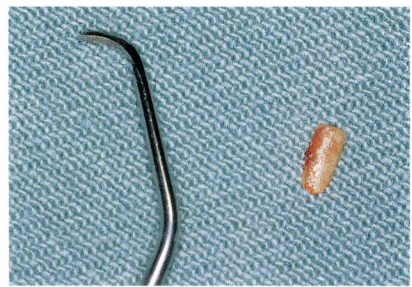

図 4-7a　根面の剥離様破折．
図 4-7b　破折片．

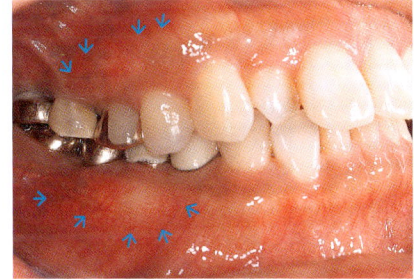
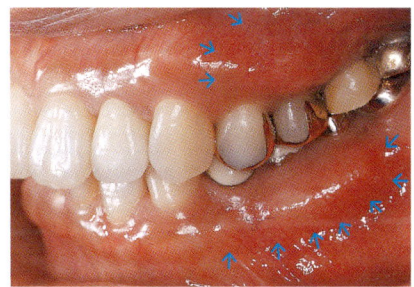

図 4-8a　右頰側上下顎の骨隆起（矢印）．
図 4-8b　左側の骨隆のほうが大きい（矢印）．

メント．根面の剥離様破折が原因（図 **4-7a, b**）．4|の咬合調整を行う．この後問診で，咬合が変わり左右均等に使われていることを確認した．その時，患者は今までの思い違いに気づいたのか，すまなそうな顔をした．

以上の経過をみると，患者は左右差のある咬合で，左側への偏側噛みが20代前半から癖になっていることが問題である．咬合力が強いことも問題を大きくしている．歯槽骨には右側にも骨隆起があり，左側のほうにはより大きいのがある（図 **4-8a, b**）．

初診時右側は可撤性の遊離端義歯であるから，左の偏側噛みはわかっていた．|5のう蝕には力に負けて破損した面がある．インプラントと天然歯を連結したときにみられるのと同じである．だから頑強なブリッジにした（図 4-5；矢印）．欠損はインプラントにして噛める所を増やした．患者はこれらの治療を評価してくれた．しかし偏側噛みの**是正には向かわなかった**．この点が重要である．

|2の位置異常が偏側噛みの原因なのだから，まず|2を問題にすべきであった．原因を放置して結果の影響ばかり心配してはいけない．咬合の治療とはなにをすることなのか，ということである．

バイトプレーンもMTMも絶対の切り札にはなっていないが，せめて15年前の初診時から，その姿勢で進むべきであった．強い力の悪影響を認識することも含めて，医患ともに**咬合のバランスを求める姿勢**が咬合治療のあるべき姿であったと思われる．

症例5

● インプラントを埋入しようとしたら，インプラントの対合歯が長くのびて(挺出して)いる．削合するのは侵襲が大きい．抜髄になるであろう．インプラントの症例でもできるだけ MI を目指したい．矯正治療で圧下できる

[症例5]
　圧下は歯周環境を悪くする．テクニックが難しくて矯正は無理である．日常臨床にそれほど圧下の適応症があるわけではない，というような俗説がはびこっている．俗説一掃のため提示する症例

患者：64歳，女性
初診：1988年6月20日(18年前，ペリオ治療で来院)
主訴：6̄ 破折による 6̄ 7̄ 欠損の治療，インプラントを希望

[術前]

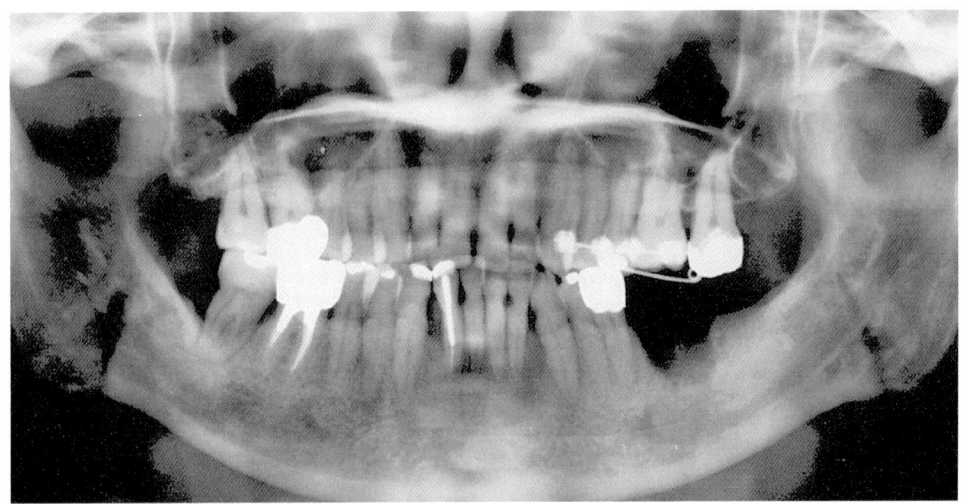

図 5-1　6̄ 抜歯後 1 か月('04.10.13.)．挺出している 7̄ に圧下開始時の矯正装置が認められる．

[術後]

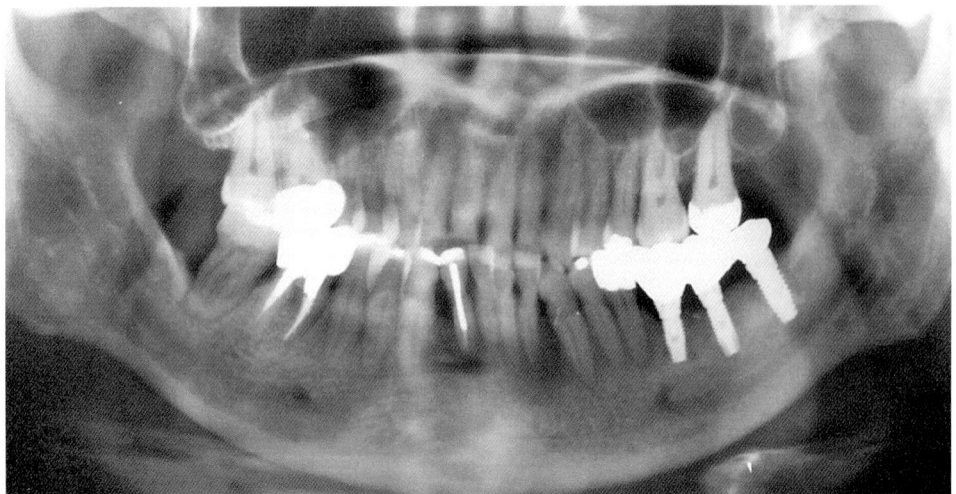

図 5-2　インプラントが使用可能になる頃には，7̄ 圧下は完了し，保定に入っていた．咬合平面は平坦になっている．圧下された 7̄ の歯周組織には歯周ポケットも，骨の異常形態も認められない．大臼歯連続欠損はインプラントの適応症の一つで，対合歯が挺出している例は多くある．

[問題点]

①18年前の初診時7は歯周病のため抜歯され，その後放置されていた．そのため|7が挺出している．
②|6が歯根破折を起こし，抜歯となった．
③|6 7欠損となり，咬合回復の訴えがでた．
④|7の挺出治療に補綴を用いる方法があるが，削合，クラウン再製は免れず，抜髄が必要となるかもしれない．非可逆的処置で侵襲が大きい．
⑤|7を矯正治療する方法は侵襲が少ない．しかし，大臼歯の圧下は弱い力では動きにくく困難とされている．
⑥インプラントアンカレッジを応用すれば圧下は可能であるが，さらなる外科をいやがる．口腔内で強いアンカレッジをつくればできるのではないか．

[歯周治療前]

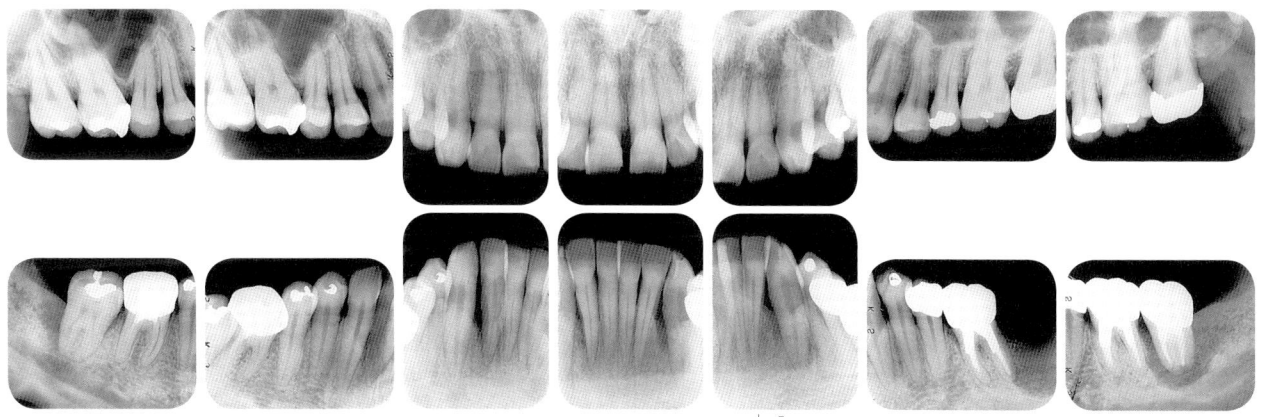

図 5-3　初診時：18年前（'88.6.28.）．46歳．全顎に歯周炎が認められる．7 2|3 7は重度に進行しており，|7は抜歯となった．|7抜歯前（'88.6.20.）のフィルムも提示しておいた．

↑
|7抜歯前

[歯周治療後]

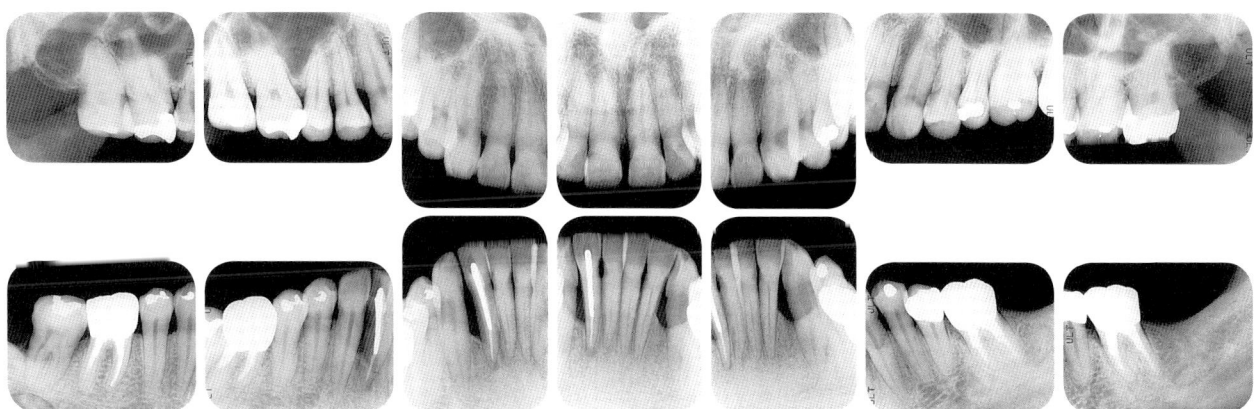

図 5-4　'90.7.25.　48歳．

症例5

[歯周治療後つづき]

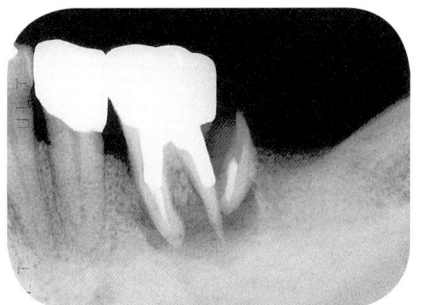

図 5-5　'04.9.24.　|6 破折のため来院.

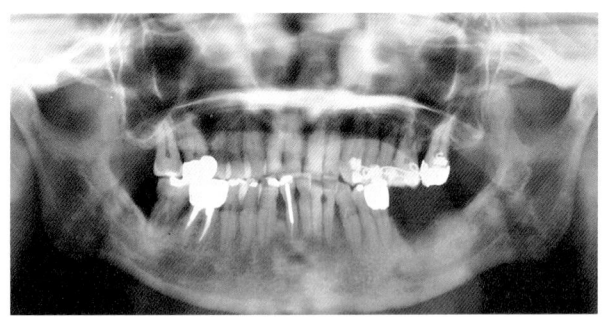

図 5-7　5か月後.

[|7 の矯正治療（圧下）（図 5-6〜8）]

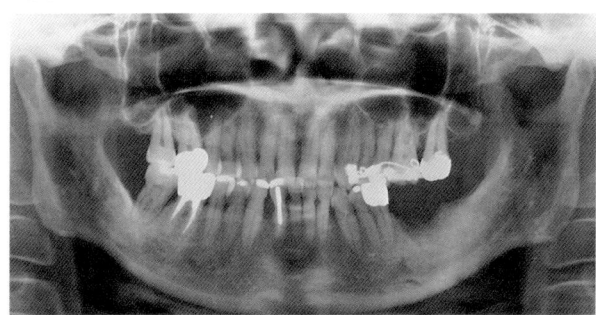

図 5-6　4か月後.

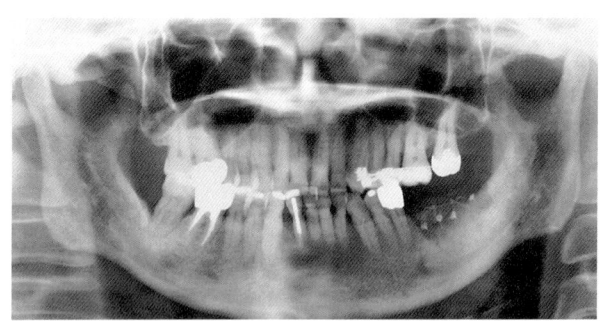

図 5-8　6か月後. |7 の動的治療はほとんど終了している. |7 は歯周ポケットを形成していない. |6 は骨量不足のため骨増生術を行っている.

[|7 の矯正治療（圧下）]

〈圧下の装置と力系〉

　東北大学の梅森美嘉子，菅原準二らは強力なアンカレッジとして SAS を開発し，大臼歯に300gの矯正力をかけて圧下している[3]．これを参考に試してみた．

'04.10.13.　|3 4 5 6 に .018″×.025″ スロットのブラケットを .018″×.025″ SS でパッシブに接着. |7 に .022″×.028″ スロット. .021″×.025″ SS を圧下用のセクショナルワイヤーとして使用. 300g の力をかけた. 装置はできるだけレジンで覆って違和感をなくした.

'04.11.12.　あまり変化が認められない.

'04.12.10.　|7 が頬側へ傾斜してきたので舌側にも圧下用のスプリングを追加した.

'05.1.7.　頬側の力を170g，舌側を300gの荷重としてある．圧下と頬側への傾斜を治している．パノラマエックス線像では1mm程度の圧下が認められる．実際には|7 の頬側傾斜の是正が必要である．

'05.7.15.　頬側に保定用のワイヤーを残して，インプラントの完成を待った．

〈MTM（圧下）の考察〉

　咀嚼の力が歯に垂直に加わるときの大きさは数百グラムから千グラムを超える．人にもよるが生理的な範囲である．意図的にはさらに1kg単位から数十キログラムの力が可能である．最初から300gの荷重を加えることには不安はなかった．|3 4 5 6 のアンカレッジには，挺出の力が加わるわけではあるが，|3〜6 の歯根は同じ方向ではないし，歯冠は一体化されているので大丈夫ではないかと思われた．

　しかし術後，患者は「噛むのには変化は感じられない」が，正中離開が狭くなったという．確かに15年前（図 5-14）の間隙より狭くなっている．装置，力系などを再検討する必要がある．

　よく質問される．下顎にインプラントを埋入するなら，骨統合（オッセオインテグレイション）ができた後で|7 を押し込めばよいではないかと．以前やって

プロローグ―臨床例から―

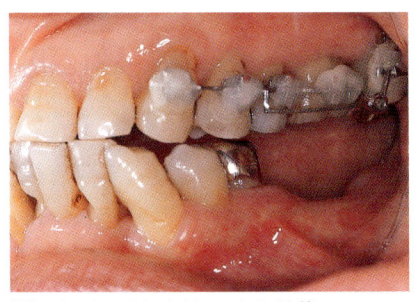
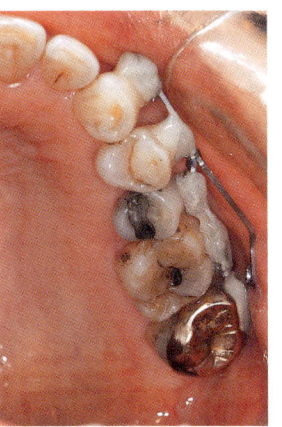

図 5-9, 10　'04.11.12.　1か月後.

図 5-11　'05.1.25.　3か月後.

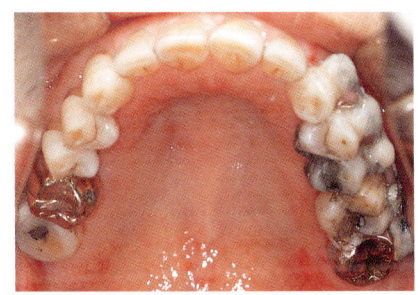
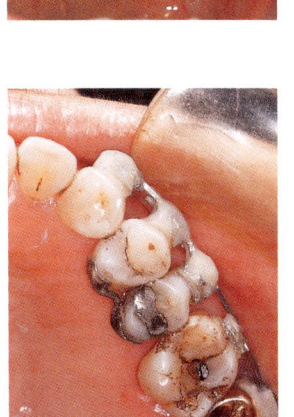
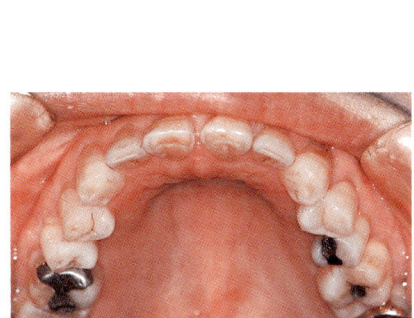

図 5-12, 13　'05.7.15.　9か月後.

図 5-14　'90.7.25. 15年前には 1|1 の間にスペースが存在していた. |7 矯正の進行とともに少なくなっている.

みた際, |7 は圧入されたが, |7 の骨統合がこわれた. 著者のインプラント埋入総本数は1,500本程だから確実ではないかもしれないが, この方法はやりたくない. 再埋入は無料ということもあるが.

圧下は強い力が必要であるが, 意図的に暴力的である必要はない. 弱い力でも圧が加わった後少しでも動いたならば, 元に戻る動きを止めておけば, 圧下は続く. このメカニックで良いと思っている.

|7 の矯正後, 歯周ポケットは増加してこない. まったく正常範囲である. それより注目すべきは, 圧下により骨の欠損が三角形状に歯根周囲にできていないことである. 骨は水平になっている. |7 歯根周囲のみならず遠心の上顎結節を含めた部位が, ブロックとして**生理的形態を保ったまま圧下**されている. こうなるのはこの症例だけではない. 私見では①挺出していたものが元に戻った. ②受圧のメカニズムを支えている部位は, このように広いと①＋②の考えをあわせてもっている.

患者は歯周病フリーではない. 治療歴に示したように咬合の力が弱いほうでもない. それでも矯正は成功した. 著者より上手な矯正をする人は数多い. 矯正専門医に依頼するのも一法である. またインプラントアンカレッジを適用すれば, 矯正治療がぐっとやさしくなる. 挺出している歯が, 矯正の圧下で治る方法が普及することを願っている.

※ この症例と同様な症例は数多くあり, 治療法の影響が大きいと思われる. "圧下により歯周ポケットができる, あるいは歯周ポケットが増悪する"という類の, 正当な圧下治療の普及を妨げる俗説を退けるために提示した. 圧下治療が効果的であった例は**症例 12, 18, 62, 68, 69** に記載してある.

33

症例 6

● 歯周病が中等度から重度に進行すると欠損が生じたり，臼歯部の咬合崩壊のため前歯部のフレアリングが起こったりする．このような歯周病による咬合崩壊の再建には MTM が有効である

[症例 6]
　重度歯周炎による咬合崩壊を歯周治療・補綴治療に MTM を加えることで改善した症例

患者：39 歳，男性
初診：1979 年 9 月 3 日
主訴：7̄ 部の咀嚼痛と口臭

[術前]

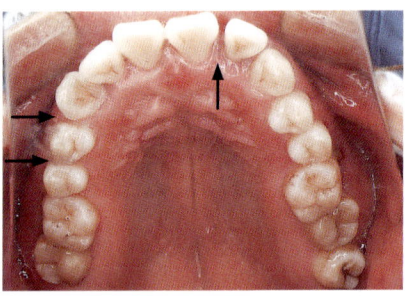
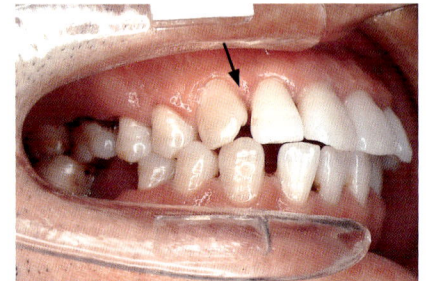
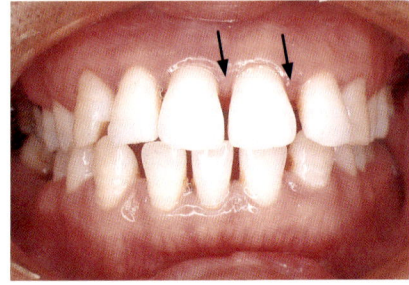
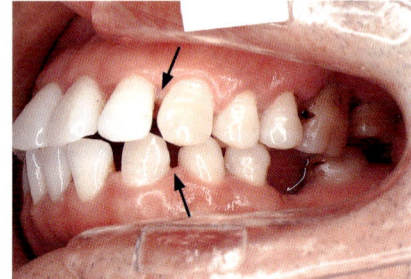
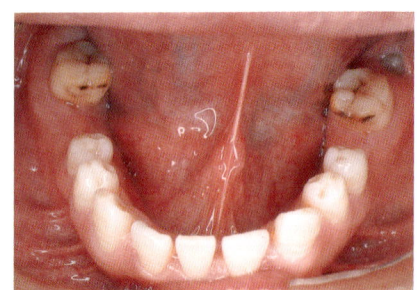

	d	
a	b	c
	e	

図 6-1a〜e　初診時．上顎にフレアリングがある（矢印はスペースを示す）．

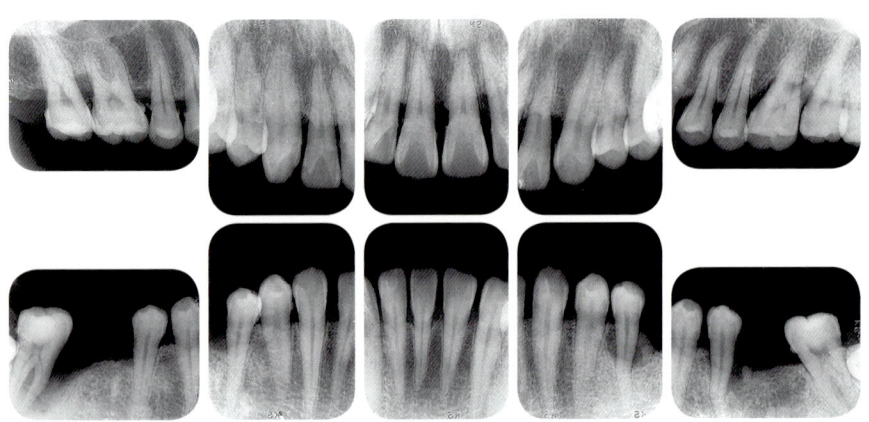

↑
7̄ 抜歯後に 7̄ 6̄ 欠損になる

図 6-2　初診時．

プロローグ―臨床例から―

図 6-3　初診時プロービング値．

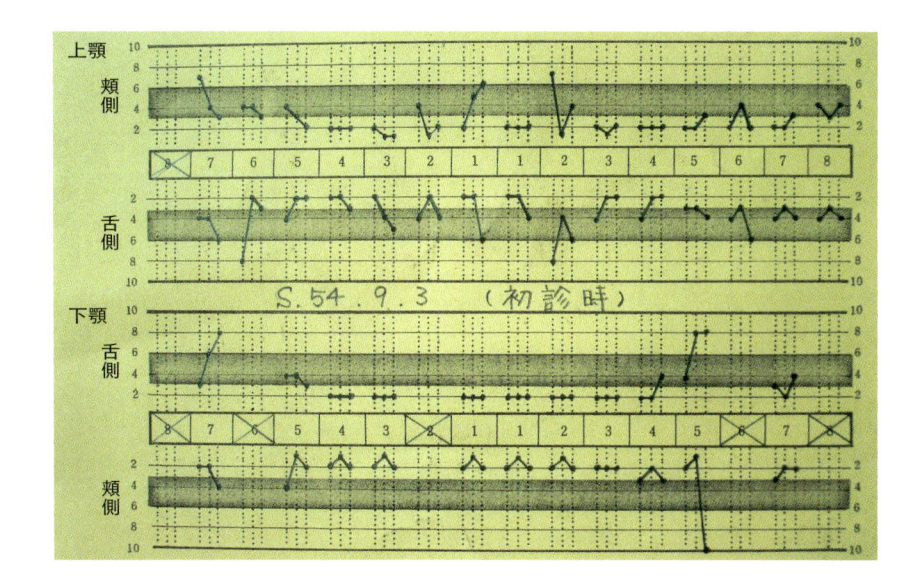

[術後]

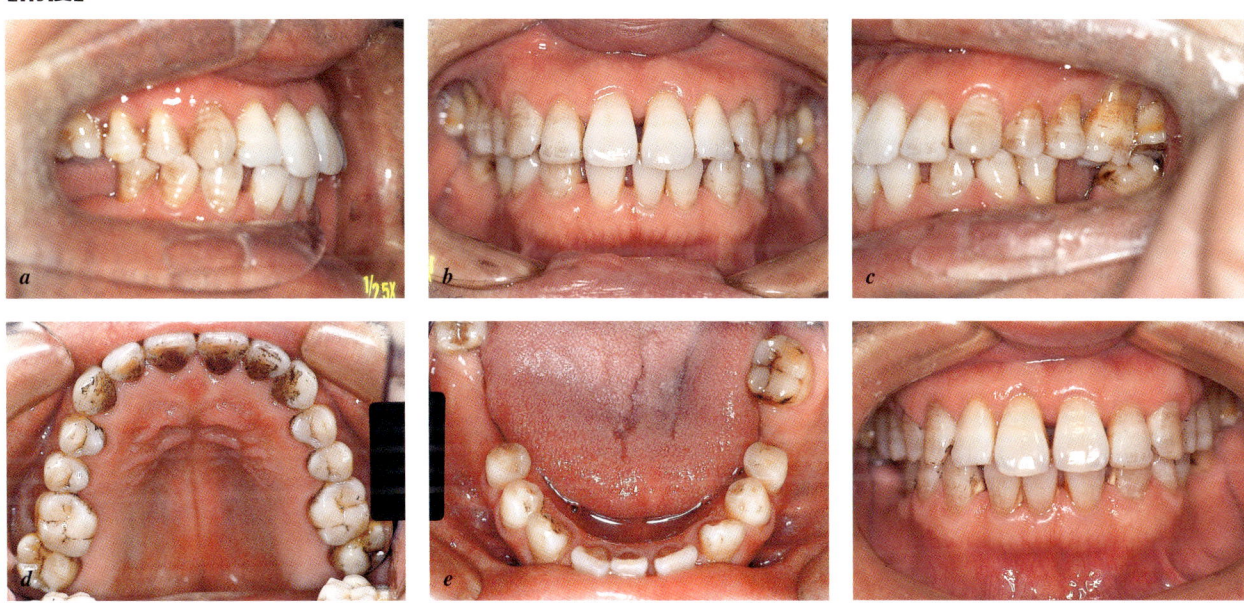

図 6-4a〜e　初診後13年目（'92.4.2.）．

図 6-6　初診後20年目（'99.3.27.）．1̄の臨床歯冠長が長くなってきている．

図 6-5　初診後20年目（'99.3.29.）．

35

[問題点]

① 「歯周治療のために歯科に行くと，抜くだけで治さない．治せないなら何もするな！」と不信感をぶつけてくる．
② 6|6 は抜歯されて，欠損は放置してある．
③ 部位特異性の歯周病で治療されておらず，中等度から重度の歯周炎が進行中．
④ 7| はホープレスで 7 6| 欠損後は遊離端義歯となり，鉤歯への負担が大きくなる．8|8 は埋伏している．
⑤ 臼歯部の咬合崩壊のため上顎前歯・小臼歯にはスペースを生じている（矢印）．臼歯が噛み込まれて咬合高径が低くなり，前歯がフレアリングして前歯によるガイドが失われつつある．
⑥ 下顎前歯は |1 が先天性欠損である．
⑦ 口臭の原因として歯周病由来のほかに，口呼吸癖とフレアリングした前歯の形態が悪影響を及ぼしている．

[治療のスケジュールのあらまし]

'79.9.3.（27年前），治療開始，30歳

ペリオ治療 7か月間	'79	9月	初期治療（SRP等）
		10月	
		11月	
	'80	1月	|4～7 F.ope.
		2月	|4～7 F.ope. |8 抜歯
		3月	7～4| F.ope. 7|抜歯
矯正治療 12か月間		4月	|8 開窓して，MTM開始
		5月	
		6月	
		7月	7～4| 麻酔下，SRP
		8月	上顎前歯，改良型ホーレーリテーナーによる矯正開始
		9月	上顎前歯，MTM終了，2か月間，それまで使用した上顎矯正床を以後，リテーナーとして使用
	'81	2月	3+3 麻酔下，SRP
		3月	|8 矯正治療終了，12か月間
		5月	下顎鋳造床セット，メインテナンス移行

初診後27年間，歯周病は完治している．咬合状態も最初危惧していた崩壊はまぬがれて，安定している．

この症例はいろいろな視点でディスカッションができるであろうが，ここでは主としてこのような歯周病の症例における矯正（MTM）と，患者の心理について述べる．患者の不信感は，術者への正当な批判，要求といえる部分がある．患者の求める医療について考えてみたい．

[患者の歯科治療への不信感]

　術者に対して不信感があると，こちらは悪くもないのに被告席に座らされているようなもので，耐えて仕事をしているのに神経を逆なでされる．だが逆にやりやすい面もあるし，患者は正当なことを強く言っているだけのこともある．自分も槍玉に上げられる資格があるなと思ったりする．

　27年前，患者は夫人に背中を押されて重い足を運んでやってきたのだった．初診の時，説明を始めると診療台から起き上がり，あぐらをかいてこちらを睨んだ．そして吠えた．「今までも歯みがきをして歯石を取った．でも，それだけでは治らない．やがて抜く．お前は本当に抜かないナ．治せるナ．」吠えるたびに強烈な口臭の塊がゆっくりと顔を打つ．「コンチキショウメ」と思うが，これは正当な主張である．

　今日でも，ペリオに対しては口腔清掃と除石までで，歯肉縁下のきちんとしたデブライドメントをしない歯科医師はたくさんいる．する技術がない，医院の経営上しない，外科までしなくても longevity が得られる（ときどき膿むのは仕方がない）などの考えである．

　本症例も一見歯肉はきれいだが深い歯周ポケットがあり，確かに完治していない．

　歯も歯肉も上手に磨いていけば，信じられないほど美しくなる．医患ともにこれに騙されてはいけない．「騙されないぞ」という患者の叫びは正当な主張である．

　不信感のためにこうなるのだろうが，歯ブラシの治療効果を利用しようとブラッシングに注文をつけても，薄ら笑いを浮かべて受け付けない．逆に歯周外科治療は嫌がらずにさせる．7〜4|は，SRPで完了とした．すると，いろいろ文句をつける．「手術した左は何ともないのに，右は術後かゆい」などと言う．手抜きではないのかというわけだ．

　治療に効果があると（自分が）信じたことは治療させてくれた．この流れで7|の抜歯も，MTMも受け入れた．治る道と思えば，治療させてくれる．この点は平均的な患者より楽な展開である．

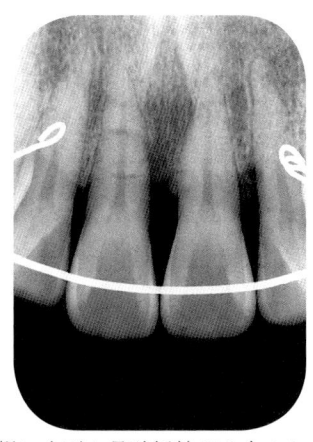

図6-7　根破折後1か月．歯根に水平な骨破折線が2本みられる．常時使用しているリテーナーを入れてしまっている．

　治療開始1年1か月後，1|は打撲を受け，歯根が水平に2か所破折した．痛いから治せと言う（図6-7）．「抜歯するしかない」「抜かずに治せ」「無理だ．昼間もずっとリテーナーを入れておく？」「痛いと言うのに手当てもしないで妙な歯医者だ」

　術者が保存不能と診断した1|はホーレーリテーナーによる長期の保定と，外傷を避ける患者のていねいなケアにより失活をまぬがれ，変色もなく27年間健在である．これには教えられた．

　27年経過して1|の臨床歯冠長が長くなってきている（図6-6）．20年経過時に全顎の口腔内写真を撮ろうとすると，「なんのために撮るのか」と言われた．確かに症例の記録などは術者のために揃えるものではない．したがって20年目の口腔内写真の症例記録は，1|の経過を示す写真があるだけである．教えられることは多い．

　主訴の「心理面」の解決ができているのだろうか？患者の熱心な昼のブラッシングは，会社で皆がまねして「昼の歯みがき」を普及させることになった．メインテナンス中に口臭の再発を指摘した時，「自分で治してきます」と言って，本当にそうしてきた．でも，朝から飲酒して定期検診に来たりする．もう完治して自立しているということなのだろう．

[矯正治療（MTM）について]

　8|の強制萌出と上顎前歯のフレアリングの2つのMTMを行った．

症例6

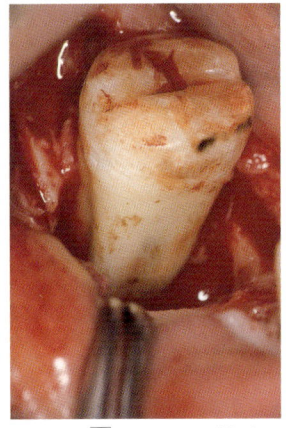

図 6-8 $\overline{7}$ のフラップをあけ，保存の可能性をみた．

図 6-9 MTM 術前．

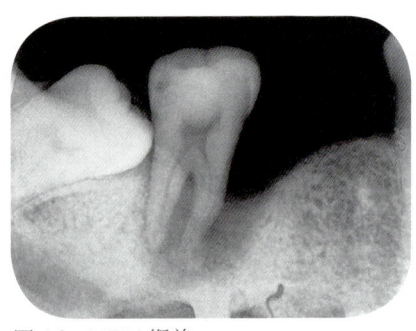

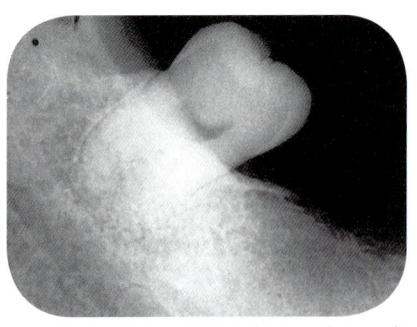

図 6-10 MTM の術後10年目．遠心の歯槽骨の増生像が保たれている．

$\overline{11|12}$

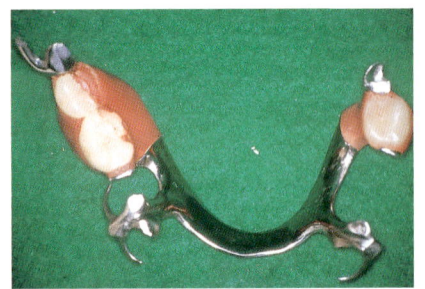

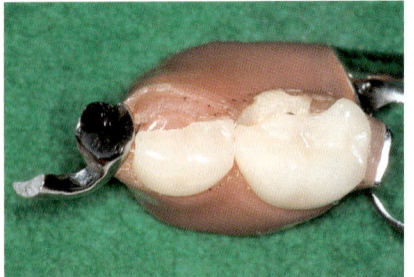

図 6-11, 12 可撤義歯でも魚の骨を噛み砕ける．太いバックアクション鉤が破折し，再三にわたり陶歯も破折する．咬合高径を維持するためと永続性のため，金属歯を提案したが，レジン歯でいいという．咬耗してなにか不都合が起こってくるかと思ったがなにもない．気がつかないだけかもしれない．

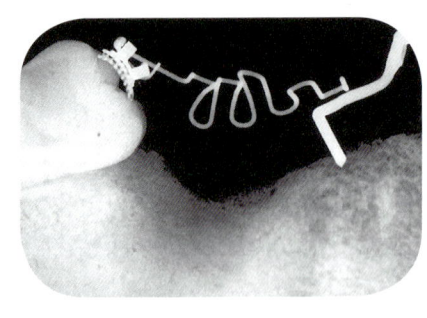

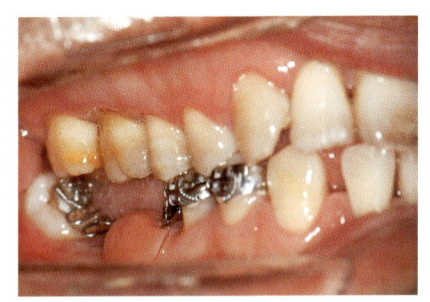

$\overline{13|14}$

図 6-13, 14 矯正開始1か月後．.016″ラウンド SS のワイヤーをコイル状に曲げて弱い維持的な力とし，$\overline{8}$咬合面に付けたブラケットで押さえ込んでアップライトをしながら引いているつもりである．実際は，このぐらいの力ではビクともしなかった．

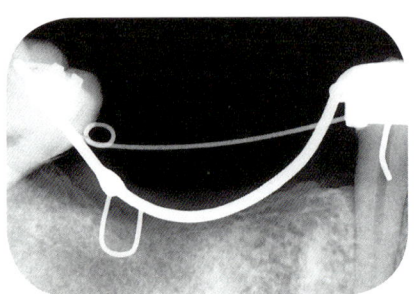

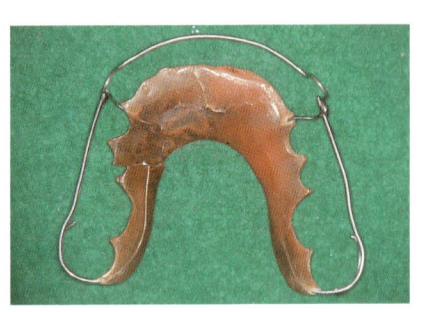

$\overline{15|16}$

図 6-15 10か月目．リンガルアーチの主線を$\overline{8}$まで延長して，ろう着したスプリングで起こしている．もう一つ$\overline{8}$からアップライトスプリングを出している．いろいろやっているのは思うように動いてこないからである．

図 6-16 使用中の改良型ホーレーリテーナー(初診後10年目)．矯正中はループにゴムをかけて用いた．矯正後は現在も使用中で，何回も修理している．

〈8̄のMTM〉

　8̄をMTMすればほとんど7̄の代わりになる(図6-8〜10)．しかし相当な力量の術者が揃っているセミナーでも，この治療計画が治療選択肢としてでてこない．なにが原因なのかわからない．おそらく今までMTMの学習のチャンスがなかったのだろう．

　一般臨床歯科医なら，だれでも8̄が十分なセントリックストップになるのを歓迎する．咬合のキーツースになるわけだ．術後，固定性のブリッジを予測していたが，患者は可撤性義歯を選んだ．自分の歯をいじられたくないのであろう．義歯でもモリモリ噛んで陶歯が壊れてくる(図6-11, 12)．しかし挺出した8̄はまったく問題を起こさなかった．

　8̄の矯正については，どうもあまくみすぎていたようだ．7̄の大きな欠損のほうへ少し動かせばいいと．しかし長い間埋伏している歯には，アンキローシスしているもの，通常の歯根膜の活性を失っているものなどがある．これは引っ張っても出てこないか，なかなか出てこないなどの問題を生じる．7 6̄欠損の距離を隔てては強い力をかけにくい，という悪条件があった．

　矯正装置は，5̄+7̄支台のリンガルアーチで加強して5̄4̄にブラケットを付けた．8̄を引いたりアップライトを試みたが，なかなか思うように動かず1年1か月もかかった(図6-13〜15)．

〈上顎前歯のフレアリングのMTM〉

　初診時，図6-1, 2の図中矢印で示した前歯臼歯のスペースが，13年後，20年後の図6-4〜6ではスペースがなく緊密な咬頭嵌合が保たれている．下顎前歯のスペースは，1̄が先天性欠損によるスペースである．

　歯周病に関連した前歯のフレアリングの矯正は，成人のMTMの代表的な症例として扱われている．歯周病も治り，歯周病になる前の咬合状態が維持されていればメインテナンスに移行できる．しかし，中等度から重度に進行している場合や欠損もともなうケースでは，術前の**「個性正常咬合」**が崩壊していることが多い．「前歯が出っ歯になってきた」「隙間があいてきた」「口紅がつく」「ツバがとぶようだ」「口が臭い」「この歯がじゃまだ」―これらの審美改善の訴えをともなうから，治療へのモチベーションは高い．

　う蝕の歯のように実質欠損がないのだから，削りましょうか，かぶせましょうかなどと患者にもちかけては，違和感をもたれる．ただ歯の位置が悪くなってしまっただけなのだから，**矯正治療がまず第1の治療選択肢となって治療計画が作られるべきだ**．当然そうなるはずなのだが，どうもMTMなどは，枝葉のような扱いを受けてきたようだ．そこで，改めて咬合の診断の第一歩から記述する．

　患者は「咀嚼障害の治療」を訴え，われわれは「咬合」を治すのが仕事である．"Dentistry is occlusion"である．咬合を治すには，まず咬合形態をととのえ，機能回復がともなうように図る．それには補綴と矯正と2つの方法がある．補綴の適応はよく知られている．矯正の適応は歯の位置が異常になっている例である．

　成人となって**「個性正常咬合」**を維持していたのだが，欠損放置や，歯周病由来の病的移動(二次性の咬合性外傷)により歯の位置が異常になった．不正咬合であるこの傾斜や挺出は放置すればさらに悪くなる．**「進行性不正咬合」**である．この矯正は，まずレベリング(leveling)やアライメント(alignment)を行うようにする．歯の位置が凹凸なく一列に並んでいるかどうかである．咬合平面と歯の配列である．こうして歯が整直するようにする．

　実例は，この症例の術前(図6-1, 2)である．6̄|6欠損放置により，7̄|7は近心に傾斜し，6|6は挺出して7|7との間にステップを生じている．咬合平面の凹凸である．レベリングが必要である．歯が移動してできたスペースを矢印で示した．ペリオが進んで通常の咬合圧に負けて，歯列のつながりがバラケてくる．傾斜が強くなる．

　これは元の一線につなげるアライメントが必要である．この咬合の問題点は進行性であることだ．これは止める必要性がある．歯周補綴を併用しなければならないケースもあるが(症例12)，まず矯正で元の位置に戻す矯正(「復元矯正」)を検討すべきである．矯正治療の段階は患者との許容範囲内で行うのであ

症例6-7

るが，①レベリングとアライメント（歯根の整直の達成），②オーバージェット，オーバーバイトの適正化，③犬歯のⅠ級化，④大臼歯のⅠ級化の順である．

　細かい点はケースにより異なる．それにより矯正の範囲が違ってくる．

　前歯のフレアリングの矯正の装置は改良型ホーレーリテーナーである．使った後は，そのままリテーナーとして用いる．初診後10年目（'89.9.30.）のリテーナーを示した（図6-16）．矯正治療時には唇側線のループの間にゴムをかけて上顎前歯を舌側に引いた．一度に数歯を引くわけではなく，動かしたい歯の舌側のレジンを少しずつ削りながら少しずつ動かす．詳細は第5章「治療」に記述した．この症例では改良型リテーナーの守備範囲，①②まで治した．犬歯はもともとⅠ級でそれを獲得している．固定性補綴を希望したなら，改良型ホーレーリテーナーに咬合の挙上面をつけ，臼歯の咬合をフリーにして臼歯のレベリングを開始したであろう．現状でも患者は満足しているし，右側の偏側咀嚼も気にしていない．

[考察とまとめ]

①歯周病は完治して20年間問題なく過ごしている．

　切除療法の時代なので，再生療法，インプラント，自家歯牙移植も治療選択肢に入っていない．それらが不必要というわけではないが，大過なく過ごしている．積極的な治療をしなかった$\overline{1}$の外傷歯，$\overline{76|67}$のレベリング治療は状態が悪い方向に向いている．とくに$\overline{6}$の分岐部病変は歯根の露出が進んでいる．義歯やホーレーリテーナーも古くなり，破損修理も回数を重ねているが，患者は以上のすべてを「これでいい」と意に介していない．自立している人間像をそこにみる．

　患者の要望に追われるように治療をした．不採算であった．MIの体験や，どうすることが治ることかを教えられた．

　歯や義歯まで，自分ができるかぎりしっかりと守っていく．この自立心がなければ，この症例の永続性は得られていない．

②歯周外科を含む歯周治療，MTM，パーシャルデンチャーは患者の望む歯を守る処置であり，これらの処置による患者の満足度は大きい．抜歯，削合（ブリッジ，など）は忌みきらう．だれでもそうであり，とくにこの患者が少々強いだけであった．

③矯正治療の効果について

- 前歯の前突が治っている．通常は審美性改善の効果を患者が評価する．しかし，それが良かったと言われた記憶はない．
- 前歯のMTMは安定したセントリックストップの回復，アンテリアガイダンスの獲得により，臼歯を咬合性外傷から守っている．
- 前歯の前突がなくなると同時に，口唇閉鎖が可能になり口臭がしなくなった．しばしば体験するMTMの効果である．とくに下顎前歯の先天性欠損があり，多少のオーバージェットと下顎前歯のスペースが避けられない．そのぶん，癖がでやすい．口呼吸につながる悪癖を抑え込めたことは大きかった．
- $\overline{8|}$の強制萌出による咬合への参加は，強力なレストの座を得ることにより，部分床義歯を遊離端義歯から中間欠損の義歯に変えた．これにより義歯による外傷（側方圧による揺さぶり）を減じ，咀嚼に資している．
- 上顎前歯のフレアリングの保定には，サーカムフェレンシャルのリテーナーを使い続けている．患者が永久固定の侵襲を嫌った．この患者の努力により$\overline{1|}$をこれまで保存できた．
- $\overline{8|}$のMTMの後は，ブリッジの選択肢よりパーシャルデンチャーを患者は希望した．義歯の陶歯が割れるほど噛み，鉤も破損してくるほどの機能を発揮している．――これが望んでいた治療結果ならば，「物作り」にこだわらないMIで廉価な治療選択肢が検討できる．

追記：この症例は「包括歯科医療の一環としての歯周病治験例」として，1992年，「日本臨床歯周病談話会会誌」[4]に投稿した．

●全顎の歯周病の治療が必要な症例である．歯周病には下顎位の異常（CO≠CR）が関与しており，それには MTM が必要であった

[症例 7]
　全顎の歯周治療，7⏌P₄の抜歯，3⏋MTM，⌈8 自家歯牙移植と移植歯の MTM を行った症例

患者：60歳，男性
初診：2000年8月30日
主訴：7⏌が噛むと痛い．2，3年前から歯磨きのとき出血する

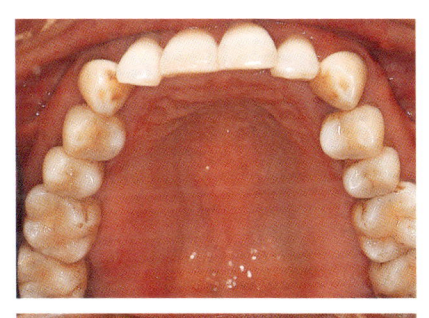

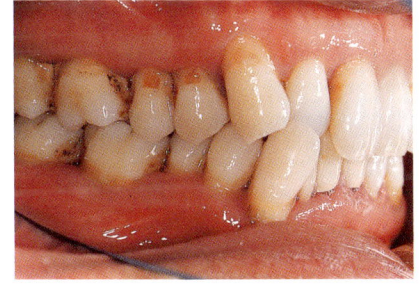

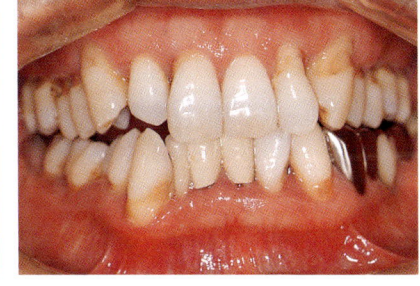

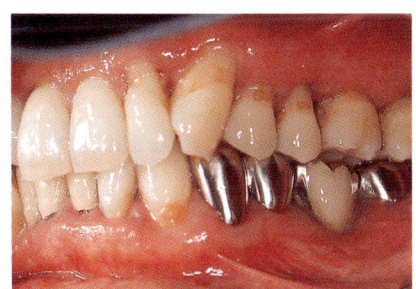

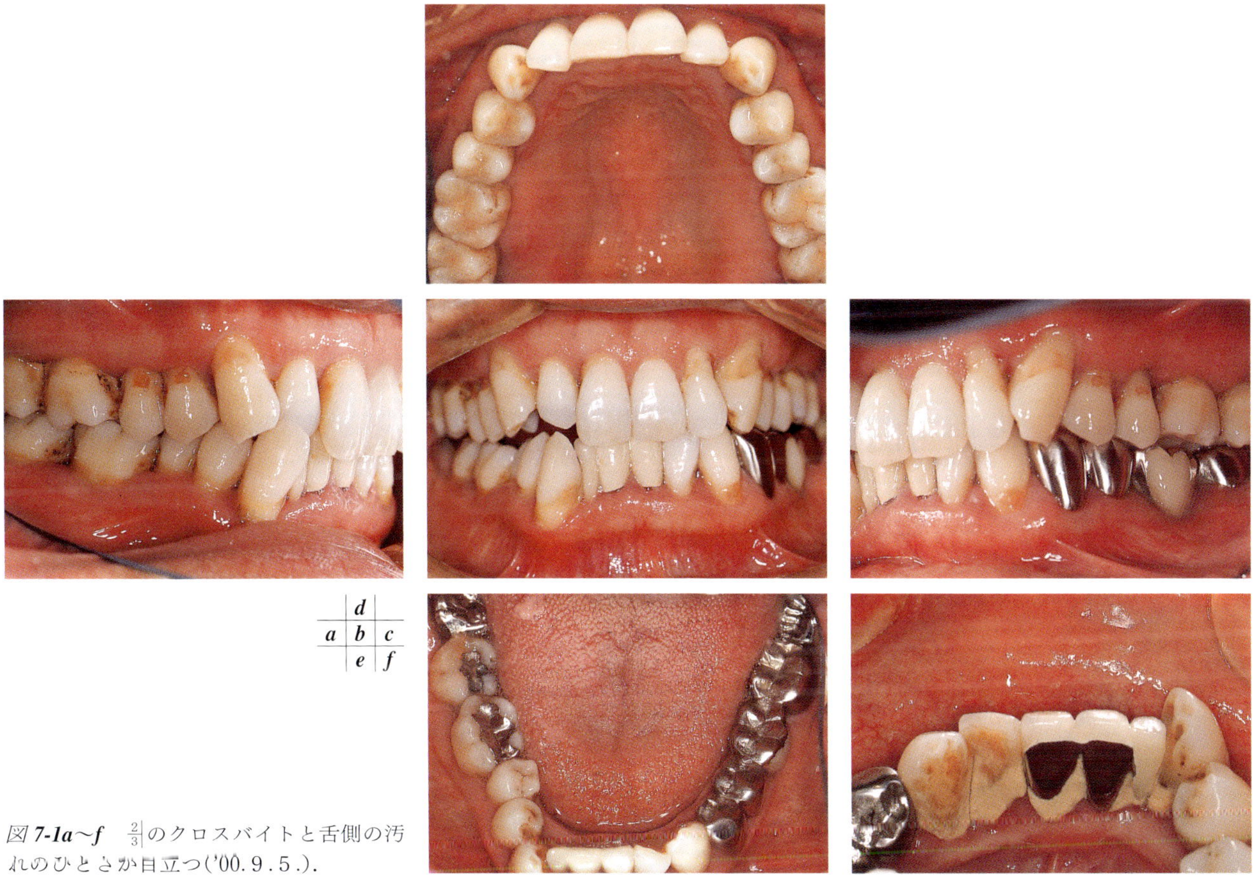

[術前]

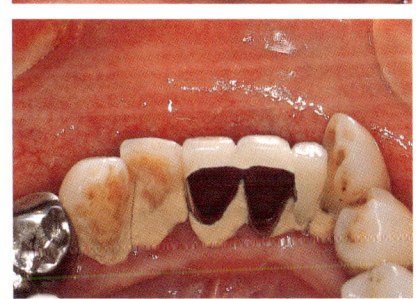

	d	
a	b	c
e		f

図 7-1a〜f　2⏋/3⏋のクロスバイトと舌側の汚れのひとさか目立つ（'00.9.5.）．

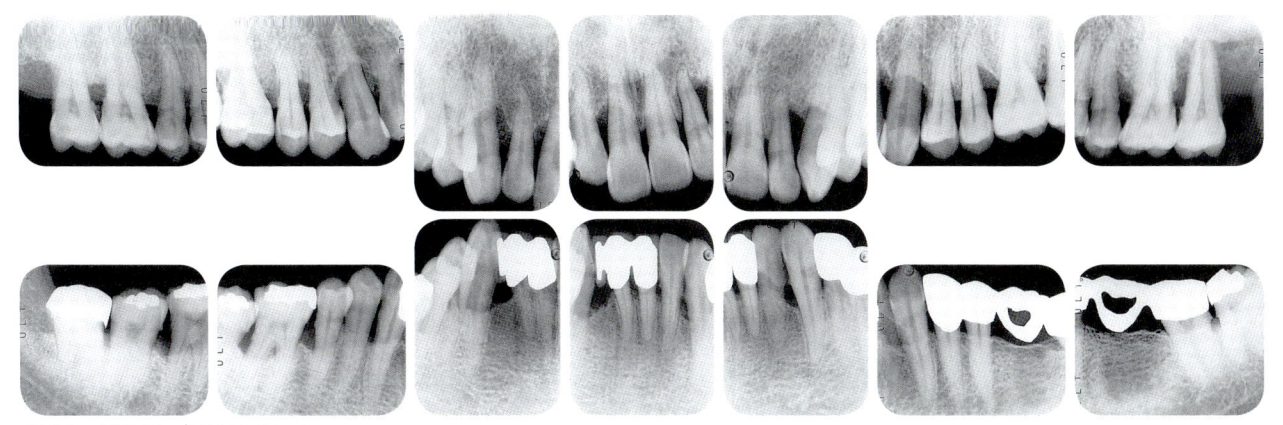

図 7-2　初診時．7⏌は抜歯した．

症例 7

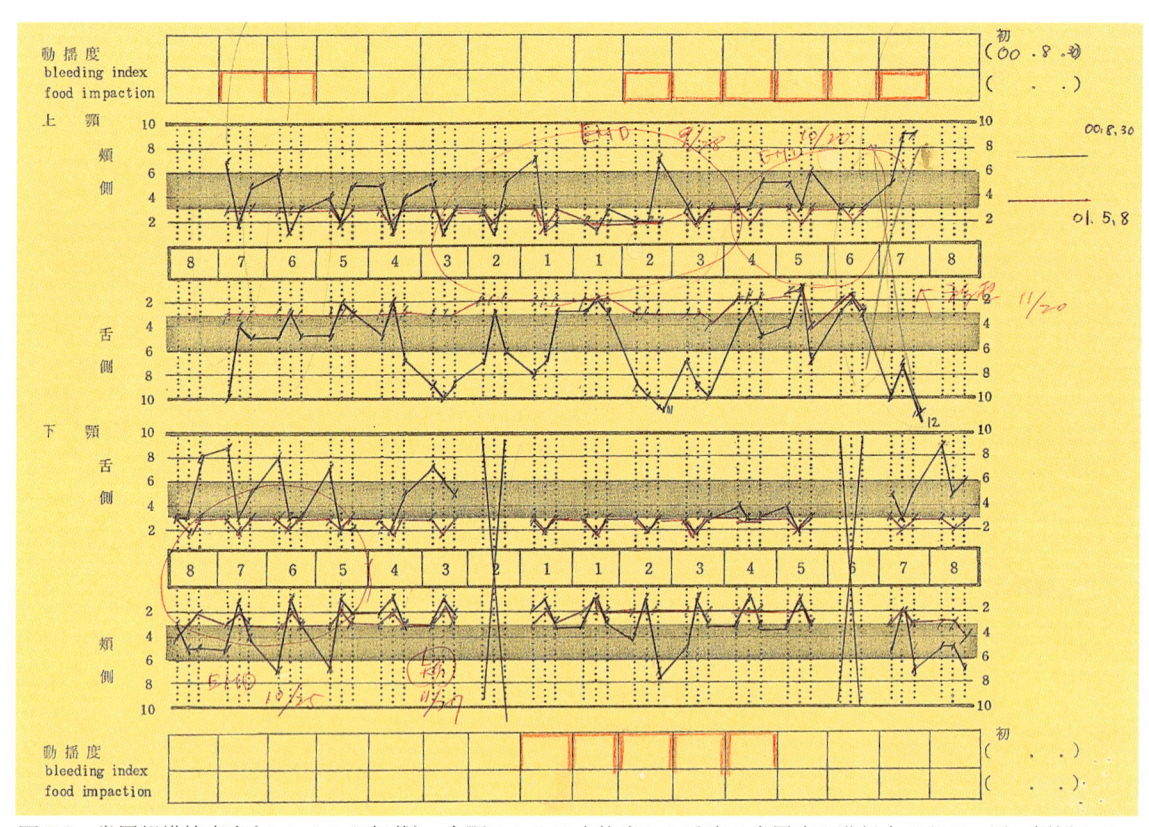

図 7-3 歯周組織検査表（カルテより転載）。全顎にわたる中等度から重度の歯周病が進行中である。唇・頬側より、舌側が進行している。

[術後]

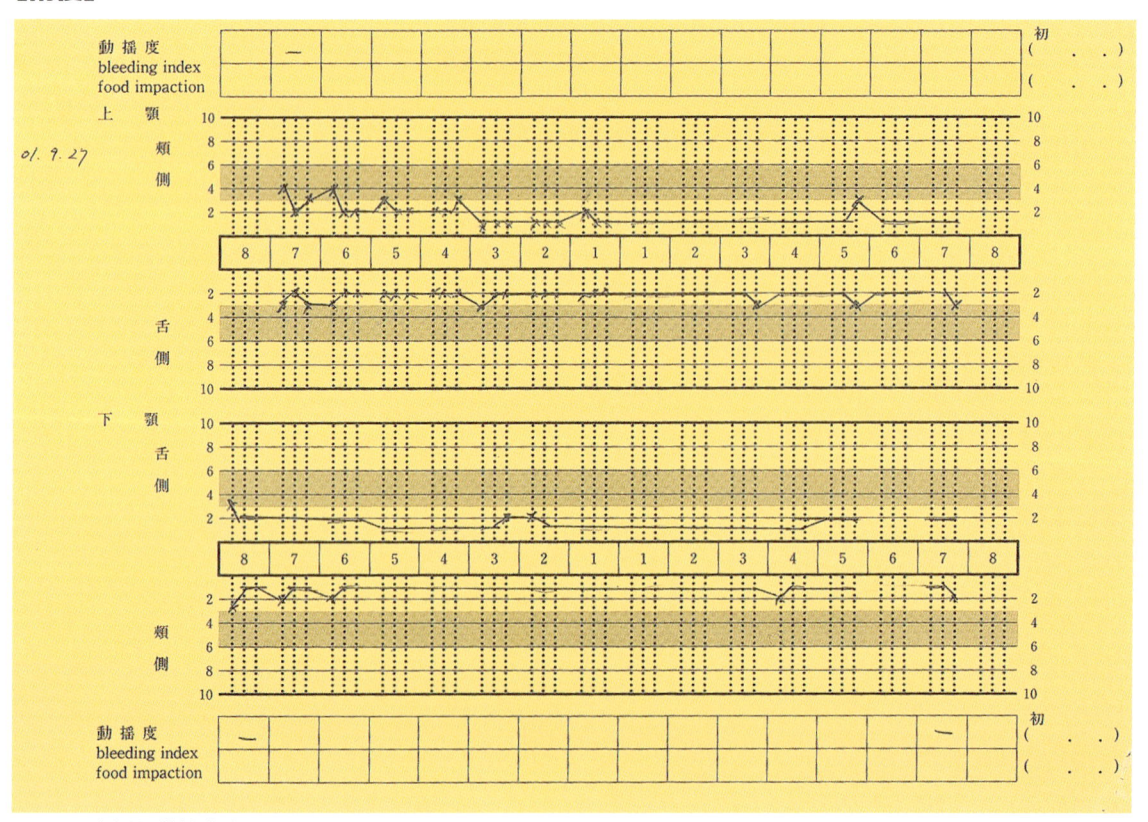

図 7-4 歯周組織検査表．'01.9.27．

図 7-5 '01. 8. 28.

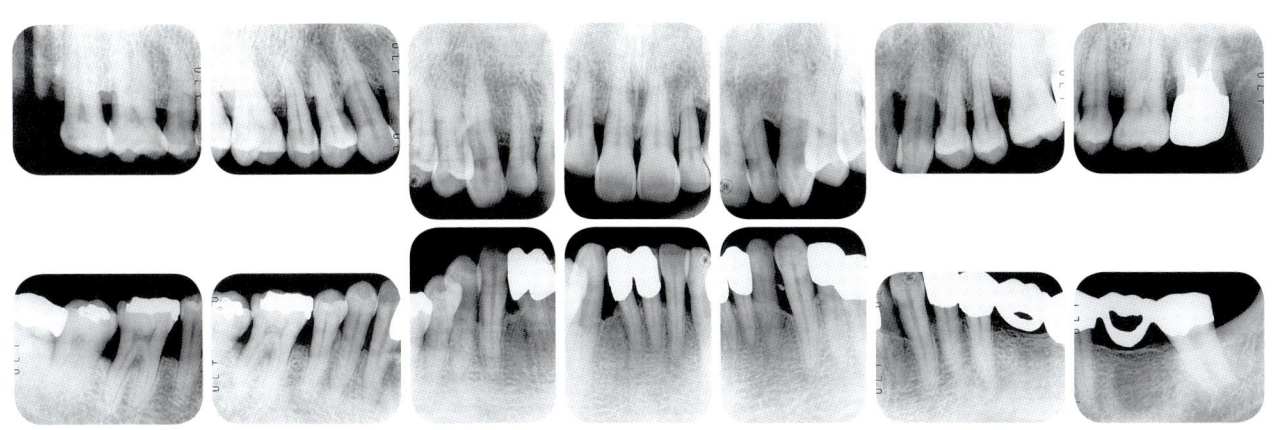

図 7-6a〜c 治療完了時('01. 8. 28.).

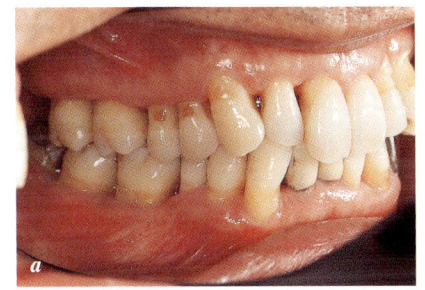

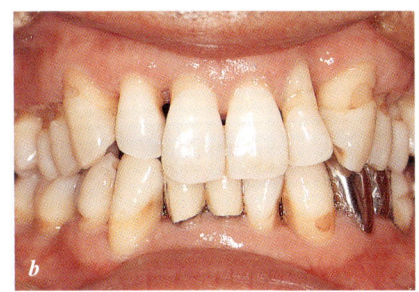

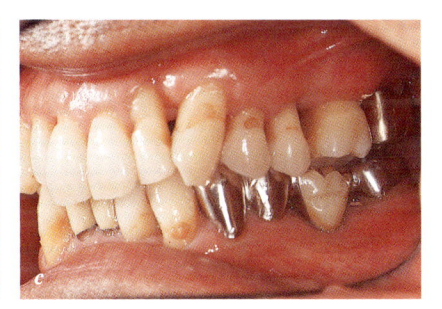

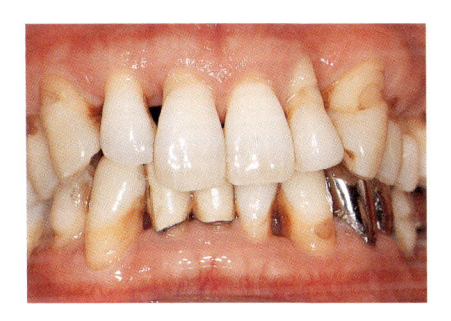

◀図 7-7 リコール開始1年9か月後.

[問題点]
①中等度から重度の歯周病の治療が必要.
②$\frac{2}{3}|$の不正咬合(クロスバイト)で下顎が機能的に右前方へ閉口しており，中心咬合位と中心位のズレが大きい(CO≠CR). その結果，対角線上の$|7$が外傷性咬合にさらされ(チールマンの対角線の法則)[5]，歯周病の炎症も協同して悪化し抜歯適応となっている.
③$\frac{2}{3}|$クロスバイトを重要視しない治療は，一口腔単位の外傷性咬合を放置する治療となってしまう.
④$\overline{3|}$のMTM(傾斜移動)により下顎位が是正された後は，咬合の安定化が必要である.
⑤$|7$抜歯後の欠損の治療をどうするか？ $|7$はP[4]で残存骨量が少なくなっている. $|8$の自家歯牙移植が適応か？

症例 7

［治療方針］

歯周治療と平行して $\overline{\frac{2}{3}}$ クロスバイトと $\overline{8}$ の移植のためのMTMを行う．その後 $\overline{8}$ を $\overline{7}$ に移植し，レベリングのためのMTMを行う．

1. 歯周治療の予防・メインテナンスのめどがたつくらいの清掃習慣と，歯周治療の助けとなりうるくらいの清掃技術の獲得の方針を軌道にのせる．その後，患者が受け入れる範囲の歯周治療を行う．現実的な治療方針である．それにより，つぎの治療を無理なく決めることになる．
2. $\overline{7}$ のP₄は抜歯となる．
3. 咬合の外傷を自覚してもらい，これを避ける治療をすることを軌道にのせる． $\overline{3}$ の外傷を避けて，下顎位がCRに戻るようにMTMなどを行う．
4. 歯周炎と咬合性外傷が沈静した後， $\overline{7}$ の欠損や，咬合の改善を考える． $\overline{8}$ のカリエスの歯を $\overline{7}$ 抜歯

［メインテナンス時］

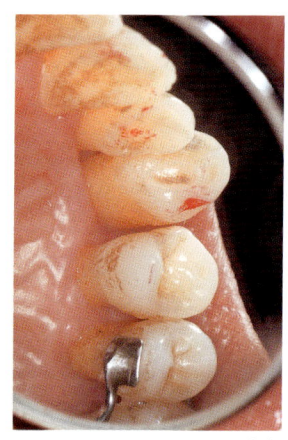

図 *7-8* メインテナンス時． $\overline{3}$ にフレミタスがあった．診査すると $\overline{3\ 4}$ の間にスペースが生じている．咬合時の早期接触点（赤印）がわかる．

窩に移植することになり， $\overline{8}$ の術前MTM，術後MTMを行う．咬合の安定化は咬合調整で様子をみることになった．

［治療経過］

'00.8.30.：初診．資料採得，デンタル14枚法，パントモ，スタディモデル，口腔内写真
　9.6.：ブラッシングのハウツーとともに（以下同じ）上顎SRP
　9.13.：下顎SRP
　9.24.：再SRP
　9.28.：$\overline{3\ \overline{\vert}\ 3}$ F. Ope
　10.6.：$\overline{3}$ MTM（舌側移動）開始．クロスバイトの治療をすることによる外傷性咬合，下顎位の異常の治療が目的．ブリッジの隙を削去して移動スペース作成
　10.14.：$\overline{8}$ 移植のためのMTM開始
　10.20.：$\overline{4\ 5\ 6}$ F.Ope
　10.25.：$\overline{8\ 7\ 6\ 5}$ F. Ope
　11.2.：$\overline{4\ 5\ 7}$ SRPなど歯周治療
　11.20.：$\overline{8}$ を $\overline{7}$ に自家歯牙移植．$\overline{7}$ は根尖1/3位までしか骨がないので15mmまで深く削合して移植
　11.27.：$\overline{3}$ の移動スペースをARS（エアーローターストリッピング）で作成
　12.8.：再びストリッピングしてさらなる移動スペース獲得
　12.22.：移植した $\overline{8}$ のMTM開始
　　　　　$\overline{3}$ クロスバイト治癒．左側での咀嚼を強化する療養指導を開始
'01.1.22.：⎫
　2.13.：⎬ 以下，咬合調整，歯周治療，$\overline{7}$ 部（$\overline{8}$ 移植歯）のMTMの継続
　3.2.：⎭
　3.16.：⎫
　3.23.：⎪
　4.17.：⎬ 以下に加え，ブラッシングの強化を再開
　4.27.：⎪
　5.8.：⎭
　5.29.：$\overline{7}$ 部（$\overline{8}$ 移植歯）のMTM（挺出）完了．さらなる歯列不正，ペリオの歯槽骨形態の凹凸の治療までのカウンセリングをしたが要望はなかった．咬合やペリオの安定のために，全顎の咬合の安定には咬合調整を希望．新しい下顎位で徐々にさまざまな部位が外傷になったり，スペースができてくることに対応が必要となる
　7.27.：⎫
　8.10.：⎬ $\overline{7}$ 部に移植した $\overline{8}$ の補綴，咬合調整など
　8.28.：メインテナンス開始

[3̄のMTM]

9̄|1̄0̄

図7-9 3̄の歯肉炎が治っている．舌側の固定装置から引いているリングレットが見える．
図7-10 矯正後もそのまま固定性リテーナーとして使用中．

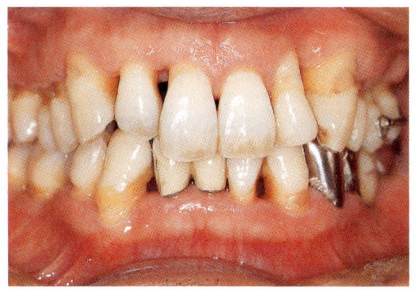

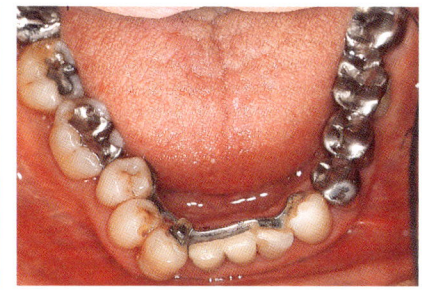

[自家歯牙移植のためのMTM]

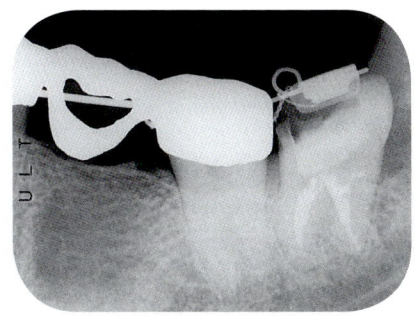

図7-11a 8̄を抜髄，根管充填してMTMを開始．挺出により抜歯しやすく，生着しやすくする．

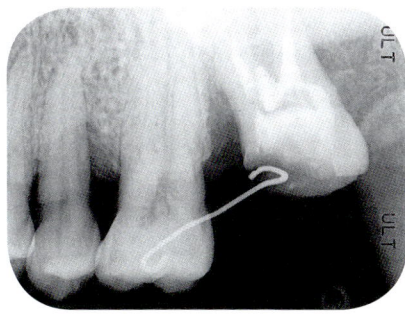

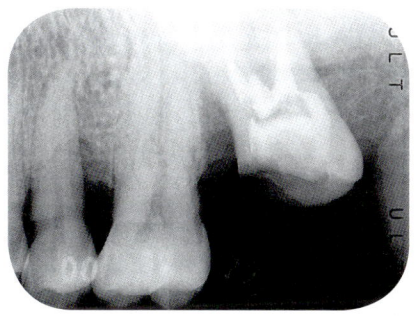

図7-11b 移植後1週間．通常の解剖学的位置では，ただちに脱落するくらい，骨がない．

図7-11c 移植後1か月，MTM（挺出）の開始時．歯肉の炎症がとれ，上皮付着ができているのを確かめて開始．

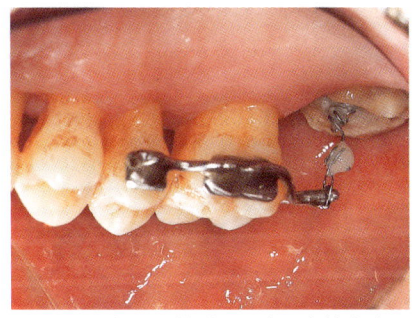

図7-11d 挺出開始時．正確に歯軸方向を目指し，横揺れしないように持続的に引く．力が加わっているのか？というくらいの弱い力で引く．

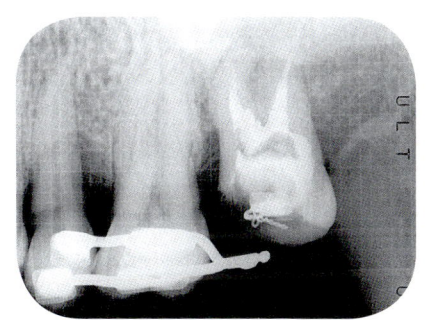

図7-11e MTM開始後4か月．矯正装置が見える．計画どおりの方向に移動している．歯槽骨ができつつある．

図7-11f MTM終了時．

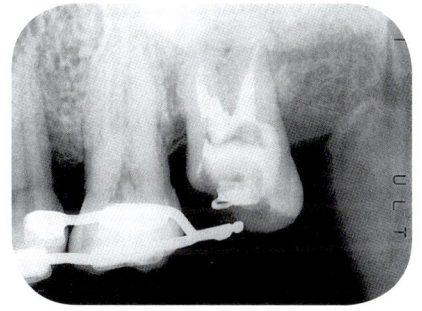

[メインテナンスの視点]

　全顎の進行した歯周病の治療後は再発に注意する．まず炎症の有無．これが続くと歯周ポケットが再発する．結合組織付着ではなく上皮のダウンクロースで治っている部分が多いから，これが出やすい．

　咬合調整は実は難しい．ただ当たるところを削るだけでは咬合が低くなりやすく咬合を支えきれない．

　調整には時間がかかる．不採算を背負うことになる．メインテナンスで来院のたびに，スペースができていたりする．その前にフレミタスがあったはずだが，怖いことに患者は気づいていない（図7-8）．

　つまり，外傷＋炎症になりやすいのでそのチェックが必要である．

　著者はいつもプラークで汚れている所は治療を提案したりしている．|2̄3̄の歯根露出の治療など．

[MTMの実際]

2̄|3̄のクロスバイトはポンティックを削り落として

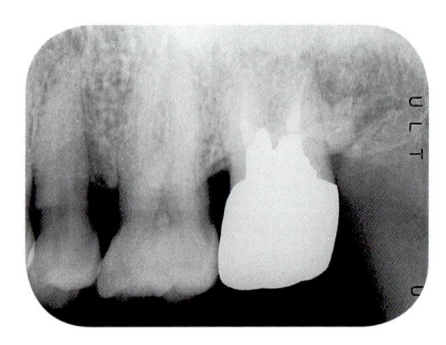

症例 7-8

図7-11g 4年後，歯周組織は，再生されている．

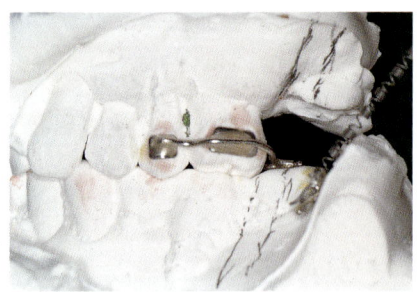

図7-11h MTMの装置は，移動歯の長軸に移動方向を合わせる．

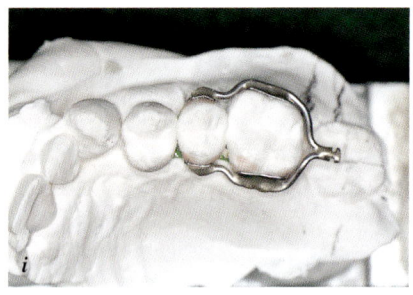

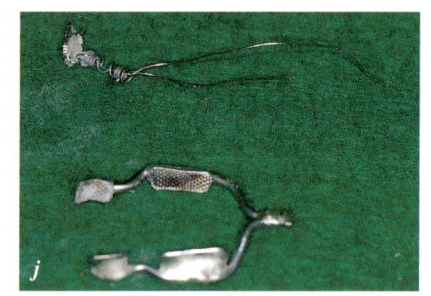

図7-11i, j アンカレッジは，0.9mmコバルトクロム線を使って，変形しないようにする．5̲ 6̲が頬舌側に倒れないよう両側から固定する．
　くれぐれも矯正力は弱い持続的な力で，歯肉の退縮具合をみながら，1g，2gの力のつもりで引いていく．要は歯根膜を上手に移植して，それを良い位置に動かして骨を作らせるということである．

3̲の移動スペースをつくり，舌側に付けた装置からリングレットを出して3̲を舌側移動した．移動後は暫間固定をした．術前の3̲歯肉の炎症が，矯正移動して改善された位置になると，炎症症状も改善されている（図7-9, 10）．

7̲の抜歯窩に8̲を移植した．7̲部(移植した8̲)のMTMは，8̲を可能なだけ深く埋入した後に約1か月待ち，挺出を開始した．5か月かけて，歯の挺出とともに歯肉・骨の再生を図った（図7-11a〜j）．

[まとめ]
・進行した歯周病がMTMの利用により，最小の治療侵襲により治療されている．
・治療後の経過年月は4年といまだ少ないが，2̲/3̲のオーバーバイトは深くなってきている．咬合調整が必要になってくる歯もあるが，歯周組織の改善をみても，良い方向に向かっている．
・唇側・頬側の磨きやすい所だけ熱心に磨く清掃習慣，どのような治療が必要なのかという歯周治療へのアプローチ，歯の移植の評価，それにMTMが必須の咬合治療と，術者にとってクリアしなければならない障壁は高い．つねに失敗の影はつきまとっている．

患者は左下のブリッジは「痛くないから治さなくてもいい」と言う．咬合治療が必要なのであって痛みのレベルの問題ではないのだが，これにも耐えるしかないのであろう．
・必要な炎症・外傷の処置は現実的になされている．当然の治療であるが，「物作り」が歯科という認識からは遠い．「医」からはさらなる歯周治療も提案したが，ここまでの治療だけでも「患」からすれば理解しがたい現実ばなれしたもののようである．「物ばなれ」してくると，歯科というより医科に近くなる観があるが，時代の流れはこうなっていくのであろう．

●歯周矯正の一症例

[症例8]
重度歯周炎による咬合崩壊の再建に全顎矯正を用いた症例（大学病院の症例）

患者：46歳，女性
初診：1986年秋頃
主訴：歯周治療のため大学歯周病科に紹介された

[術前]

図 *8-1* 初診時．進行した歯周病にともなう著しい歯列不正の症例は，矯正というオプションをもたないと，抜歯しかないかと思ってしまう．矯正移動なしには固定性の歯周補綴はできない．

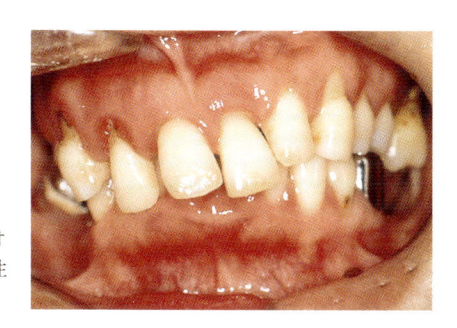

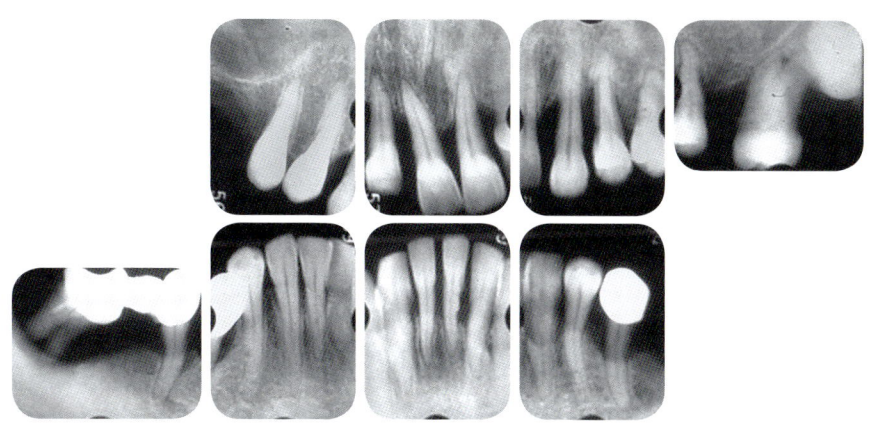

図 *8-2* エックス線像では $\frac{5\ 4}{5\ 4\ 3}|$ は噛めそう（咀嚼の中心）である．上顎前歯のフレアリングと増加したオーバージェットとともに咬合平面の不正がみられる．よくある形態である．

[問題点]
①歯周病による病的移動で咬合が崩壊している．
②補綴で治療すると，抜歯して可撤性の義歯になる可能性が大きい．
③歯周矯正で自分の歯の保存が可能なのか？
④歯周矯正を行う場合の留意点はなにか．
⑤大学で歯周病を担当している主治医は矯正治療をまったく体験したことがなかった．

[治療方針]

歯周治療が完了した後，歯周矯正で咬合再建を図ってみる．

大学病院歯周病科 A 先生の症例で，資料はこれだけ（図 *8-1, 2*）しかない．

[歯周矯正（病態矯正）]

歯周矯正（periodontal orthodontics）とは，全顎矯正に対する限局（部分）矯正という観点ではなく，たとえば健康な人のための栄養学に対する，疾病をもつ人のための病態栄養学のニュアンスである．したがって健康な小児および成人に行われる全顎矯正に

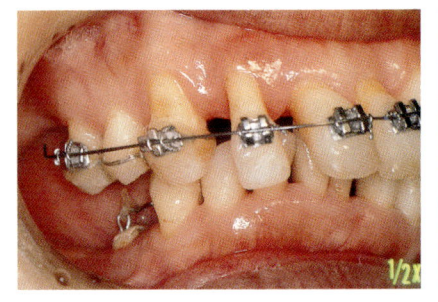

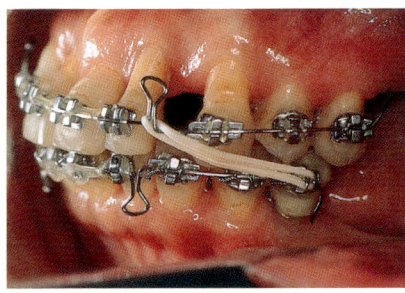

[術中]

図 8-3　矯正開始1か月．5 4|を加強固定して（ブラケットを8字結紮すればよい）フルブラケットにして（5 4|を基準にパッシブに装着してある）．016″丸線でレベリングを開始した．

図 8-4　.016″×.022″SS クロージングアーチでスペースを閉じている．

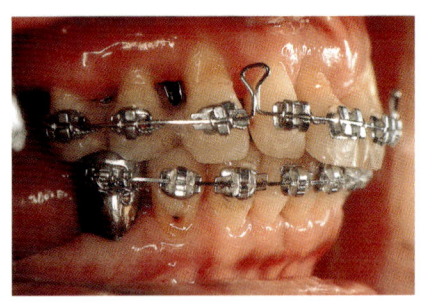

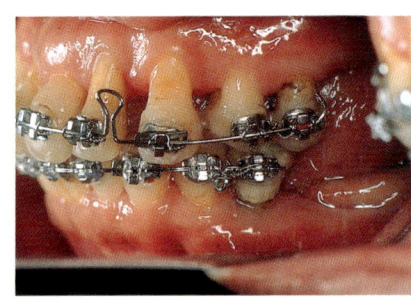

図 8-5　|5は挺出して補綴し .016″×.022″クロージングアーチで歯列がまとまってきた（ブラケットの位置は修正されている）．

図 8-6　スペースがあっても，直立してきて機能を果たせるようになれば完了とする．

対して，病態矯正と名づけられるべき分野であろう．欠損・疾患のために生じた咬合形態異常を矯正治療を用いて咬合再建するのである．

歯周矯正の目的の1つは，歯周病の増悪因子である負担過重を避けて，咬合機能を維持再建するために歯牙移動することである．この症例では，最終的に全顎矯正の装置を使っているが，矯正専門医が目指す理想的咬合と同じものを求めてそれを使っているのではなく，患者が受け入れてくれる程度の機能と審美性の獲得のためである．

著者がその資格を備えているかは，はなはだ疑問であるが，13年間にわたり月に1回大学歯周病科に出向いて MTM の講義をし，大学病院の MTM の患者の治療に従事した経験がある．

大学という性格上，進行した歯周病患者が多く，病的移動による不正咬合をともなっているから歯周矯正が必要である（もちろん骨格性不正咬合で歯周病の患者もいる）．歯の位置異常があると歯周病が進行し，手がつけられず大学に依頼するのであろうが，このような患者でも歯周矯正は有効で，位置異常さえ正常に戻せれば，一般臨床歯科医が行っている通常の補綴処置に進むことが可能である．高齢社会の現在，強化していくべき分野であると思われるので，症例を呈示したい．

[症例の経過]

46歳の女性で，「抜かないでなんとかならないか」と大学に紹介されてきた（図 8-1, 2）．初診時にはどうなることかと思われたが，歯周治療を進め，清掃可能なポケット（4mm 以下）になるまでやってみて，まだ深いところは歯周外科まで行った．良くなった状態を保つようにして矯正を始める．

開始後1か月の図 8-3 をみると（A先生は矯正治療はまったく初めてであるから），5 3|のブラケットを通したワイヤーに沿って他歯のブラケットはパッシブに接着されていた．ブラケットが天地逆のものもある．しかし逆でも細い丸線だから問題ないし，パッシブの位置だから結果的に少しずつ動かしたことになり，かえって良かったとも思われる．

矯正が進んで図 8-5, 6 の状態になったら「もうこれで噛めるようになった．入れ歯はいらない」と患者が言いだすようになった．歯周矯正の（咬合治療の）成功である．

[まとめ]

　大学病院に出講早々の頃の症例で，資料はこれしかない．個人開業医ではなかなか経験できない症例である．この症例で教えられることは多い．

- 最終的な咬合再建には歯周補綴も必要である．したがって全顎矯正であるが，補綴前準備の矯正治療である．
- 矯正治療が可能かどうかより病的移動が原因でこの形態になったのであるから，歯周治療の後に矯正治療するのが正攻法である．
- 全顎矯正が必須の症例である．しかし矯正専門医が手掛けている全顎矯正の難しさとは，まったくといっていいほど異なる点に難しさが存在する．
- 矯正治療そのものは全顎矯正というものの，むしろやさしい．咬合がまとまって噛めるようになる期間より，5̲の挺出のほうが長くかかったと主治医が述べたくらいの短期間で咬合がまとまった．患者は咬合ができるようになったら，予定していた臼歯部の義歯はいらないと言いだした．機能回復は効果的であった．
- 図8-5, 6の咬合状態，すなわち最低2歯の咬頭嵌合が生理的形態になると，リズミカルな咀嚼が可能になってくる．義歯はいらないか？　ということになる．8020である．
- 矯正移動による咬合異常の改善を支えるには，大学歯周病医の的確な歯周炎のコントロールが役立っている．必須である．

〈本症例のような歯周病罹患歯の矯正治療について〉

1) 歯根長2/3まで歯槽骨レベルが吸収した歯は，エッジワイズシステムのルーティンな適用は，無理か有害である．
2) 動揺度が大きく外傷が懸念される歯は，歯周病歯の暫間固定と同じく，悪いものどうしをゆるやかにレベリングしていく．
3) 歯列がまとまってきたら，矯正ワイヤーで暫間固定を兼ねる(SSでまとめるのが現実的である)．
4) アンカレッジは歯種によるより，残存骨量の多い少ないや，炎症の有無により大小がきまる(本症例では6̲が1̲よりアンカレッジとして大きいという常識が通用しなくなる)．
5) 前歯のフレアリングとエロンゲイションが著しいことが治療をためらわせているが，圧下が効果的に可能である．選択肢が補綴治療だけでは抜歯が多くなってしまう．
6) 強い力はいけないとういうより，その矯正力での歯の移動の大きさに注意する．急激な移動を起こさせるのは禁忌である．移動の可否を考えるより，移動にともなって骨ができていくかどうかに留意する．
7) .016″×.022″の角線を入れると，咬合平面の左右差がレベリングされるから，十分歯周補綴の前準備が可能である．
8) たとえば5̲ 4̲の健全歯に角ワイヤーを入れると，上顎の残存全歯のトルクが可能．.016″ラウンドSSをパッシブに1か月入れただけで図8-3までの改善がみられる．すなわちアーチワイヤーの形態に沿って，アップライト，イントルージョンする．動きやすいやさしい矯正という面ももつ．

症例 9

● 1⃣の変色や反対咬合の下顎前歯が気になるという審美改善が主訴であったが，下顎位の異常（CO≠CR）や偏側（右側）咀嚼オンリーの咀嚼障害が大きな問題のケースであった．解消のためには矯正が必要である

[症例 9]
咬合異常（CO≠CR）による外傷性咬合と，下顎前突の審美障害を矯正治療で改善した症例
患者：31歳，女性

初診：1995年9月11日
主訴：①1⃣②が変な臭いがする．入れ直したい．1⃣の変色歯をきれいにしたい．検査をしていちばん悪いところから治療したい

[術前]

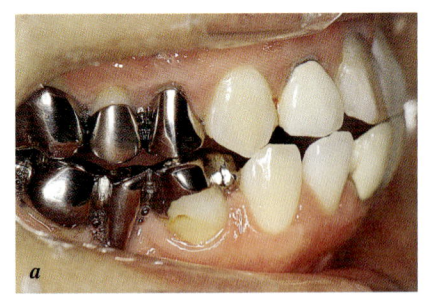

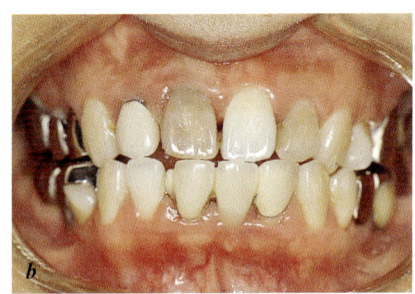

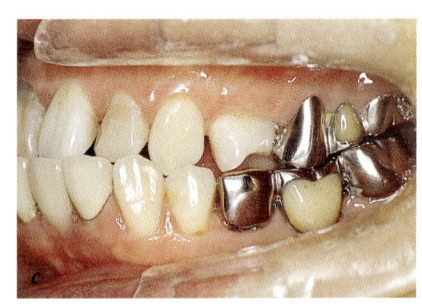

図 9-1a〜c　初診時．前歯部に歯肉炎がみとめられる．図のように常に下顎を後方に引いて反対咬合が目立たないようにしている．術者は最初これを習慣性咬合位（CO）だと思って撮影していた．

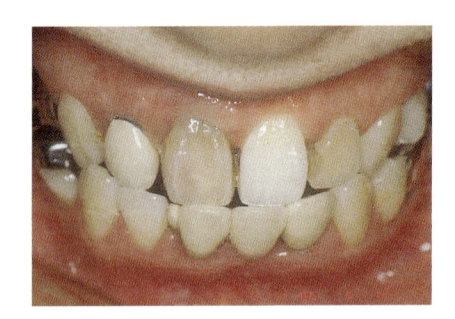

図 9-2　初診時．マイナスのオーバージェットを示す．これが習慣性咬合位（CO）である．左右側は MTM 開始時の図 9-10a, b または図 9-8 の模型を参照．

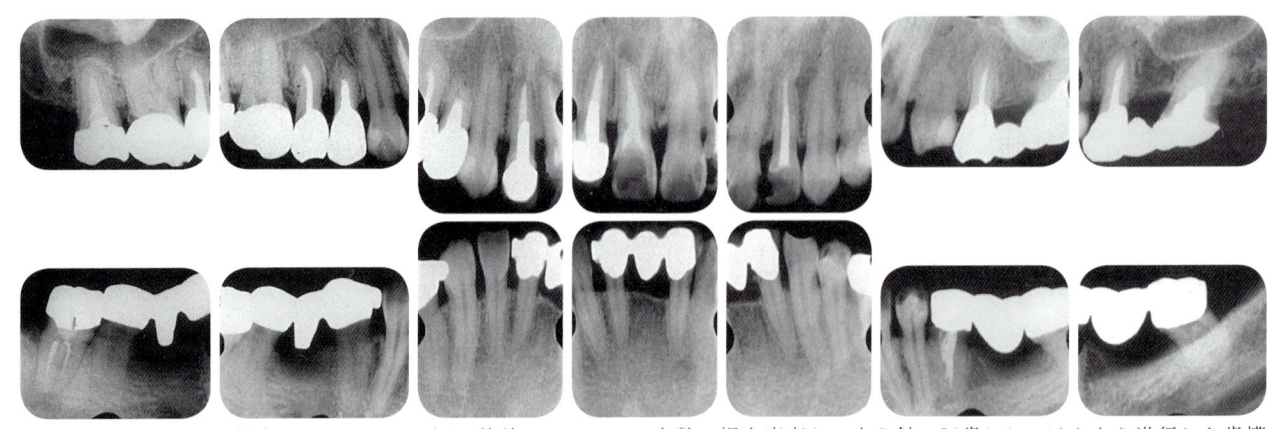

図 9-3　初診時．下顎前歯はメタルボンド冠が装着されている．多数の根尖病変と二次う蝕，31歳にしてはかなり進行した歯槽骨の水平的骨吸収がみられる．

[術後]

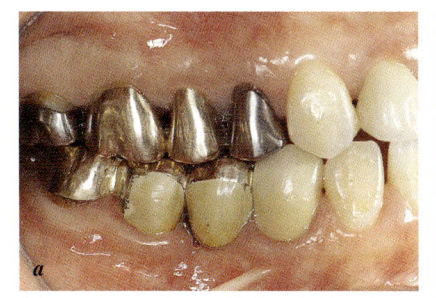

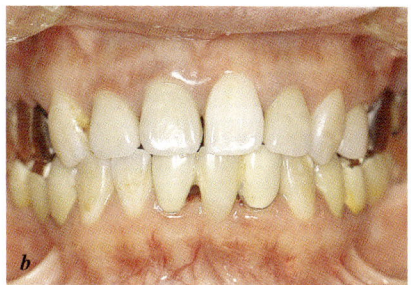

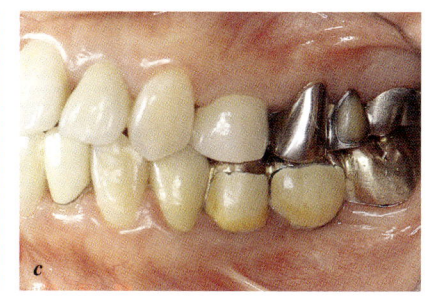

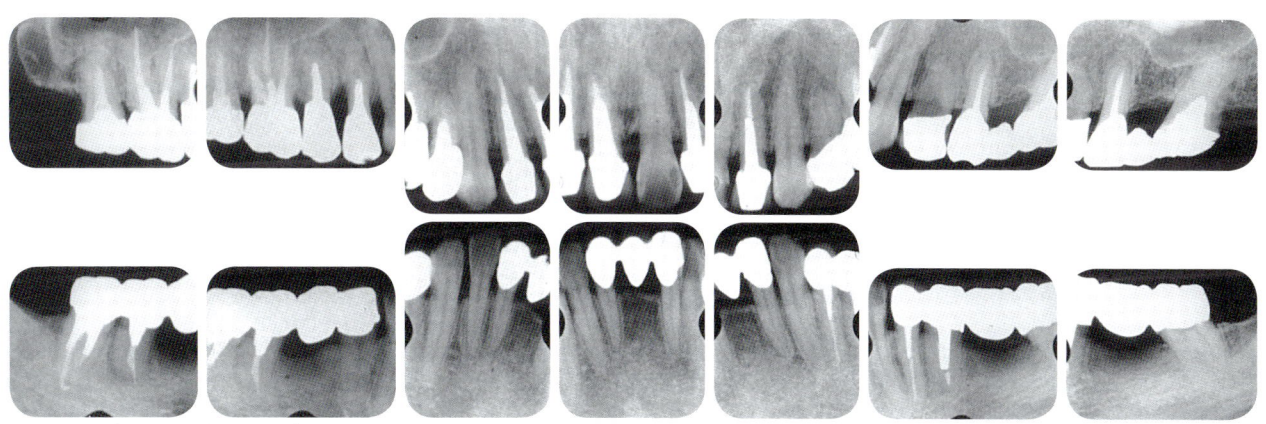

図 9-4a～c　3年7か月後．患者の求める審美性と，許容できる程度の機能回復はなされた．この位置で咀嚼している．

図 9-5　3年7か月後．再治療した歯の根尖病変．全体の歯周組織は改善されている．

[問題点]

①主訴である①|①②のブリッジには変な臭いがする原因として歯肉炎がある．しかし，せっかく入れた自費のメタルボンドクラウンを入れ直したいというのでは，口臭のほかに何か潜在的な不満があると思われた．総合的な治療計画の検討が必要．

②患者は習慣的に下顎位を後退させることで下顎前歯が目立たないようにしていた．潜在願望の一つが審美改善なのは明らかである．

③保存・補綴の低水準の治療はもちろん問題点である．しかし経済的制約がある．

④前歯部は反対咬合である．

⑤反対咬合の形態とともに機能の改善が問題である．術者は，明確に機能不全を指摘し，それを治すことが患者の願望だったことを悟らせねばならない．

⑥どうやって機能改善の情報を得るか．右奥でしか噛めない左右差のある咬合，CO≠CRのため緩やかに進行中の反対咬合，それによりさらに進行するガイドの喪失などの情報である．

⑦改善には歯牙移動が必須であるが，どうするか．

症例 9

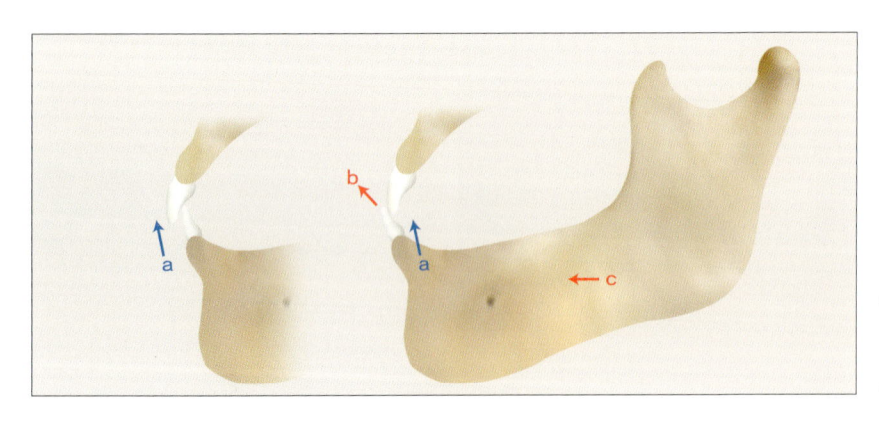

図 9-6 下顎が a の方向に噛み込んでくるとき，逆被蓋の接触により b の方向に変えられるケースがある．すると下顎は c と前方に出ることになる．

[咀嚼障害の診査・診断から治療計画]

　一般臨床歯科医を訪れる患者の主訴は，咀嚼障害が多い．そこで咀嚼機能の障害の程度と，その治療につながる具体的な情報を知りたい．咀嚼能率が何％だから治療したほうがよいというだけでは困る．どこをどうする，まで知っておきたい．

　咬合の形態を見ただけでも咀嚼障害を推定できる部分はある．オープンバイトや欠損があって，咬合接触が十分でないと噛みにくい．この症例では，$\frac{|6}{5|1|6}$ の欠損はあるが補綴してある．$\frac{7\,6\,5\,4\,3\,2\,1\,|\,1\,2\,4\,5\,(6)\,7}{7\,6\,(5)\,4\,1\,|\,(1)\,2\,4\,5\,(6)\,7}$ も処置ずみで28歯そろっているが，臼歯の咬頭嵌合は斜面どうしが少々接触している不安定なものである．前歯は反対咬合で，審美障害は治療するとして，反対咬合の形態がどのように機能障害を及ぼしているかを知りたい．歯はそろっていても，機能を果たしているのかどうかは不明なのだ．歯がそろっていてもしっかり噛めないときがあるのは総義歯だけではない．

　咬合治療のなかでも下顎位に関するものはわかりにくいようである．本書には症例 7, 9, 11, 18 など下顎位の異常(CO≠CR)の症例を掲載した．いずれも咬合治療が必要な症例である．しかし咬合異常の範囲は習慣性咬合位(CO)の前方への2mm以内のズレは CO≒CR としてよいという程度のファジーなものと考える．前後のズレを認めずポイントセントリックを唱えるナソロジーは過剰治療でずたれた．側方，後方へのズレは，顎関節への悪影響もあるので治したい．いずれも成人のホメオスタシスがはたらいている習慣性咬合での異常を問題にしている．

　下顎の前方への過成長による真性の下顎前突に対し，本症例は，下顎前歯が前方に萌出しすぎたため逆被蓋になった仮性のⅢ級(反対咬合)である．この診断ができれば診断は終了というだけでなく，一般的な咬合治療の立場から咬合異常の理解を得たい．

　振り上げた斧は見事に薪に命中しなければ機能を果たせない．同様に開口した下顎の歯は，上顎の歯に最短距離で噛み込まれるべきなのだが，前歯が逆被蓋(反対咬合)であると前歯が先に当たってしまう症例がある．中心位の早期接触(プリマチュアーコンタクト；premature contact)である．すると図 9-6 のように下顎が前方に出ることになる．CO≠CR の始まりである．

　ここで2つの道がある．一つは下顎前歯をじゃまにしつつも噛みしめて噛む．当然，咬合性外傷になる(症例 7 参照)．もう一つは逃げて噛む．この症例のように噛むとき下顎を前方に出してじゃまな歯を避けてしっかり噛む．噛んだとき当たってくれる臼歯を頼りに噛む．右側では噛めるが，下顎を前に出すと左側はほとんど当たらない．ごく軟いものは左右で噛めるが，左側ではガムも噛めない．歯があっても噛めないわけだ．

　こうなる原因は歯の位置が悪いことで，矯正すれば治る(図 9-8)．$\frac{3|3}{3|4}$ が逆被蓋(反対咬合)であっても前歯が十分に前方に出て早期接触が起こらず，ストレートに臼歯が噛めればこの問題は少ない．

　機能はどうなのかと問診してみても，良い答えは返ってこない．患者は審美性以外は，ほかと比べようがない．「固いものが噛めますか？」「○○は嫌い

なんです」「？」—好き嫌い談議になったりする．やはり機能の検査に挑戦してみる．以下の4つである．

〈行った機能の検査〉

①筋機能療法（Myofunctional therapy；MFT）
② Functional wax bite 法（図 9-7）
③中心位で模型を咬合器にマウントすること（図 9-8a〜c）
④シロナソグラフでの咀嚼運動の検討（図 9-9a〜c）

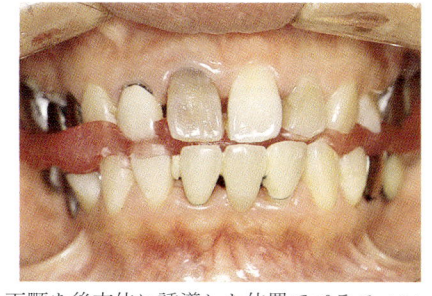

図 9-7 '95.10.3．下顎を後方位に誘導した位置でパラフィンワックスを噛ませた．

①の MFT は癖（Habit）の実態を知るために行った

　上下前歯，小臼歯の空隙，補綴隙，リスプ音のある話し方，①│②のブリッジで下顎前歯のフレアリングを治したかとの疑いから，舌突出癖の影響を知りたいと思った．また下顎を後方に引いたかたちで撮影されたこと，ICP が不安定なことからオープンバイトの傾向を疑った．筋機能療法（以下 MFT）をすると，潜在している癖が表面化してくるケースがある．下顎前歯がもっとオープンバイトぎみに前方にくるか？　とも思った．しかし1か月間のMFTでは，目立った変化はなかった．

②ファンクショナルワックスバイトで下顎後方への限界位を検査する

　ワーキングバイトを採得してみると，下顎は図 9-6 のように容易に切端位まで後退できるから，被蓋は改善しやすいことがわかった．

　白人には反対咬合の患者は3％と少なく，特殊であるから，矯正の教科書もその扱いである．どうしたらよいか参考になるものがごく少ない．しかし，日本では珍しくない．申し分のないほど下顎がでている患者（真性の下顎前突の場合）は下顎を押してもドアのようだ．下顎はドアのようにヒンジオープン・クローズするだけである．下顎が後ろにいく余裕がない．しかし反対咬合ではあるが，どうも下顎が後方に行きたがっているナ，クロスバイトの下顎前歯にじゃまされて，下顎が強制的に前方の位置に噛まされている咬頭嵌合位だナ（図 9-6）と思った

ら，仮性の下顎前突かもしれない．このテストをしてみる．

　チェアサイドで図 9-7 のように，パラフィンワックスを噛ます．パラフィンワックスを軟化してロール状にしたものを，できるだけ下顎を後方に誘導して噛ます．下顎を術者が押すより，「上の歯を前に出して噛んで」と言う．冷してもう一回やってみて再現性も確かめる．歯が当たる位置まで噛み込ませてしまうと，顎機能ではなく歯の位置の影響がでてしまうから注意する．咬合状態がわかるようにととのえてワーキングバイトの完成である．反対咬合の $\frac{1}{1}$ が切端位までいくか？　越えるか？　をみる．もう一つ，模型の上下顎の後方の壁がワーキングバイトを入れて噛ましたとき，下顎の壁が後にいくか？　上顎の壁と平行にいくか？　をみる．

　十分に後方に行くほど平行にいくほど，反対咬合が治りやすい．それより，治療効果によって下顎が急激に後方へ位置を変えたとき，どのように咬合位を落ち着かせるかを予測しておく．バイトプレーンが必要になるかもしれない．

　この方法は「高橋矯正研究会」（通称「高研」）* で教わった．正確には月1日，12年間私の矯正臨床を見てもらった「高研」の先生に教わった．簡単なテストではあるが，生体のカラクリをのぞかせてくれる．

---

*：東京医科歯科大学　矯正科の高橋新次郎教授が退官後，矯正専門診療所を開設した際つくられたスタディグループ．

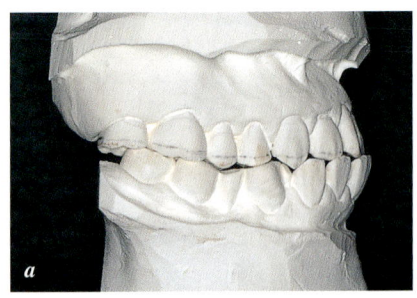

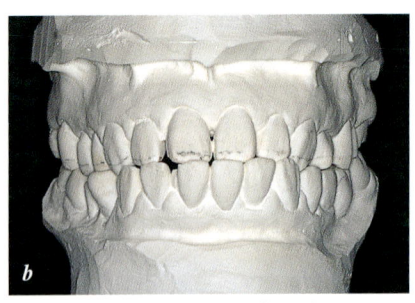

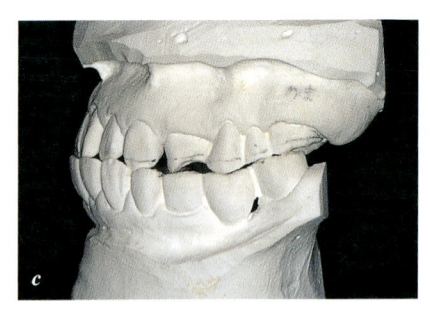

症例9

図 9-8a〜c　左側でも噛めるような形態をしているが，実際はガムも噛んだことがなかった．

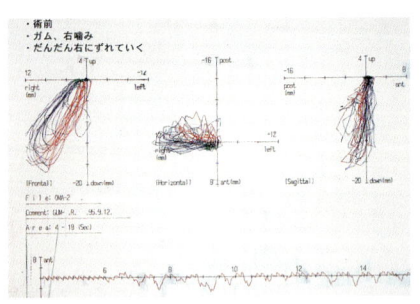

図 9-9a　初診時シロナソグラフの記録．主咀嚼側の右側でガムを噛んだ軌跡を正面から見ると(左図)，開口の赤線と閉口の青線が大きくスムーズな円弧を描くのはいいが，原点に返っていない．水平面では，開口してから干渉歯を避けるため前右方に顎を偏位させて噛んでいる．

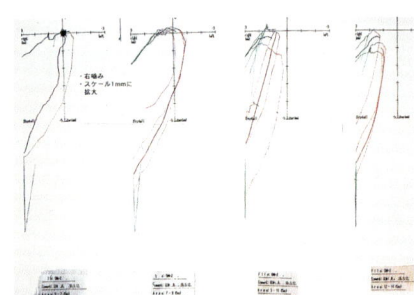

図 9-9b　スケールを拡大して調べてみると，最初原点(ICP)から始まった運動が，時間の経過とともに右側に移動している．硬さのある食物をリズミカルに噛むためには(食事を楽しむためには)このような運動を強いられているのがわかる．

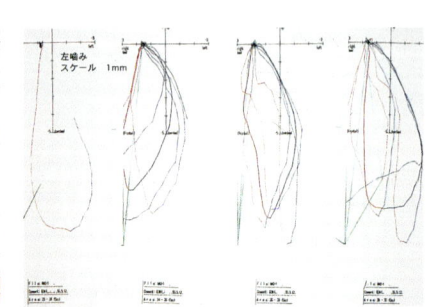

図 9-9c　左側では力が入るところで(早期接触歯を避けた臼歯の平衡側)で無理に噛んでみせている．
※この噛み方で，逃げて噛まずに噛みしめて噛めばチールマンの対角線の法則が成立し，$\overline{7|}$ が外傷をこうむることになる．

③中心位で模型を咬合器にマウントする

　図 9-8a〜c は10年前，セミアジャスタブル咬合器(ARA)に中心位で固定した模型である．咬合器でなにがわかるのか？　咬合器で筋肉位というCRの位置を再現してある(ことになっている)．生体と同じ角度，距離(ボーンウィル三角)にしてある(ことになっている．—以下同じ)．これで咬合器を動かすと，CRでの下顎の動きがわかる．三次元的にわかる．閉口運動をしていくと，下顎前歯が上顎前歯に当たる．早期接触である．—このくらいは相当荒いセントリックバイト(中心位の記録)でも再現できる．咬耗に沿って動かすと現在，あるいは過去の運動がうかがえる．どうしてここで噛めないかを示す干渉部がわかる．なぜ外傷が加わるのか，あるいは加わらないのかというカラクリがわかる．

　咬合器は補綴の「物作り」のために使われているが，機能の診断にも有用である．矯正や歯周病の咬合診断にも有用である．しかし，指導者が使いたがらない．教育にも使わない．したがって咬合治療への理解がいびつになっている．

④シロナソグラフでの咀嚼運動の検討

　咬合器による診査で，中心位では $\frac{3|3}{}$ に早期接触があり，$\frac{3|3}{3|3}$ と前歯の逆被蓋が左側への運動を妨げていると考えられた．シロナソグラフでは，直接咀嚼運動を記録して検討できるME機器であるから答えがでやすい．

　患者は咬頭嵌合位(Inter cuspal position；ICP)ではごく軟らかいものしか噛まないようで，シロナソグラフの記録をとろうとしたら，左側ではガムの硬さの咀嚼を躊躇した．無理に噛んでもらった．今までやったことのない経験という風情だった．記録の結果は左右側ともに咀嚼終末位がICPと異なり，運動経路も異常である(図 9-9a〜c)．

　以上のことから審美性だけでなく，機能異常の面からも前歯の被蓋と臼歯の咬合面形態を改善する必

[MTMの治療]

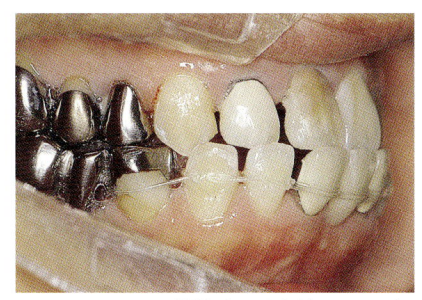

図9-10a　MTM開始時の右側（'95.10.17.）． 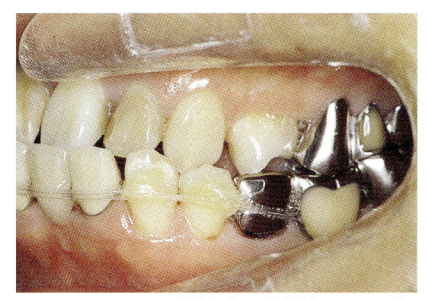
図9-10b　MTM開始時の左側（'95.10.17.）． 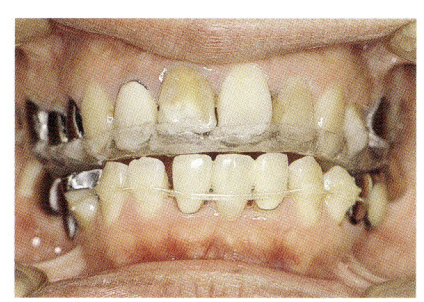
図9-11　スタビライゼーション型のバイトプレーン．移動させたい歯は当てないようにする（'95.10.27.）．

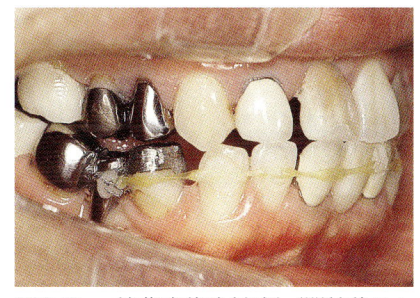

図9-12a　被蓋改善時（右側／開始後2か月，'95.12.25.）．
図9-12b　被蓋改善時（左側／開始後2か月，'95.12.25.）．最後臼歯と前歯が当たり，まだバイトプレーンが必要な状態． 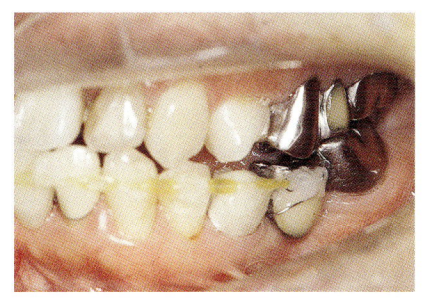
図9-13　さらに矯正が進んで前歯が当たらなくなった（開始後3か月，'96.1.19.）． 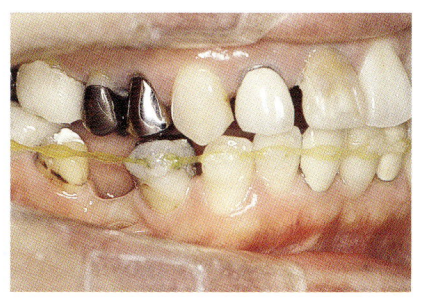

[MTM終了時]

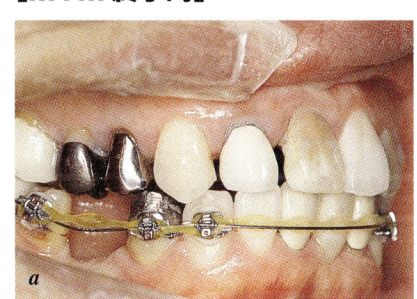

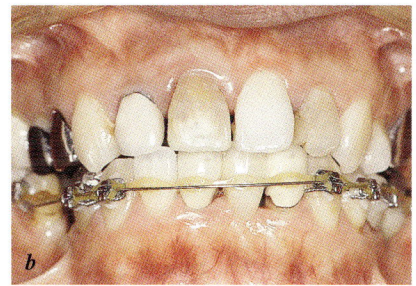

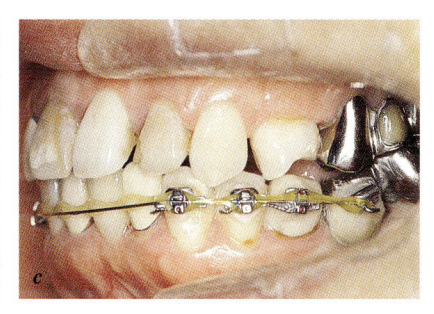

図9-14a〜c　MTM終了時．臼歯はレベリングまで行った（開始後7か月，'96.5.14.）．

要があり，反対咬合の被蓋改善はスムースにいくのではないかと考えられた．

[MTMの治療]

まず $\overline{4|4}$ を舌側移動して審美性とアンテリアガイダンスを完成させ，その後，改善の必要がある下顎臼歯の処置を行って咬合平面を整えることにした．このような治療順序は基本的な補綴的咬合再構成法にもなっている．

MTMの最初の装置は，ごく簡単なものでまず2か所の補綴隙を削りとって移動スペースをつくってから（これだと左右対称の移動スペースではないから，その影響がでてしまうのが欠点である），$\overline{6|}$ と $\overline{|6}$ のポンティックの間に（ブリッジであるからアンカレッジとして比較的強い）エラスティックスレッドを張り，4メタレジンで $\overline{3|3}$ に留めたものである（図9-10a, b／'95.10.17.）．

被蓋改善時の前歯の咬合性外傷を避けるために，上顎にバイトプレーンを装着し，原則として夜間の使用を勧めた（図9-11）．2か月後には被蓋が改善さ

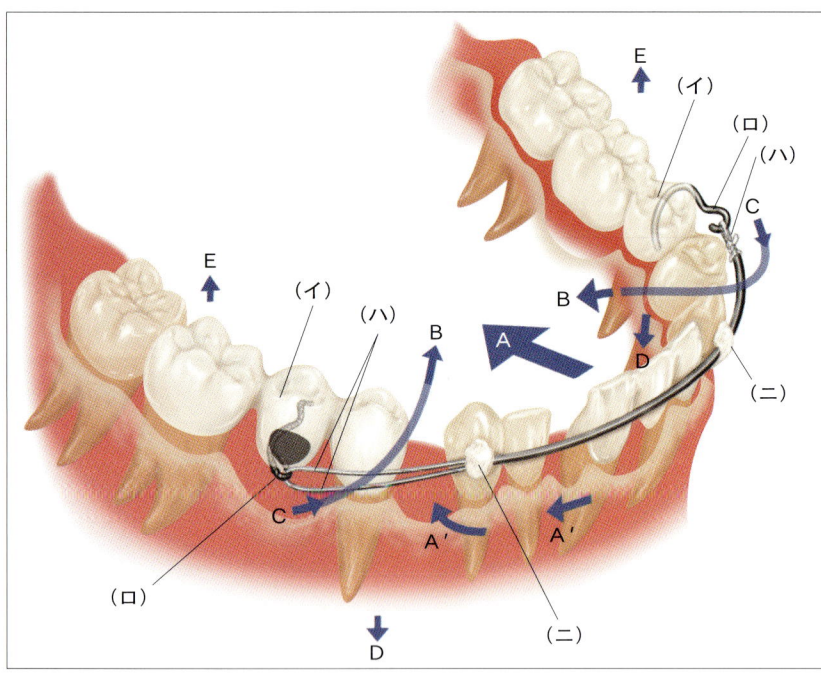

症例9

[反対咬合治療の装置の模式図]

図 9-16　①左右ブリッジのポンティックに維持のためのワイヤーを付ける(イ). 右側の金属のポンティックにはタービンで孔を穿ち, ねじった結紮線を即時重合レジンで留め, 左側のポンティックのレジン面には0.4mm径のワイヤーを張り付ける(ロ). ポンティックだから付けやすい.

維持のためのワイヤーに天然歯色で, 中空状だからきっちり結べるLas-Othread(ハ)を輪ゴムのようにして左右のポンティック間の歯の唇側に張り付け, ばらけないように $\overline{3|3}$ に薄く4メタレジンを流して留める(ニ). その上を即時重合レジンで強化してもよい.

②歯はまずAの方向に動く. すると上顎前歯とぶつかるようになり, 睡眠時にひどいジグリングを起こさないようバイトプレーンを入れる. 舌側方向と同時に2か所のスペースを閉鎖する方向(A')にも動く. このように片側のみのスペースに頼ると正中が偏位する.

③ブリッジにも同じ力が加わる. Aと同様の舌側へのBの力と, 遠心へのA'に対するCの力が合体してB・Cの回転が起こる. これで空隙閉鎖と歯列の連続性ができ上がる.

④もしアンカレッジへの力が強いと(Aの力が加わっているのに前歯が動かないなどの条件があると), DとEの力が加わる. アップライトが必要な $\overline{7}$ と同様な「ブリッジの近心傾斜」が生じてしまう.

もし下顎前歯への力が強いと(最初ごく弱くするのを忘れて普通に引いて, 硝子様変性による不動の状況をつくりだし, 動かないのに焦ってさらに力を強くすると), 急激に「傾斜歯が配列されるように」動き始める. もっと強いと, ドミノ倒しのように重なり合ってしまう(臼歯でもとくに進行した歯周病罹患歯では同様の変化となる).

もしブラケットが付いていてワイヤーが通してあれば過度の傾斜, 回転を自然に制限してくれる. したがってこの症例のように効果的な傾斜移動を利用して動かそうとするより, 自然に制限されたなかでのメカニック, つまり全顎矯正の知識・技術に従ったほうが安全で正確である.

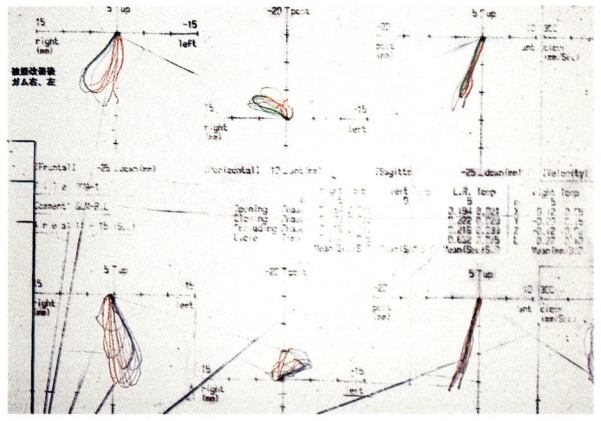

図 9-15　被蓋改善後(図 9-14a〜c)のまだ補綴を終わっていない時期のシロナソグラフ記録. 右側咀嚼(上図)ではICPにきちんと戻るようになり, 左側(下図)でも改善が認められる. 歯・補綴物の不正位置が改善されたため, もともとあった良い機能が発揮されてきたのであろう.

れた(図 9-12a, b／'95.12.25.). 3か月後には患者は「下顎前歯が当たらなくなった. 下の歯が見えない状態に憧れていた」と言った. 下顎を後方に引いて反対咬合を目立たなくしていた若い女性の心理がわかった.

この後, 咬合高径を臼歯で保っている状況下で, 臼歯の治療を開始した(図 9-13／'96.1.19.). この時点で矯正の終了を検討したが, 必要最小限の臼歯の配列もすることになり, 臼歯部にブラケットを接着し, .016"ラウンドナイチノールワイヤーで1か月, .016"ラウンドステンレススチールワイヤーで2か月, 合計3か月の矯正の後に終了とした(図 9-14a〜c／'96.5.14.).

この後には通常の補綴治療を行った．この時点で（補綴処置開始前に）シロナソグラフの記録をとろうとすると，患者は「もう嚙めるから」と気のすすまない顔をした．計測をすると，そのような機能的改善を示す咀嚼運動軌跡が認められる（図 9-15）．

図 9-4,5 に 3 年 7 か月後の資料を示した．矯正後の保定装置は不要であった．

[考察]
〈治療方針〉

一般臨床歯科医がつねに思っている欠損・疾患のある症例で矯正治療も検討する場合には，疾患を完治させた後に全顎矯正をする方法がある．この治療方針は大学での教育経験が生かされ，正攻法の治療結果が得られる．しかし技術的に難しく，欠損が大きすぎる，疾患が進みすぎているなどのため妥協的処置が必要な場合も多い．

患者は全部の処置歯のやり直しなど大がかりな治療をためらう場合も多く，矯正装置が見える不快さ，期間，総費用の少ない MTM なら受け入れる例がある．本症例のように下顎前歯を簡単な**傾斜移動**で舌側移動するだけの MTM で審美性の改善が可能な場合があり，機能の改善にもつながっている．前歯が補綴をまぬがれ MI の処置で完了しているのも MTM の効果といえる．

本症例のように前歯の審美改善の要望に応じて自費の補綴物を装着している症例は多くある．では不正咬合がからむ症例において，自費の補綴処置で審美性が回復されているかどうか？　さらには機能や歯の longevity が増しているかどうか？　さらに同じことを保険の手段で行ったものはどうなっているのか？

現実にこれらの結果は多く見られることなのだから，どうしたらいいか術者が定見をもって治療にあたることが必要である．

〈MTM の装置〉

矯正装置は前歯の**傾斜移動**を目標とし，弾性材料で引くだけのだれでもすぐできる簡単なものである．ただ，傾斜移動なら全部この方法でいいのだと，安易にこのやり方に頼り，アンカレッジの移動，咬合崩壊をまねくより（結局，本症例では最後にそうしたのだが），最初から下顎臼歯部を矯正でコントロールして，アンカレッジを強化したほうが良かったかもしれない．ただし，全顎矯正までは不要であろう．

初診時に種々の検査をしたが練達の術者には不要かもしれない．MI の処置をしたいからであり，できるだけのことをして安全性も確保したい．これを説明すると MTM を受け入れてくれるようになるであろう．図 9-16 に装置の模式図と力系を示し，傾斜移動のまとめとした．

[まとめ]

歯科医師が治療完了と患者に伝えても，美しいスマイルで人とコミュニケーションがとれなければ患者は再治療を望む．咀嚼が不自由でも同様である．

ただ歯科特有の「物作り」ができるだけでは，この症例のようになりやすい．患者が物を作り直せばよいと考えていると，問題が解決しない．

［咀嚼障害の診査・診断から治療計画］の項で検討したとおり，一口腔単位の診断と治療方針のため，臨床検査も行ってみる．このような積み重ねが，より良い診断・治療方針につながっていくと考えられる．

症例10

●成長期でも成人と同様に総合的治療が必要な症例がある．疾患(う蝕)の早期多発が続いていること，処置歯の再治療が必要なこと，歯の欠損や骨格性不正咬合があるケースである

[症例10]
包括的治療の一環としての矯正治験例
患者：14歳3か月，男性
初診：1973年4月21日
主訴：4⎯の補綴治療

[術前]

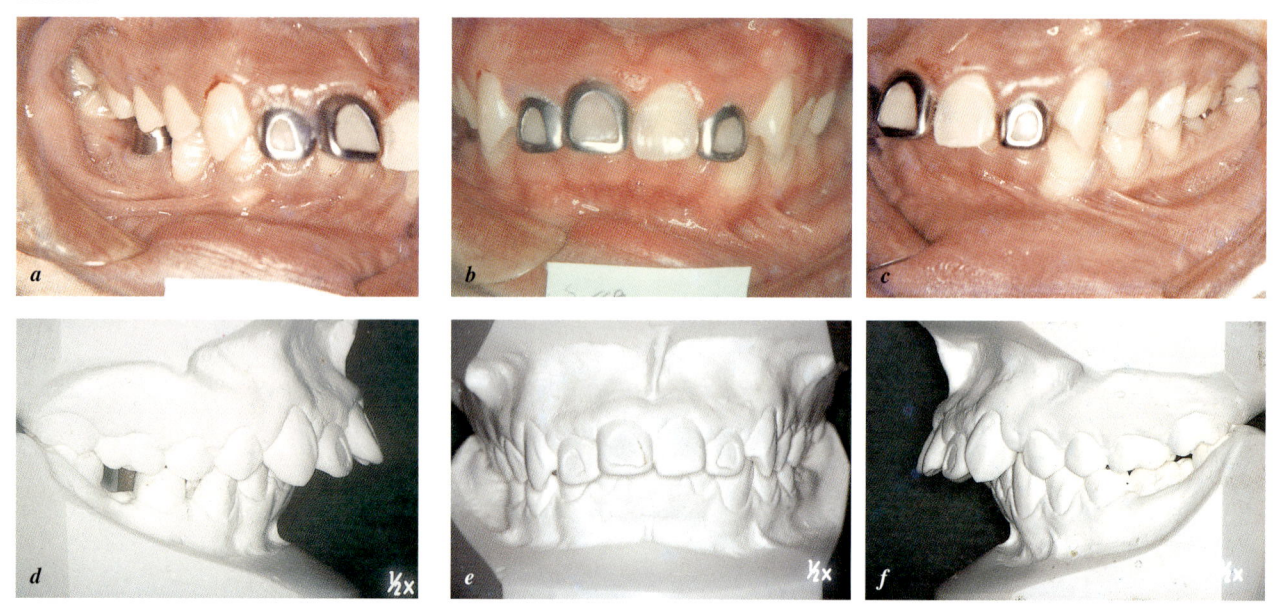

図 10-1a〜f　前歯は自費治療だが，歯肉炎を併発している．著しいオーバージェット，上顎歯肉を噛むオーバーバイトがあり，6⎯の欠損は放置されている．

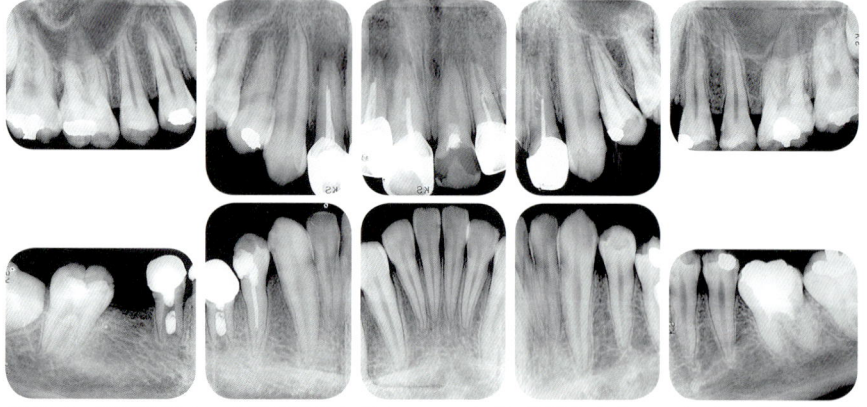

図 10-2　下顎前歯までう蝕が発生し始めている．⎯5は歯根未完成，21|12は歯根尖が開大している．不十分な根管処置が目立つ．

プロローグ―臨床例から―

[術後]

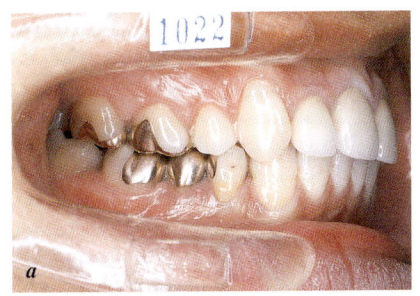

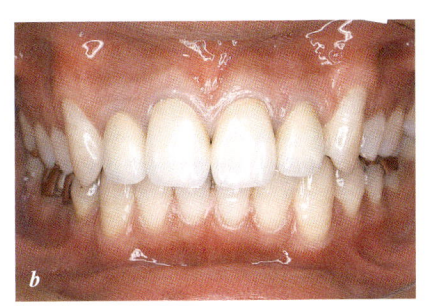

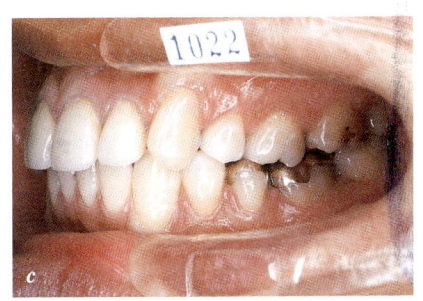

図 10-3a～c　補綴完了時．少し前突ぎみにした．

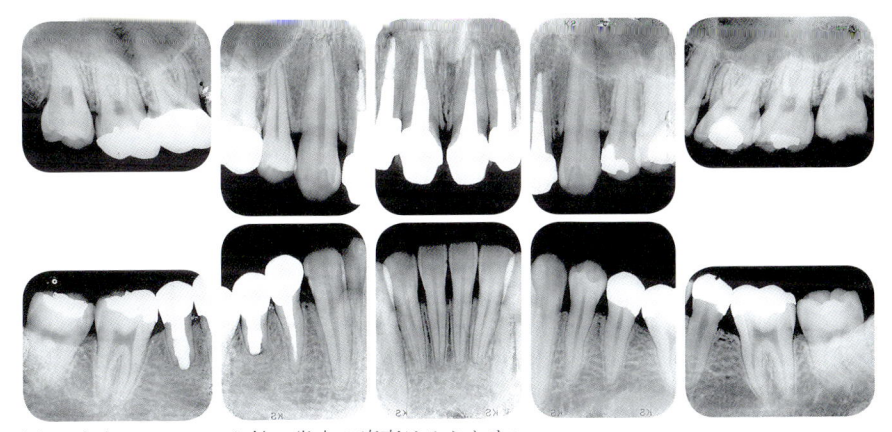

図 10-4　動的治療終了後3年5か月．咬合は安定している．う蝕，歯内の病変はみられない．

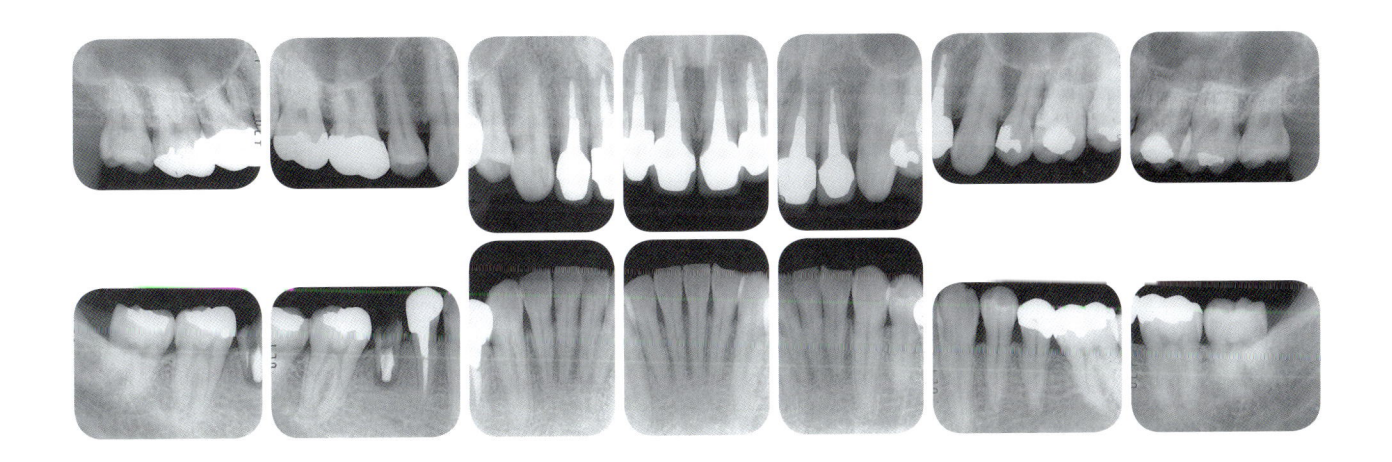

$\frac{5a}{5b}$

図 10-5a, b　小児期に治療した歯根未完成歯の $\overline{5|}$ が，初診から20年後に破折して来院した時の全顎エックス線像と口腔内（'93.5.25，34歳）．$\overline{5|}$ の破折以外はう蝕の発生もなく，疾患は治癒しており補綴物は維持され，$\overline{7\,6|6\,7}$ の位置に移動した $\overline{8\,7|7\,8}$ も問題なく，全顎矯正の結果は安定している．矯正治療後装着した前歯のメタルボンドクラウンは，歯肉の吸収もなく装着時の審美性を保っている．

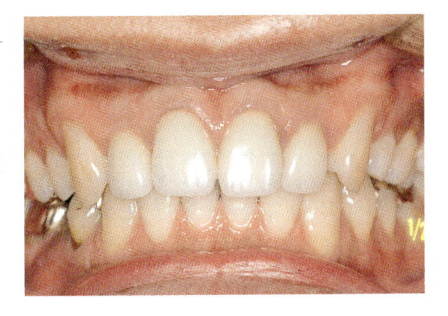

[問題点]

①小学校，中学校と学校の休暇には常に歯科治療を続けているが，完治せず疾患が増え続ける．
②著しい前突であるが「大人になったら継ぎ歯で治す」予定になっている．
③予防指導がないため，つぎつぎとう蝕を多発している．7 3 1|5 は未処置歯である．
④5|2 1|1 2 は処置が完了しているが，治療水準は低く設定されていた．5| は歯根未完成歯であり，2 1|1 2 は歯根尖未完成歯で根尖病変がある．根管治療は困難で予後不良が危ぶまれる．自費の補綴物は歯肉炎を併発している．
⑤6| は抜歯され放置されている．
⑥プラークコントロールが定着するか，歯内療法が成功するか，全顎矯正が必須で抜歯ケースであるが，果たして続けられるか？ 抜歯部位はどこか，6| 欠損をどうするか．

[治療方針の検討]

1．不正咬合を成人になったら補綴で治すということは，継続歯によるオーバージェットの減少程度の改善にとどまる確立が高い．アンテリアガイダンスは改悪される．しかも歯内療法・補綴の水準が低ければ，ほとんど良好な予後は望めない．全顎矯正が成功すれば予後，治療の安定に果たす役割は大きい．

2．抜歯部位は矯正治療に最善の部位とし，(6)|4 4|6 を選んだ．

3．最善の全顎矯正の選択肢を選んで，それが成功しやすいように一般歯科臨床を行う．う蝕が多発しても，根尖未完成歯の根尖病変が治らなくても，大きな失敗となる．抜歯部位に予後不安定な歯を選ぶのは，通常よくとる手段であるが，それで矯正治療の不完全な仕上がり，残存している不完全治療の再発を防ぐわけではない．術者が完全治療を遂行すれば，再発はないし矯正の仕上りにも不安はなくなる．

[治療経過と結果]

・2 1|1 2 の歯根尖未完成歯は，水酸化カルシウム糊剤とガッタパーチャで根管充填し，上顎前歯の矯正治療期間中に根尖の吸収を恐れて，トルクを避け傾斜移動にとどめた（図 10-5）．
　根尖病変は治癒し，開大していた歯根尖は閉鎖した．根管治療に対する矯正治療の悪影響はなかった．以後20年以上経過しているが，まったく異常は認められない．

・5| はアペキシフィケーションを試み，デンチンブリッジができたが，矯正治療途中で動揺が増し消失した．矯正治療終了後，ガッタパーチャ根管充填をした（図 10-8f）．少し挺出ぎみにすれば根尖が閉じるかと試みたのが悪かった．

・6| 欠損に対しては，失活歯である |6 を抜歯して矯正治療のフォーシステムをやさしくし，6|6 の部位に対して 7|7 の移動を図った．33年前は大臼歯の抜歯症例が珍しかった頃であるが，歯根尖の吸収もなく移動ができた．7|7 の部位には，自然に 8|8 が配列された．
　補綴修復より MI であり，永続性の望める治療となった．

・既処置歯は，すべて矯正治療前に再治療した．処置，未処置ということだけではなく，どのような水準の処置をしたかが，長期の矯正治療に備え大切であり，歯の longevity を左右する．

・危惧されたプラークコントロールの定着は矯正治療中から改善され，下顎前歯まで発生したほどのう蝕は，以後今日まで33年間発生をみていない．

・残念なことに 5| の歯根未完成歯が，患者34歳，初診後20年の時点で歯根破折をした．抜歯後はインプラント埋入を希望し，これも今日まで問題なく経過している（図 10-7）．

・興味あることに矯正治療により 3|3 をⅠ級に仕上げたのだが，2 1|1 2 の補綴の際に患者の希望により少し前突ぎみにした（図 10-3, 9）．

プロローグ―臨床例から―

[上顎と下顎の治療前と治療後のセファロトレースの重ね合わせ]

図10-6　上顎前歯はU-I to FHの値が133から107に改善されている．終始ラウンドワイヤーを使用して，根尖部へのトルクを避けるようにした．上顎前歯は海綿骨の中を回転中心(赤点)を軸に回ったと考えられる．

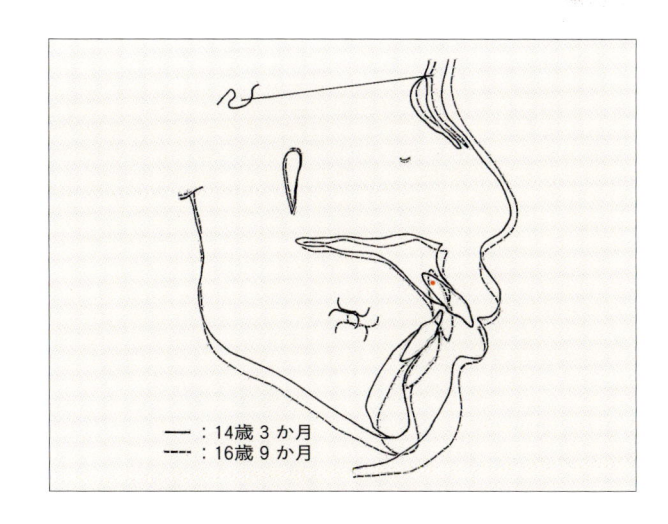

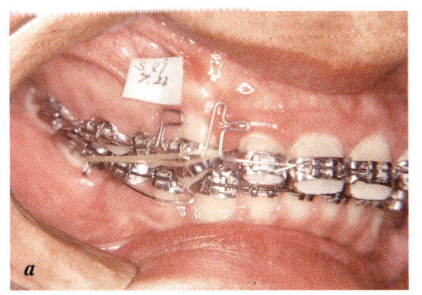

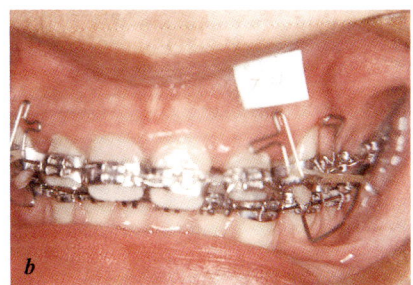

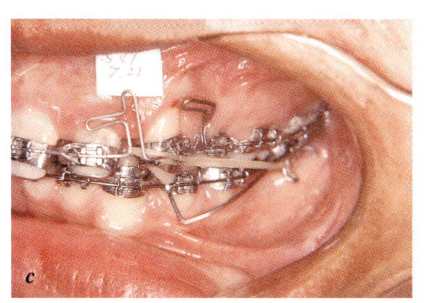

――：14歳3か月
‐‐‐：16歳9か月

図10-7a～c　矯正治療中．33年前にはまだDBSではなく，バンドであった．上顎のクロージングワイヤーには丸線を使用．下顎には角線とアップライトスプリングを認める．

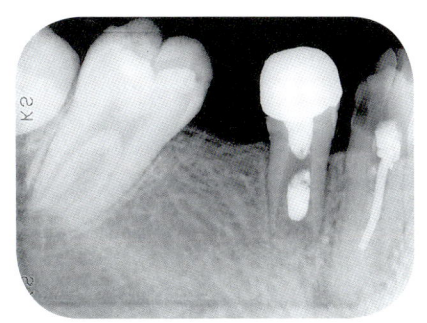

図10-8a　5̲治療前．

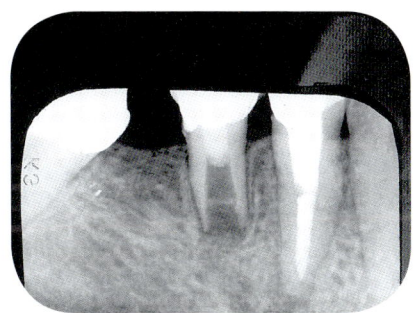

図10-8b　アペキシフィケーション後1か月．

図10-8c　動的治療開始後2か月．

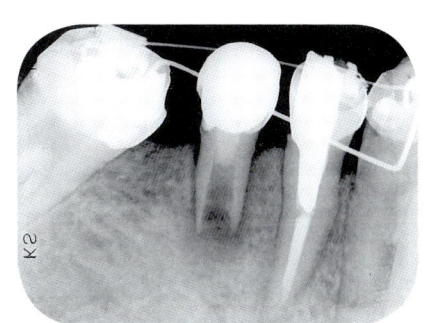

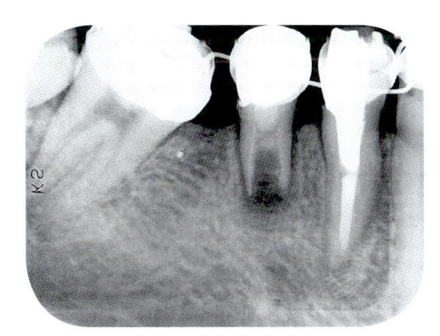

図10-8d　動的治療開始後3か月．

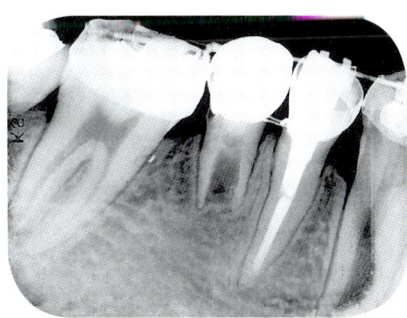

図10-8e　スペースクロージング終了時．

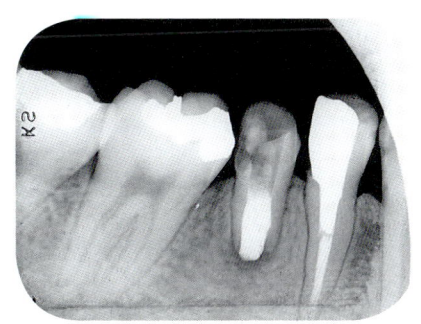

図10-8f　ガッタパーチャ根管充填時．

図10-8　5̲はアペキシフィケーションをした後，歯根尖の閉鎖を期待したが，根管充填することになった．5̲は20年後歯根破折を起こした．現在なら抜歯した4̲を自家歯牙移植するであろう．

症例10

[術後]

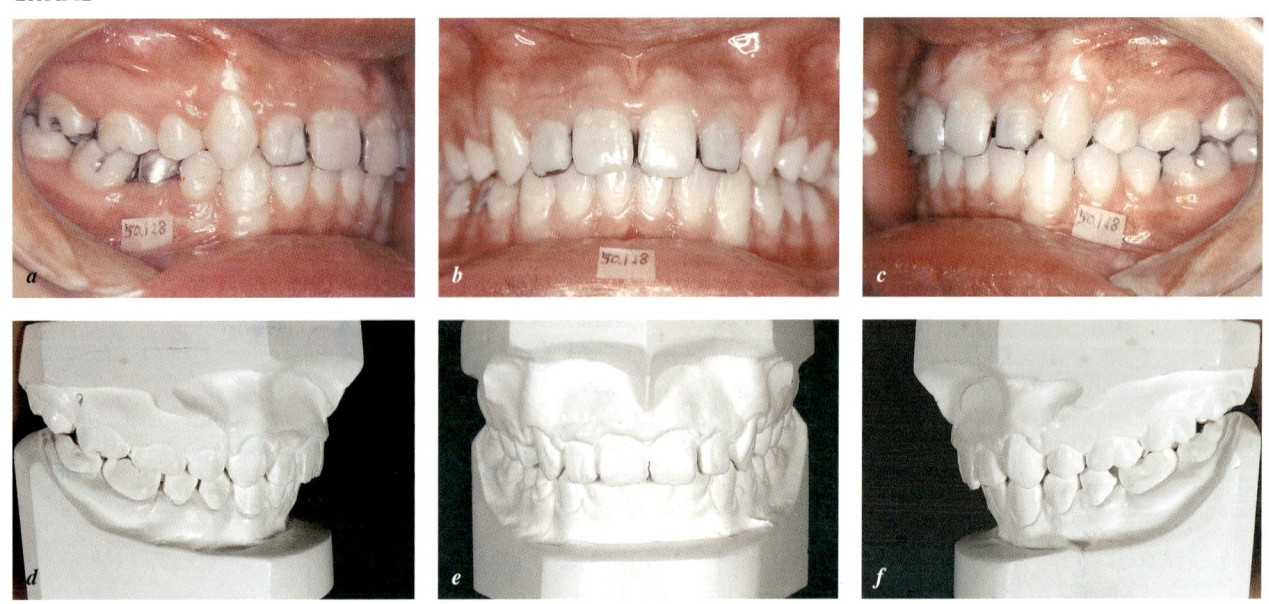

図 10-9a〜f 術後は $\frac{3|3}{3|3}$ がⅠ級の咬合に仕上がっているが，患者は上の歯が引っ込みすぎているから出してほしいとのことで，補綴の際に少し出した．そのため*図 10-3a〜c* にみられるとおり少し前突ぎみになっている．審美性については医学的に問題なければ，患者の希望に沿うようにしている．

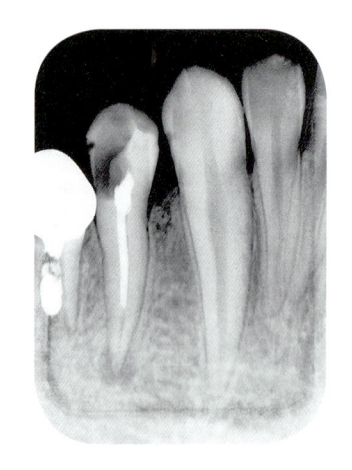

図 10-10 根尖病変が出現している．

[考察]

　矯正治療の対象となる歯は健康な歯，また治療した場合には長期の予後が期待される歯でなくては，矯正治療をする意味がない．MTMでも全顎矯正でも，その点では同じである．成長期でも，成人でも同じである．長期の予後どころか，疾患があるのに矯正治療を始めたら，たいてい矯正治療で悪くなったと術者に矛先が向いてくる（*症例22* 参照）．矯正治療に着手するには，だれでもわかっているルールがあるということである．

　一口腔単位の矯正治療においても健全歯対象の審美処置だけではなく，咀嚼障害治療の一連の処置のなかに矯正処置があると考えねばならない症例が存在する．だれでも出会う症例である．治療困難な疾患や歯の欠損があるとき，とくにこの感が深い．この症例は「高橋矯正研究会」で会員に義務づけられていた症例報告で発表した症例のうちの一つである．う蝕の多発から予後の危ぶまれる一般歯科治療まで，厳しい口腔環境のなかで全顎の矯正も必要という症例である．

　別に目新しいことをしたわけではない．するべきことを順に行っただけである．まずはう蝕が多発しないよう，ブラッシングなどの患者の自己責任の話から始めた．患者は $\overline{4|}$ の治療まで終わっているから，クラウンを入れてほしいと繰り返した．$\overline{4|}$ の補綴が患者の主訴であった．患者は治療のためさんざん待たされるのがいやなのであって，前医の治療法を信頼していた．

　治療が始まる頃には，$\overline{4|}$ には*図 10-10* のように根尖病変が出現していた．

　いろいろ理由があろうが，術者は治してくれているという患者の信頼を裏切らない治療をすべきだ．当然である．

その当然のことができない術者も責められるべき点があるが，医療環境は33年経過した現在でもなお厳しい．保険診療の評価が下がり続け，当然のことができにくくなっている．現在，根管治療の費用は米国の1/18になったと報じられている[6]．

　根管治療に限らず，診療室に予防システムを備えるのも，矯正治療を導入するのも難しい面がある．保険診療と自費診療の混在を厳しく禁止しているからである．MTMでも全顎矯正でもその点は同じである．本症例も医院に予防態勢がないため歯根が完成しないうちにう蝕になり，困難な根管治療を必要とするようになってしまっている．

　よく「むし歯ができやすい患者」，「根尖病変ができやすい患者」というが，この患者の治療後20年の予後をみると，う蝕の発生はなく，再治療を要する根管治療はない．だからそう決めつけてしまうのは良くないであろう．だれでも自分の診療態勢に誇りをもっており，改善には痛みをともなうが，やっていくと悪いことばかりではない．

　ここで本症例で経験した矯正治療に対する誤解，危険性について記述する．
- ランパントカリエスの患者に矯正治療を行うことは禁忌ではない．予防指導の欠如が禁忌なのである．長期の矯正治療を行って，術中から術後にわたり20年以上う蝕の発生をみていない．

　矯正装置はバンドカリエスなどう蝕に対する危険因子の一つだが，矯正治療は長期にわたる予防指導のチャンスも与えてくれる．

- 一般歯科治療の成功／不成功に歯の移動が関係する．とくに成功が危ぶまれるケースは注意が必要である．

　2 1|1 2の根尖は拡大して病変もあり，歯内療法は困難を予想させる．上顎前歯の舌側移動には根尖に応用が集中しやすい角線の使用を避け，丸線のみとするなど配慮して成功した．一方，5|はデンチンブリッジまでできながら，消失させた．適切な対応が必要であった．

[まとめ]

- 全顎矯正を行うときの一般臨床歯科医の役割を示す症例である．疾患の治療水準，予後が全顎矯正の適応症の決定，抜歯部位，予後などを決定づける．
- 疾患の予防，治療後の良好な予後が一般臨床歯科医の目標であり，そのために有効であれば矯正治療も行う必要がある．一口腔単位の全顎にわたる矯正でも同じである．
- 不正咬合を補綴処置で改善するのは予後が不安定となる要因が多く，成功率は低い．
- 現時点でこの症例を治療するならば，5|は抜歯して便宜抜歯した|4を移植する．|6欠損には|4を移植する．

追記：この症例は「包括歯科医療の一環としての矯正治験例」と題して日矯歯誌 1981；40(1)[7]に投稿した．三浦不二夫編．矯正学イヤーブック．東京：クインテッセンス出版，1982．にも同論文は収録された．

症例11

●前歯部は骨格性の上顎前突と過蓋咬合，臼歯部は $\frac{|4\ 5\ 6\ 7}{4\ 5\ \cdot\ 7}$ が鋏状咬合で，$\overline{6|6}$ 欠損，下顎位の異常（CO ≠ CR）を全顎矯正治療で改善治療した

（本症例では患者さんのご了解のもとに顔貌写真に目隠しを付していない．このような治療が普及するためなら何でも協力する，と感謝の念を表明されている．）

［症例11］
咀嚼障害を訴える患者の主訴が全顎矯正治療により全面解決する症例

患者：20歳2か月
初診：1984年11月5日
主訴：$\overline{6|6}$ 欠損に義歯（インプラント）を入れたい

[術前：初診時]

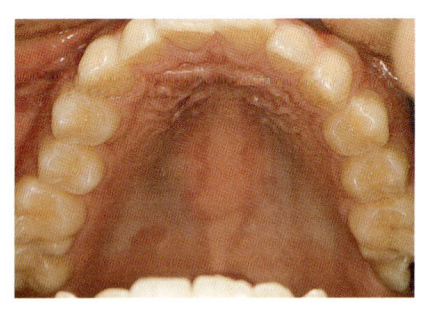

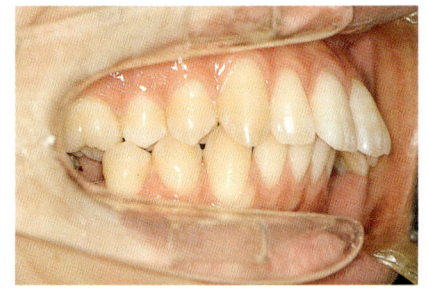

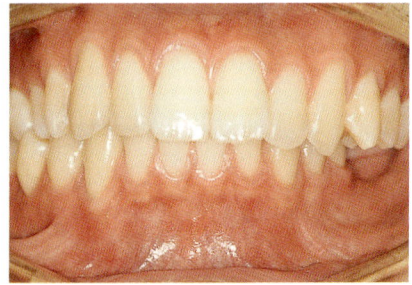

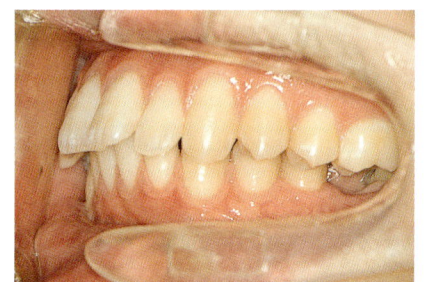

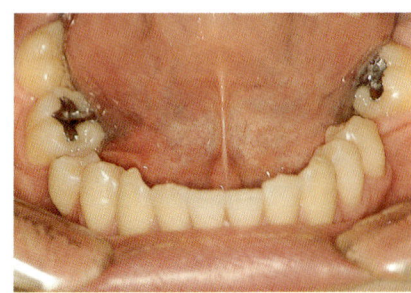

d	
a	b	c
e	

図 11-1a　オーバージェット8.3mm.
図 11-1b　下顎正中が3mm右側に寄っている．
図 11-1c　$\frac{|4\ 5\ 6\ 7}{4\ 5\ \cdot\ 7}$ 鋏状咬合.
図 11-1e　下顎歯列弓幅は非対称で左側が狭い．$\overline{7|7}$ 近心傾斜.

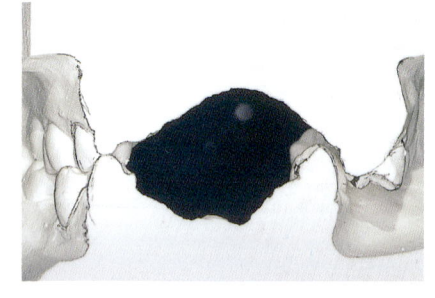

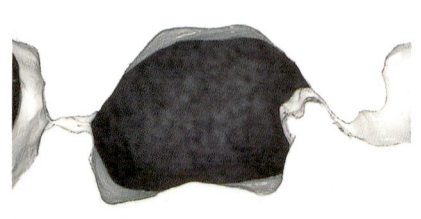

$\overline{2a|2b}$

図 11-2a　模型を$\overline{4}$と$\overline{|4}$で前額断した.
図 11-2b　模型を$\overline{7}$と$\overline{|7}$で前額断した.

プロローグ―臨床例から―

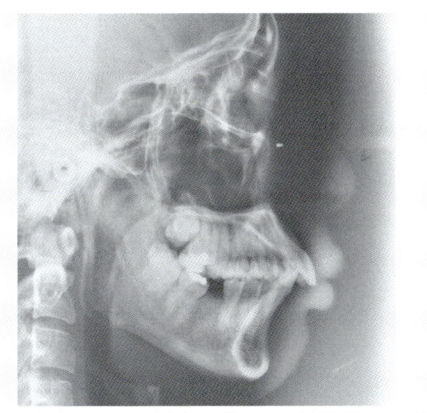

図11-3 初診時．上下顎前歯が著しく唇側傾斜し，上顎骨が前方に位置している．上下口唇の突出とオトガイ部に緊張がみられる．

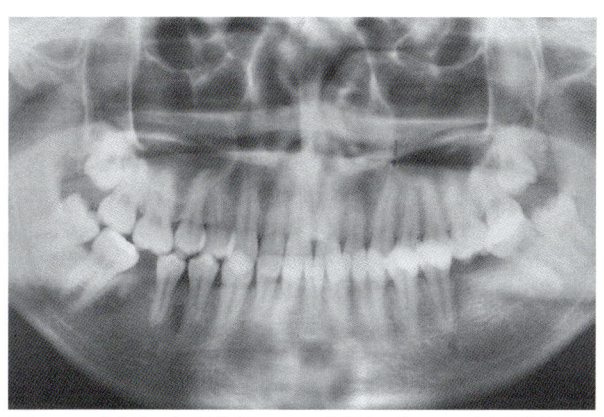

図11-4 $\underline{6}|\underline{6}$ の欠損放置のため $\underline{7}|\underline{7}$ は著しく近心傾斜している．

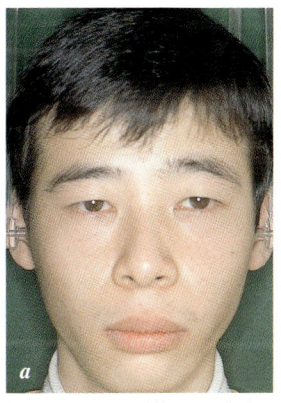

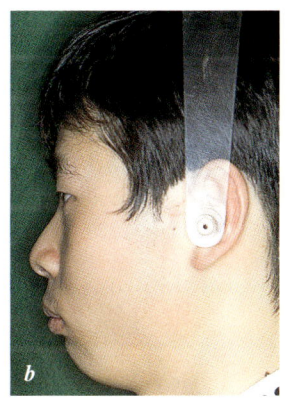

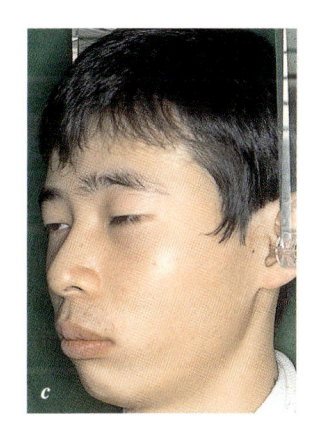

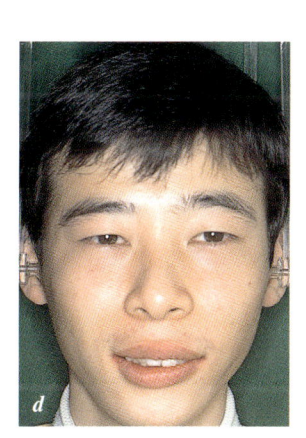

図11-5a 正面像では左右の非対称が著明である．よく噛めないためか弱々しさがある．
図11-5b 側面像では口唇の突出感がある．

[咬合機能の検査]

▼図11-6a ME機器(サホンビジトレーナー)による検査（前額断面図．下図）．
　咬頭嵌合位(CO)でタッピングを行わせた後，バイトプレーンを装着させて(CRの位置で)同様にタッピングさせた．
　COのタッピングの運動軌跡(1〜15)をみると，やや左右にぶれて不安定なのがわかる．途中でバイトプレーンを挿入してタッピングを続けると(19〜31)直線になっている．COとCRのズレを示す．
　バイトプレーン上でのタッピングの位置は(CRの位置は)，空口時(食物などを口の中に入れていない状態)のタッピングの位置(COの位置)より左方にずれている．シザーズバイトによる咬合の干渉を取り除くと，下顎は左にいくことを示している．治療に有用な情報である．
▶図11-6b 図11-6aの2つのタッピング像の合成図である(右図)．

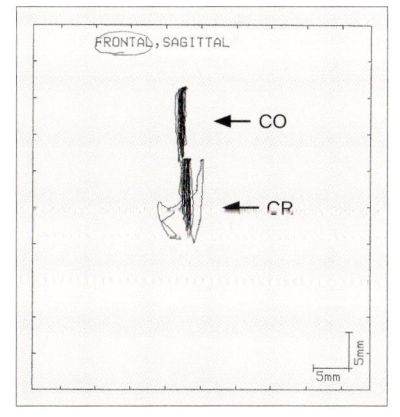

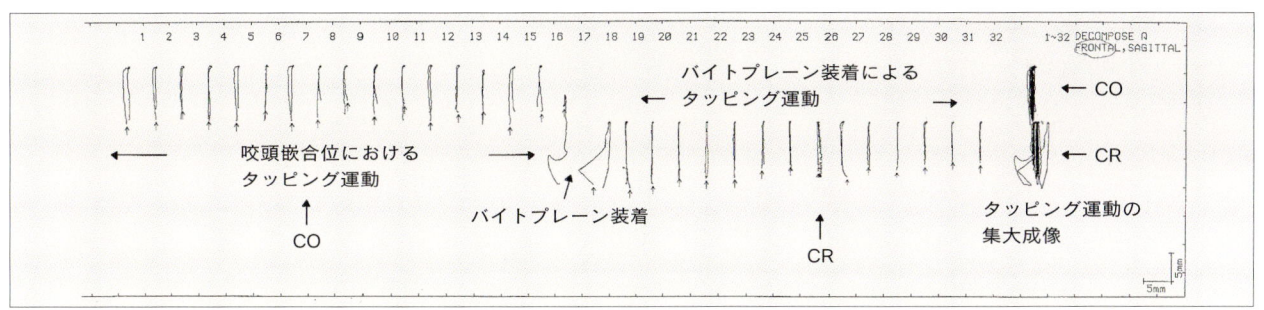

65

症例11

[術後]

	d	
a	b	c
	e	

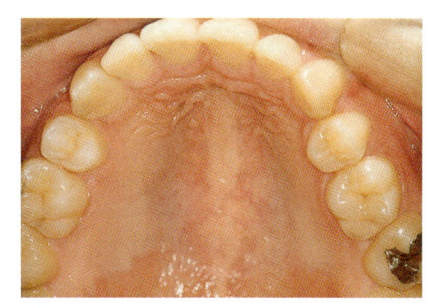

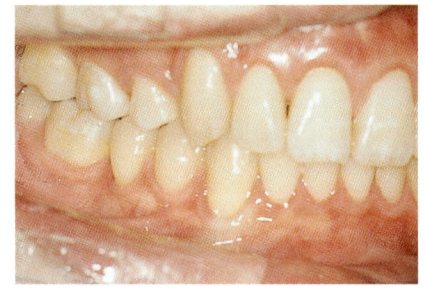

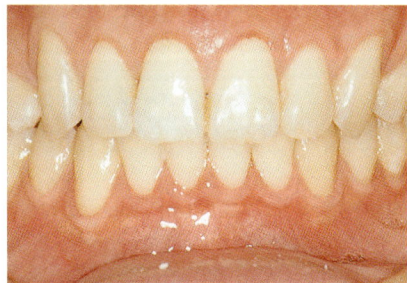

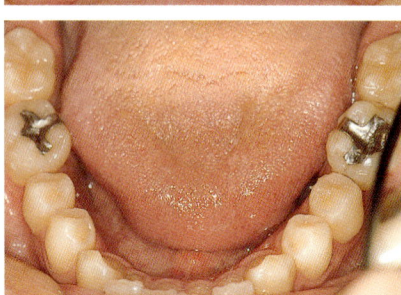

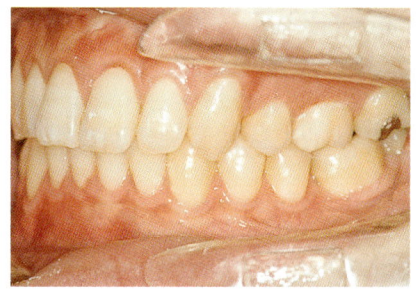

図 11-7a〜e　'88.7.12（3年8か月後）．装置をリムーブした．リムーブ2年1か月後に，リテーナーは夜だけはできるだけ長く使うようにと伝えて矯正治療は完了した．

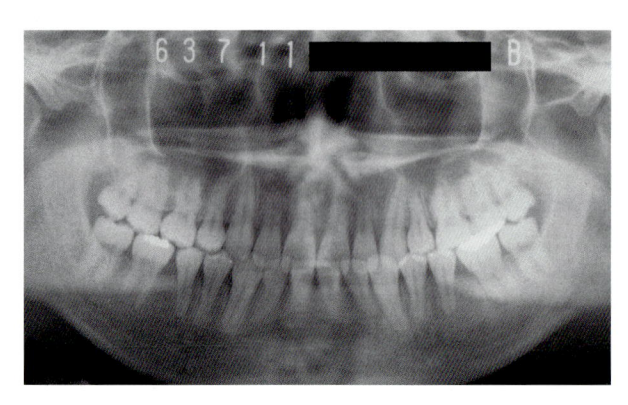

図 11-8　動的処置完了時．

| 9a | 9b |

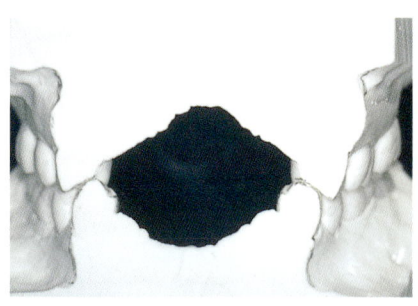

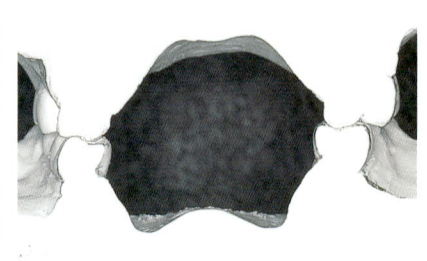

図 11-9　矯正治療終了後12年．
図 11-9a　 4|と|4 で前額断．
図 11-9b　 7|と|7 で前額断．

プロローグ―臨床例から―

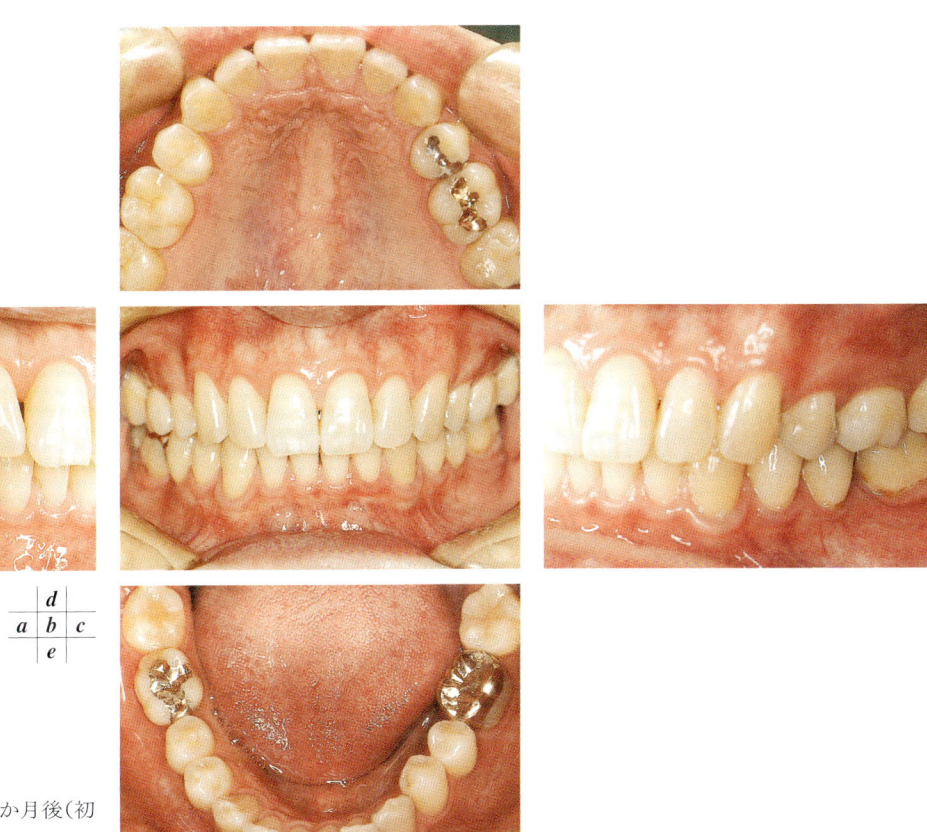

図 *11-10a〜e*　'00.1.21. 11年6か月後（初診後16年）. 咬合は安定している.

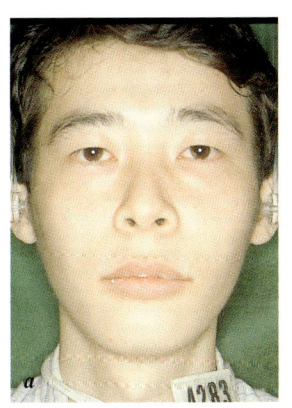

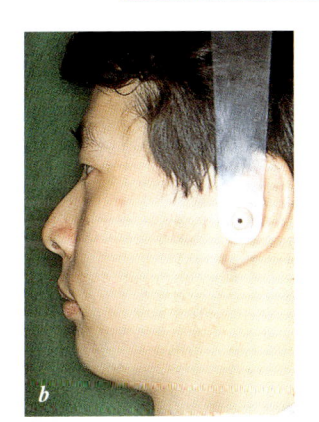

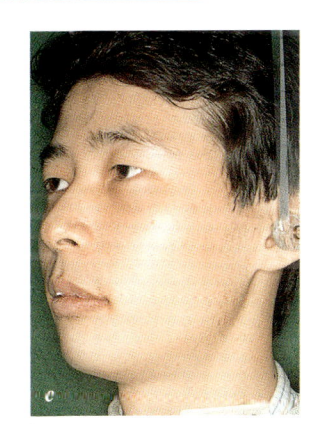

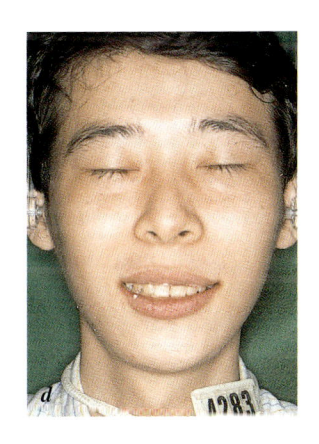

図 *11-11a〜d*　矯正治療終了時. 矯正治療後の審美改善は明らかである.

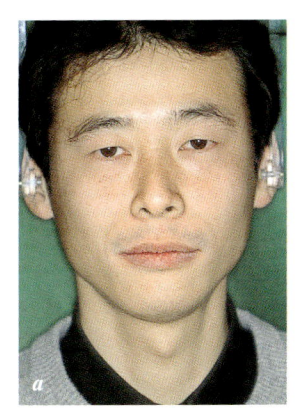

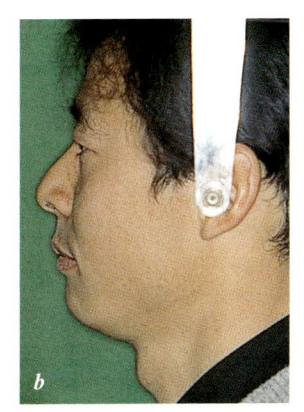

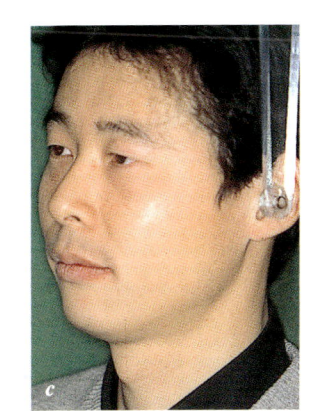

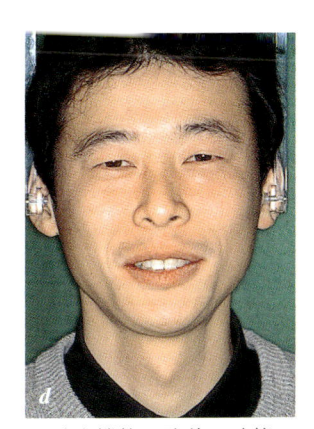

図 *11-12a〜d*　12年後の正面像では咬筋が発達して自信と力強さが感じられる. 15年4か月にわたり, 咬合機能の改善が咬筋の発達（エラが張ってきたこと）によってよくわかる（図 *11-12a*）.

67

[問題点]

① 左側が鋏状咬合なので，右でしか噛めない(図 *11-1, 2*)．
② 左側の鋏状咬合は，下顎の右方偏位，右側歯の圧下と左側歯の挺出の傾向を強める方向となっている．左右差のある咬合を助長しつつある進行性の不正咬合である．CO≠CR(図 *11-6a, b*)となっている．
③ 補綴でこの咬合形態を改善するのは，抜歯，可撤義歯となる可能性が高く歯の犠牲が大きい．その割には機能改善が十分ではない．
④ $\overline{6|6}$ 欠損放置により著しい $\overline{7|7}$ の近心傾斜をきたし，歯周病予防の観点からも咬合治療からも問題がある．咬合高径の減少から，前歯部の不正咬合(オーバージェットとオーバーバイト)の増加を進行させている．進行中の不正咬合である．
⑤ 主訴は $\overline{6|6}$ 欠損補綴であるが，物理的に欠損を回復するだけでは機能回復が不十分である．
⑥ 前歯部は著しい唇側傾斜と過蓋咬合があり，アングル骨格性Ⅱ級Ⅰ類の不正咬合で，審美障害がある．
⑦ 成人矯正で改善できるか，予後はどうか．

[治療方針]

問題点のすべては全顎矯正治療を行うことで解決する．一般臨床歯科医が通常行っている機能改善処置の要望であったが，術者の勧めで，矯正治療になった．

治療は中心位に下顎を誘導するための全歯接触型バイトプレーンを装着し，下顎歯列弓をリンガルアーチで拡大する．サホンビジトレーナーの結果から下顎は左方に動くだろうから，クロスエラスティックを併用し，左側の鋏状咬合を改善する．下顎位と下顎周囲筋の左右のバランスが安定に向かい，咬合接触が中心位で落ち着くのを筋電図で確かめられたら，$\underline{4|4}$ を抜歯し，$\overline{6|6}$ 欠損は抜歯空隙とみなし空隙を閉鎖することにより，$\frac{3|3}{3|3}$ をアングルⅠ級にする．つぎに，スペースクロージングの角ワイヤーが入ってから，下顎前歯を圧下して上下口唇突出やオトガイ部の緊張をとる．$\overline{7}$ のアップライトを図るため剛性の高いワイヤーを装着し，$\overline{7}$ を近心にきやすいようにする．リテーナーはベッグタイプで下顎前歯のストップを付ける．

・使用装置は下顎リンガルアーチ，上顎バイトプレーン，上顎 EOA(サービカルタイプ)，エッジワイズ装置．

[治療経過]

全顎矯正治療：簡単な MTM までで矯正は十分というなら，この項を読む必要はない．ただし，全顎矯正で完治すると診断できて，矯正医に紹介するまでは必ずする(表 *11-1* 参照)．

プロローグ―臨床例から―

表 *11-1* 治療経過．

'84.11.5.	矯正資料採得	・セファログラム：正，側
		・パノラマエックス線写真
		・カラー写真：顔貌　正，斜，側，笑
		口腔　正，左右，オーバージェット，オーバーバイト
		・デンタル
		・症例に必要な検査：TMJ 規格写真，ファンクショナルワックスバイト，サホンビジトレーナー，筋電図
12.18.	上顎オクルーザルスプリントセット（以下，6か月間調整）	
12.24.	矯正治療開始	下顎リンガルアーチ装着して下顎の側方拡大を開始．
		7｜7　｜7　クロスエラスティック
'85.1.		
2.	筋電図検査（1回目）	
3.		左右の側頭筋と咬筋
4.		
5.23.	｜7 鋏状咬合治癒．バイトプレーン中止．7｜7 以外オープンバイト	
	下顎	・5┼5 にもブラケットを接着して.016″SS ラウンドワイヤーでレベリング
		・下顎リンガルアーチを中止して 7｜7 近心移動
	筋電図検査（2回目）	
		安静位から，タッピング，姿勢反射を検査した．左側の｜7 でセントリックストップができた状態を記録したかった．
		どのくらい咀嚼障害が治っているのか？　噛める方向に向かっているのか？
6.	筋電図検査（3回目）	
		検査で咬筋の活動が確認された．中心位からの咀嚼運動，生理的な下顎位になりつつある．

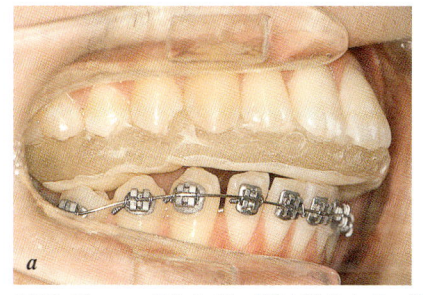

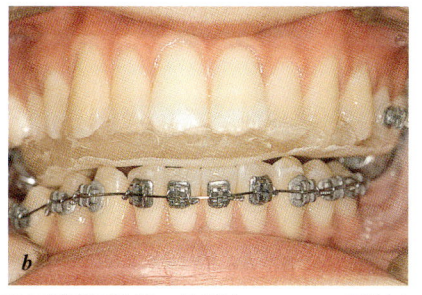

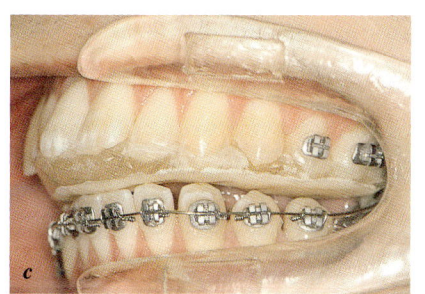

図 *11-13a～c*　'85.5.23.　開始後6か月．第2回筋電図検査．最初は non ext. で開始した．下顎位の検査に使ったバイトプレーンを治療のために使用した．下顎にリンガルアーチ（7｜7 に ST ロック）と 7｜7 にクロスエラスティックを使用した．｜7 がアップライトと同時に始まってしまう挺出のため，外傷性に接触するときはバイトプレーンにレジンを追加して咬合挙上した．そのため，バイトプレーンのレジンは二色の新旧レジンが色違いに見えている．リンガルアーチで，側方拡大と成人に必要な咬合の安定（動揺度が大きくならないこと）を期待している．｜5 6 には｜6 の欠損放置のために挺出していた｜6 治療のためのブラケットが見える．｜4 5 の部位にはリンガルアーチに側方拡大のためのスプリングをろう着した．6か月で拡大によるスペースができている．左側の鋏状咬合が見かけ上治癒し，この日に下顎 5┼5 にブラケットを装着し，.016″SS ラウンドワイヤーを装着した．

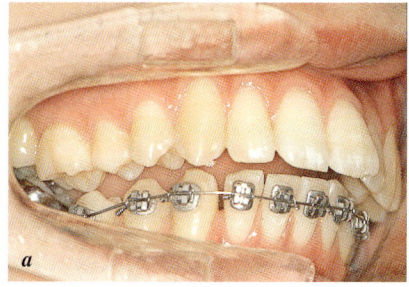

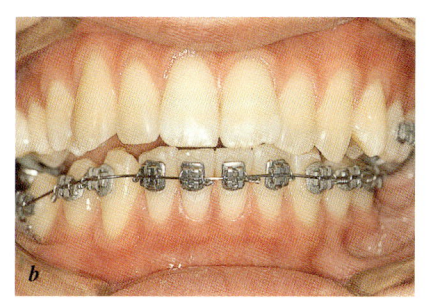

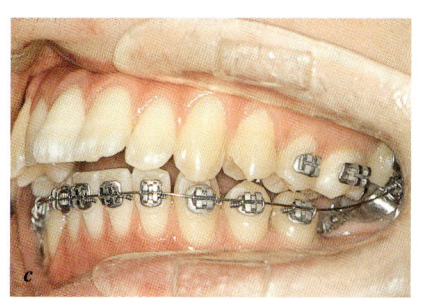

図 *11-14a～c*　'85.5.23.　同日にバイトプレーンをはずしてみると，｜7 と 7｜ は5mm 位拡大されており，下顎は左側に偏位し 7｜ がクロスバイトぎみとなり，鋏状咬合だった｜5 7 のみが咬合するオープンバイトの状態である．｜7 の鋏状咬合がアップライトされたためである．右側のオープンバイトのほうがオープンの幅が広い．それだけ左側の咬合高径が低くなっていた．7｜7 のクロスエラスティックを加えてバイトプレーンを中止した．

症例11

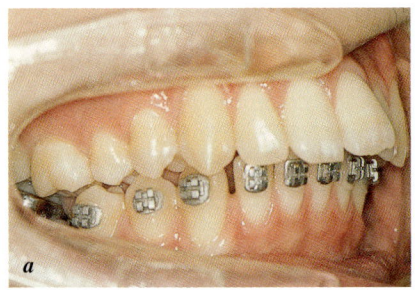

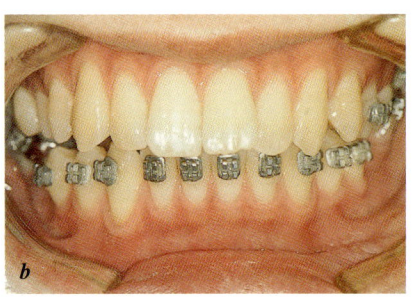

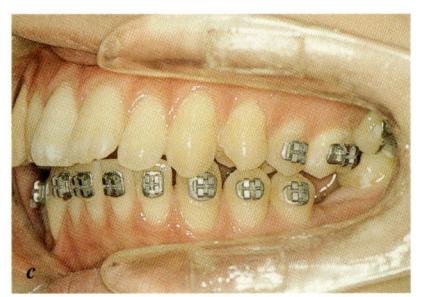

図 11-15a～c　'85.6.13. 7か月後．オープンバイトの状態から，左右ほぼ均等に咬合接触するようになったので，第3回目の筋電図検査をした(*図 11-16a, b*)．すると，バイトプレーン装着後6か月で測定した筋電図に比べ，安静時の側頭筋のバーストが少なくなり，頭位の後屈による姿勢反射をみると，明らかに咬筋の活動が増している．右咬筋の後放電(○印)など，典型的に良い像とはなっていないが，側頭筋主導から咬筋主導の力強い快適な咬合になりつつある．

[姿勢反射を利用した咀嚼筋筋電図検査]

　検査の概要は，direction muscle である側頭筋と power muscle である咬筋を比較することにある．側頭筋を使って下顎を噛める位置にもっていくことにエネルギーが使われているより，咬筋を使って力強くリズミカルに噛めるのが快適である．姿勢反射を利用すると，患者の意識に左右されないデータが得られる．

　誘導しやすい閉口筋4筋を選び，側頭筋と咬筋の差(咬合の質がわかる)，同じ筋の左右差(咬合のバランスがわかる)，を調べる．筋の放電の大きさとそのタイミングにより推定する．

　4チャンネルの筋を比較しやすいように*図 11-17*を意識して左右上下を並べてある．

　図 11-16a, b をひとわたりざっとみると，5月の検査では(*図 11-16a*では)安静時は側頭筋のバーストが目立ち，6月の検査では(*図 11-16b*では)姿勢反射時の咬筋のバーストが目立つ．

　さらに*図 11-18a, b*で詳細に調べると，咬筋で力強く噛めないため噛める所を側頭筋で探していた状態が，よく噛める咬合である咬筋主導型に変わりつつあるのがわかる．

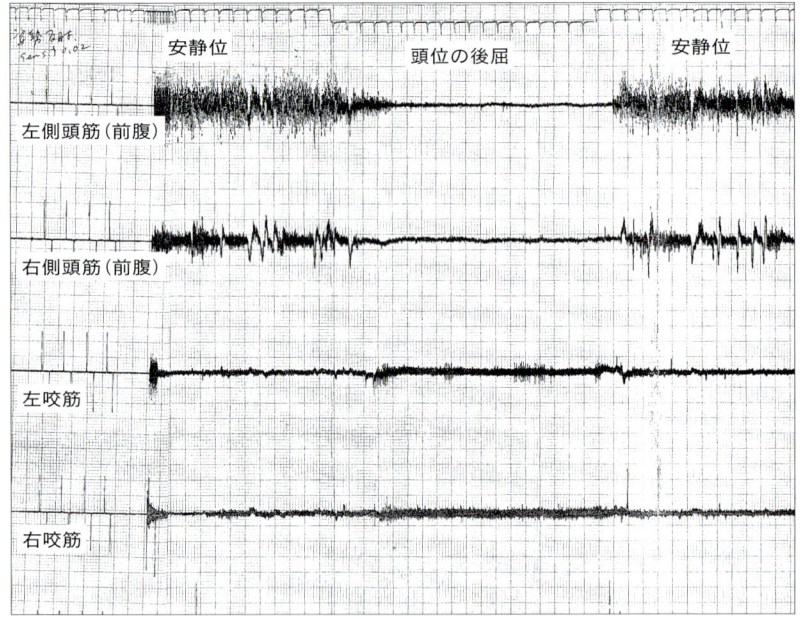

図 11-16a　'85.5.23. 測定

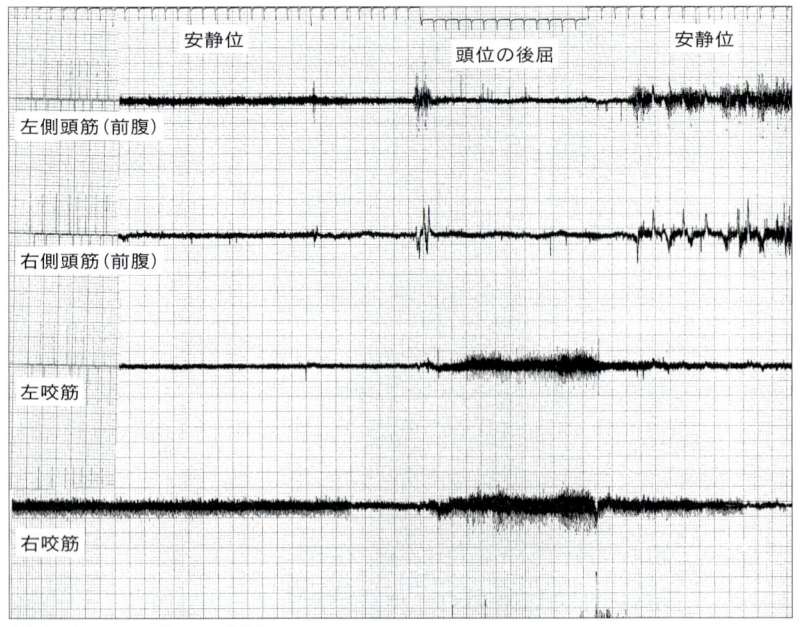

図 11-16b　'85.6.13. 測定

16a
16b

図 11-16a　筋電図検査1回目(バイトプレーン使用開始後2か月)．安静時に側頭筋の活動が大きく，頭位の後屈時にも咬筋の活動はわずかである．側頭筋主導型の咬合をしているのであろう．

図 11-16b　筋電図検査3回目(バイトプレーン使用開始後6か月で左鋏状咬合が治癒し，バイトプレーン中止後1か月)．明らかに咬筋のバーストが大きくなり咬筋主導型の咬合になりつつある．

　*図 11-18a, b*に，この*図 11-16a, b*の詳細な解説を行った．

プロローグ―臨床例から―

図11-17 下段の筋電図は，この顔面図に示した筋の位置のように，側頭筋が上，咬筋が下にくるようにし，同名筋の左右差がよくわかるように上下に並べた．

右側頭筋前腹
右咬筋

左側頭筋前腹：側頭筋は下顎を後上方に引いて閉口させる．左(右)側頭筋前腹は下顎を左(右)に引くはたらきがある．

左咬筋：咬筋は下顎を上方に力強く閉口させる．各筋とも，活動しているとバースト放電量が大きい．

[筋電図の説明]

0.02μVのキャリブレーション．この大きさの単位で筋の放電の大きさを示したということ

安静位の筋のバースト(放電)の大きさをみる．どの筋も頭位の後屈の前後でバーストがほとんど同じである．咬合の良否にかかわらず筋は今の位置で平衡を保っていると考えられる．|7/7|は新しい咬合位を得たが，まだ筋活動に大きな変化はない．

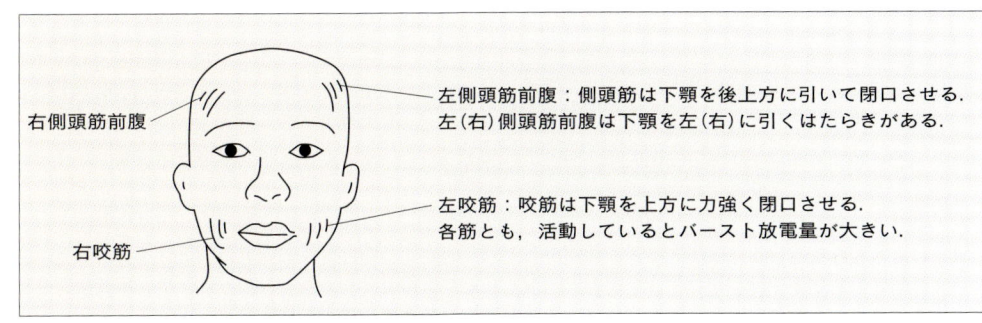

安静位の放電
段落：この間の時間内にある作業(ここでは頭位の後屈)をしたという印(赤色で示す)
安静位に戻った時の放電
時間(1秒)の経過を示す測定スピードである

同名筋で左右の安静位が違う．|7/7|がようやくリンガルアーチの拡大，クロスエラスティックの牽引により鋏状咬合の位置を脱して咬合面どうしが当たるようになった．左側頭筋も下顎を左に引っ張って協力しているのかもしれない．

頭位を後屈位にして，本来の筋の活動状況を反射的に示す姿勢反射時の放電量を見てみると，咬筋がわずかにはたらき側頭筋はほとんど出ていない．

安静位のバーストの大きさが頭位の後屈の前後で明らかに違ってきた．左側頭筋はまだ活動を続けなくてはいけないのかもしれない．右咬筋は新しい咬合位になじみ活動を始め少し疲れている．いずれにしろ，筋がさまざまにはたらいていることを示す．

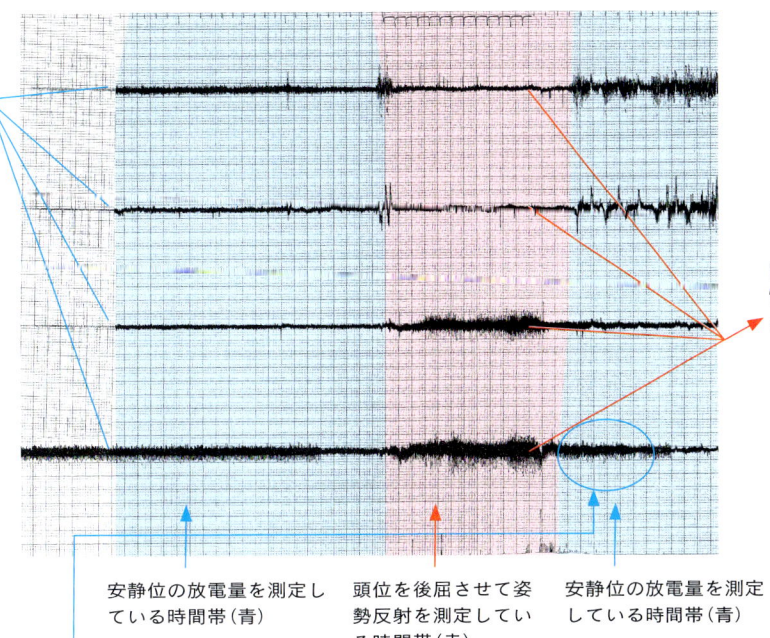

同じく後屈位で咬筋の放電量が著明に増加している．まだ右のほうが大きい．

安静位の放電量を測定している時間帯(青)
頭位を後屈させて姿勢反射を測定している時間帯(赤)
安静位の放電量を測定している時間帯(青)

右咬筋は頭の位置の後屈が終わっても(安静位になっても)まだ放電がつづいている．後放電である．筋の異常を示す．おそらく，まだ新しい咬合位になじんでおらず，右の咬合が左よりはたらかされすぎているのであろう．

図18a '85.5.23測定．
図18b '85.6.13測定．

71

症例11

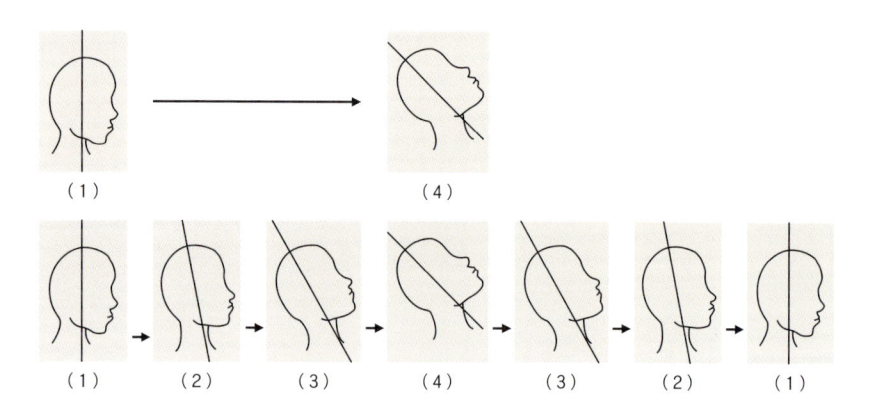

記録してある筋電図の姿勢反射の放電図形は，（4）の後屈位で測定しているから姿勢維持筋の筋活動も混入して，記録にあるようにカマボコ形のバースト像を示している．

左図のように後屈中の記録をとると，ラグビーボール形のバースト像がでる．

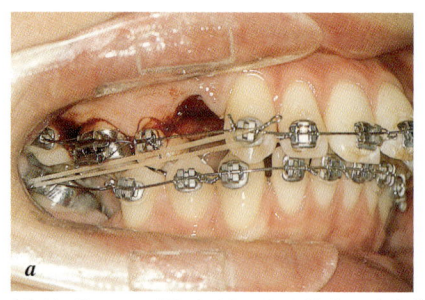

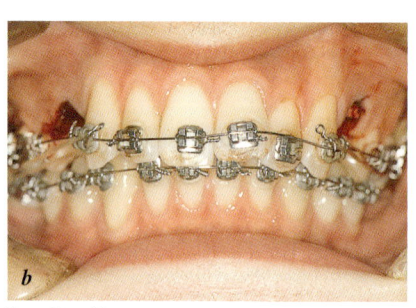

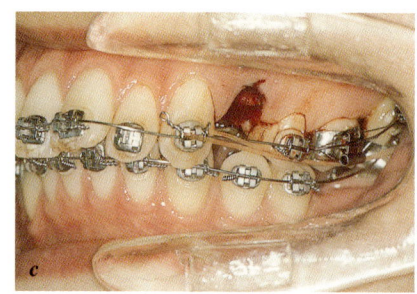

図 **11-19a〜c**　'85.8.29．9か月後．咬合状態が落ち着いてきたのでリンガルアーチを除去して 4|4 抜歯し，上顎にフルブラケット，バンド（前歯は.018″×.025″スロット，臼歯は.022″×.028″スロットのスタンダードエッジワイズ装置）を装着し，.016″ SS ラウンドワイヤーで 3|3 の牽引を開始した．

　ちなみに「ここからの矯正治療はいわばアングルI級を目指した全顎矯正である．ここまでの矯正は咬合治療（機能回復）のための基礎工事のようなものである」と，いつも患者に説明している．メタルボンドクラウンを入れる前にエンドやキャストコアをきちんとすませて（基礎工事をきちんとやって）長持ちするように…と説明するのと同様に，全顎矯正までの要望がないときは，ここまでの矯正を MTM として提示したりしている．

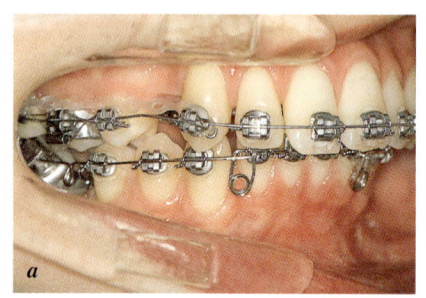

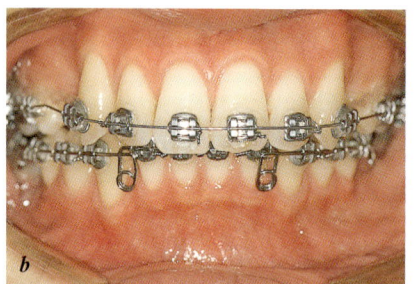

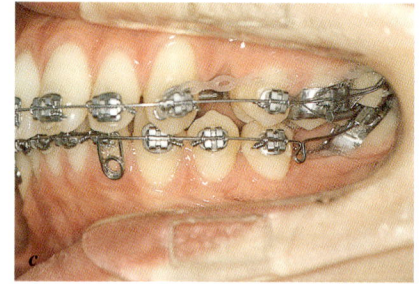

図 **11-20a〜c**　'85.11.26．12か月後．下顎に.017″×.025″のクロージングワイヤーを装着し，7|7 の近心移動とともに逆 Spee 湾曲 3＋3 圧下のベンドを与えて咬合挙上を開始した．

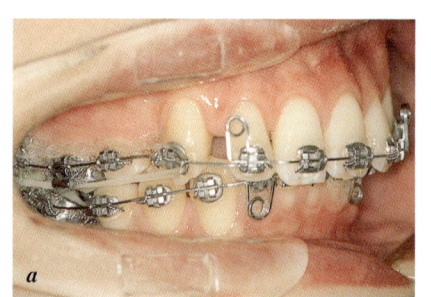

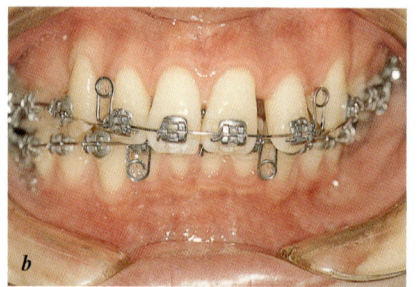

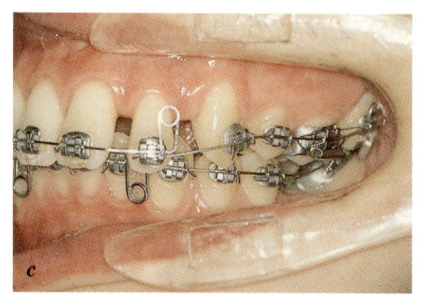

図 **11-21a〜c**　'86.6.6．1年6か月後．3|3 がI級になったので上顎にもクロージングワイヤーを装着し，上顎前歯の舌側移動と圧下を図る．

72

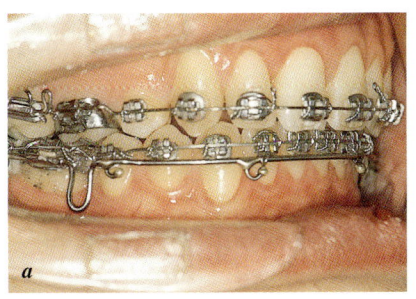

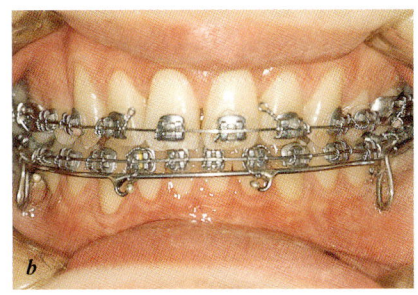

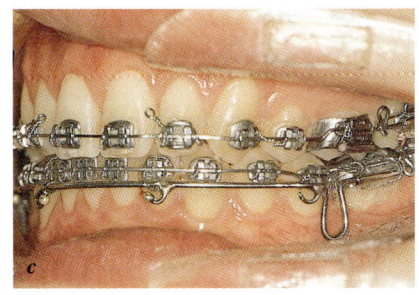

図 11-22a〜c　'87.2.9．3年3か月後．ほぼアングルI級の咬頭嵌合（臼歯は 4|4 抜歯なのでII級仕上げ）となり，.018″×.025″のアイデアルアーチを装着した．7|7 近心移動のさらなる仕上げと下顎前歯の圧下による咬合挙上のために，1mmの太さのコバルトクロム線を使用した．

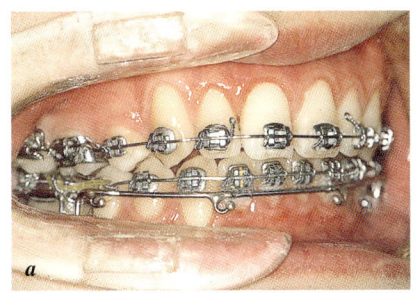

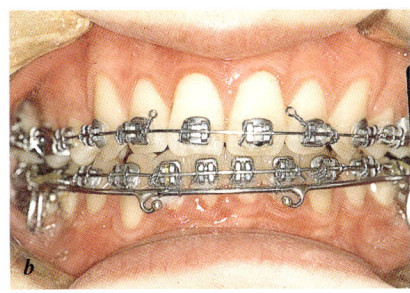

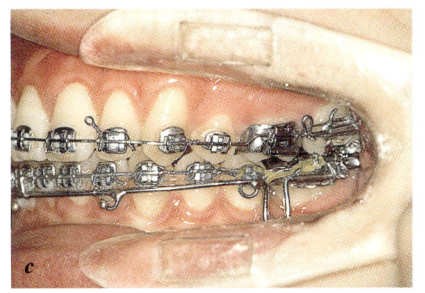

図 11-23a〜c　バイトオープニングは十分か，7 5|5 7 の接触点がまた開かないか？など不安もあったが，長くなるので完了とした．

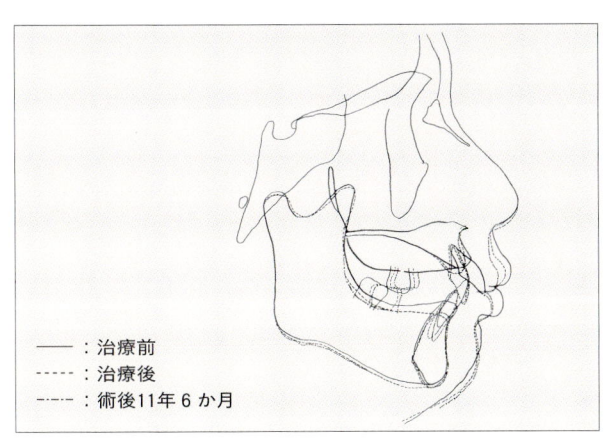

図 11-24　セファロトレース重ね合わせ．

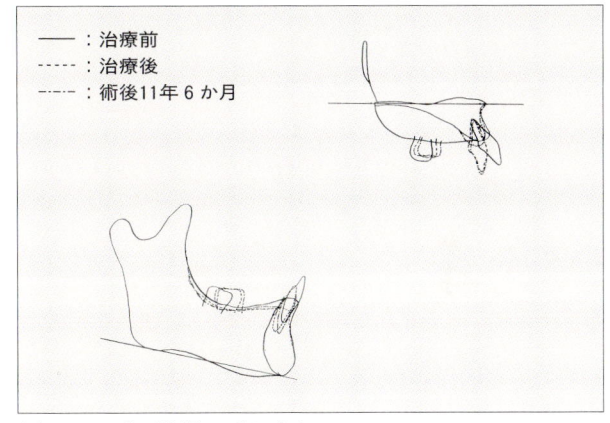

図 11-25　上下顎骨の重ね合わせ．

[考察]

〈左側の鋏状咬合〉

　主訴の 6|6 欠損の治療，とくに鋏状咬合である左側の機能回復のためには矯正治療を欠くことができない症例である．この咬合状態を放置すれば左側臼歯群の過萌出，7|7 の近心傾斜がすすみ，さらなる不正咬合の重篤化をまねくことは明白である．すなわち進行性の不正咬合である．

　臼歯の咬合治療（機能改善処置）が主訴の患者は，一般臨床歯科医に受診する例が多い．矯正治療が欠くことのできない症例に，（矯正治療とは生涯無縁で過ごせると思っている歯科医師が）補綴処置で対応しようとするのは途方もなく無理なことである．

　図 11-2, 9 は初診時と矯正治療後12年の模型の前額断面を前方から見た像である．一つは 4|と|4 を通る平面で，もう一つは 7|と|7 を通る平面で切断してある．初診時の切断面の模型を見ると，右側は咬合面どうしが咬合していて咬合機能が果たされているが，左側は上顎の口蓋面と下顎の頬面が咬合接触している．この鋏状咬合の咬合面どうしをクラ

症例11

ウンやブリッジで咬合させようとするのは途方もない試みである．可撤義歯でさえ，見かけだけはつくれるが，咬合力に耐えられない．自家歯牙移植やインプラントによる補綴でも，やらないほうがいいと断言できる．顎骨の外科的再建術から始めようとするのは無謀である．

補綴物はいかような形態にでもつくれるが，その歯が生理的な(病的でない)環境にいるためには，咬合力が長軸に向かって加わること，歯周ができるだけプラークフリーでいられること(溜まりにくい，清掃できる)が必要である．治療はこの条件を満たしているか，少なくとも満たそうと努力すべきである．これを無視すると途方もない医療(？)が始まってしまう．

このような論述は矯正治療が不可欠な症例であると認識している術者には「釈迦に説法」であるが，実際のところは，包括歯科医療に矯正治療が必要だと声高に言われていても，適正に行われているかどうか，はなはだ疑問なのである．

事実，相当な実力のある一般臨床歯科医や，指導的立場にいる人でも，治療方針(咬合再建の選択肢)のなかに歯牙移動の処置がはいってこないのをみるのは残念なことである．*図11-7～11*の矯正治療終了後の咬合は前述の条件を満たし，機能を果たしている．

術前の患者の咬合機能は*図11-6*で示したようにCOとCRが左右に1mm以上違う「機能的なクロスバイト」の症状をもっていた．すなわち下顎はなんとか噛める右側に偏位して機能を果たしていた．鋏状咬合が治癒すると，COはCRに近づき，それとともに咬合機能が側頭筋主導から咬筋主導型の力強いはたらきに変わった．噛むところを探してから噛む状況から生理的な環境に改善され，ようやく噛みごたえが快適になったのであろう．この変化は*図11-16a,b*の筋電図の変化でよくわかる．

〈下顎第二大臼歯の著しい近心傾斜〉

第一大臼歯の欠損放置による第二大臼歯の近心傾斜に対しては，第二大臼歯のアップライトが行われる．長軸に加わる力，歯周環境の整備のために行われるMTMの代表例である．

しかしMTMとともに行われる智歯の抜歯，2歯の削合，ときに必要になる第二大臼歯の抜髄は，longevityにとってマイナス要因である．なんとか避けようという治療方針を第一選択肢としたい．

このMTMは右側の第一大臼歯欠損には(骨格性不正咬合でなければ)通用するが，左側の鋏状咬合には無力である．

見方を変えて，第一大臼歯の欠損のスペースが狭い場合には第二大臼歯を近心に歯体移動させるという治療方針をとると，前述のマイナス要因は消すことができる．しかし，難しいから止めたほうがいいと安易に智歯が抜歯されている．果たしてどうだろうか？

＜反対の理由＞は

①歯冠の近心移動量は少なくても，歯根のそれは大きく，近心への歯牙移動により著しい根尖吸収が避けられない

②第一大臼歯抜歯後長い年月が経過すると，歯槽堤が狭小となり，第二大臼歯の歯根が移動しようとしてもそれを入れるボリュームがなく，動きにくい

③近心移動ができたとしても第二大臼歯の近心の接触点が開大しやすい

④成人の矯正では長期の矯正となり，①～③の欠点の危険性が大きい

などというもので，いずれも事実である．

では，本症例で実際にどうなったか？　歯根は機能を果たせるように近心に移動できた．根尖吸収は上顎前歯が多く，7|7は幸いにも少なかった．狭小な顎堤は気にするほどではなかった．「一度ついた接触点がまた開いてしまうのは，なぜだか理由がわからない」という[2]．要するに十分に近心にきていないのであろうと時間をかけて引いたが，7 5|は術後スペースが生じ，う蝕治療の際に接触点を回復した．|7は問題なかった．全顎の矯正の一環としても，またMTMでもこのような移動は可能である(*症例66*)．

矯正期間は3年9か月かかった．しかし咬筋の発達にみられるように，咬合の機能改善を実感でき，望外の審美改善も得られたからか，患者はこの治療を評価してくれている．この結果をみると，術者が長期の治療にひるむより，治療の進行状況をきちんと伝えていけば，長期の治療は患者にとって期待に満ちたものになるかもしれない．

〈アンテリアガイダンスの改善〉

全顎の矯正治療は前歯部の不正咬合(重症な上顎前突，深いオーバーバイト)を治すことでもある．矯正専門医がターゲットにしている審美改善でもあり，アンテリアガイダンス，ディスクルージョンに代表される基本的な咬合機能の改善をもたらす処置でもある．前述したのと同様に，補綴治療では改善できかねる分野までカバーして機能改善ができる．

〈現時点での治療〉

現時点で同じ症例を治療するとしたら，以下の点が異なるであろう．

- さらなる 7|7 の近心傾斜に悩みつつ 7|7 の近心移動を図るより，6|6 欠損には抜歯した 4|4 を自家歯牙移植して，7|7 はレベリングで終了できるようにするであろう．
- 咬合の機能評価にサホンビジトレーナーや筋電図を使ったが，もっと簡便な方法で行うであろう．
- 現在はストレートエッジワイスに各種の付加装置などを使用するので，もう少し早くきれいに仕上がるかもしれない．ルートパラレリングにも配慮するであろう．
- せっかく治した 8|8 を，「親知らずだからといって他医で抜くようなことはするな」と言うだろう．

[治療結果とコメント]

- 6|6 欠損に義歯を入れたいという患者の主訴を矯正治療により侵襲が少なくなり，完全なかたちで終了させ，その機能的，審美的改善は長期にわたり維持されている．現在，初診後22年目であるが，下顎前歯にマイナークラウディングがあるぐらいで問題は生じていない．
- 成人の歯の欠損，疾患には，期間・範囲を限定したMTMが適用されてきたが，今後は本症例が示すように，全顎矯正治療も包括医療の治療選択肢として検討されるべきである．患者サイドからすると，このような咀嚼機能改善の歯科治療(矯正治療)は，術者側から治療選択肢として提示されるのが当然と考えるだろう．ところが実際には，補綴治療を提示される例が多い．補綴の適応症ではないのだから，悲惨な結果をまねいている(症例22参照)．このような事実を解消するために関係する各位(教育者，治療技術を有する者)は発言し，行動すべきだ．

  よく噛んでいることを示す本症例の15年後のエラの張った顔は，進行中だった不正咬合が完治していることを示している．

- ME機器による検査により，下顎位の改善と矯正治療方針に関する知見を得た．筋電図による姿勢反射の検査は，矯正治療による側頭筋主導から咬筋主導型の好ましい変化を示した．

  咀嚼障害に対する臨床検査は必要である．少なくとも教育には必須である．それなのにどの検査をどの程度やるべきかについて，指導者の統一見解がない．驚くべきことだ．じさるめもない．

  審美障害の治療には矯正治療が必要である．それにはセファログラムの検査が有用である．咀嚼機能障害に対しても，矯正治療が必要である．セファログラム検査だけでは方向が少し違う．この検査体系が確立されれば，だれが担当するかは別として，一般歯科臨床の咀嚼機能障害に対する矯正治療が正当の評価を得ることになる．

症例12

●重度進行歯周炎にともなう悪条件にMTMはどのくらい対応可能なのか

[症例12]

重度進行した歯周炎患者に対して，短期間（3か月）で審美改善を図るMTM，歯根長2/3まで骨吸収した歯の機能回復を図るMTM，大きな骨欠損部にインプラント植立のための骨をつくるMTM，ルートパラレリングを図るMTMを行った症例（治療中）

患者：54歳，女性
初診：2000年11月13日
主訴：|2 がだんだん出てきた．子どもの結婚式（3か月後）までにきれいにしたい

[術前]

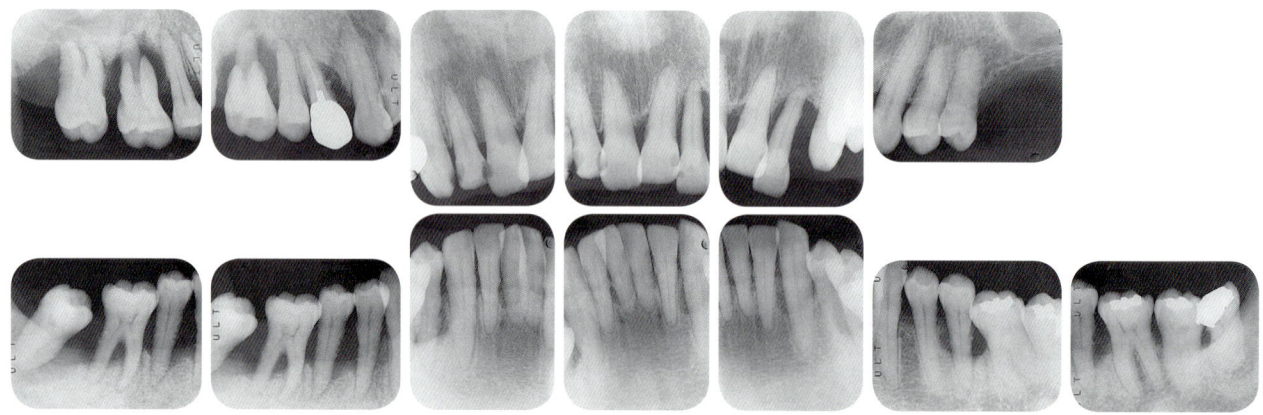

図 *12-1* 初診時（'00.11.13.）．

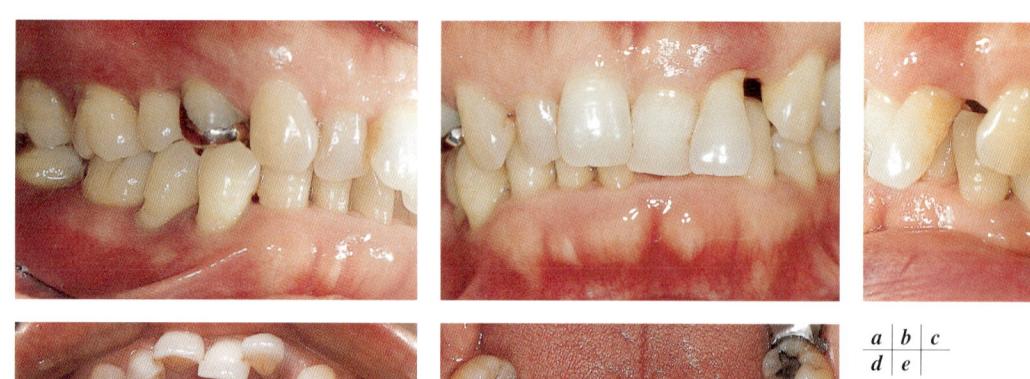

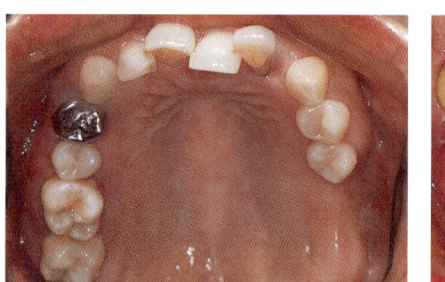

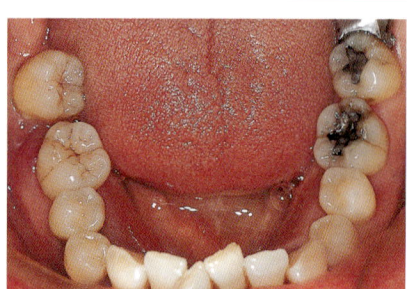

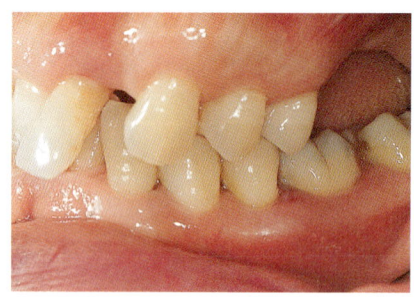

a	b	c
d	e	

図 *12-2a〜e* 初診時．

プロローグ―臨床例から―

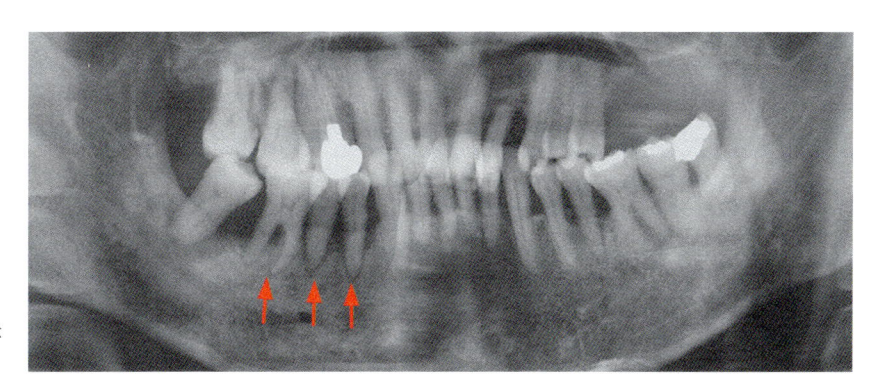

図 12-3　初診時．二次性咬合性外傷を示す歯根膜幅の開大を矢印で示す．

図 12-4　初診時プロービングチャート．○は出血を示す．■は4mm以上の歯周ポケットを示す．

[術後]

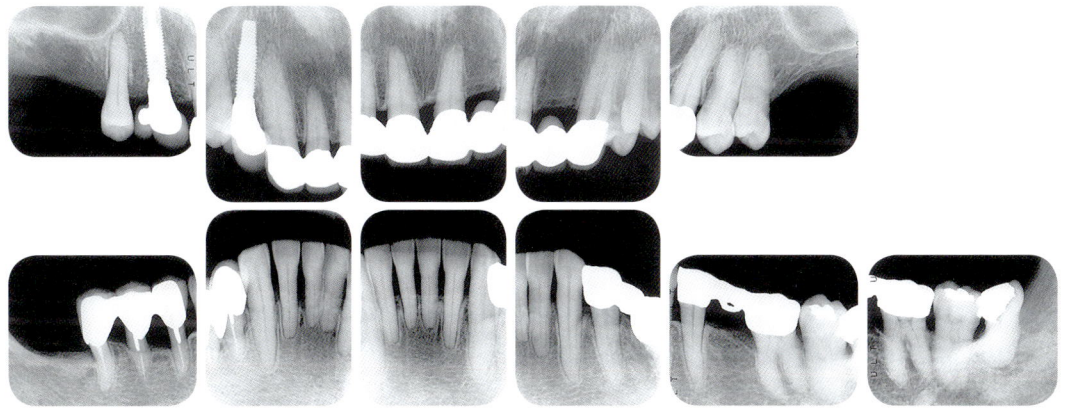

図 12-5　術後（'02.9.28.）．

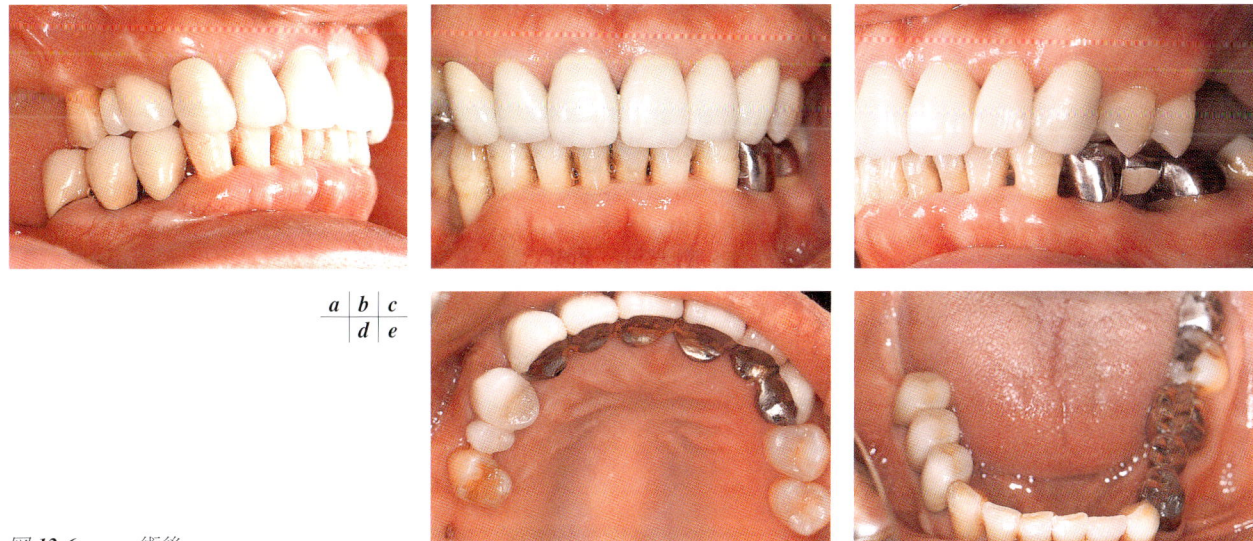

a	b	c
d	e	

図 12-6a～e　術後．

77

症例12

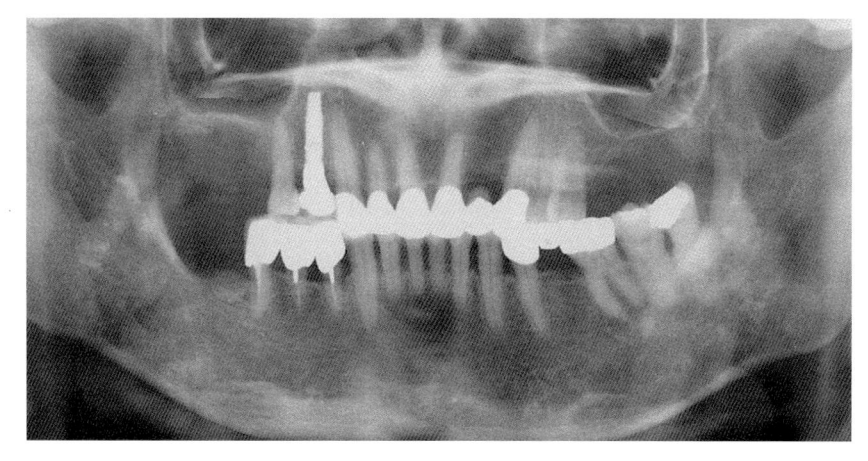

図 12-7 術後.

[問題点]

①進行中の歯周炎である． $\frac{7\ 6\ 4\ |2}{7}$ は抜歯予定で $\overline{5}$ は4壁性骨欠損がある．

②骨吸収が進んで咬合性外傷が生じ，快適に嚙める部位がない状態である．

③短期間（3か月以内）に$|2$を抜歯して審美回復を図る必要が生じた．

④MTMを行うことにより上顎前歯ブリッジ製作のための$|1$の抜髄を避けたい．$|2$ポンティックの長さ，幅の広さ，歯肉の落ち込みも回避したい．

⑤下顎前歯も叢生のためのMTMをして咬合の機能を改善する必要がある．治療中もQOLを落とさない安定した咬合を付与しておきたいが，どうするか．

⑥下顎右側の$\overline{6\ 5\ 4}$は，$\overline{7}$は保存不能で$\overline{6\ 5\ 4}$は根尖1/3位しか支持骨量がなく，$\overline{6}$には大きな分岐部病変がある．動揺が大きく，二次性咬合性外傷となっている．MTMで歯冠歯根比を改善して固定すれば，機能を果たすように改善できるか？

⑦上顎の右側は，$\overline{7\ 6}$は保存不能で，$\overline{5\ 4}$は歯根長1/2以上の骨欠損があり，$\overline{4}$には根管穿孔放置のための大きな骨欠損となっている．インプラント1本植立を承知したが，埋入場所はどうするか．

[治療計画]

1．上顎前歯の審美改善に対しては$\overline{3\ 2\ 1|1\ 2}$のう蝕治療，歯周治療（SRP），$|2$抜歯，$\overline{3+3}$のMTMを同時に開始し，3か月以内に$\overline{3+3}$の保定を兼ねてブリッジを完成させる．

2．下顎前歯も可及的同時にMTMを開始し，前歯の咬合接触を得る．

3．咬合位を保つためと，治療中もQOLを落とさないように$\overline{5}$を戦略的に抜歯して，早急に④5⑥のブリッジを作る．

4．下顎右側は$\overline{7}$と$\overline{6}$遠心根の抜歯後，歯周治療とMTMを行い$\overline{6\ 5\ 4}$の連結固定をする．

5．上顎右側は$\overline{6}$抜歯後$\overline{7\ 5\ 4}$の歯周治療を行い，$\overline{5}$の遠心移動とアップライト，$\overline{4}$に骨を作る挺出移動を行い$\overline{4}$の部位にインプラントを植立する．

プロローグ―臨床例から―

[上下顎前歯の MTM]

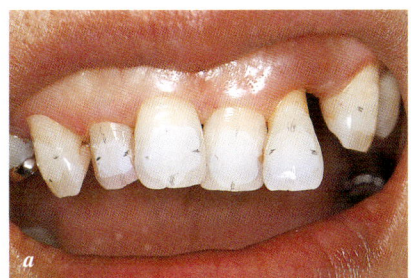

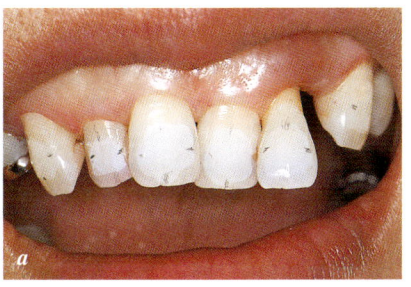

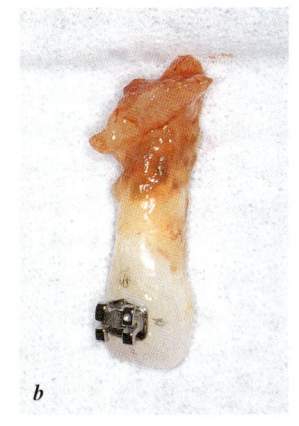

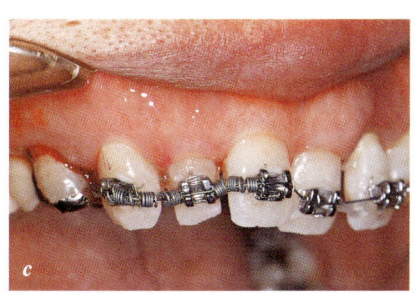

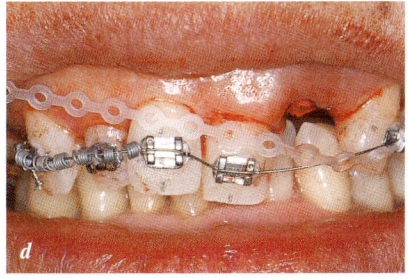

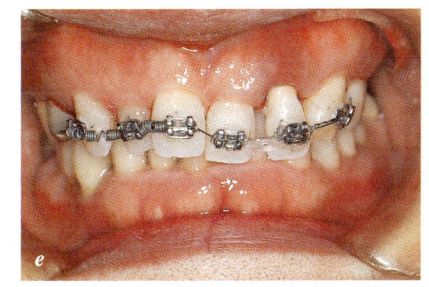

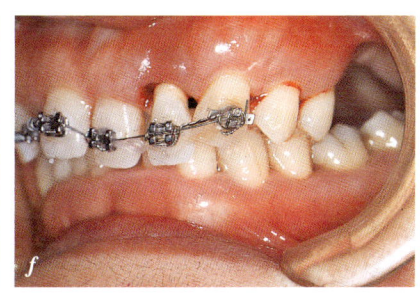

図 *12-8a〜f* '00.11.21.
図 *12-8a* 清掃，エッチングしたら，できるだけ正確にできるようにブラケット接着のためのマーキングをしておく．接着してから隣接面をエアータービンで削去する．後でしみない程度に，原形がわからなくならないよう形を保つように行う．歯が動きやすくなるし，SRP も楽にできる．
図 *12-8b* その後麻酔して SRP と 2| を抜歯する．2| の歯根尖を切断してガッタパーチャを逆根管充填しておく．
図 *12-8c* つぎに .012″ ナイチノールのアーチワイヤーの前歯部を切り取り，端を曲げてセットする．3 2|，2 1| 間にニッケルチタンのオープンコイルを，これ以下はないというくらいの弱さで入れる．
図 *12-8d* |3 からリングレットを合わせ，これ以下はないという力で |1 にセットする．
図 *12-8e* |2 歯根が抜歯窩唇側歯肉に当たるようにして舌側方向への収縮を防ぐ．
図 *12-8f* |2 3 は |3 と結紮して |1 の移動量を獲得しておく．

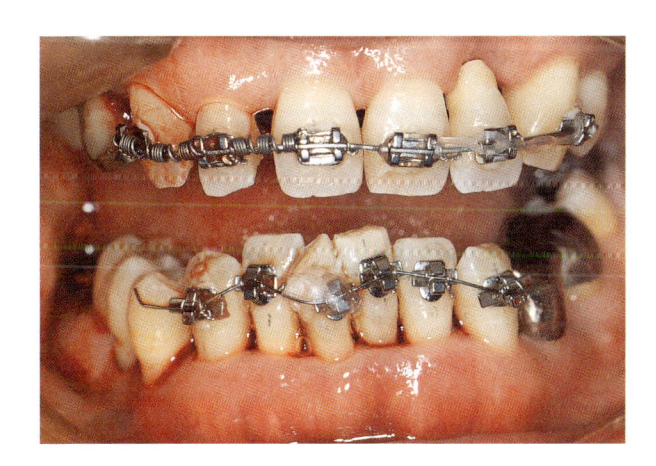

図 *12-9* '00.12.27．3+3 は 1 か月でほぼアライメントされている．3+3 の MTM は麻酔下 SRP の後に DBS を接着．

79

症例12

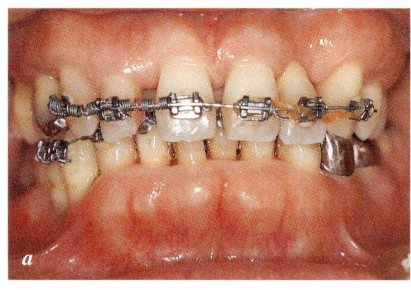

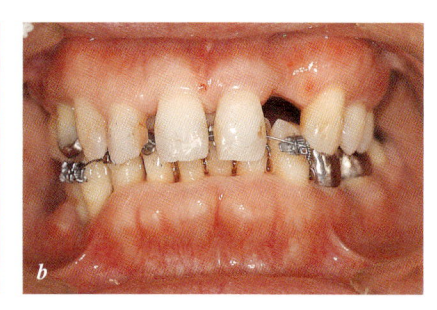

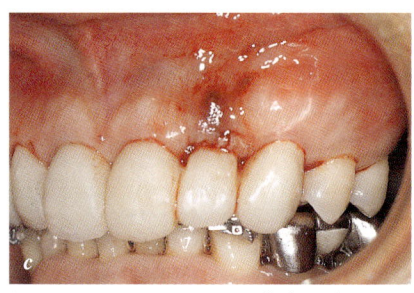

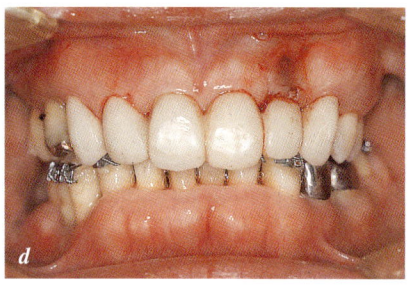

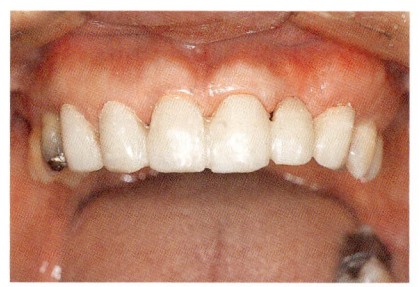

図 12-10a〜d '01.1.19. 約束の時がせまってきた.
図 12-10a 3⊥3 は2か月経過しているので装置をリムーブした.
図 12-10b 装置をリムーブした.
図 12-10c, d 2|1 の歯肉を減じ，|2 は結合組織移植を行って歯肉のラインを一線とした．その後ブリッジの形成・印象を行い，テンポラリークラウンで審美改善をした．術者は上下顎突出の傾向を気にしたが，患者は|2 の唇側傾斜とともに 2| の舌側傾斜も以前から気にしていた由で，とても気に入ってくれた．

図 12-11 急いで補綴をしようとしたが，上下前歯が自然色で並んだためか，これで結婚式に参列された．

[治療経過]

'00.11.13. 初診
　　　15. 歯周病の初期治療開始．11月は5日間実施
　　　21. 上顎前歯 MTM 開始
　　　　1．術前写真
　　　　2．3⊥3 DBS 接着
　　　　3．3⊥3 ARS(エアーローターストリッピング)
　　　　4．3⊥3 麻酔下 SRP
　　　　5．3⊥3 .012″ラウンドナイチノール
　　　　6．2|1，3|2 にニッケルチタンのオープンコイルと 1|3 リングレットにて移動開始
　　　　7．|2 抜歯した歯も移動歯に固定し，歯根で抜歯窩のコラップスを防ぐ(*図 12-8a〜f*)

　12.4． 5| (カップ状骨欠損)を戦略的に抜歯して ④⑤⑥ ブリッジ支台歯形成
　　12． ④⑤⑥ ブリッジセット
　　20． 歯周初期治療
　　27． |7 膿瘍形成 ── 6/7 抜歯
　　　　7 5 4 / 6 5 4 麻酔下 SRP
　　　　3⊥3 MTM 開始．3⊥3 SRP の後，DBS を接着して .012″ナイチノールワイヤーをセット(*図 12-9*)

'01.1.19. ③②①|①②③ ブリッジの形成・印象．テンポラリーブリッジセット
　　　　2|1 歯肉整形，|2 結合組織移植(*図 12-10a〜d*)
　1.22. 3⊥3 .016″×.022″TMA ワイヤーセット
　2.2. 3⊥3 DBS をオペークレジンと即時重合レジンで覆い，メタル色を見えなくする
　　　　「テンポラリーブリッジでもいいワ」ということで結婚式に参列される(*図 12-11*)
　3.4. 3⊥3 装置を除去，4メタレジンで連結固定
　3.30. 3⊥3 ブリッジ再形成，印象
　4.21. 3⊥3 ブリッジセット
　5.6. 歯周治療のつづき(患者は右側の治療に踏み切れない状態)

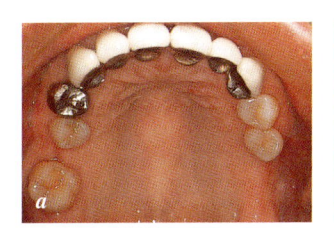

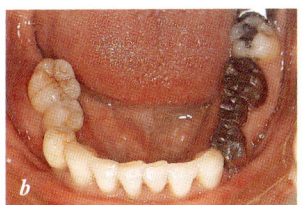

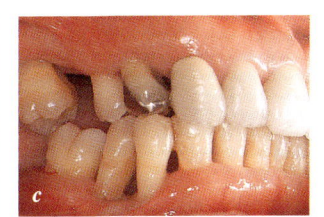

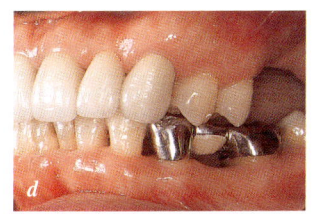

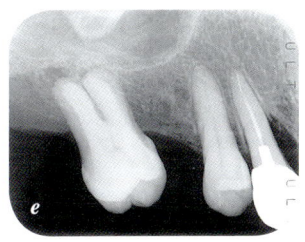

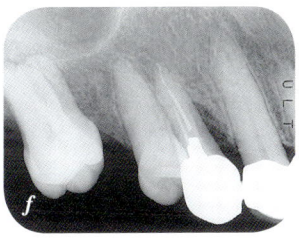

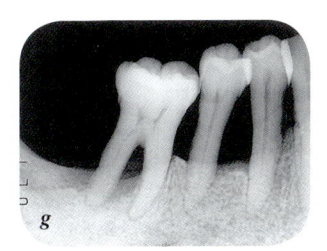

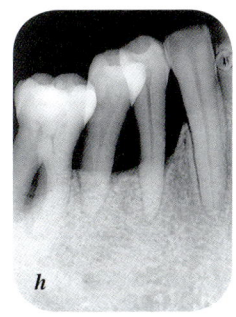

図 12-12a〜h　'01.9.1．右側の治療について，患者はこのまま様子をみたいと何度も言ったりした．インプラント3本植立を承知したり，取り消したりした．術者としては，左側と同等に噛めて（機能を果たして），前歯を守る（再度の咬合崩壊を防ぐ）ことを目指したいが，このままでは右側は進行性の病変を抱えている．右側臼歯治療開始日の口腔内（図 12-12a〜h）をみると，歯周治療により小康を保っているようにみえるが4̲|近心，|6̲分岐部，4̲|近心の骨レベルの違いがある所に6〜9 mm の清掃不能の歯周ポケットがある．やがて歯肉は粘弾性の性質で水平になってくるから，|5̲の歯肉は水平になってきて初診時の歯肉レベルに戻り歯周ポケットを生じてくる．通常どおり噛めば「炎症＋外傷」で急速に悪化する．

そこで前記の MTM の治療計画とし，アンカレッジは $\frac{3}{3}+\frac{3}{3}$ の連結した形態に頼るが，矯正力を10〜20g に設定して，アンカレッジの負担を少なくした．|6 5 4̲を抜髄して右側の咬合接触をフリーにした．

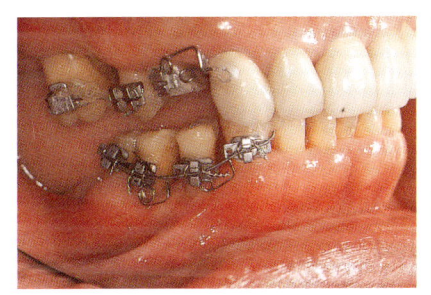

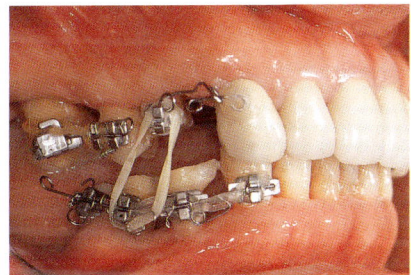

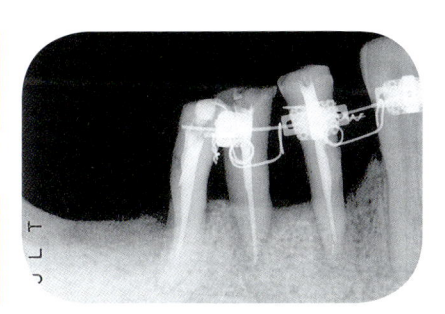

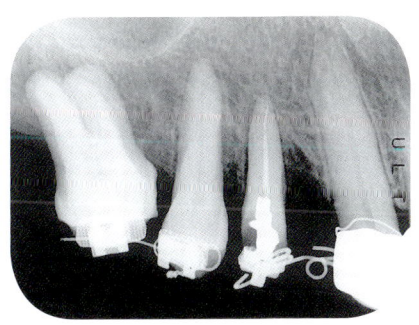

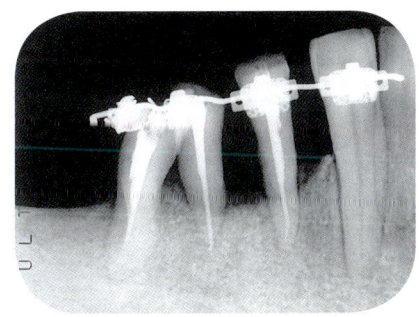

図 12-13a〜e　'01.9〜11．|7・5̲の相反移動は通常と同じである．ブラケットに .016″ラウンド SS の端を折り曲げて回転しないようにして装着して，リングレットで引く．ブラケットは|5̲が圧下するように，水平でなく段落をつけておいた．|6̲は抜歯予定であるし，挺出してくるのは歯周環境にもよい(*a*, *b*, *d*)．4̲|は SS のアップライトスプリングを，3̲|に光重合レジンでつけたワイヤーに引っ掛けた．4̲|の歯冠は 5̲|を遠心に押している(*a*, *b*, *d*)．

|6 5 4̲は .012″ナイチノールを主線にして，|5 4̲にナイチノールのアップライトスプリングを装着した(*c*)．ナイチノールはスリージョーで曲げたが，今なら曲げやすい β チタンを使う．アップダウンエラスティックは一石二鳥のようであるが，強すぎてよくなかった(*b*, *c*)．歯根膜の残存骨量が少ないからグラグラで，10g を基準にしているが毎週チェックしなければ危ない．|6̲のアップライトでは|5 4̲が不安なので，.017″×.025″SS と強いワイヤーで|3̲とともに固定してアップライトした(*e*)．

症例12

［右側上下臼歯の MTM］

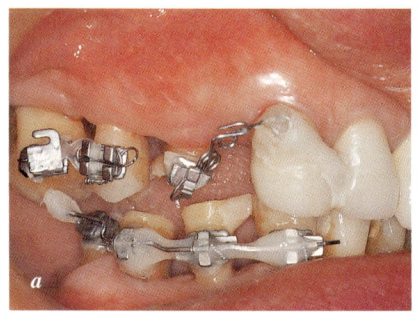

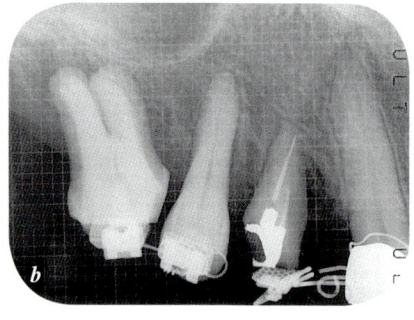

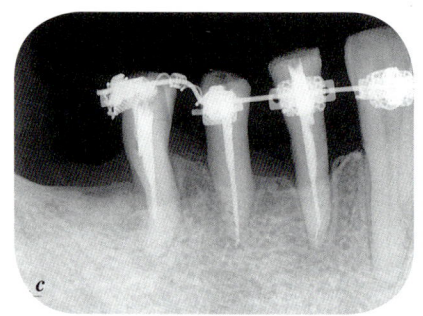

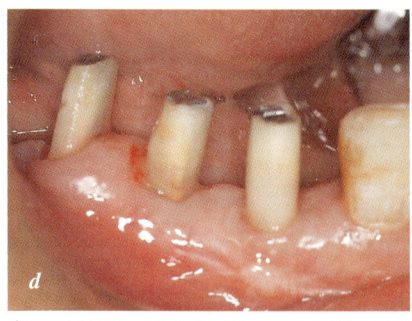

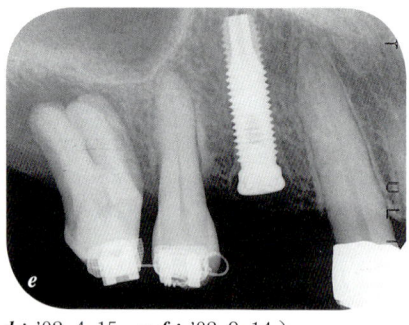

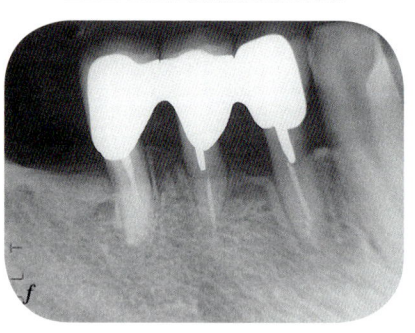

（図の日付は *a, b*：'01.12.11, *c*：'02.3.29, *d*：'02.4.15, *e, f*：'02.9.14.）
図 **12-14a～f** |4 の歯肉は十分すぎるほど挺出し，骨も再生できているようにみえる（**12-14a, b**）．6̄5̄4̄ も移動できたので矯正治療は終了とし，つぎのステップに移った．7̄ の挺出が 5̄ 遠心の歯周環境にプラスとなっている（**12-14 b, e**）．|4 の抜歯後へのインプラントは 15mm の安定した長さが確保できた．(6̄)5̄4̄3̄ の歯槽骨頂は水平化し |4 の近心の歯周ポケットは MTM で正常となった（**12-14f**）．患者は「こんなに噛めるようになるとは思わなかった」と感想を述べた．|3̄ とは連結せず，6̄5̄4̄ と弱いものどうしで連結し，「これで無理なく噛めるものだけを噛む」ように療養指導した．

［右側上下臼歯の MTM］

'01.9.1.	右側の治療開始（図 **12-12a～h**），前歯治療終了後 4 か月経過．患者はようやく得た歯周病の小康状態から，つぎのステップへの決心がつき，6̄| 遠心根抜根．バイオグランを骨補塡剤として使った
4.	5̄|4 MTM 開始
※	・5̄ 遠心移動して 6̄ 近心根と咬合できるようにする
	・|4 挺出により |4 近心の骨欠損部に骨を作り，インプラント埋入を可能にする
	・7̄・5̄ リングレットで相反移動．|4 を .016" ラウンド SS のアップライトスプリングで挺出開始．すると歯冠は遠心に行き 5̄ を押して遠心移動させる．スプリングは |3̄ につけたワイヤーに引っ掛けておく
11.	6̄5̄4̄ エンドの治療
18.	(6̄)5̄4̄ MTM 開始
※	・クラウディングを治す
	・挺出させて，歯冠歯根比を改善し，外傷を受けにくくする
	・アップライトして垂直圧を受けるようにする
	・歯槽骨のレベリングを行い，|4 近心の歯周ポケットを正常化する

	(6̄)5̄4̄3̄ レベリング．|4 と 5̄ は .012" ナイチノールでアップライトスプリング（図 **12-13a～e**）
10.9.	(6̄)5̄4̄3̄ .016" ラウンドナイチノールを主線とする
	・6̄ .012" ナイチノールでアップライト開始
	・|4 と 5̄4̄ でアップダウンエラスティック .012" アップライトスプリングは毎週チェック（図 **12-13c, d**）
22.	5̄4̄3̄ 付着歯肉をつくるため，8̄ 部より結合組織移植
11.13.	5̄4̄3̄ を .017"×.025" SS で留め，6̄ .012" ナイチノールのアップライトスプリング
12.11.	|4 挺出完了して抜歯（図 **12-14a～f**）
'02.3.8.	(6̄)5̄4̄3̄ MTM 完了，暫間固定，.016"×.022" TMA
	|4 インプラント埋入手術．インプラントは 4.0×15mm，骨質 4
4.15.	6̄5̄4̄ 補綴のため形成・印象（図 **12-14d**）
5.13.	6̄5̄4̄ メタルボンドで連結固定
9.14.	5̄ 移動完了 MTM リムーブ
21.	|4 上部構造セット

※ MTM の治療目標を示す．

図 *12-15a, b*

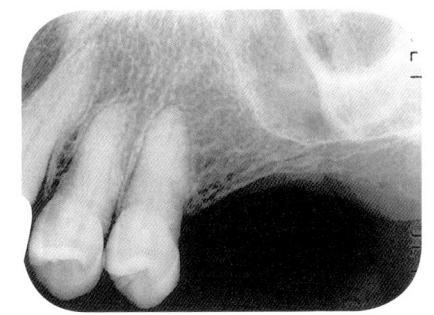

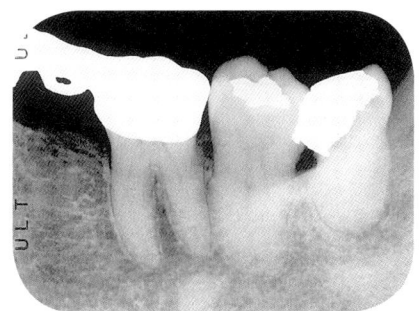

[考察]

〈治療方針について〉

この症例は治療中である．7|8 が挺出を続けているし，7| 遠心に歯周ポケットが 5 mm ある．6|7 にセントリックストップがほしい（図 *12-15a, b*）．

治療に踏み切れないままメインテナンスに通ってきている期間が 2 年続いていたが，2006 年にインプラント埋入を行った．

矯正治療が一般歯科臨床の治療現場で役に立つことはこの症例でもよくわかる．歯槽骨頂の水平化，欠損した骨の再生など補綴，外科では代替療法がない医療効果が得られている．

よく「保険がきかないところは自費でも」と患者が希望を述べる．そのつもりはないのだが，結果的に図 *12-10a〜d* のように保険によるブリッジの製作で始まり，最後はインプラントになった．やはり崩壊が著しいとさまざまな治療選択肢が必要となる．

〈MTM の可能性について〉

本症例では，5 g，10 g というような矯正力を用いている．成長期における至適矯正力は 1 cm 当たり 80 g（近藤），100 g（リケッツ）といわれている[8,9]．根尖 1/3 までの歯槽骨量ならば動揺も考慮して 5 g，10 g の値が正当なので，生理的なのだ．強ければ早く動くが，安定的に動かそうとするのがよい．

乱暴な言い方だが，わかりやすい言い方をすると，圧下も挺出も 10 g でいい．|1 の圧下はそれで動いている．|1 も |2 も，近心と遠心の歯周靱帯の崩壊度に差があり，近心に引かれ挺出している．|2 抜歯，|1 SRP により治癒に向かったとき，歯は元の位置に戻っていく．わずかにその背を押してやる感覚でよい．骨を吸収させる移動と同じではない．

ペリオや加齢の状況により，当然のことながら移動歯の歯周はさまざまに変わる．その状況によりさまざまな至適矯正力がある．難しいとも考えられるが，条件を守ればやさしいともいえる．MTM の可能性は多いと考えたい．

〈審美性について〉

成長期ではアングル I 級の咬合にこだわる．成人の矯正でもこれにこだわり，ついこの間までは歯を抜いて歯間乳頭の黒い隙間をずらりと並べた．老醜無残である．もうこれは，はやらない．若く見えるのがよい．

咬合はアングル I 級を目指しコツコツと積み上げて仕上げるものだけではない．この症例では最初に「エイヤッ」と左下にブリッジを入れた．これで咬合は完成である．それから部分的に MTM を行う．これで患者も満足し歯は長持ちする．一口腔単位の本格矯正と，一歯単位からの MTM との違いである．

審美性という点では歯を並べ，歯肉を並べ，歯を白くする．あとは上手に手入れして，QOL を楽しむ．これがよい．審美性については，どう楽しむつもりか患者に聞くことにしている．

[まとめ]

- 審美改善，機能改善に MTM での対処法を述べた
- MTM ならではの医療効果に注目すべきである
- 崩壊が進み，状況が悪化するほど，それでも歯の longevity を追求するならば，MTM などの多くの治療選択肢が必要となる．
- 今後も患者の QOL に配慮したさらなる MTM の適応例が考えられる．

症例13

● MTMの需要と供給について広く考える

[症例13]
重度歯周炎によるフレアリングをMTMにより本来の位置に戻した症例（大学病院の症例）
患者：47歳，女性
初診：1985年4月
主訴：歯周治療を受けているが，上顎前歯のフレアリングも治したい

[術前]

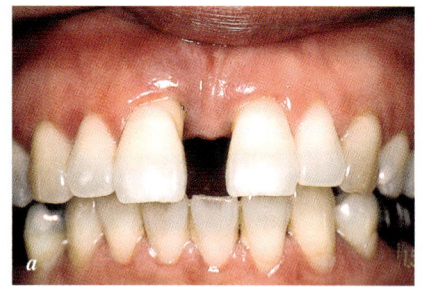

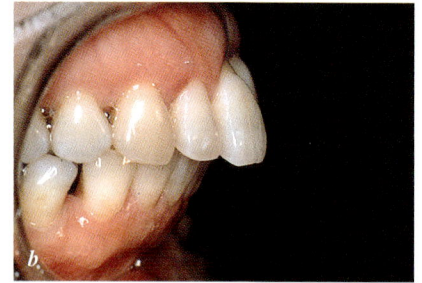

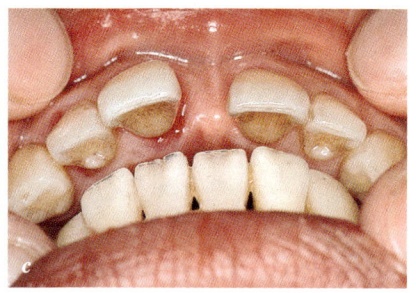

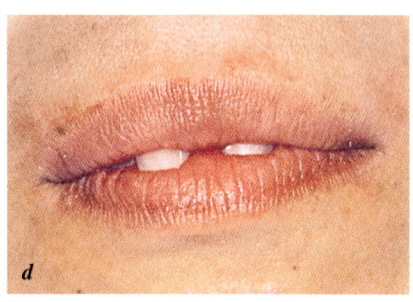

図13-1a～d　d：進行した歯周病にともなう上顎前歯のフレアリングと1|1の間に大きなスペースが認められる．口唇の閉鎖不全もある．

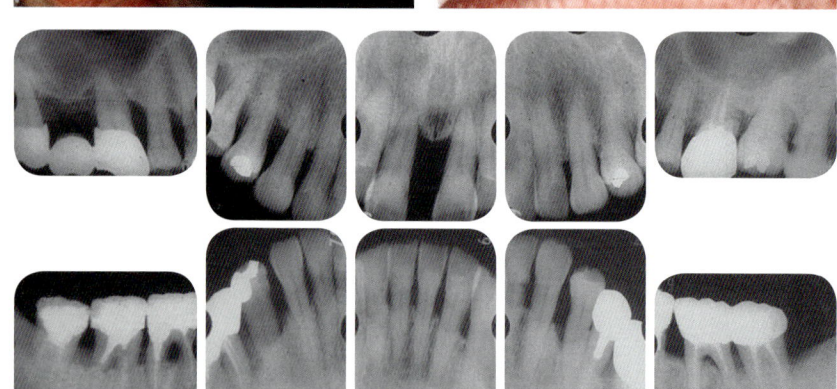

図13-2　全顎にわたる著しい骨欠損が認められる．

[問題点]
①口を閉じても歯が突き出ている．この審美障害を治したい．
②大学歯周病科を受診すると，「前歯の歯周外科をして完治を目指したいが，フレアリングしていて動揺が大きいので，手術をすると抜けてきそうで手が出せない」と言われる．歯列不正を治そうと矯正科を受診すると，「まず歯周治療をしてから」と言われる．どうしたらいいか．
③初診時に47歳という年齢で，これだけ進行しているペリオ罹患歯が矯正可能なのか．
④可能であるとするなら，その装置，力系等は？
⑤大学病院で歯周病を担当する主治医が行った．矯正治療は未経験である．
⑥高齢で重度進行歯周炎によるフレアリングのある症例の治療に，対応策があるようにしたいが，どうしたら良いか．

[術後：MTM 開始後10年目（'95.5.2．57歳）]

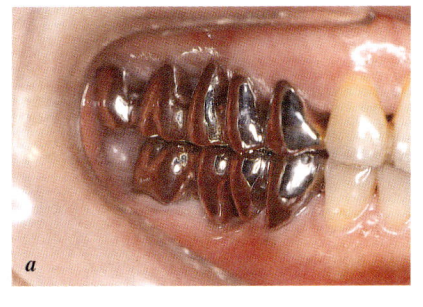

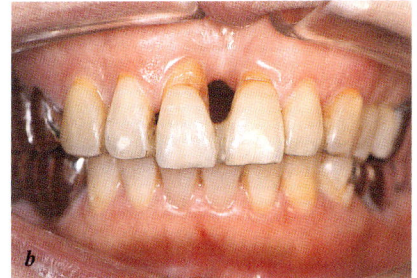

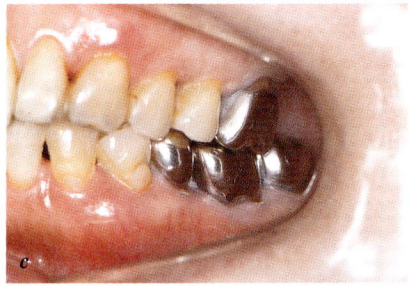

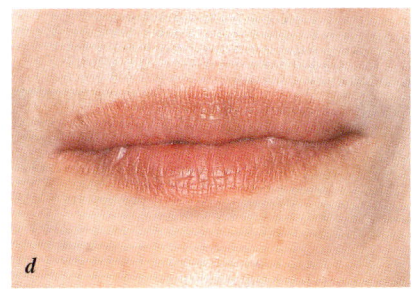

図 13-3a〜d　d：口唇の閉鎖不全が改善された．

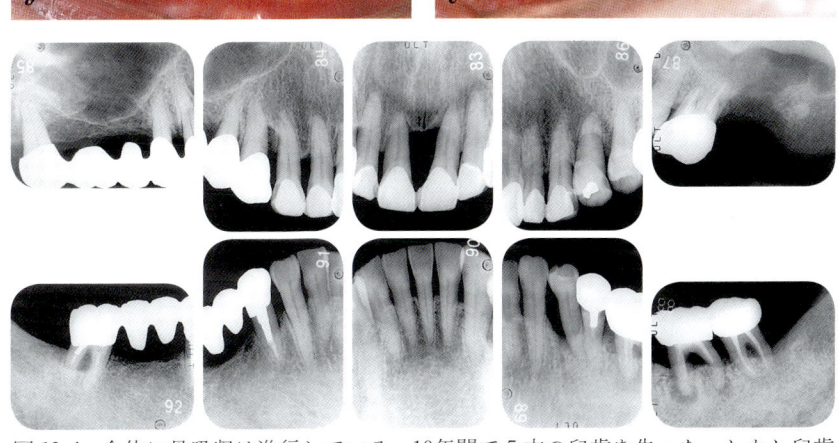

図 13-4　全体に骨吸収は進行している．10年間で5本の臼歯を失った．しかし臼歯部は固定性補綴で支えられている．MTM を行った前歯部は維持されている．

[MTM 開始後20年目（'05.12.9．67歳）]

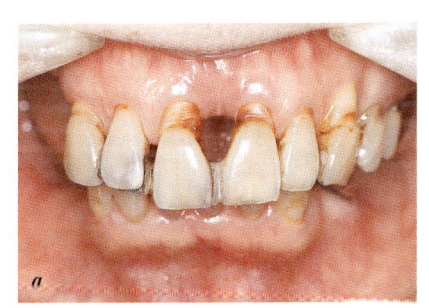

図 13-5a〜c　20年後．

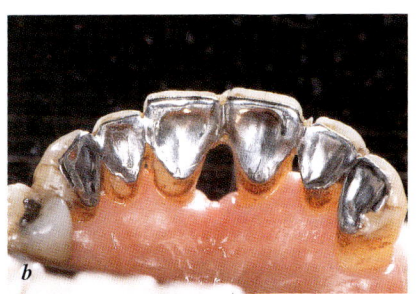

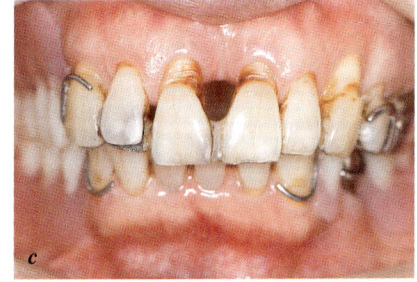

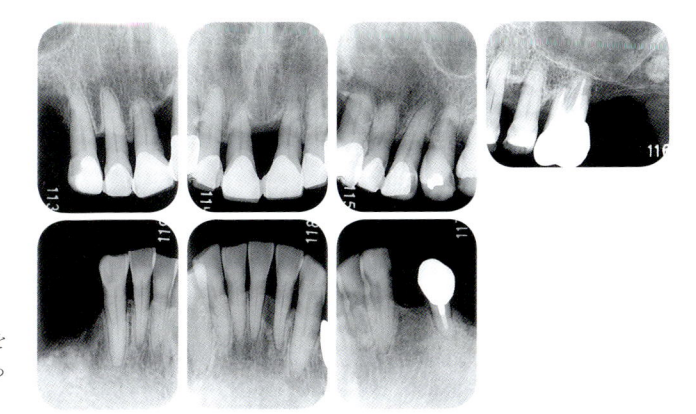

図 13-6　つぎの10年間で臼歯をさらに7本失った．MTM を行った前歯部は維持されている．臼歯部は可撤性義歯になった．この後 2| の接着がはずれ，修理をした．

[治療方針]

1. 矯正治療予定の前歯に決定的ダメージを与えないように留意しながら，できるかぎりの歯周治療をする．その後MTMを行う．
   MTMは舌側移動と同様に圧下を加えて，歯が抜けて出てこないようにする．
2. 移動には一定の弱い持続的な力を用いることで，動揺が増さないようにして，収拾がつかなくなる事態をまねかないようにする．
3. 以上を満たすためにはホーレーリテーナーのような可撤性でなく，固定性装置を用いて術者の管理が行き届くようにする．
4. 舌突出癖があるのでMTMの前に舌癖のトレーニングを開始する
5. 矯正治療終了後，完治を目指した歯周病治療を行う．その後歯周治療のための固定と，矯正治療後の保定を兼ねて永久固定を行う．

[MTMの治療経過と結果]

筋機能療法で舌のトレーニングをしてから，7 6 5 4｜4 5 6 7に.018″×.022″SSのワイヤーを入れたブラケット，チューブをパッシブに接着してアンカレッジとし，まず最初にもっとも骨吸収の進んでいる1｜をエラスティックで歯根方向に圧下しながら舌側移動を開始した．1｜1先端のエラスティックを留める位置（矢印）と，エラスティックを引っ掛けるワイヤーの高さを調節すれば，圧下の方向が規定できる[10]（図 13-7a〜c）．装置の詳細は図 13-8に示した．

8か月で動的処置は完了し舌面板で永久固定し，以後20年間，前歯部は良好な歯周組織を保っている（図 13-5, 9, 10）．

[考察]

この症例は，「日本歯周病学会誌」に掲載されている[9]．その時の症例の査読者は，[問題点]の項に記述したように「47歳という年齢でこれだけの重度歯周炎患者に対して，矯正治療が可能なのか」と指摘された．怒り心頭に発しておられた．まさにその理由でフレアリング治療が見送られていたのだが，治療後21年目では前歯部は問題なく過ごしている．主治医にとって最初の矯正治療経験であったのにもかかわらず成功している．

この症例について批判も多いであろうことは承知している．ここ20年間で著者の臨床だけみても，ずいぶん変わった．ではこの治療はしないほうが良かったのか？ なにか治療によりほかに悪い影響を及ぼしたか？ 治療によるマイナスは見当たらず，当初の問題点は解消している．前歯の治療は20年後でも治療効果を保っている．臼歯部は崩壊を余儀なくされたところがあるが，前歯部によってむしろ崩壊を免れている部分があるだろう．臼歯の歯周病による崩壊をみると，ダウンヒルケースなのであろう．この患者は歯周病科関係者の方なので，紺屋の白袴といえるかもしれない．

問題としたいのは当初の問題点⑥である．このような症例がでないような医療態勢，でたとしても対応できる態勢になっているかという点である．平たくいえば需要と供給である．

大学歯周病科を受診する患者をみると，前歯のフレアリングをもっている患者が圧倒的に多い．重度の歯周病で大学に紹介されてくるのだから当然である．需要は十分というわけである．

現在でも需要があるのはわかっているが，供給のほうは大丈夫だろうか？ 大学に紹介しても大丈夫か？ 前述の査読者のいた大学でも研究，教育システムは改善されたのか？ この問題はそう簡単に改善できるほど単純ではない．わが国だけでなく，他の先進工業国でも同様の問題をかかえている．しかし臨床では，フレアリングに対して，ブリッジやインプラントなどの補綴的対応に走る前に，基本的な対応としてMTMをすべきだと主張したい．8020にもつながる．

著者はフレアリング治療の先達ではない．先達はたくさんいる．繰り返しになるが，この問題は難しいのだろう．Grant DA, et al の"Periodontics"第6版[12]が10年後に改訂された時も「歯周矯正は重要だ」で終わっている．しかし，ペンシルヴァニア大学のVanarsdall RL[13]や Marks MH[14], et al の一般臨床歯

[MTMの治療経過と結果]

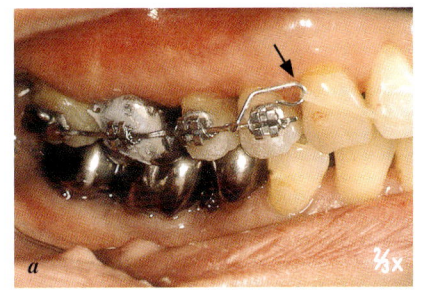

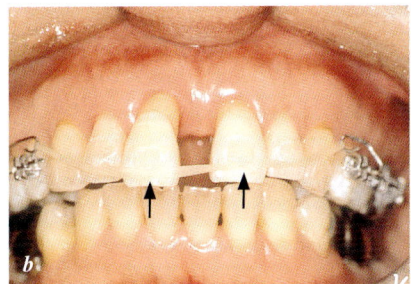

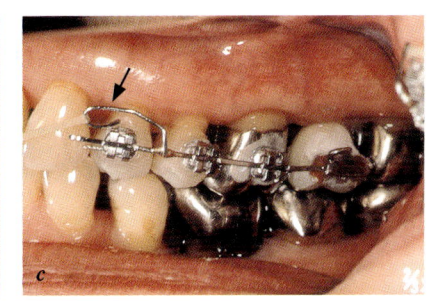

図 13-7a～c　MTMの装置を示す.

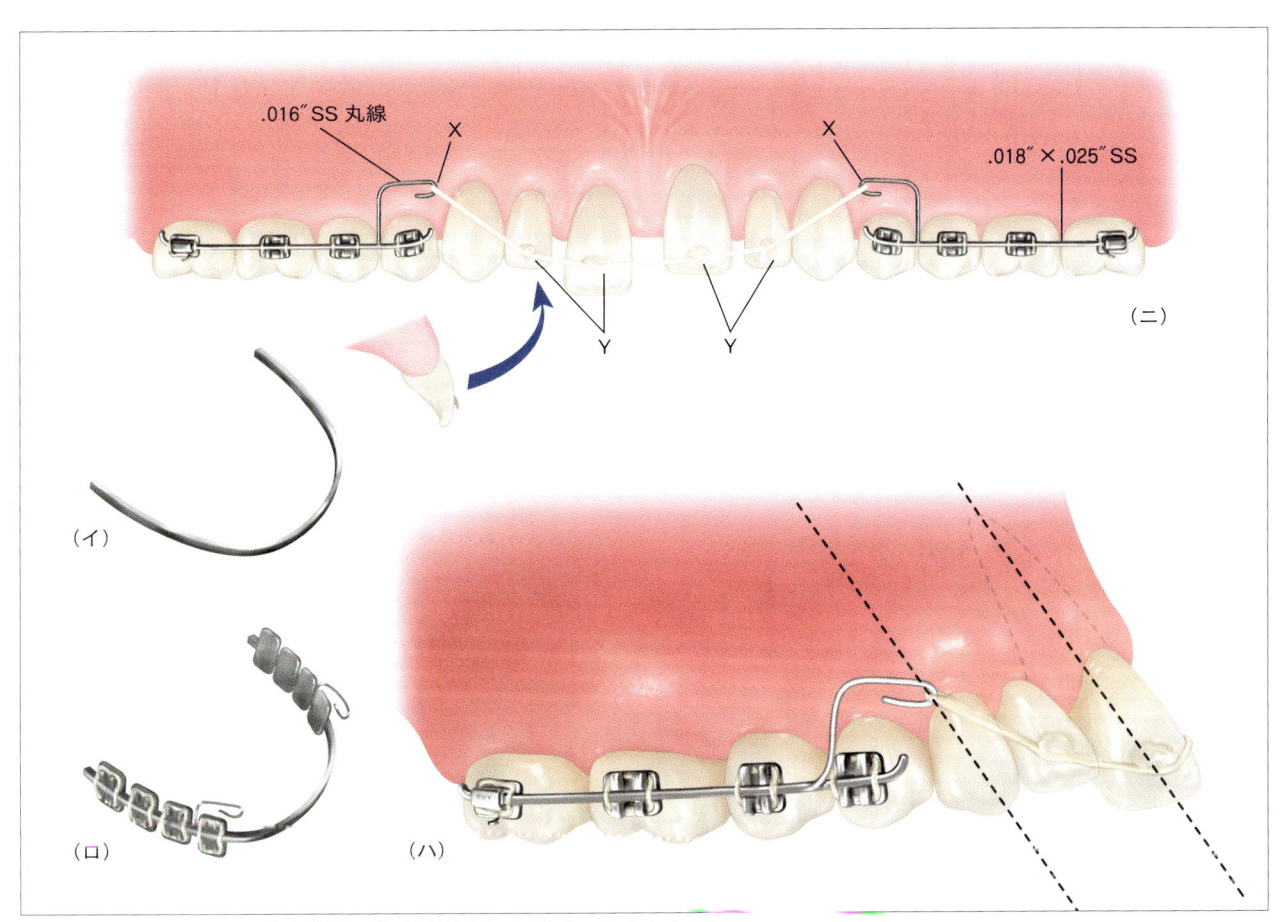

図 13-8　フレアリングの治療装置の模式図(症例より改善した点がある).
① 通常の(または指導者の常用している)ストレートアーチ用のフルサイズの角線(.018″×.025″SSスロットなら.018″×.025″SS)を用意する(イ).
② その角線にアンカレッジの歯数分のブラケット(か最後臼歯はチューブ)を止血鉗子のモスキートを使ってラスタイで留める(ロ).
③ 模型でブラケットの位置を確かめて，接着レジンでパッシブにセットする(ハ).
④ アーチワイヤーを三分割して，.016″SS丸線をろう着して近遠心を曲げて(線が取れてこないようにして)結紮する.
⑤ 2 1|1 2 に4メタレジンを一層流しておいて，その上にユニファストを盛り，硬化中にピンと張らしたエラスティック(Las-O-thread など)を切端からレジンに食い込ませて滑り止め(というよりチューブ様)を作る.
⑥ フォースシステムは，まず第一に圧下を図る．動揺(外傷)防止，歯根吸収の防止のためであるが，まず切歯の傾斜をコントロールした矯正でありたい．牽引方向により動揺が違ってくる．.016″SS丸線のXと滑り止めレジンは下点のYを変えることで方向を規定できる[11]．舌側への牽引はごく軽い連続した力を用いる．1か月1mmの移動距離を目安にする(ニ).

症例13-14

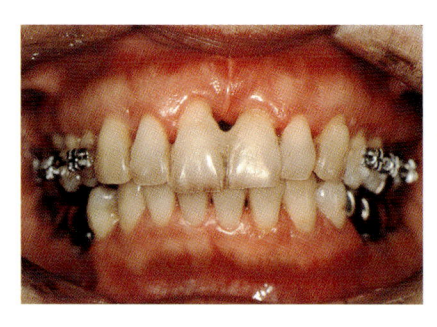

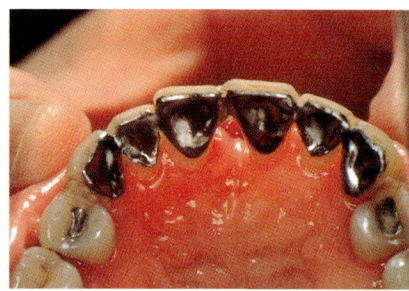

図 13-9 MTM 終了時.
図 13-10 舌面板を接着レジンで固着して歯周病罹患歯の固定と矯正の保定を図った.

科医向けの業績が指針となる.

米国では専門医制度が確立していて，質の高い治療が行われている．包括的歯科治療が必要な症例では，各分野の専門医が共通の治療目標に向かって疾病治療を行う．健全歯となってから矯正治療が行われる.

そのようなチームワークアプローチを日系2世のレイモンド杉山教授が記述している[15].

[まとめ]

前歯のフレアリングと臼歯のアップライトは，MTMの代表的な症例といわれている．簡単な改良型ホーレーリテーナーによる矯正だけでなく，さらなる症例にも挑戦する方法の一端を示し，さらに広くこの問題を考察してみた.

＜21年目の視点から＞

この症例は1985年のものである．当然変わるべきものがある．まず矯正力である．フレアリングした前歯を舌側に引くとき，「ごく軽い連続した力を用いる」と書いている．そのころ，果たして今と同じであったか？

当時，著者は歯周病学講座の新米講師であった．MTMにはエッジワイズシステムを少し手加減して用いていた．図13-8でエラスティックを作用させる時，グラグラ動く1|1が抜けてきては困ると思った．間違って「ガン」と噛んでも固定できていて，抜けてこないようにと意識した覚えがある．このくらいの力なら固定も圧下もされて一石二鳥だと.

これは間違いである．力が強すぎた．だから術後，根尖が吸収している．せっかくアタッチメントゲインがあったのを根吸収で目立たなくしている.

スタディクラブ「JIADS」の'05の総会で，米国のタフツ大学で教育にもかかわっている諸井英忠先生が講演された．「タフツ大学でLOT(本書ではMTM)は教育されているのか？」という質問に「されていない．全米でこの分野で指導的立場だったペンシルバニア大学でも後継者がいないくらいだ」と.

米国での成長期の全顎矯正はステータスシンボルといわれるくらい普及している．日本の学歴並みだ．日本の矯正専門医も増加しつづけ，飽和状態といわれながら健闘している.

ところで，日本では一般歯科臨床におけるMTMは21年前と変わったのだろうか？

プロローグ―臨床例から―

● 包括歯科医療の一環として外科矯正治療が市民権を得ている．しかし患者が外科手術を忌避した場合，矯正治療でどこまで改善できるか？ 限界を超えた歯の移動がもたらす問題点を一般歯科臨床の立場から検討してみる

［症例14］
　外科手術が必要な骨格性の反対咬合，オープンバイト，著しいクラウディングに，矯正治療だけで治療終了とした症例

患者：20歳，女性
初診：1999年11月15日
主訴：顎を切らないで歯並びを治したい

［初診時］

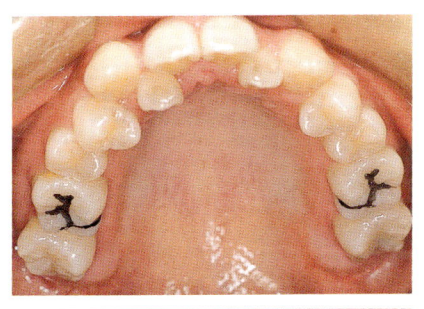

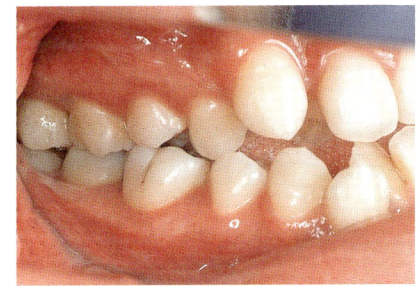

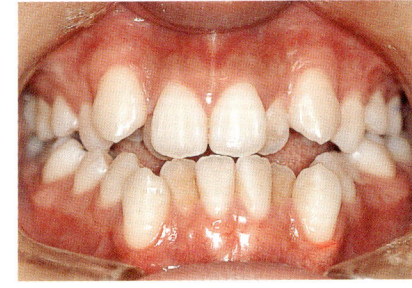

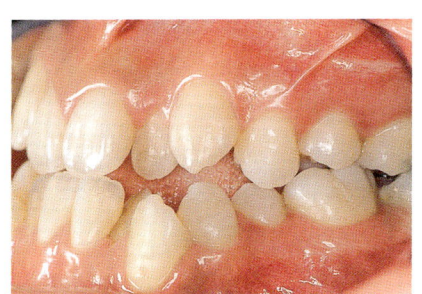

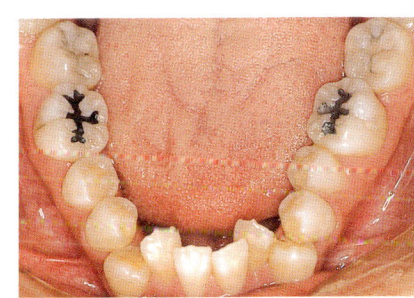

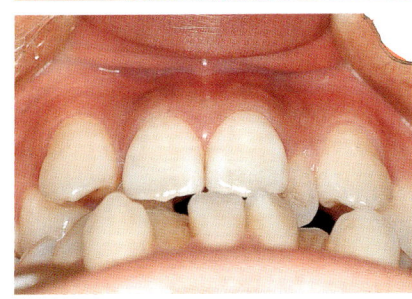

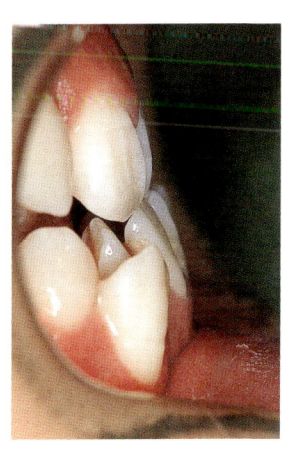

	d	
a	b	c
	e	
	f	g

図 14-1a〜g　初診時．

一般臨床歯科医が行える範囲の補綴処置では，審美回復も機能回復も十分にはできない形態である．

89

症例14

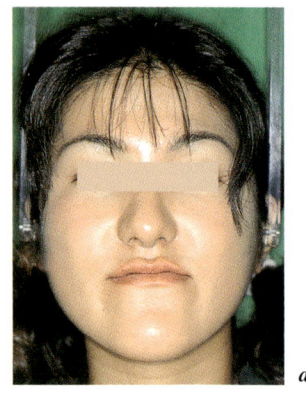

図 14-2a〜c　初診時.

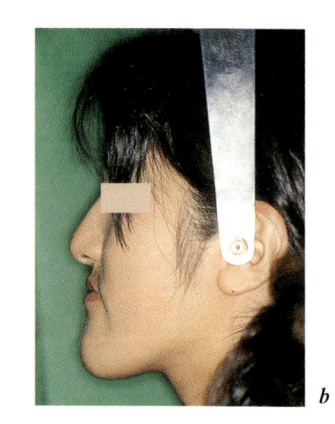

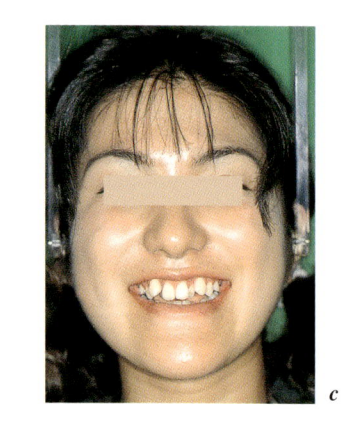

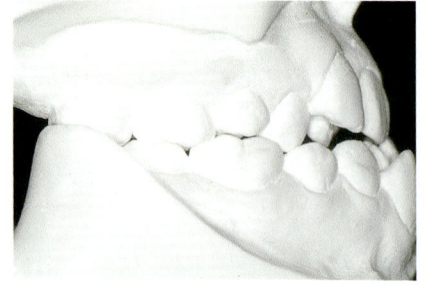

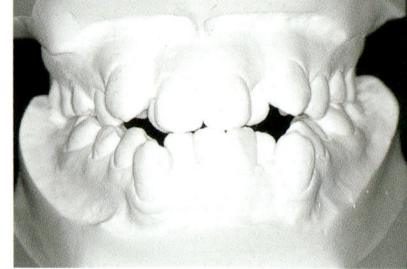

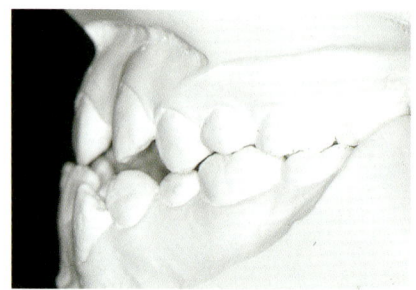

[術前]

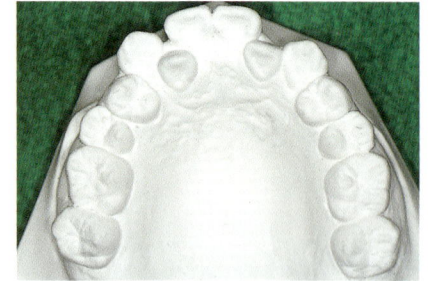

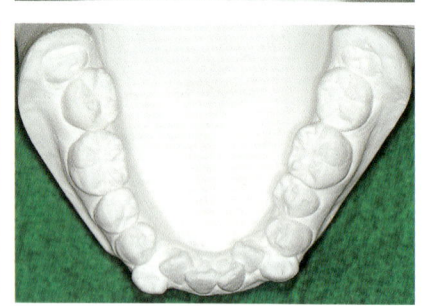

$\frac{a|b|c}{d|e|}$

図 14-3a〜e　術前模型. $\frac{3\mp4}{4\ 4}$の15本は咬合時に機能を果たせるほどの咬合接触がない.

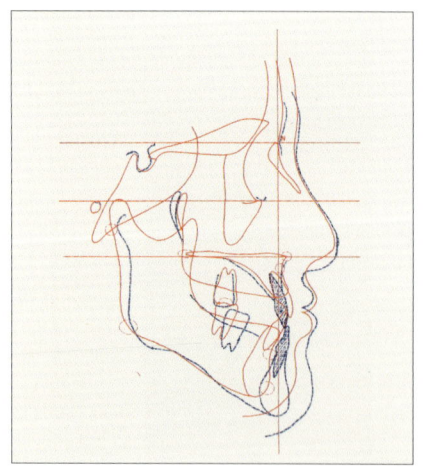

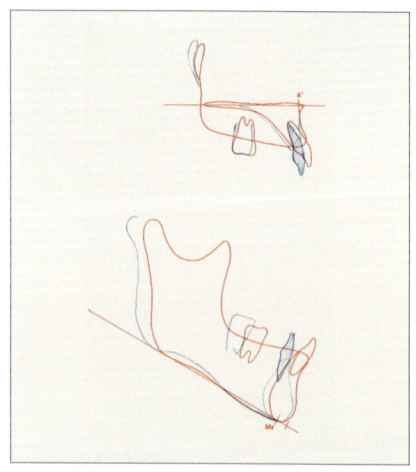

$\frac{4|5}{\ |\ }$

図 14-4　術前セファロトレース.
図 14-5　術前上顎および下顎セファロトレース.

90

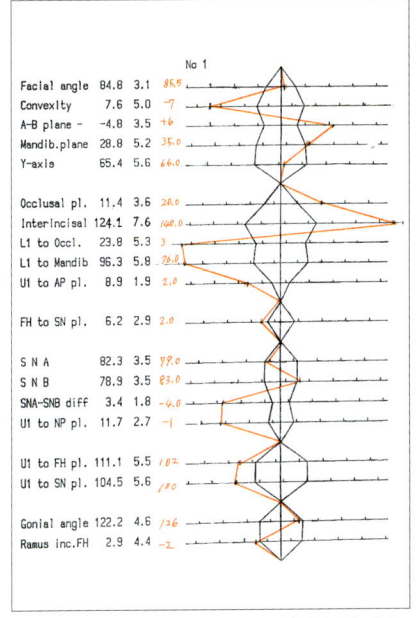

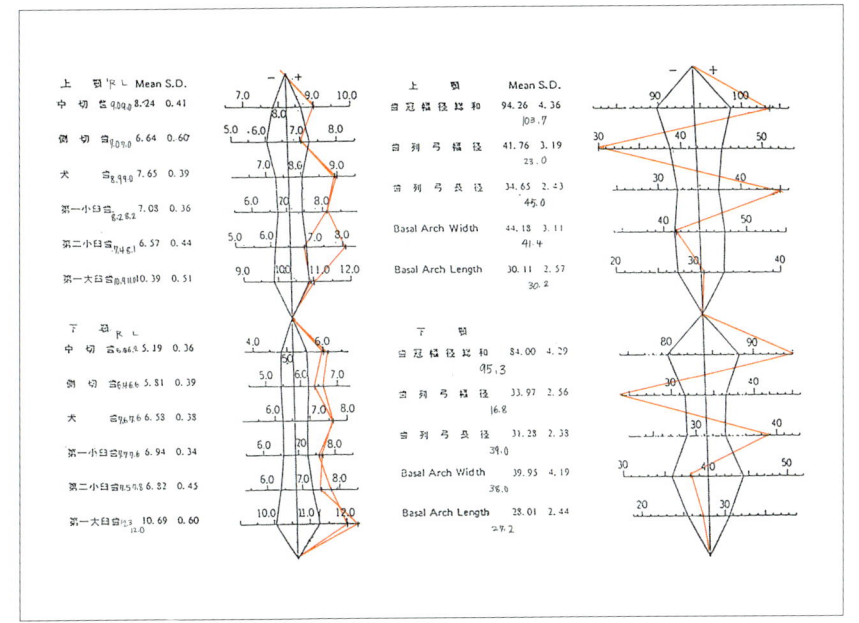

図 **14-6** プロフィログラム分析表（角度）． 図 **14-7** 歯冠幅，歯列弓，Basal Arch の幅径の標準偏差図表．

［問題点］

①外科矯正が治療の第一選択であり，いちばん良好に改善がなされ，機能，歯の longevity も同様に期待されるが，患者の同意がない．

②矯正治療だけでは顎態の改善（下顎が前方に突き出ている状態の改善）は得られない（図 **14-14**；赤矢印）歯の位置と口唇の少々の改善（同；青矢印）で審美的に満足してくれるか．

③患者が歯並びについて気になる点は，「中心が合っていない，咬み合っていない，犬歯がくっつかない」という点である．審美性とともにオープンバイトによる咀嚼障害を訴えている．これが改善できるか．

④いつも口を開いており，気がつくと口で呼吸をしている．舌突出癖がある．治療後は浅い被蓋改善が予想される．これでオープンバイトが再発しないか．

⑤歯槽性の歯の位置の変化による審美，機能改善には限度がある．限度を超えれば歯根吸収，歯髄死，歯根が骨からはみ出してしまうなどの不快症状が起こりやすく，歯の longevity に影響する．しかし限度を守っていては改善できない部分がある．前歯の被蓋改善のためには，上下前歯が歯槽骨より飛び出す寸前まで移動させねばならない．上顎は前方，側方への拡大が必要である．これが成功するか．

⑥限界はどこにどのようなかたちででてくるか？限界を超えた歯は一般歯科臨床でどこまで対応できるのか？

⑦この不正咬合を治療しないと一般歯科臨床でも不都合が起こる．通常，歯の不正位置により歯の価値観が低くなりやすく，安易に抜歯や大幅な補綴治療が行われやすい．また不正位置のため，一般歯科臨床におけるう蝕，歯周病の治療レベルが著しく低くならざるをえない．固定性補綴物では咬合接触を回復できない．

症例14

[術後('03.6.7.)**]**

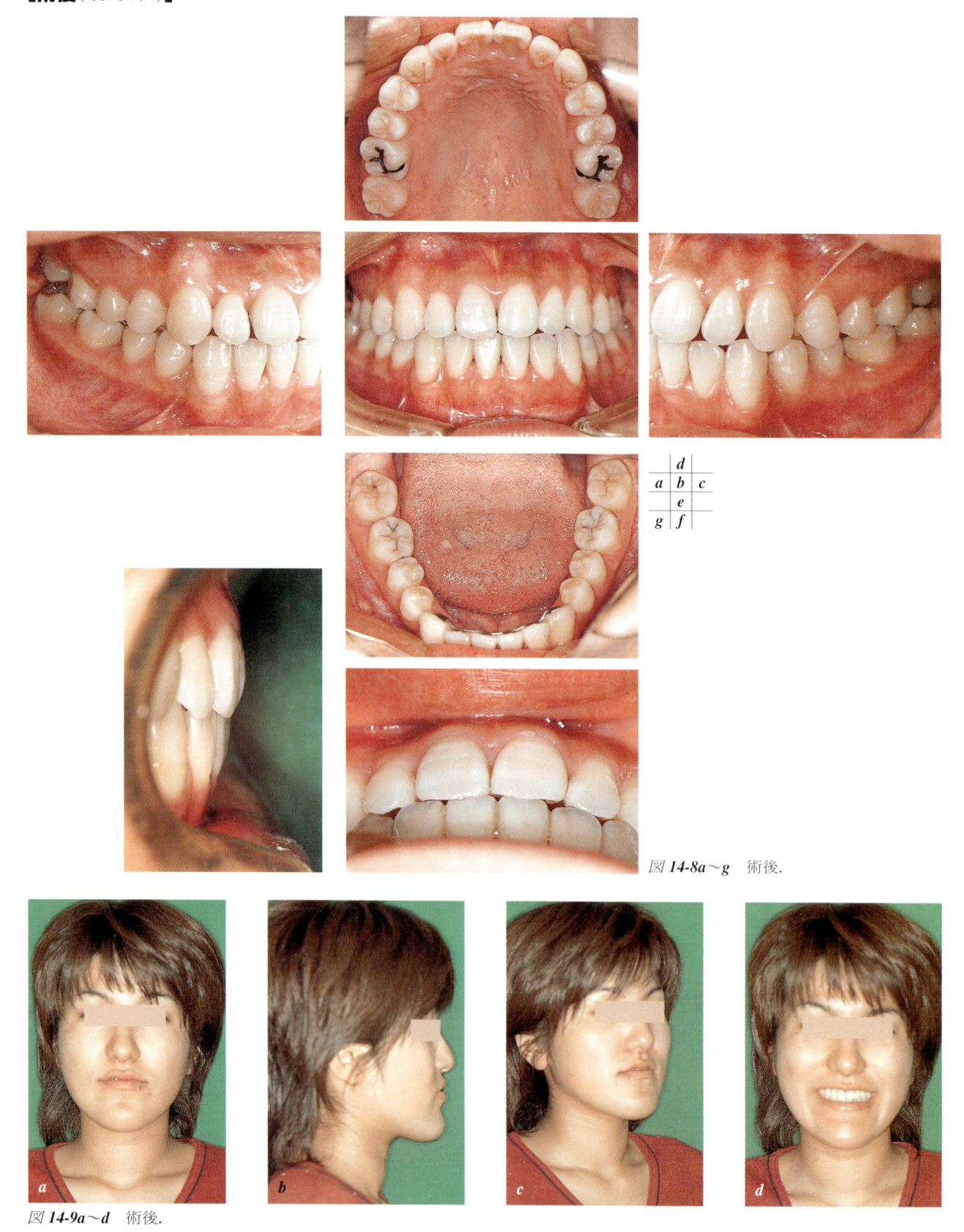

図 14-8a〜g　術後.

図 14-9a〜d　術後.

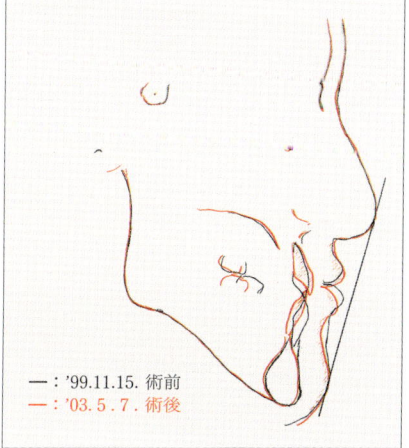

プロローグ―臨床例から―

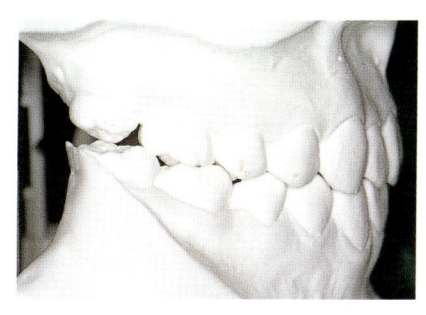

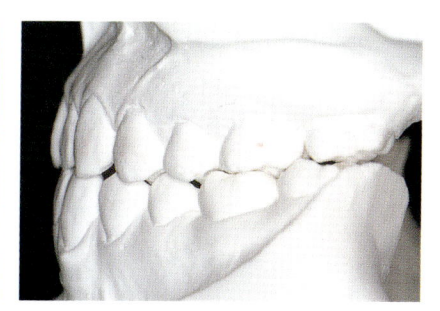

a	b	c
d	e	

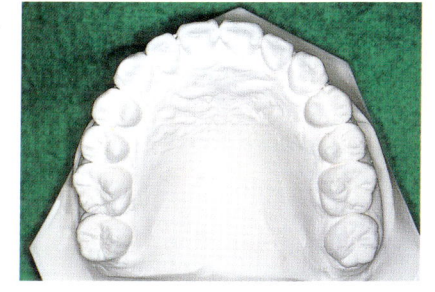

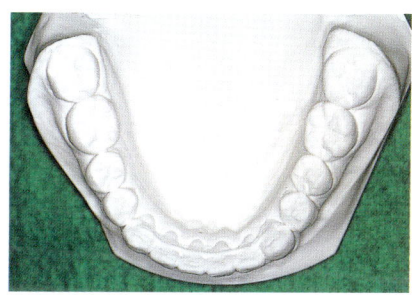

図 14-10a〜e　術後.

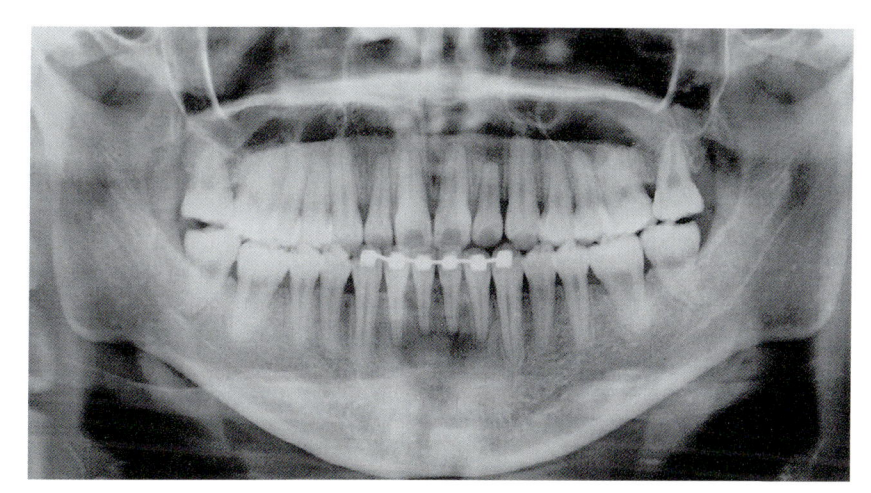

図 14-11　術後.

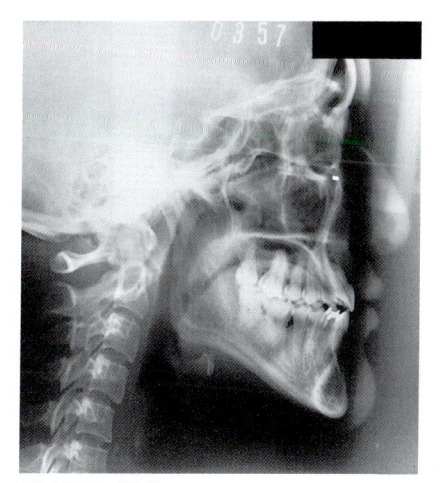

図 14-12　術後.

図 14-13　術前・術後のセファロトレース重ね合わせ．骨格（顎骨）の部分は変わっていない．歯と歯槽骨（歯周組織）の部分が改善され，その影響が口唇に及んでいる．

―：'99.11.15. 術前
―：'03.5.7. 術後

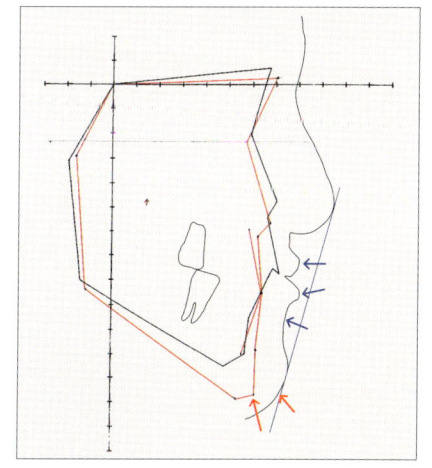

図 14-14　プロフィログラム．標準図形に患者の骨格とプロファイルを重ねてみた．
　赤矢印の所は，外科手術をしないから変わらない．鼻も成長が終わっているので変わらない．青矢印は改善する可能性がある．

93

[治療方針]

矯正治療での問題点を説明し，危険な状況になる寸前に治療方針を再び相談することにする．

1. 上顎は限界を超えて前方に移動させなくては被蓋改善が難しいので，非抜歯で前方，側方に拡大する．その後，8|8 抜歯の代わりに戦略的に 7|7 を抜歯した．
2. 下顎は 6|6 を抜歯して前歯の舌側移動を図る．
3. 歯周組織のダメージをできるだけ調べながら進行する．
4. 口腔清掃と筋機能療法は常時ウォッチングする．

'99.	11.15.	初診
	12.8.	上顎リンガルアーチセット．前方，側方に拡大開始
		上顎は non ext. でトライする
	10.	上顎フルブラケットとバンドセットして，.014″ ナイチノールでレベリング開始
		下顎は 6|6 ext. して，臼歯に DBS セット，.016″SS（図 **14-15a〜e**）
'00.	1.	上顎は拡大してクラウディングを解消する
	2.	下顎は 5|5 遠心移動により，クラウディング解消のためのスペースをつくる
	3.	口腔清掃と筋機能療法は常時強化していく
	4.	（アーチホームを整え，過剰な傾斜を防ぐ）
	5.	下顎リップバンパーをセットし，7|7 のアンカレッジの強化と圧下を図る
	6.	
	7.	上下 .016″×.022″ ナイチノールワイヤー
		2+2 DBS セット（図 **14-16a〜g**）
	8.	
	9.	上顎リンガルアーチ中止
	10.	十分にバイトが深くなったので，リップバンパーを中止してみる
	11.	
	12.	
'01.	1.	
	2.	リップバンパーを再使用する
	3.	歯の位置が改善したのだから"スマイル"時の癖を改善するよう説明
	4.	
	5.	筋機能訓練を続けるよう指示
	6.	リップバンパーを中止して .017″×.025″ ナイチノールで再レベリング（図 **14-17a〜e**）—ブラッシングの不足を注意
	7.	リップバンパーにより前歯部の挺出と 7|7 の圧下を図る
	8.	3+3 隣接面をストリッピング
	9.	
	10.	上顎前歯の挺出を強化する
	11.	3 2 1|1 2 3 に .017″×.025″D-rect でリンガルルートトルクを加える
	12.	
'02.	1.	8|8 の配列が問題になってきたので 7|7 を戦略的に抜歯して，8|8 の自然挺出を図る

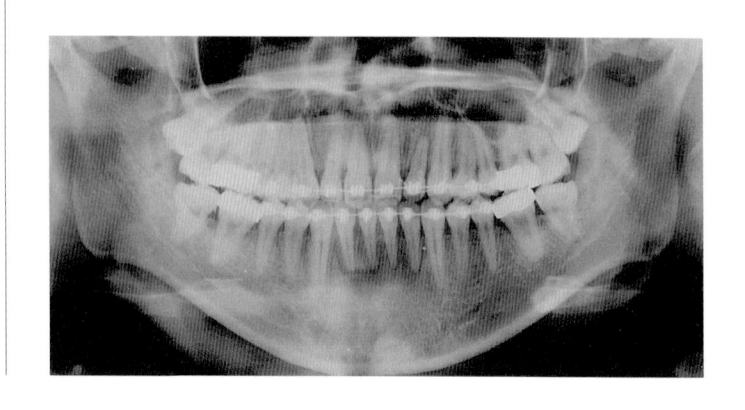

	2.	7̄|7̄ バンドセット
	3.	
	4.	8|8 バンドセット
	5.	
	6.	
	7.～10.	この時点から4か月キャンセルが続いた
	11.	上下 .017″×.025″ナイチノール．2 1|1 2 エロンゲイションベンド，前歯にボックスエラスティック
	12	上リンガルアーチ再セットしてリラップスに対応
'03.	1.	⎡咬合のディテールを修正⎤
	2.	
	3.	
	4.	⎣ ⎦
	5.	上下装置リムーブ　上下ベッグタイプリテーナーセット 下は 3|3 フィックスリテーナーも加える
	6.	|2 切端に光重合レジンを接着して被蓋を深くした 術後資料採得（図 **14-8a～g**）
	7.	8|8 を頬側に，7̄|7̄ を舌側に移動できるようリテーナーを調整 3+3 ツイストフレックスで舌側から固定を追加
	8.	
'04.	10.	CT 撮影（図 **14-20a, b**）
'05.	1.	術後経過の写真（図 **14-19a～f**）
	4.	|2 切端レジン破折修理

　矯正の仕上りについては術者としては不満もあるが，審美性は達成できたようである．術後の審美改善について，患者サイドではまったく不満がなかった．"E-line ビューティフルの範疇"に入った．白人並みの美しさだ」と言うと，「そうですね」と応じてくれた．咬合状態も改善でき，咬み合わせがまた開かないためには，臼歯だけでなく前歯でも噛み込むことだという方針を守ってくれている．今後たとえ歯科治療が必要になったときでも，通常の処置が可能となった．う蝕，歯周病の発生もない．

　危惧された「限度を超えた移動」の結果は図 **14-20a, b** の CT 画像に示した．1̄|1̄ はまさに歯槽骨から飛び出しているが，正確に動揺度を測定してみても通常の値である（図 **14-21**）．この歯の位置に植立していれば，たとえ問題が生じても一般歯科臨床の技術で対応できる．

　術中 8|8 / 8̄|8̄ のクロスバイトが治らなくて苦慮したが，骨格性の形態の後方限界が壁となっていた．CT 像でよくわかる（図 **14-20a, b**；青矢印）．もっと早く気がつけば無益な努力が省けた．

　前歯の被蓋改善は，オーバーバイトが深くなってもまた戻るということの繰り返しであった．舌突出癖は上顎前歯の前方移動に追い風となった．しかしオープンバイトの再発にもはたらいている．|2 のオープンバイトが浅くなってきたので接着レジンで歯冠を長くしている（図 **14-19f**）．舌突出癖はまだ完治はしていないということであろう．

［治療経過と結果］

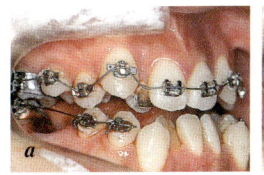

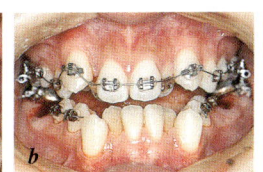

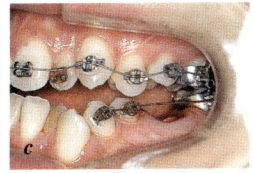

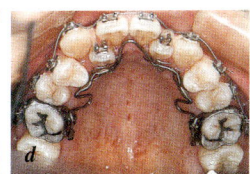

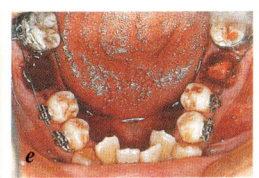

図 **14-15a～e**　'99.12.10.

症例14

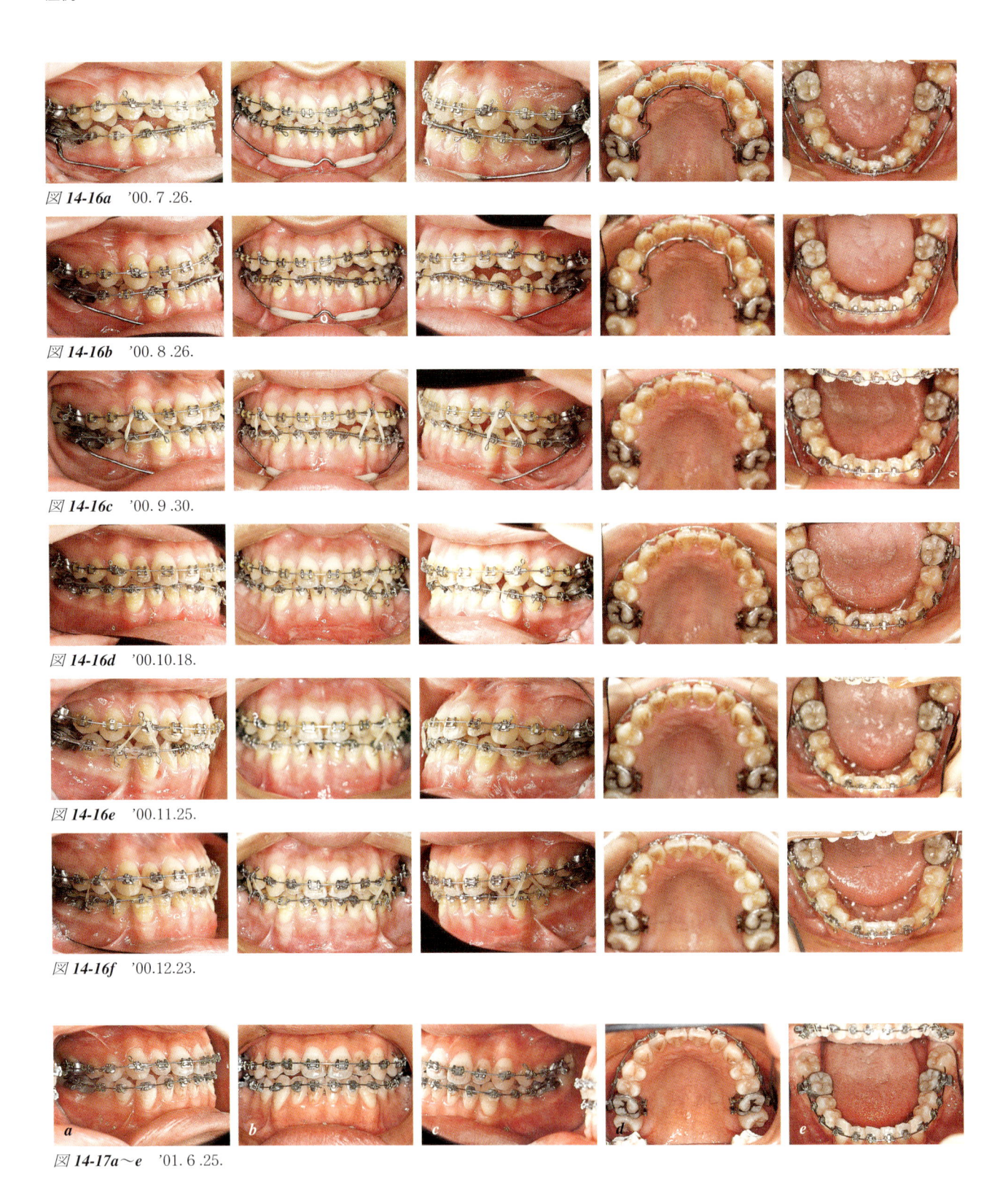

図 *14-16a*　'00. 7 .26.

図 *14-16b*　'00. 8 .26.

図 *14-16c*　'00. 9 .30.

図 *14-16d*　'00.10.18.

図 *14-16e*　'00.11.25.

図 *14-16f*　'00.12.23.

図 *14-17a〜e*　'01. 6 .25.

図 *14-18a〜g*　'03. 6 . 7 . 術後（p.92. 図 *14-8a〜g* に示した）.

プロローグ—臨床例から—

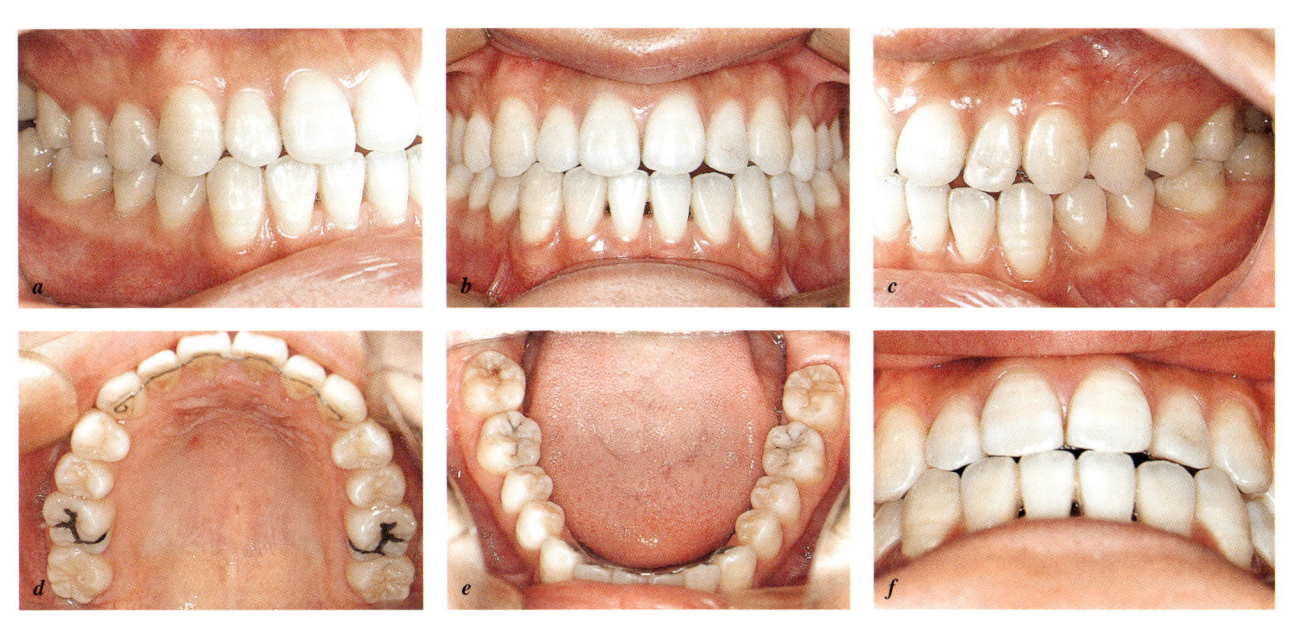

図 14-19a〜f　'05.1.25. 術後経過.

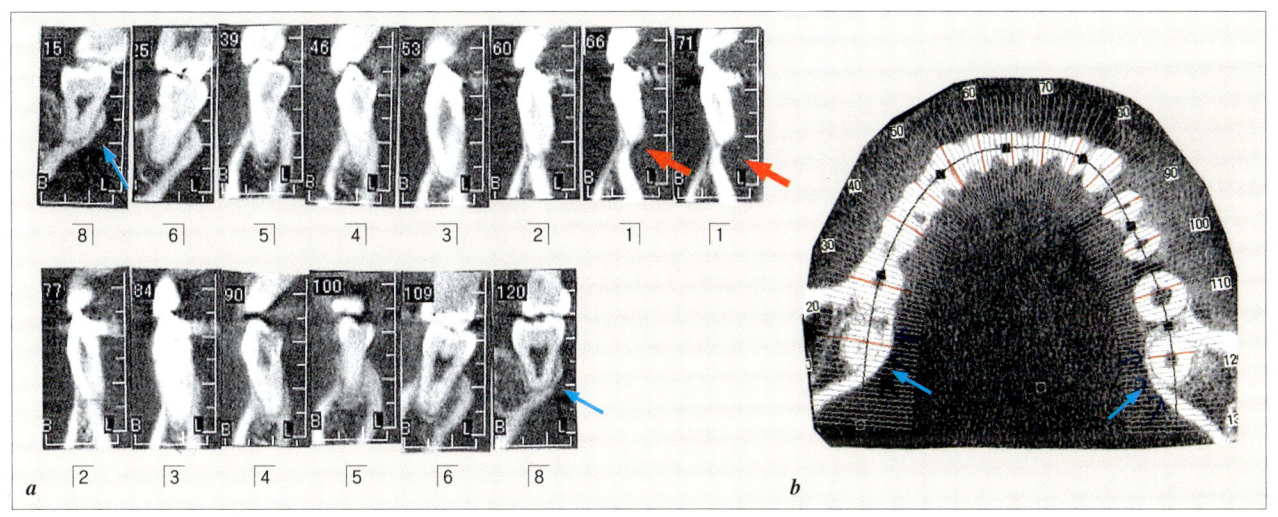

図 14-20a, b　1|1 の移動は限界(赤矢印で示す)を超えているが，歯の保存は可能である．8|8 のさらなる舌側移動は，この位置(青矢印)で限界であった(歯科用 CT マーキュレイで下顎を中心に検討)．a 図(左図)の歯の写真の左側が顔面側となっている．番号は a，b 図の番号とも共通．左図 a の各歯の断層面の位置は b 図(右図)の赤細線で示した．

動揺度		+6	+13	+13	+17	+13	+5	+11	+18	+20	+11	+20	+23	+7	+6	
部位	8	7	6	5	4	3	2	1	1	2	3	4	5	6	7	8
動揺度		+13	+1	+6	+2	+3	+6	+8	+7	+4	+17	+4	+5	+5	+5	

図 14-21　動揺度.

[考察]

〈審美性について〉

　審美性の獲得は歯科において主要な課題である．どのように審美改善するかは患者の要望により決めるべきだ．術者はアドバイスをするレベルでいいと思っている．術者の審美観を押し付けるのはいかがなものか．セファログラムのデータを尊重するように教育されている，術者は皆そうしている，というのは術者の審美観を押し付けていることの免罪符になるのだろうか？

　著者の言いたいことは，審美改善のために外科という不可逆処置をするときは，術者はきわめて慎重になるべきだということである．補綴のための抜歯や削合ばかりでなく，矯正のための抜歯も含めて本当に患者の利益につながるかどうかの検討が必要である．まして外科矯正を強制すべきではないだろう．

　外科矯正は長足の進歩を遂げている．今日では上顎・下顎を種々に切って再構成できる，安全性も昔の比ではない．著者も包括歯科医療の一環であると思っている．おおいにやったら良いとは思わないが，患者が切望すればきちんとできる医療態勢が望ましい．

　しかし審美改善について，どのレベルまでやるべきかについては術者と患者のレベルに差がありすぎる．術者の間でも差がありすぎる．これはもっと差をつめる努力が必要であろう．

　本症例でも，術前は横顔の改善ができないことが非常に気になっていた．「それでもいいですか」と尋ねた気持ちはセファログラムのデータのとおりに治したいという考えの影響であろう．術後に患者はサーフィン仲間と結婚し，自営業を営んでいる．外人並みに背が高く，サーフィンで日焼けした笑顔で会話する姿は本当に格好がいい．

〈歯の longevity について〉

　成長期の矯正では，審美改善の主訴により矯正が行われることが多い．その際に達成される咬合の改善は，審美改善の付録ではないだろう．咬合の改善は成人の歯科治療で，患者の切望する歯の longevity に直結するものだ．オーバーバイトやオーバージェットの著しい異常，著しいクラウディングの存在は，一般歯科治療の成功に対する決定的なダメージなのだ．本症例はそのダメージを取り除いた症例である．一般臨床歯科医としてこれを喜びたい．だれでも喜ぶべきだと言ってはいけないのだろうか．

[まとめ]

　外科矯正が適用の症例を取り上げ，患者の外科処置は避けたいとの切望に従った治療方針をとったときに必要なことをまとめてみた．あわせて術者の治療方針だけでなく，患者の QOL に根ざした基本的な治療方針の樹立を提案した．

●矯正治療は形態を適正にすることで，良い機能がついてくるという立場をとっている．しかし成人の開咬は舌癖で治りにくく，元に戻りやすいといわれている．それでは本来の咀嚼機能を発揮させる治療はないのか

[症例15]
　3|埋伏，6|6欠損をともなう左右非対称の成人開咬症例
患者：26歳7か月，女性

初診：1986年3月22日
主訴：下の歯に隙間が開いているので，ことばがはっきり伝わらない

[術前]

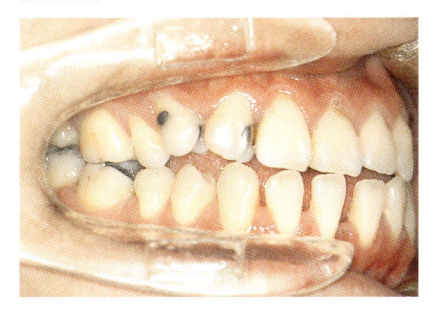

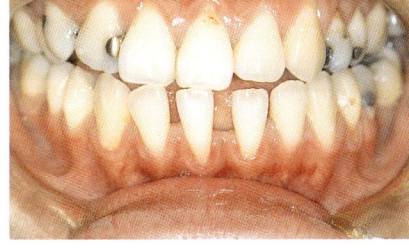

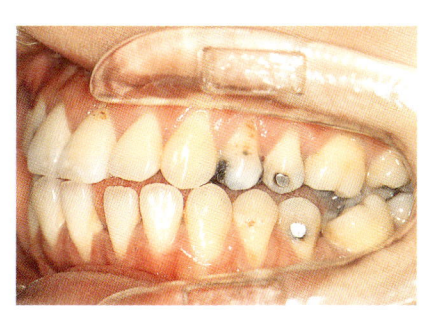

a	b	c
d	e	

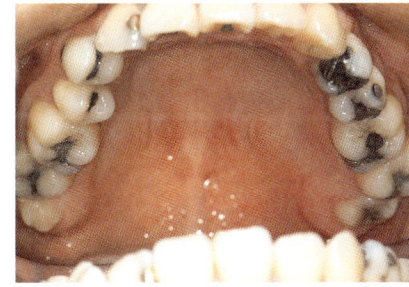

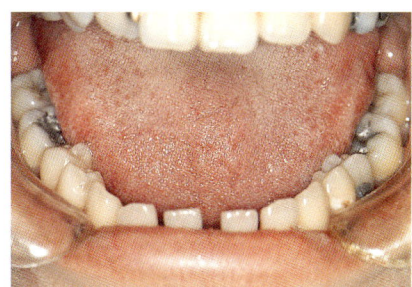

図15-1a〜e　'86.3.26．咬合接触がポツポツと点状に存在しているオープンバイトである．

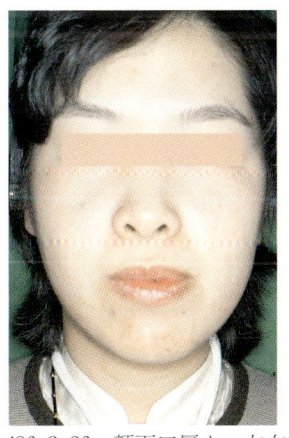

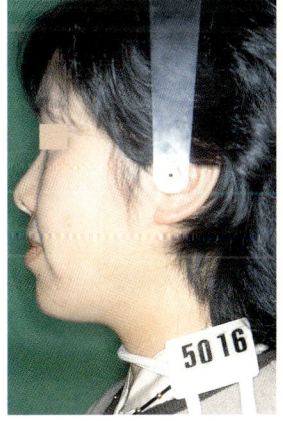

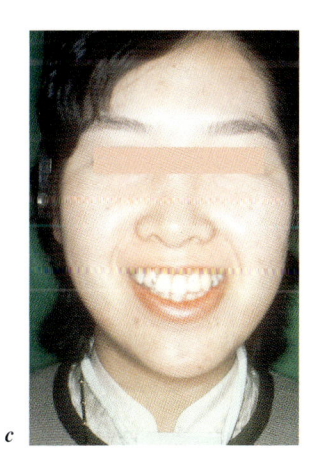

図15-2a〜c　'86.3.26．顔面口唇も，左右非対称が目立つ．

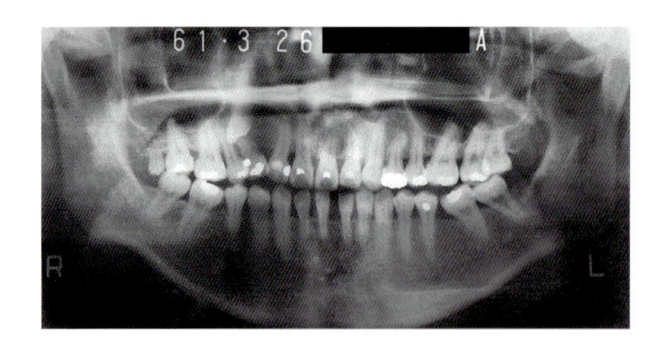

症例15

図 15-3　'86.3.26. 傾斜している歯が多い.

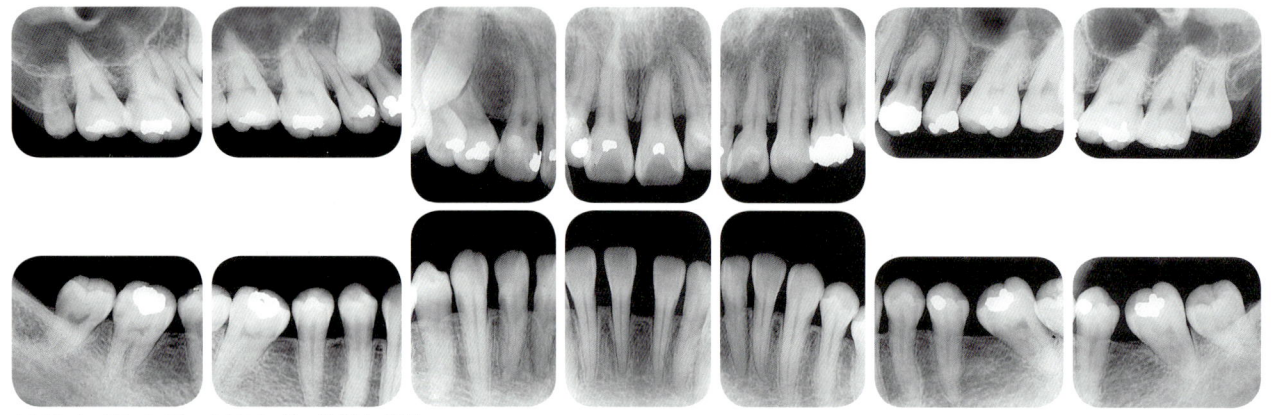

図 15-4　'86.3.26. $\underline{3|}$が$\underline{5\ 4|}$の位置に埋伏している.

[術後]

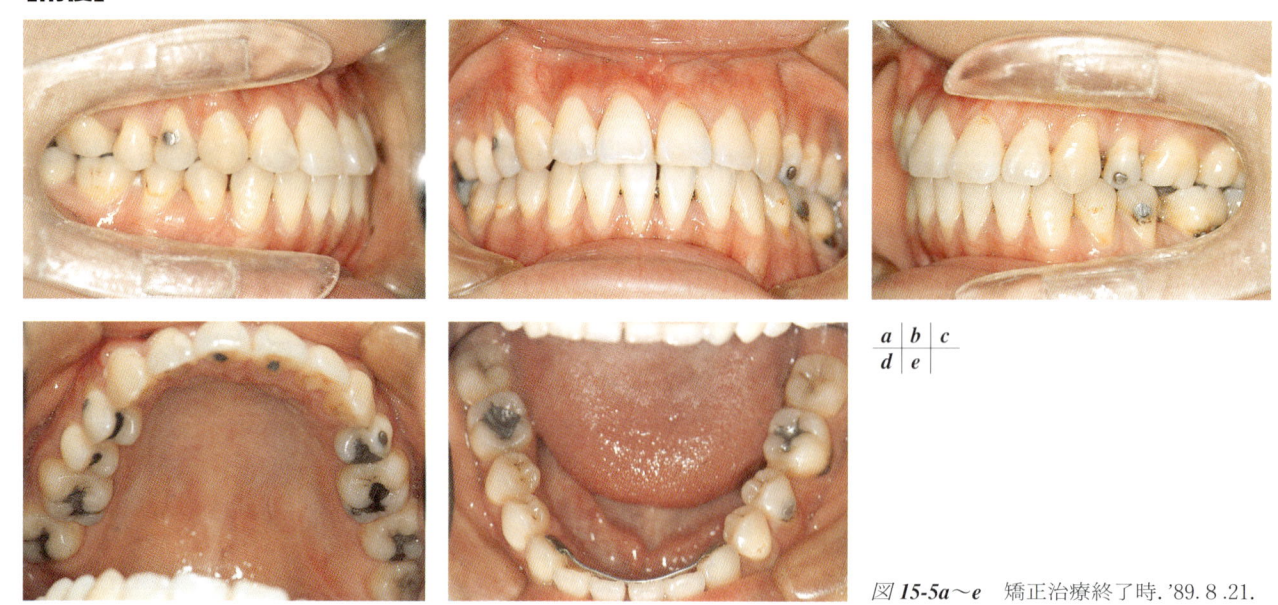

a	b	c
d	e	

図 15-5a〜e　矯正治療終了時. '89.8.21.

プロローグ─臨床例から─

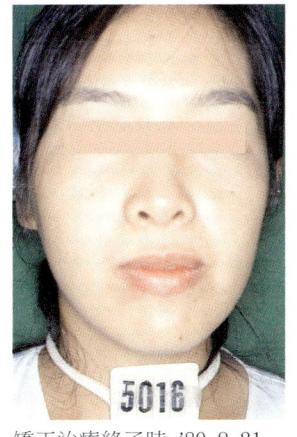

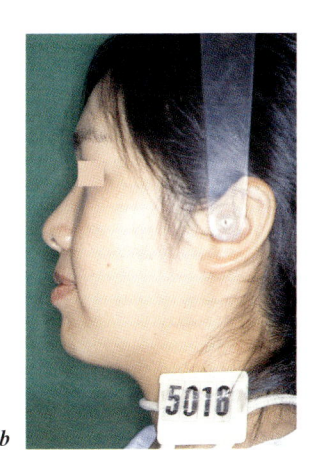

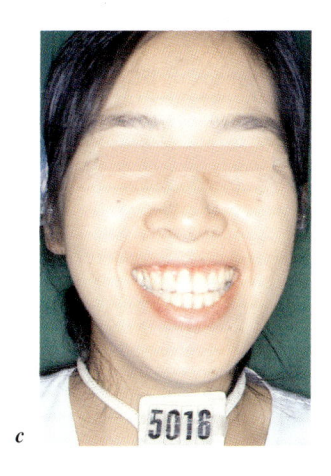

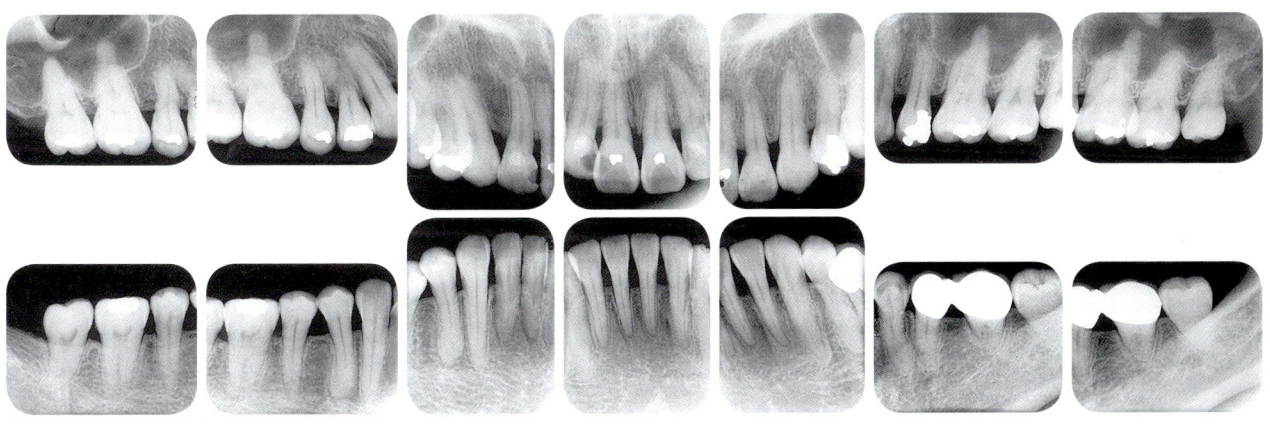

図 15-6a〜c　矯正治療終了時．'89.8.21.

図 15-7　初診後10年．36歳．

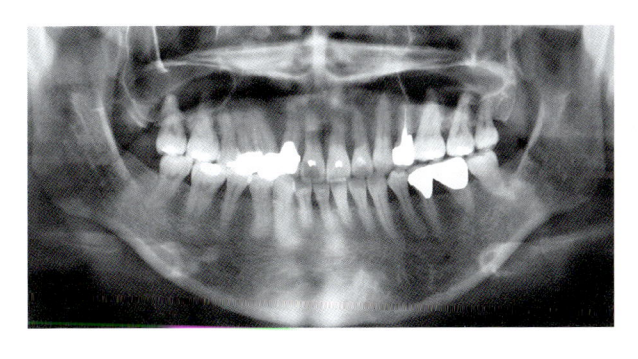

| 8 |
|9a|9b|

図 15-8　初診後15年．41歳．
図 15-9a　セファロトレース重ね合わせ．
図 15-9b　計測値．下顎下縁平面(赤線)は変わっていない．

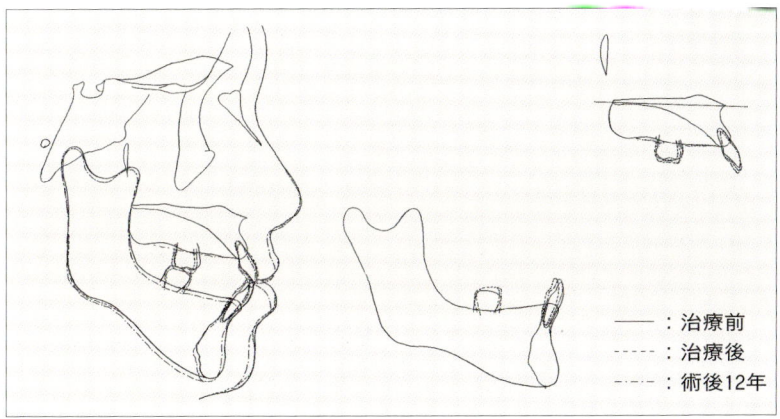

	治療前	治療後	術後12年
SNA	90.0	90.0	90.0
SNB	87.0	87.0	86.0
ANB	3.0	3.0	4.0
Facial A	90.5	91.0	90.0
FMA	30.5	30.5	30.5
FH - OP	7.5	7.0	8.0
U1 - SN	115.0	117.0	13.0
L1 - MP	95.0	90.0	92.5
overbite	0.0	+1.2	+2.1
overjet	+0.4	+3.1	+1.7
E-line-UL	−2.1	−2.6	−1.4
E-line-LL	+2.0	+1.2	+3.9

―：治療前
---：治療後
-・-：術後12年

101

症例15

[問題点]
① 成人の開咬は予後の判定が難しい．いったんは治るが，再発して元どおりになってしまう場合があるから手をつけないという専門医もいる．上下歯列は，わずかな咬合接触をもつのみである．治療が可能か？
② 3̲ 埋伏歯の矯正移動は可能か？
③ 全顎にわたり歯槽骨の水平吸収がみられ，とくに下顎前歯部の退縮が著しいが，問題はないか？
④ いつでも口を開いている．舌突出癖もある．
⑤ 10歳から8年間他医で矯正治療を受けていた．これが現在の咬合の機能にどう影響しているか．治るものなのか？

[診査・診断]

「高橋矯正研究会」で，鶴見大学矯正科教授の桑原洋助先生がこの症例と同様にポツポツと点状にしか咬合接触がない症例を示されて，「成人のオープンバイトは手をつけない」と教示された．理由はリラップするからで，いったんはきちんと咬合接触が図られていたが，術後はまったく術前の咬合と同様になっていた例を示された．舌などの口腔周囲筋の使い方が，咬合の接触を妨げていると説明された．

一般歯科臨床ではう蝕などで歯の接触が失われると，自然挺出を始めると理解されている．それならば，この症例は筋機能療法(MFT)を行って舌のトレーニングをするのが最適の治療と思われる．しかし経験的には矯正治療の助けになるか？ という程度の感触しかない．そこでどのような咀嚼をしているのか，ME機器のシロナソグラフで調べてみた(図 **15-10a, b**)．すると，タッピングポイントが少し違うくらいの異常しかわからなかった．

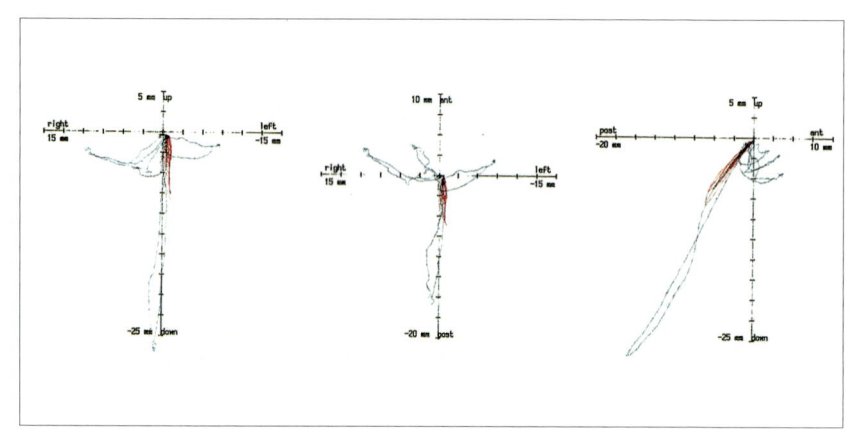

図 **15-10a** シロナソグラフ．ゴシックアーチトレーシングとタッピングポイント．

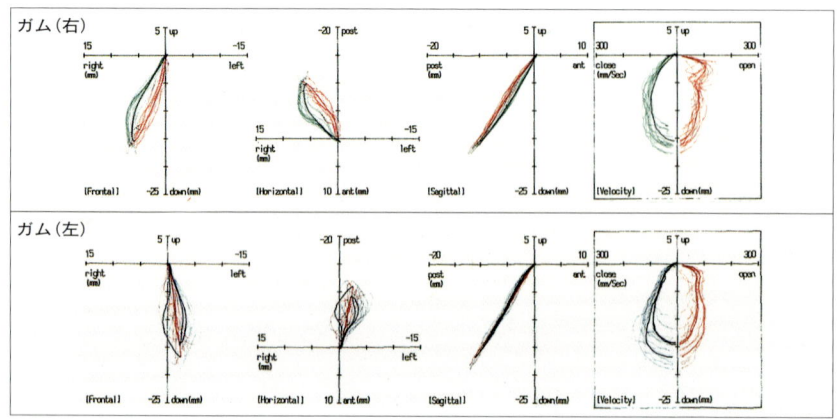

図 **15-10b** シロナソグラフ．左，右 ガム咀嚼．

プロローグ―臨床例から―

[治療経過]

図 15-11a〜d　'86.10.8.　　　　　　　　　　　　　　　　図 15-11d　3|埋伏歯.

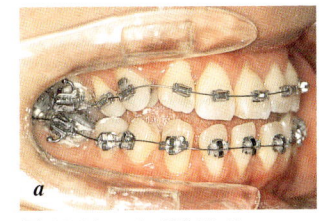

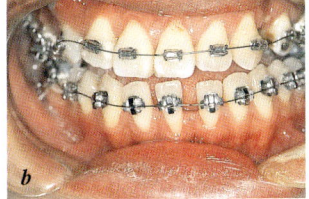

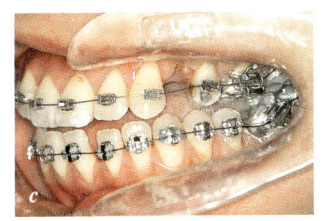

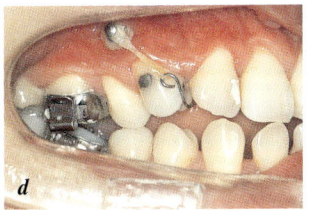

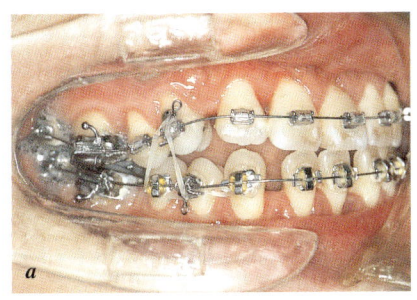

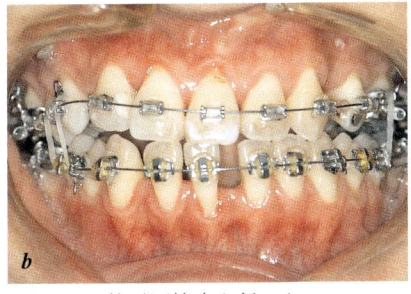

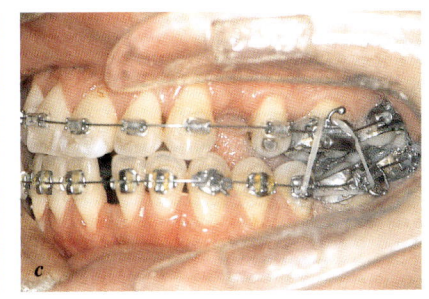

図 15-12a〜c　'87.1.8．この後 '87.1.17．に第1回の筋電図検査を行った．

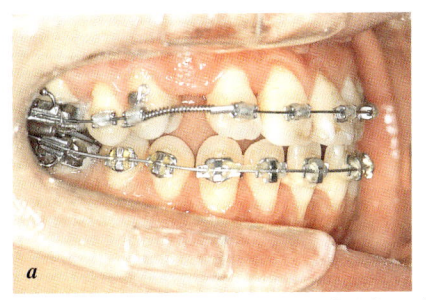

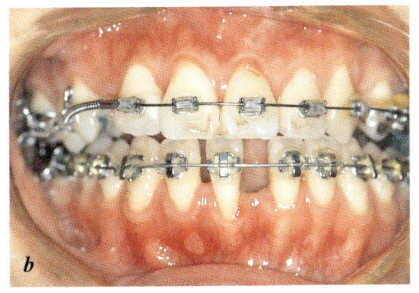

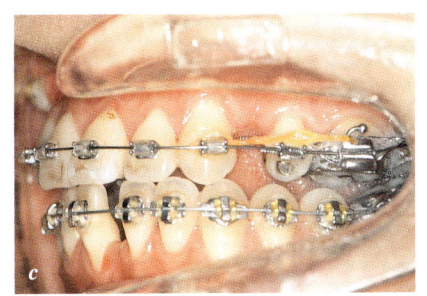

図 15-13a〜c　'87.4.20.（筋機能療法終了時）．

　現在の咬合の形態は小児期の矯正治療によってつくられたものである．10〜18歳まで|1 埋伏と反対咬合の矯正治療を他院で行っていた．その形態に適合するように機能が適応してきたと考えることができる．ポツポツとしか咬合接触がない状態だから，どこで噛めるか？　と噛むところを探すような側頭筋主導の咬合機能であろう．後述の筋電図検査で側頭筋主導の咬合をしていることがわかった．MFTは終了していたが，側頭筋主導の機能は続いていた．
　この症例で，矯正治療が進んで強く噛める咬頭嵌合ができてきたときには，咀嚼筋の機能が改善されて咬筋主導型の咬合機能になるのではないか？　そうなれば，むしろオープンバイトの形態につきものの異常機能は忘れて通常の矯正移動が可能なのではないか？　と考えた．もしそうならば下顎下縁平面角も，成人らしく安定度が高いと予想した．3|の萌出スペースを得るため，右上大臼歯の遠心移動もゆるされるのではないかとも考えた．実際に形態が改善された時点で筋電図検査を行い，咬筋主導型の咬合に改善されたことがわかった．予想どおりの治療経過を以下に示す．

[治療方針]

　歯槽性開咬をともなう骨格性上下顎前突症で舌突出癖をともなっているが，形態機能の異常は前医の矯正治療に由来するものが多いのではないかと診断した．治療方針はMFTから開始する．つぎに 3|埋伏歯を咬合に参加させ，|4 ext. して上下正中の一致を図り，個性正常咬合を達成する．

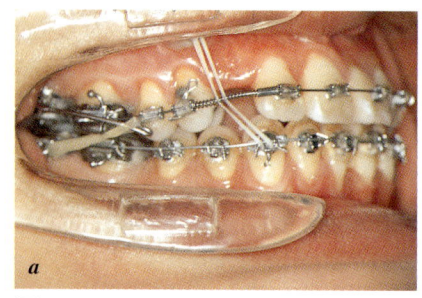

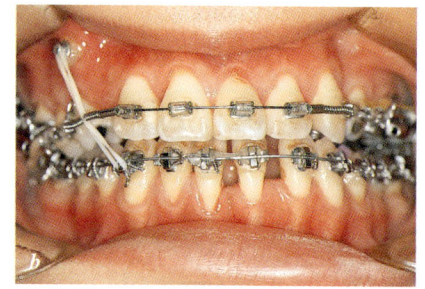

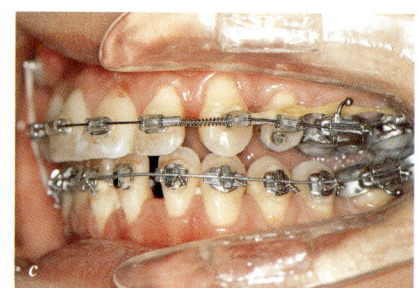

図 **15-14a～c** '87.8.12.

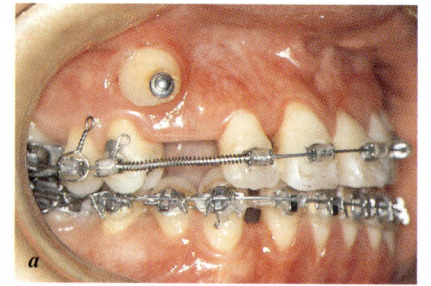

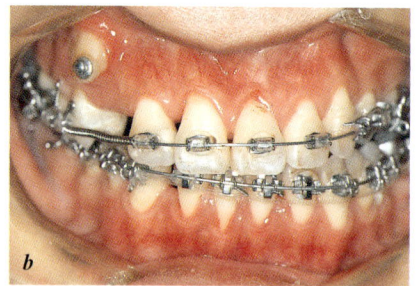

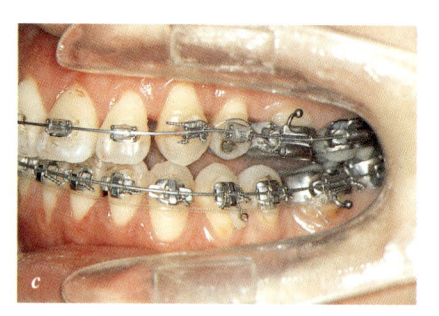

図 **15-15a～c** '87.12.9.

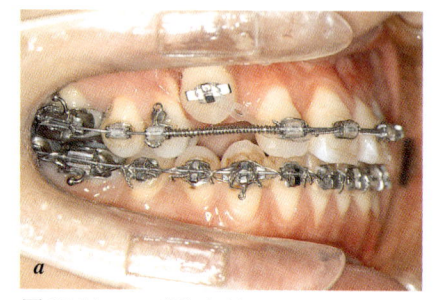

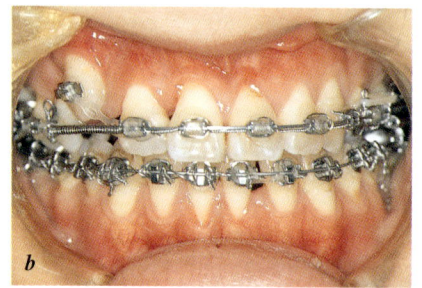

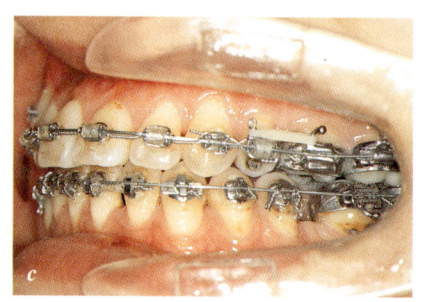

図 **15-16a～c** '88.6.10.

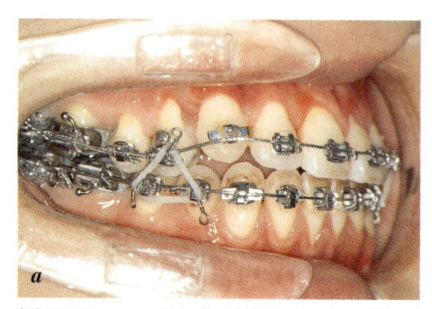

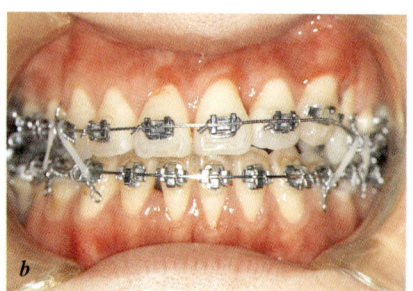

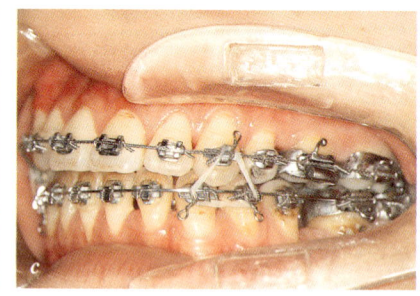

図 **15-17a～c** '88.9.13（'89.10.16.に第2回筋電図検査を行った）.

[治療経過]

　筋機能訓練を3か月行った時点から動的治療を開始した．その後 8|4 を抜歯し，上下顎にマルチブラケット装置，ハイプルヘッドギアを装着し，スライディングヨークも加え，上顎臼歯の遠心移動を図りながら上下歯列のレベリングと空隙閉鎖を行った．動的処置は3年で保定期間に入った．

　治療経過をみていくと，最初は「どこで噛んでいるのか？」というオープンバイトの咬合だが，咬頭嵌合ができてくると，そこから咬合が緊密になっていく．おそらく咬筋主導の力強さがそうさせていくと思われる．

[筋電図検査]

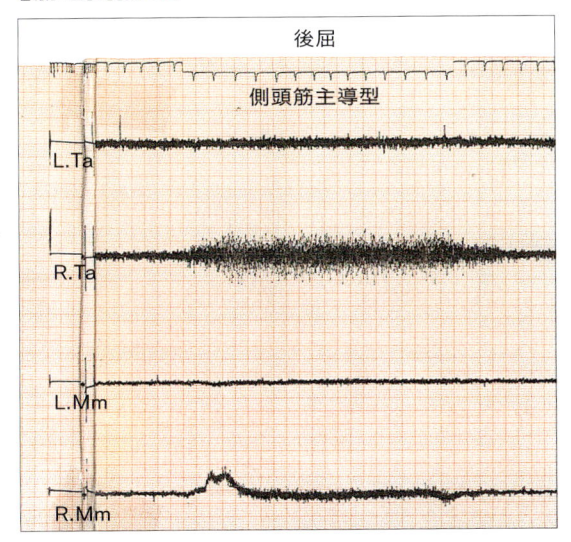

図 15-18a '87.1.17.
図 15-18b '87.10.16.
　第1回目の筋電図検査(図 15-18)では,
a：無意識下で筋の活動を調べられる頭位の後屈を行ってみると, 左右の側頭筋(L.Ta, R.Ta)はともに咬筋(L.Mm, R.Mm)より放電量が大きい.
b：噛みしめを行わせると, 臼歯の噛みしめでも, 通常咬筋が使われる前歯の噛みしめでも側頭筋を使っている. 側頭筋主導型の咬合をしている. これが2回目の検査(図 15-19)では逆転している. 力強く噛みしめられている咬筋主導型(矢印)の咬合に改善されている.
図 15-19 '89.1.17.

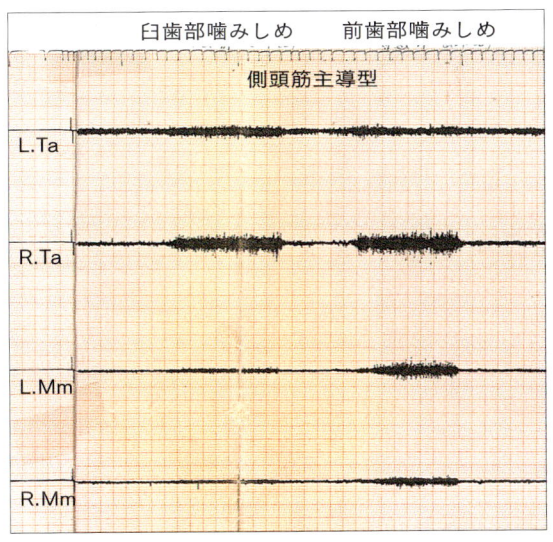

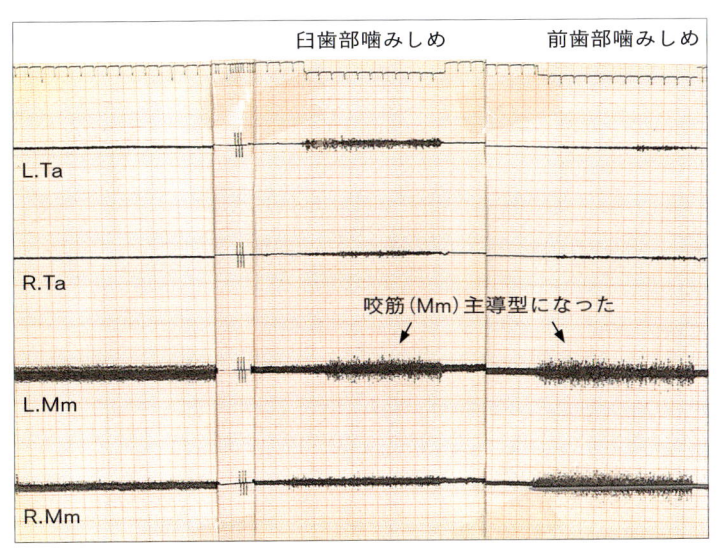

[治療結果]

　動的治療終了時には $\underline{3|}$ が咬合に参加し, 正中も一致している. 上顎前歯がやや唇側傾斜したものの, 上顎臼歯は遠心移動されており, 口元の軟組織もほとんど変化することなく前歯部被蓋は改善され, 側方歯の良好な咬頭嵌合が得られた.

　主訴である発音障害は形態の改善とともに改善され, 患者が満足できる結果となっている. 成人のオープンバイトで問題となる舌癖による悪影響は, オープンバイトを再発させるまでに至っていない. 術後, $\underline{6|6}$ の近心傾斜が疑われ, $\underline{5|6}$ はう蝕治療時に連結固定して咬合の安定に努めたが, 舌癖の悪影響は見られなかった. 良好な咀嚼習慣を示す緊密な咬頭嵌合は15年後も保たれている.

　これにはMFTの効果も考えられるが, 筋電図で示したように, 形態の改善にともなって咬筋主導型に改善されていった機能の変化の効果と考えられる.

　予想外であったのは, 埋伏歯の $\underline{3|}$ が, 治療後9年目から少しずつ後戻りを始めたことである. $\underline{3|}$ はMTMの後, 根面被覆を行った.

[考察とまとめ]

〈成人矯正開始時の心理状態〉

患者は26歳7か月の2児の母であるが，以前から子どもさんのう蝕の治療と，治療後のリコールに長く通院しておられた．それが，何年か通院してから本人の矯正治療の申し込みがあった．

母親の歯並びの悪さには気づいていた．だから主訴が下顎前歯のスペース改善なのは意外であった．上顎前歯の左右非対称を気にした審美改善の訴えか，オープンバイトでよく噛めない機能改善の訴えであろうと思っていた．下顎前歯のスペースを気にするのは，患者自身が歯並びを見るということなのであろう．鏡で見ると下顎前歯のスペースがいちばん目立つ．患者は成長期に8年間矯正治療を受けた経験がある．歯並びを気にして，どうしようかと決めかねていた心理状態に気づかされたのだった．

〈オープンバイト〉

本症例は，シビアな成人のオープンバイトであり，強い舌突出癖がある難症例ではあるが，成長期の8年間の矯正治療が影響しているオープンバイトではないかと思った．

患者の言うところによれば，|1 埋伏で反対咬合を治療した由である．3| 埋伏歯は出せなかったので空隙閉鎖を試みたのであろう．あくまで推測であるが，この矯正治療により下顎の時計回りの回転と左右非対称が生じ，オープンバイトになったと考えた．

この異常形態で本来の良好な機能が覆い隠されているなら，**強く噛める形態に改善すれば，自然にオープンバイトが閉じてくる**のではないのかと考えて治療をしてみた．筋電図の変化や，FMAが30.5°で術前，術後と終始変わらなかったから，オープンバイトの形態の改善とともに機能が改善されたといえる．

[形態と機能]

この症例は，矯正治療がうまくいかなかった場合には何が起こってくるか，どうすると治るかという見方ができる．しかし，ここでは形態と機能に関する咀嚼システムのカラクリを考えてみた．

前歯に一時的に開咬が生じれば，歯の代わりに舌がはたらかなければ嚥下できない．この舌癖は形態の改善で治りやすい．手こずる舌癖の症例もあるが，咀嚼機能を改善できる症例もあるということである．

咀嚼障害の治療を担当する一般歯科臨床では，開咬と同様な機能障害を経験する．形態の変化にともなって舌が関与してくる例である．歯周病による前歯のフレアリングやスペーシングである．歯の欠損のときも同様のことが起こっている．形態の改善，舌圧への対応により機能を改善できることを示した．

形態と機能のカラクリについて，著者は**患者のもつ機能はそう簡単には変わらない**と思っている．これがこの症例で強く主張したいことの一つである．

患者は成長期に咬合だけでなく顎顔面にも，左右非対称の形態を与えられるほどのダメージを受けている．しかし咀嚼システムは破壊されてはいなかった．形態の正常化にともなう機能の変化を予測し，それは当たった．筋電図で証明した．さらに開咬患者ではまったく禁忌であり，健常者でも注意が必要である臼歯の遠心移動を試みた．生体はそれに耐えた．

MTMの治療目標で，よく「個性正常咬合の形態と機能に戻すMTM」と記述しているが，この症例は元の機能に戻したのだと思っている．

●一口腔単位の包括治療を行うとき，咬合力が弱いケースではどのような臨床になるのか

[症例16]
　5̄|ワイヤークラスプのみの維持で|7 6̄ 欠損の義歯を長年使用している患者の治療

患者：37歳，女性
初診：1987年10月19日
主訴：鉤歯の5̄|が欠けたので治療したい

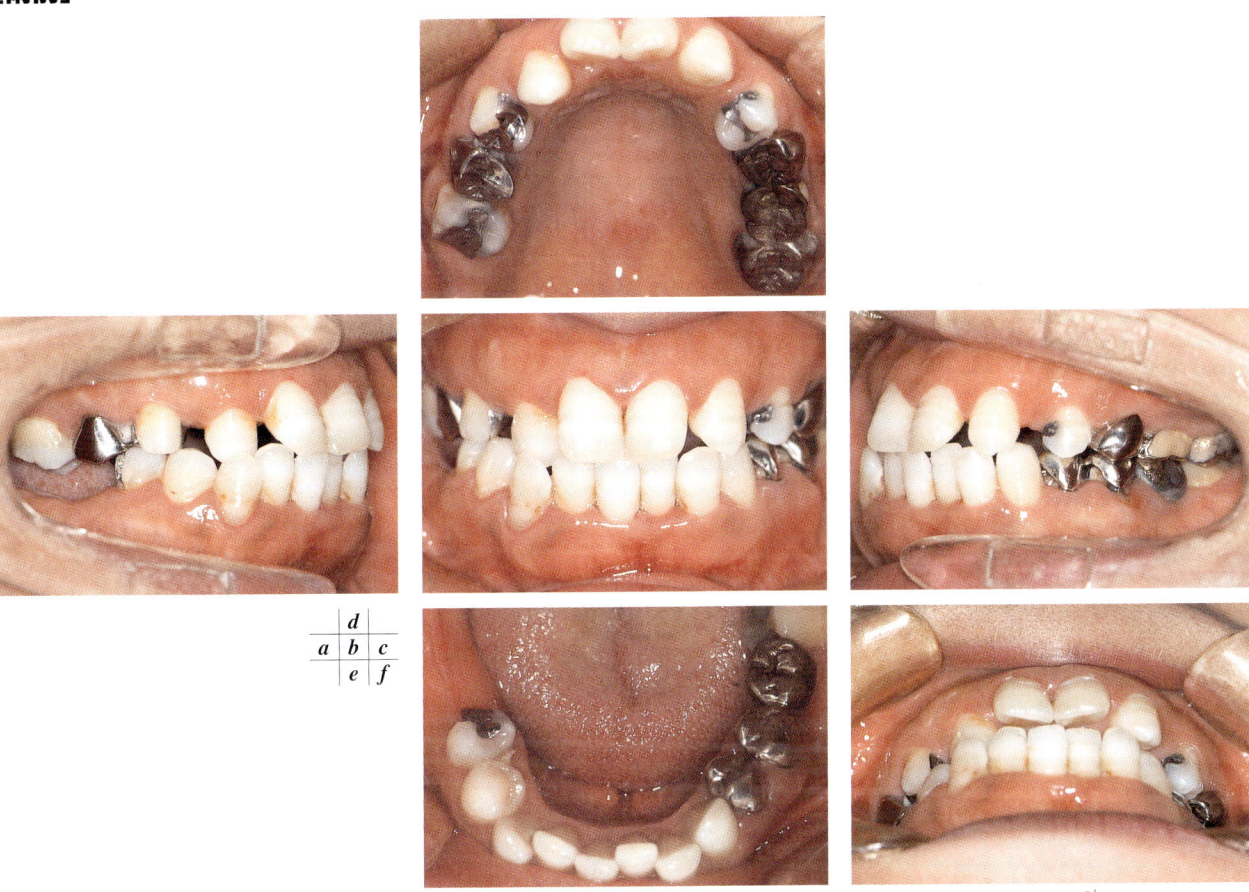

[術前]

図 **16-1a･f**　'87.10.20．7̄/0̄ |2̄ 6̄/6̄ 欠損である．|7 6̄ 欠損部は義歯である．不正咬合は|7̄が45°舌側傾斜している．3̄/3̄ がクロスバイトである．

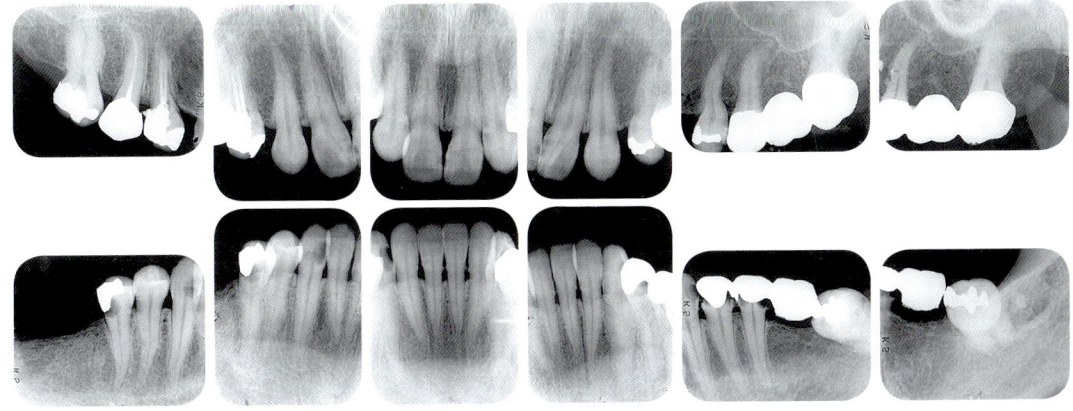

図 **16-2**　'87.10.19．|④⑤6の延長ブリッジであるが，|4 5 はう蝕で|6 ポンティックで噛むと痛い．

症例16

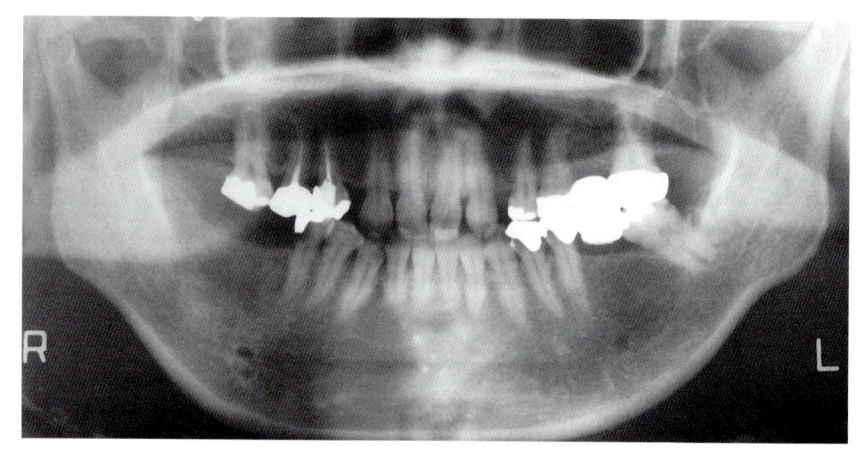

図 16-3 '87.10.20. 下顎の臼歯は近心傾斜している.

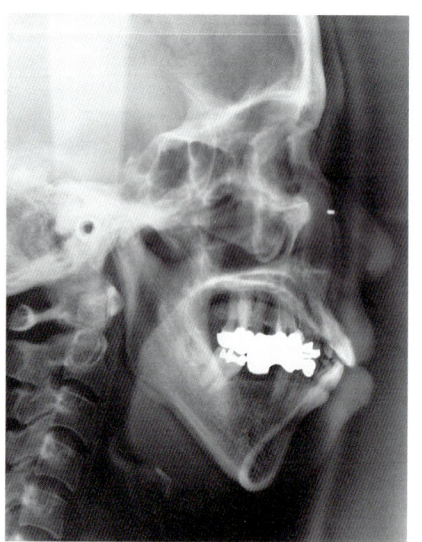

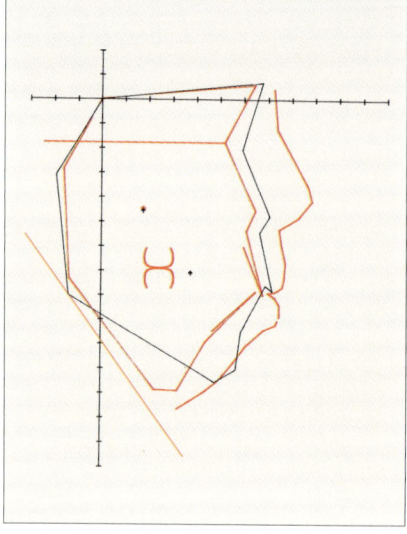

図 16-4 術前セファログラム.
図 16-5 プロフィログラム.
図 16-6 術前プロフィログラム分析表.
図 16-4, 5 '87.10.20. 下顎下縁平面は50.1°と急傾斜になっており,咬合力が弱い顎態である.

[術後]

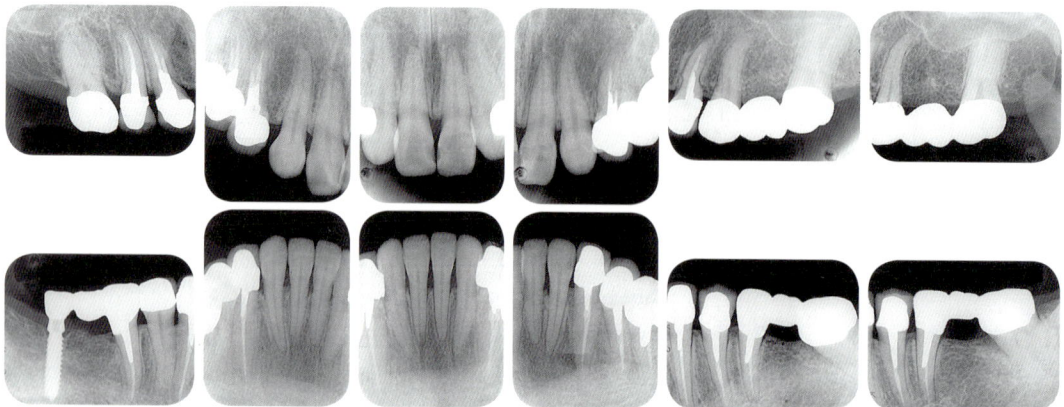

図 16-7 '90.5.18. 40歳. 治療終了時.

プロローグ―臨床例から―

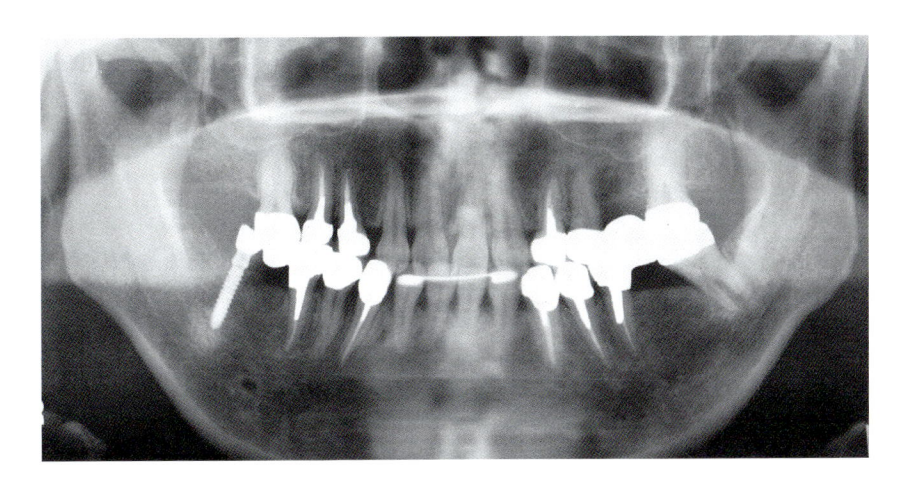

図 16-8　'90.5.18. 治療終了時.

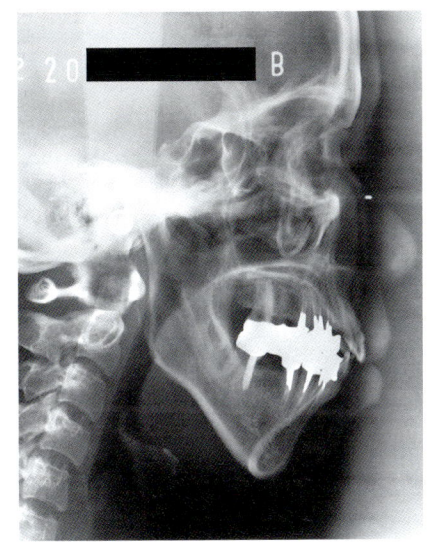

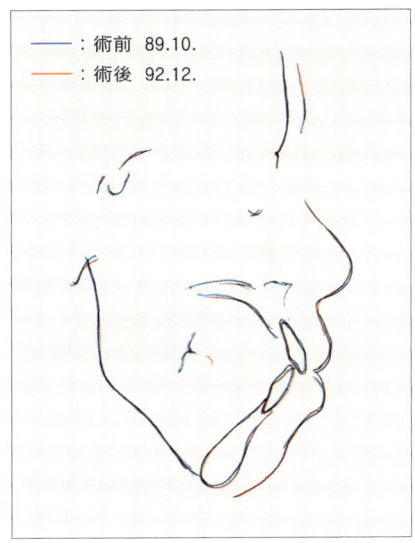

図 16-9　術後セファログラム.
図 16-10　プロファイルは矯正治療後もほとんど変化していない.

[問題点]

① $\overline{76}|$ 欠損のデンチャーの唯一の鉤歯 $\overline{5|}$ が欠けた. これを治してこの義歯を使いたい, という希望であった. もっと QOL を高める必要はないか？

② $\dfrac{7}{76}|\dfrac{2\ \ \ 26}{6}$ 欠損で $\dfrac{6\ 5\ 4\ \ \ 1|1\ \ \ 4\ 5\ 7}{5\ \ \ 3\ \ \ |\ \ \ 3\ 4\ 5\ 7}$ にう蝕, また は根管治療が必要.

③ 傾斜歯, クロスバイトの歯列不正もある.

④ 総合的治療のため精査を要する. その結果をふまえて治療計画を作成するべきなのではないか.

症例16

[初診より18年後]

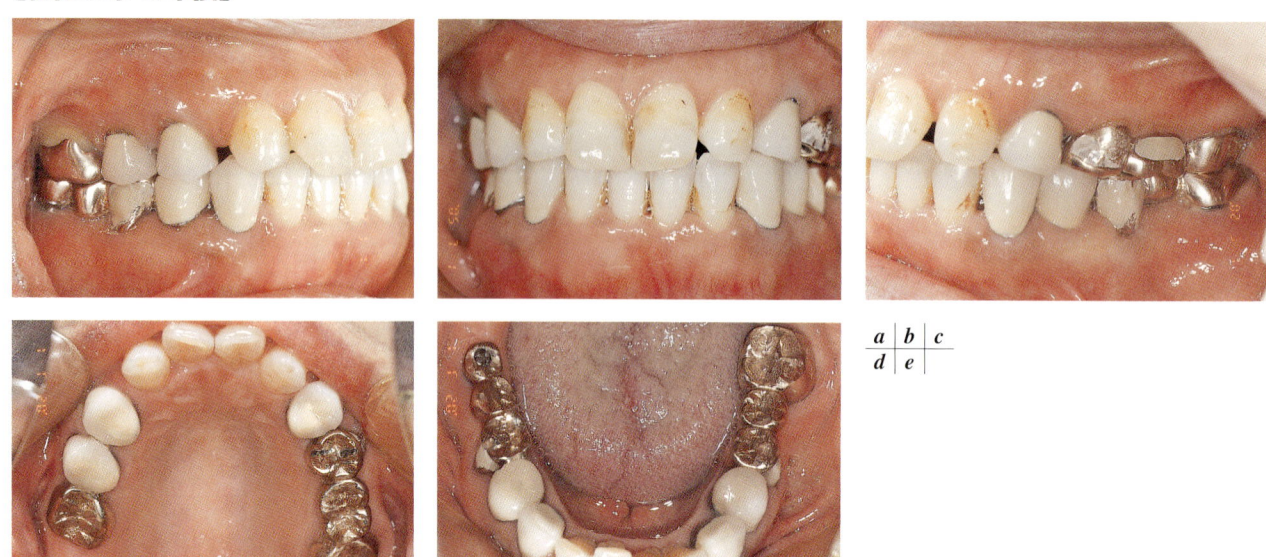

a	b	c
d	e	

図 *16-11a〜e* '05.7.1. 初診より18年後.

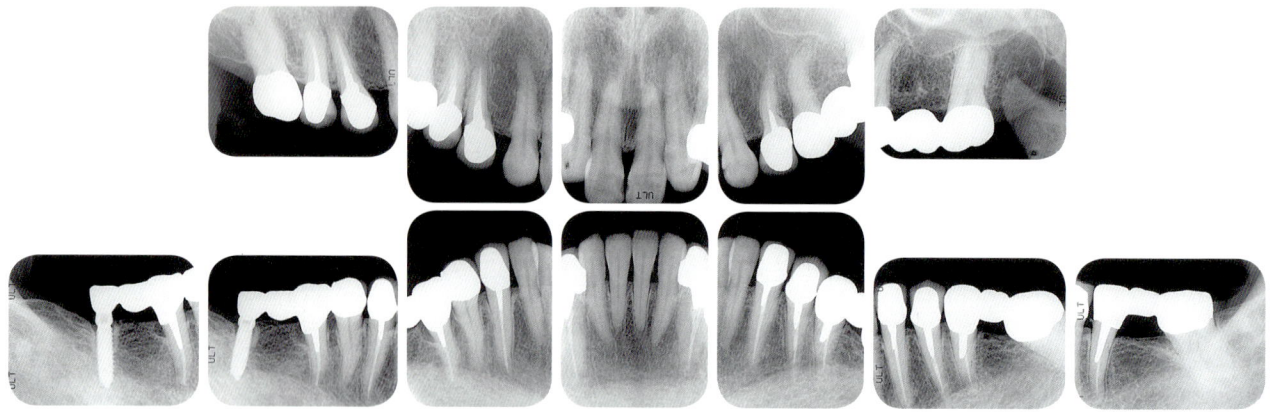

図 *16-12a* '05.12.12. 初診より18年後.

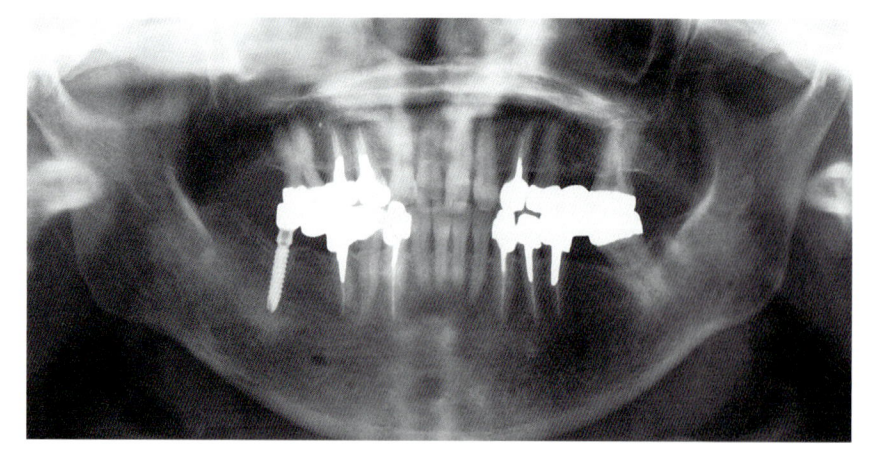

図 *16-12b* '05.12.12. 初診より18年後.

プロローグ─臨床例から─

図16-13 咬合診査．カルテの記録をみると，歯科技工士の診査ではいくつも問題点の答がでている．赤字は著者の検査であるが，結果をどう判断するか迷っている．どうともとれるような噛み方をしているということであろう．──不安定な咬合の終末位であり，噛みしめて噛めていない．咀嚼を楽しめていない．またすぐ逃げて噛むということでもあり，不安定なことが問題だといえる．

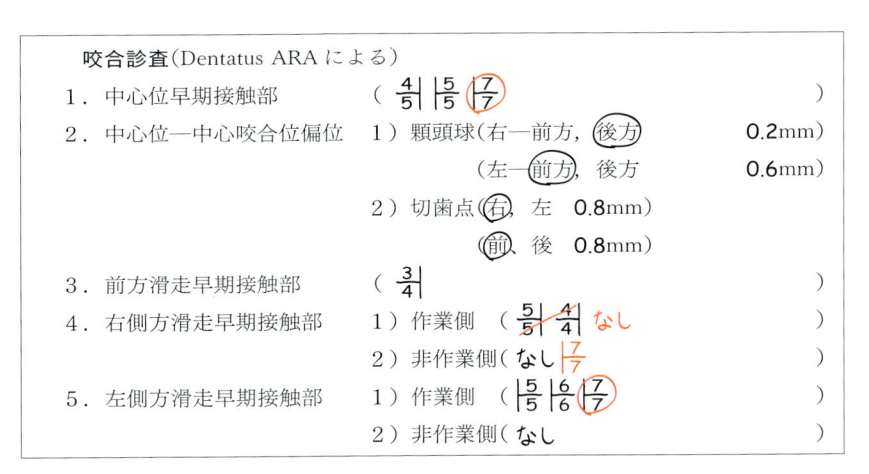

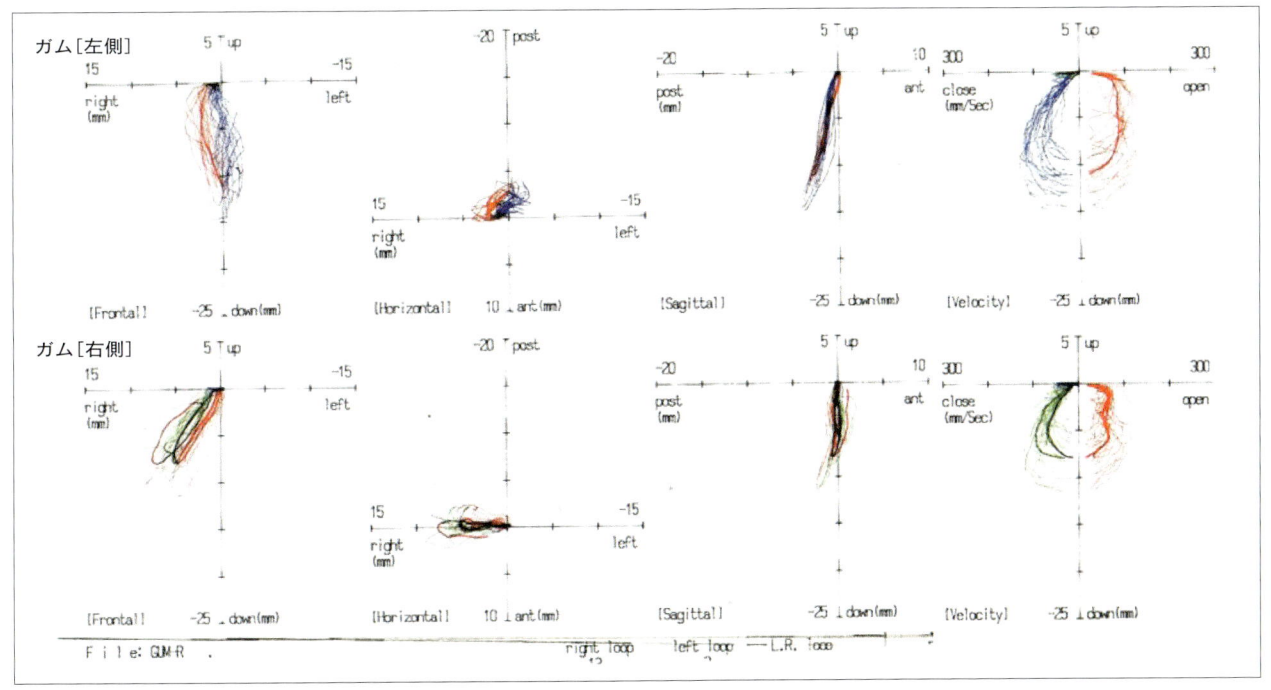

```
咬合診査（Dentatus ARA による）
1．中心位早期接触部        （ 4/5 | 5/5 ⑦/⑦                  ）
2．中心位─中心咬合位偏位   1）顆頭球（右─前方，㊤後方  0.2mm）
                                  （左─㊤前方，後方  0.6mm）
                          2）切歯点（㊤右，左  0.8mm）
                                  （㊤前，後  0.8mm）
3．前方滑走早期接触部      （ 3/4                            ）
4．右側方滑走早期接触部    1）作業側（ 5/5 | 4/4  なし        ）
                          2）非作業側（なし 7/7              ）
5．左側方滑走早期接触部    1）作業側（ 5/5 | 6/6 ⑦/⑦        ）
                          2）非作業側（なし                  ）
```

図16-14 シロナソグラフによる咀嚼運動軌跡．

[診査・診断，治療方針]

咬合力が弱いことは咀嚼システムを十分に活用していないともいえる．ではどのような問題があるのか調べた．

〈咬合器による診査〉

咬合器（Dentatus ARA）に中心位で模型を固着して咬合を診査したが，大きな問題は見当たらなかった．咬合器を動かしてみると，咬合の終末位（CO）が一定していない．あちこちで噛んでいる．中心位の早期接触がどこなのかもはっきりしない．このように問題点が浮かばない．このこと自体が問題点なのであろう（図16-13）．

〈シロナソグラフによる咀嚼運動軌跡〉

シロナソグラフで咀嚼運動を調べてみると左側が主咀嚼側であるが，噛む位置が一定でなく不安定である．測定誤差もあるだろうが，咬合接触位置の範囲が広い．あちこちと噛む位置を探して噛んでいる．咀嚼運動がリズミカルではない．右側も同様の運動軌跡であり，ガムを硬いものとしてやっと噛んでいることを示している（図16-14）．

症例16

〈咀嚼筋，筋電図〉

　7チャンネルの筋電計を用いて，誘導しやすい顔面の閉口筋4筋の各筋ごとの活動状態を調べる．左右差，筋種ごとの差もみる．医科では病的状態の精査のために用いられるが，ここでは生理的状態下での筋活動を知りたい．それが患者のQOLとかかわるか，治療の方針の助けになるかを知りたい．同様に当時興味をもっていた顎の3方向への動きもわかるようにしておいた．検査は安静位の放電を見ることから始めた．三方向のどちらにも筋の動きがないのに(図16-15a；青矢印)，咬筋より側頭筋の放電量が大きい(赤矢印)．力強く噛める咬筋は眠っていて，あちこちと方向を変えて噛める側頭筋の活動準備がととのっていると考えられる(図16-15a)．

　つぎにタッピング(図16-15b)をみると，各筋とも歯切れよく放電が記録されている．赤矢印に示したように安静状態(↓)から一気に筋活動(↕)が始まり，ただちに元に戻る．筋は疲れていない．生理的状態である．左右方向にもぶれていない(青矢印)．予想どおり側頭筋に頼って噛む側頭筋主導型である．左右差では義歯側のほう(右側)が少々弱いのが，活動電位の高さ(バースト)の差でわかる．左側で力をだして噛める状況を示している．

　これがガム咀嚼(図16-15c, d)となると，義歯側(右側)のほうが左右にぶれだす(図16-15c, d；青矢印の比較)．咬筋では筋の歯切れが悪くなり，常時筋活動連続中の状態になりつつある．これが続くと筋の疲れがくる．図16-15dの拡大図をみると，上の側頭筋では赤矢印で示したように安静放電の状態に戻っているのに，下の咬筋では歯切れ(筋の同期性)が悪い．

　奥歯で噛みしめると(図16-15e)，側頭筋の活動電位(バースト)が圧倒的に大きく力の根源となっていることがわかる(青矢印)．前歯で噛みしめても通常は生体のメカニズムとして咬筋がはたらくことになっているのに側頭筋がはたらいており，がっちりした側頭筋主導型だとわかる(図16-15f；青矢印)．

　つぎに筋に表面電極を貼ったまま，市販の咬合圧計を使って1歯ごとの「噛みしめ圧」を計った．当然その時の筋の活動電位が記録される(図16-15g)．な

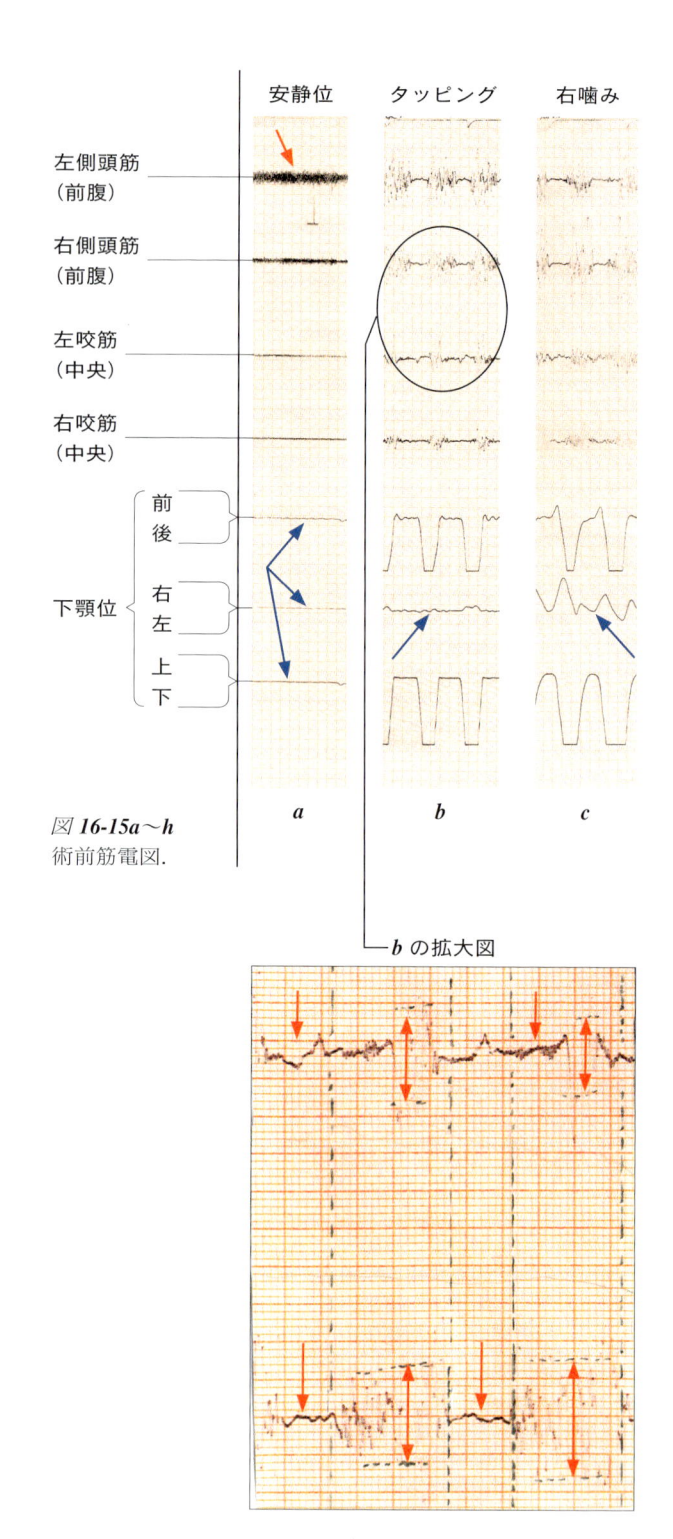

図16-15a〜h
術前筋電図．

プロローグ―臨床例から―

左噛み	奥噛みしめ	前噛みしめ	咬合圧	姿勢反射
d	*e*	*f*	*g*	*h*

測定値がでない状態である.

d の拡大図

側頭筋

咬筋

咬筋はメリハリのないはたらきをしている.

g の拡大図

術前咬合圧		3	6	8	8		6	4		6	7	8	7	13
歯式 上顎	7	6	5	4	3		1	1		3	4	5	6	7
歯式 下顎	7	6	5	4	3	2	1	1	2	3	4	5	6	7
術前咬合圧	義歯	7	4	2	4	3	6	3	5	5	2	1		1

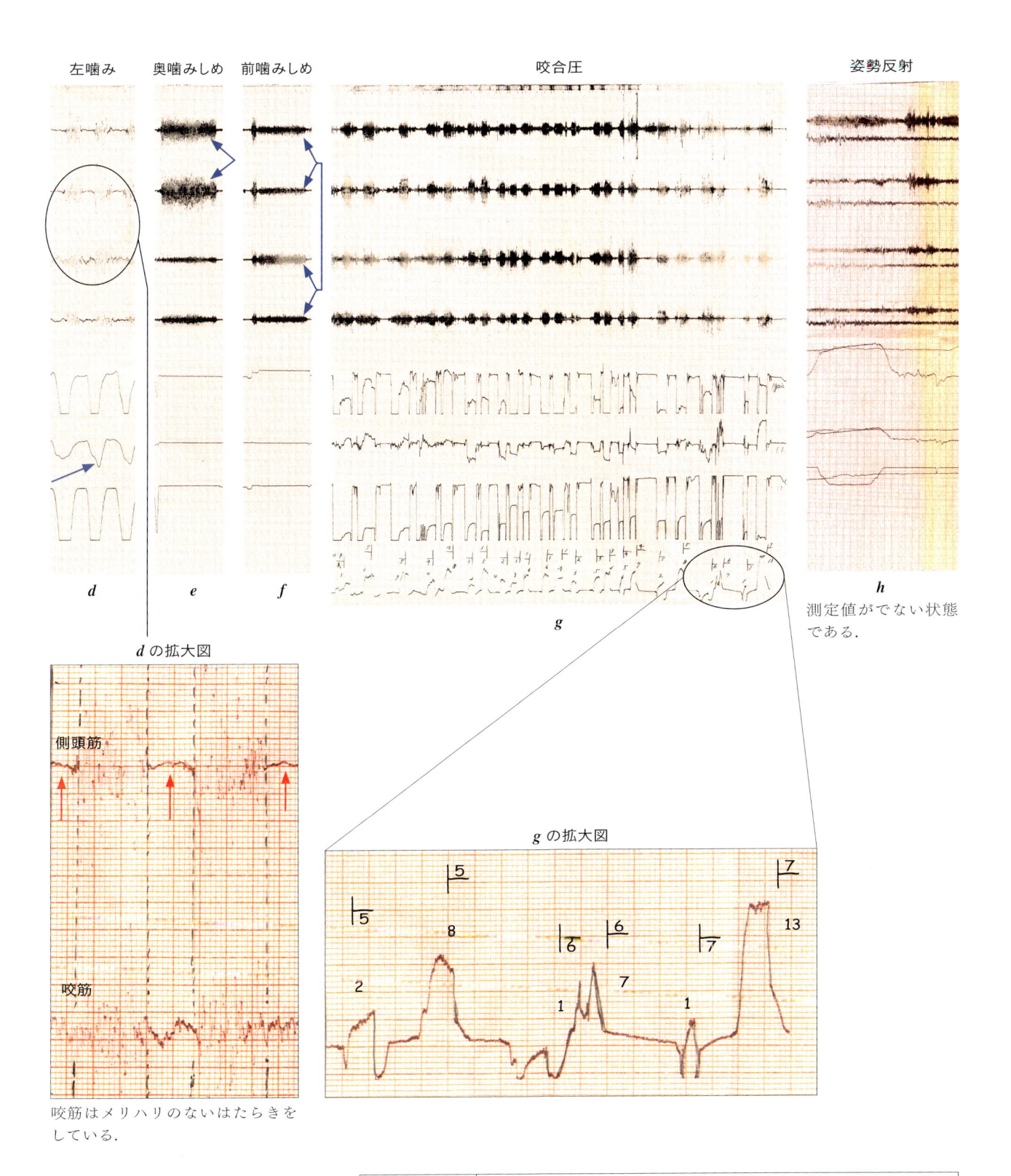

ポンティック

図 *16-16* 各歯の術前咬合圧表(単位 kg). *g* の図でたとえば ⎿7 は1kg, 7⏌ は13kgの力をだしていることを示す.

症例16

[治療経過]

'87.10.19.	初診
12.29.	5 3 1|3 4 5 のう蝕，エンド治療後，テンポラリークラウンを装着して矯正治療を開始する

'88.1.13.	7|にITI，TPSインプラント14mmを埋入
1.18.	**下顎部分矯正治療開始**
	・7|舌側傾斜をアップライトし，咬合面で噛めるようにする
	・5 4 3|を遠心移動してアップライトする
	・遠心移動のスペースを利用して下顎前歯のクラウディングを治す
	インプラントが骨統合を完成させる期間は，4|5支台のリンガルアーチを装着し，5|遠心移動，7|アップライトを開始（図16-17a）
3.22.	3か月経過したので，インプラントにレジンのキャップを装着して負荷をかける（図16-18）

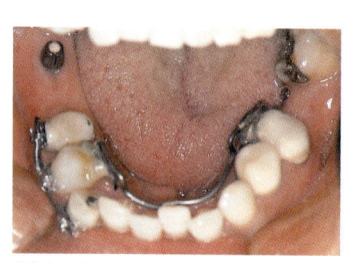

図 16-17a '88.1.27. 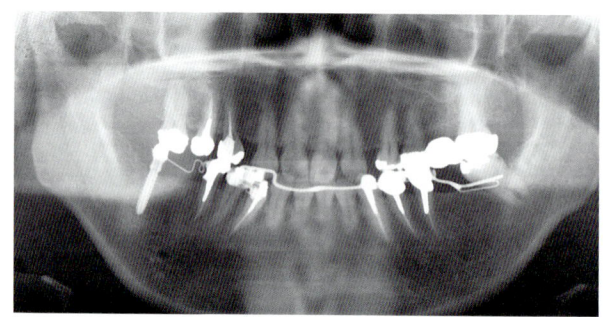　　図 16-17b '88.3.22.

5.9.	インプラントにバンド，STロックをつけ，リンガルアーチの支台とする
	5 4 3|の遠心移動と7|のアップライトを図る（図16-18a, b）

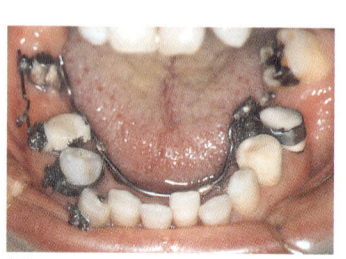

図 16-18a '88.5.9. 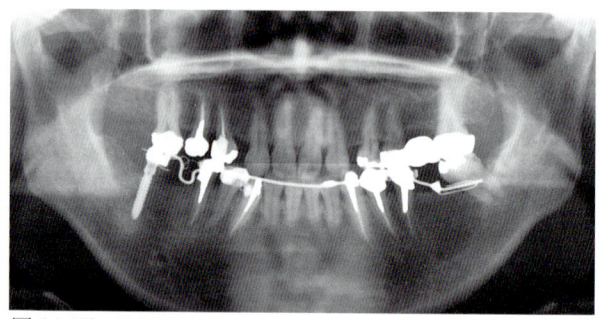　　図 16-18b '88.5.9.

んと全部同じ放電量である．患者は真面目人間で性格の良い方だから検査に協力して全力投球して噛む．すると，こうなるのかと思った．実際は日常は筋に負荷をかけていないから，いわば筋が未熟で役割分担できていないためかもしれない．

この後，姿勢反射を調べた．ところが，どの筋も安静位の放電が大きくなり，いろいろ試みにもかかわらず姿勢の変化による反射は記録できなかった．検査も1時間を過ぎ，筋が疲れてしまったのだろう（図16-15h）．

以上をまとめると，力が弱くても生理的状態を保っている．しかし，パワー不足だと十分な仕事ができない．がんばるとすぐに疲れる．これは病気とはいえないが，QOLにどう影響するか，どう治療

プロローグ―臨床例から―

6.		
7.11.	患者の審美改善の希望により上顎矯正治療開始， 4|4 支台の上顎リンガルアーチを装着してクロスバイト治療のため |3 の唇側移動（図 **16-19**）	
8.9.	「|5 アンキローシス？」とカルテに記載あり． |7 の咬合調整をして下顎の時計方向の回転，前歯のオープンバイトを防ぐ（図 **16-20a, b**）	
10.		
11.7.	|7 のアップライトのためのスプリングの調節は11回目となった	

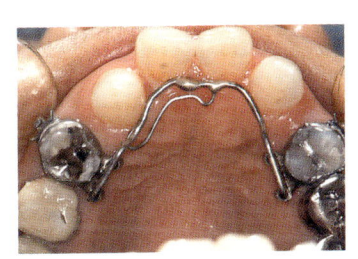

図 **16-19** '88.7.11. 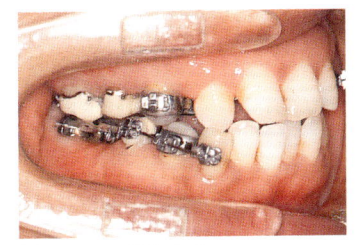　　図 **16-20a** '88.8.9. 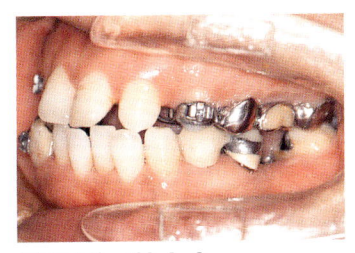　　図 **16-20b** '88.8.9.

12.1.	上顎前歯も矯正治療の希望があり，**全顎矯正に移行**

'89.1.	
2.11.	レベリングが終了して上下 .016″×.022″のクロージングアーチを装着し，空隙の閉鎖を図る ClassⅡエラスティックは，インプラントと |7 からかけた．|7 はインプラントで固定を図り，アンカレッジの挺出を避けられた

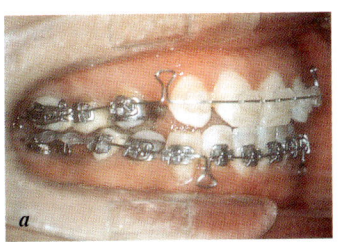

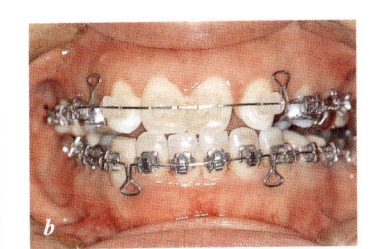

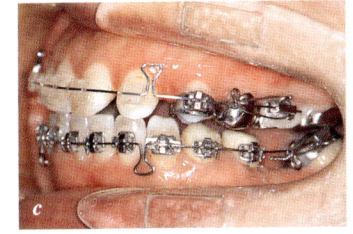

図 **16-21a～c** '89.2.11.

[矯正治療終了時]

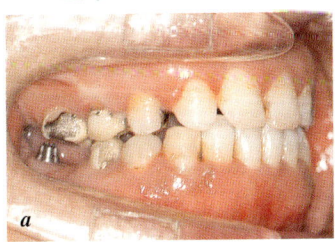

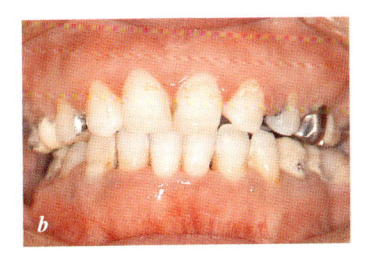

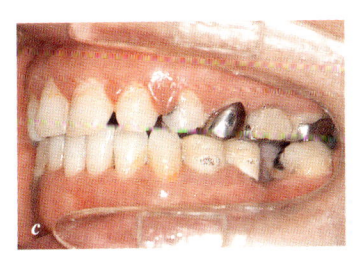

図 **16-22a～c** '89.9.22.

症例16

したら良いかには重要な情報である．パワーのだせない歯の状態を治療してだせるようにする．

〈咬合力測定〉

術前の咬合圧は図16-16に示した．精一杯の噛みしめである．咬合圧が全面的に低い．

さらに問題となるのは，前歯より臼歯のほうが圧が低いというアンバランスである．7 6|の義歯で3kgである．|7傾斜歯はう蝕もペリオもないのに1kgである．④⑤6のポンティックも1kgである．

これはブリッジの構造に無理があるのだろう．|6 7では長年噛む習慣がないため，急には強く噛みしめられないのかもしれない．

[治療計画]

1．7 6|欠損部には1本インプラントを埋入して矯正治療のアンカレッジとして用い，後で補綴用として天然歯とつなげてブリッジとする．
2．う蝕歯，要再治療歯のうち，下顎を先に治療して，補綴治療のための部分治療を開始できるようにする．
3．下顎の矯正中に上顎の歯の治療を行う．
4．下顎を矯正中に，患者から審美改善のために上顎も矯正するよう希望があった．

[術後]

〈筋電図検査(図16-23a～g)：治療終了時〉

術前の経験により，疲れないうちにと姿勢反射から調べた．側頭筋主導型の咬合がどのくらい治っているかを期待して，側頭筋後腹を加えた6チャンネルとした．しかし咬筋の活動はわずかであった．安静位はキャリブレーションの高さが半分にしてあるから，術前とほとんど変わらない．ガム咀嚼も目立って変わってはいない．

噛みしめでは咬筋の参加がはっきりわかる．同様に咬合圧を測定すると，筋のはたらきが変わっていた．筋が一定のはたらきをしている．筋の役割分担ができているようである．左側の歯の噛みしめは左側の筋がはたらき，前歯は咬筋がはたらく．右側は，同名筋の左より右のほうが大きい活動をしている．

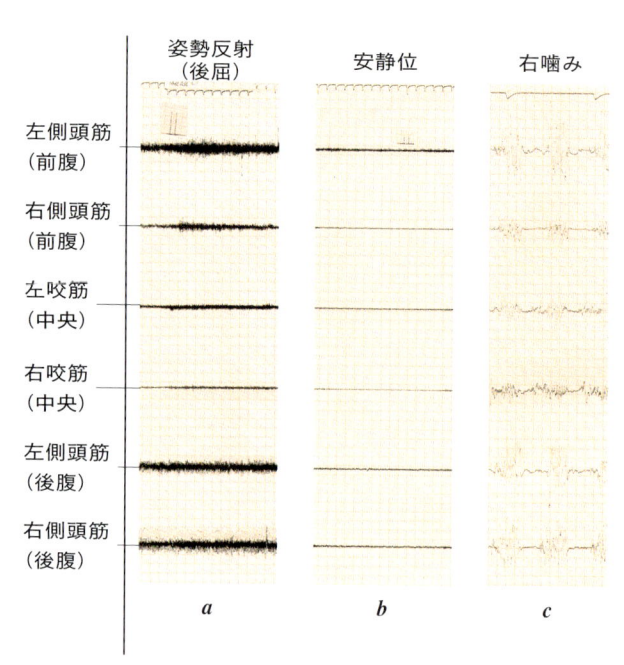

図16-23a～g　治療終了時筋電図．筋がはたらき始めている．側頭筋主導ではあるが，大きな改善があったといえる．

以上をまとめてみると，咬筋主導型の咬合にまでは変わっていないが，バーストの大きさが術前より大きく，咬筋が咬合に参加してしっかり噛めるようになったのがわかる．

〈咬合圧検査(図16-24)：治療終了時〉

咬合圧の大きさは，臼歯部の改善が著しく本来の咬合圧のかたちになってきている(図16-24)．

〈歯周検査(図16-25)：初診より18年後〉

清掃習慣のない歯間部には炎症がみられ，清掃不十分な部位には5mmまでの歯周ポケットがある．動揺度は正常範囲であり，インプラントには問題がない．

[治療結果]

う蝕歯や要再治療歯に対する一般歯科臨床の治療，|7傾斜歯をはじめ多数歯の矯正治療により，咬合圧を多く負担できるようになり機能が改善された．咬筋が咬合により多く参加して力強く噛めるようになってきている．筋電図，咬合圧の検査がこの判定に役立っている(図16-15，16，23，24)．

7 6|欠損部にインプラントを1本だけ埋入して，

プロローグ―臨床例から―

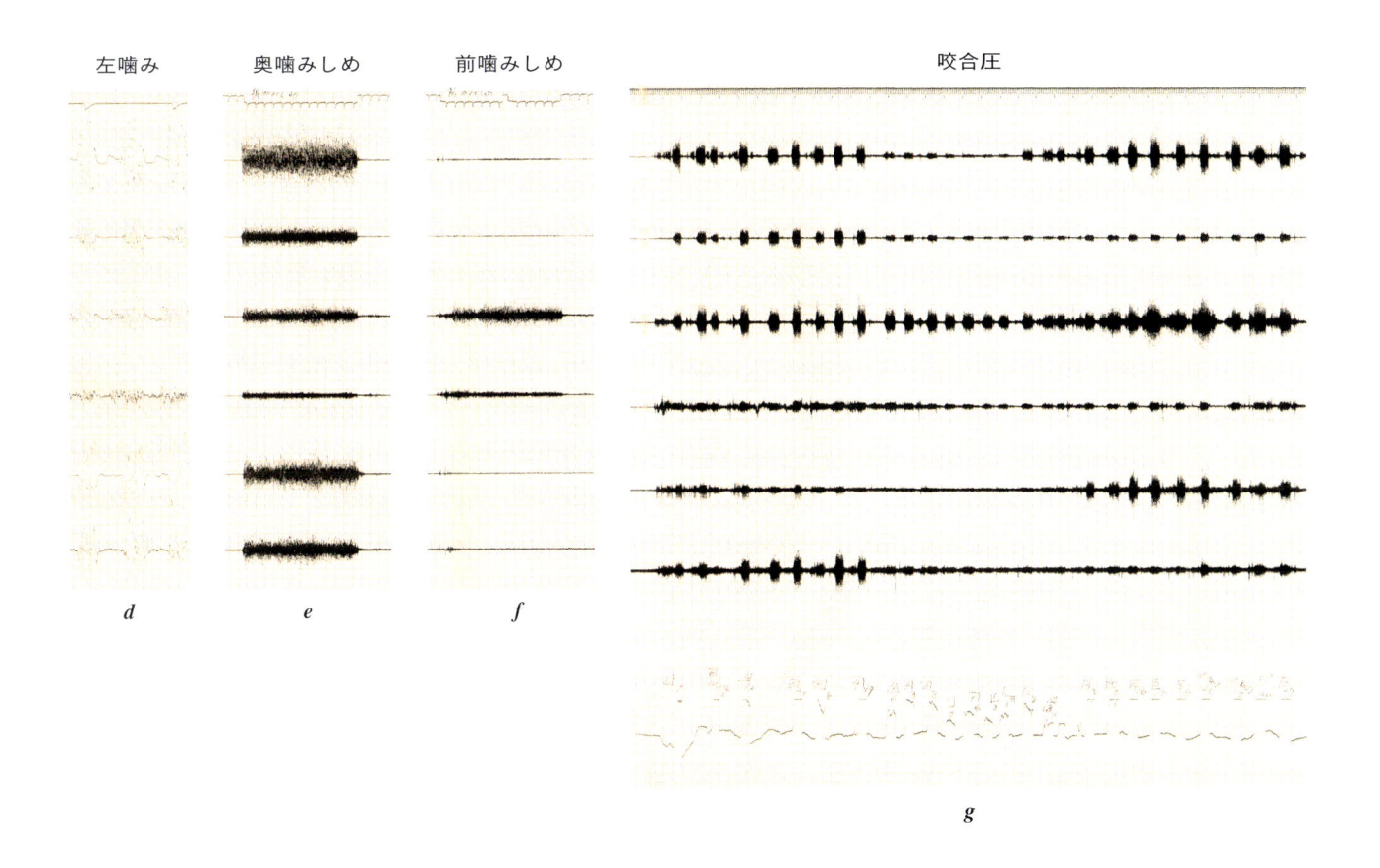

左噛み	奥噛みしめ	前噛みしめ	咬合圧
d	e	f	

g

図 **16-24** 術前と治療終了時咬合圧(kg)の比較．'90.5.31．

術後			9	12	8	6		3	8		3	8	18	26	20
術前			3	6	8	8		6	4		6	7	8	7	13
歯式	上顎	7	6	5	4	3		1	1		3	4	5	6	7
	下顎	7	6	5	4	3	2	1	1	2	3	4	5	6	7
術前		義歯	7	4	2	4	3	6	3	5	5	2	1	1
術後			12	28	19	8	8	6	8	8	16	18	19	27
			インプラント											ポンティック	

図 **16-25** 初診より18年後のプロービングチャート．清掃習慣のない歯間部には炎症がみられ，清掃不十分な部位には5 mmまでの歯周ポケットがある．動揺度は正常範囲であり，インプラントには問題がない．○は出血．□は4 mm以上の歯周ポケット．

矯正治療のアンカレッジとして使用した．不動でかつ強固であるから，有用性が高い．矯正治療により，上下前歯のアップライトが得られ，患者の要望する審美性が得られた（図 **16-22a～c**）．術前，術後のセファログラムの重ね合わせ（図 **16-10**）を見ると，下顎下縁の変化が起きていない．これにはインプラントが役に立っている．プロファイルの改善はみられないが，これは予測の範囲内である．

　現在，37歳の初診から18年経過し55歳となった．その間，う蝕の発生，要再治療歯はなかった．メインテナンスの来院はすぐ途絶えた．プラークコントロールが十分でなく，デンタルフロスも使わないため歯肉炎がある．上下前歯にはマイナークラウディングが再発している．しかし，動揺度を測定すると，PT値は問題ない（図 **16-25**）．

　インプラントは矯正用のアンカレッジとして使用後，補綴のために天然歯と連結してブリッジの支台として用いた．18年後の今日でも咬合を負担して，まったく異常はみられない（図 **16-12a, b**）．

［考察］

　下顎の上行枝が短く下顎下縁が急傾斜の下顎の形態は（ハイアングルの形態は）咬筋の走行方向と歯の長軸方向が一致しにくい．歯に垂直圧を与えにくい．咬合力が弱くなる．そのような身体の構造をもっているということである．咬合力が弱くても病気ではない．治療の対象にはならない．この形態の改善のためにオトガイを前方に出す外科矯正をしても，審美改善にはなるが，咬合力の強化には直結しない．

　下顎の矯正途中で，上顎もこの際矯正したいという審美改善の希望があった．子どもさんが全顎矯正をしているから，矯正治療による審美改善効果を知っている．治療方針の相談の結果は，1|1 だけがビーバーのように目立っているのを治すということになった．MTM並みの治療目標である．したがって全顎の矯正をしたのに正中も合っていない．2|2 の先天性欠損のスペースもあるし，1|1 ウインギング（翼状の対称捻転）も18年後再発しているなどの不備がある．アングルⅠ級を目指した全顎矯正や，補綴を使った審美改善も知ってはいるが，勧めなかった．矯正でプロファイルは改善できにくい形態である．

　咬合力が弱いと歯が外傷にさらされにくい．補綴物も破損しにくい．これは臨床上利点ともいえるが，治療しておくべきものが見送られてしまうという重大な欠点をもあわせもっている．治療すべきものが患者の要望としてはでてこないが，術者はそこを見るべきだ．7|の舌側傾斜がもっている機能への悪影響を知るべきだ．矯正処置，強固で不動のアンカレッジの使用という治療選択肢により容易に改善できる．

　ハイアングルの形態は，ClassⅡエラスティックの使用が禁忌である．エラスティックによりアンカレッジの歯が挺出すると下顎が時計方向に回転してくる．前歯のオープンバイトをともなう咬合の著しい変化である．不動で強固なインプラントはこれを防ぎ，ClassⅡエラスティックを可能にする．そのほか，インプラントは種々の用途に使える．

　直径3.5mmのインプラントを天然歯と連結させてブリッジとするのは，現在では問題とされるであろう．インプラント適用のコンセンサスは変遷を重ねている．使用したITI・Tps（大信貿易）は直径が3.5mmであるが，破折を恐れて3.75mmとなり，現在は4mmが主流である．天然歯と連結すると動揺による負担が大きすぎるとされ，インプラント単独の使用がすすめられている．18年後もトラブルがなかったことは，幸運なのかもしれないが，咬合の力が弱かったためでもあるだろう．

［まとめ］

　通常，よく噛めないという訴えが多い．術者は強い咬合力に耐えうる治療を目指すことになる．力が弱いときには，その特徴を見抜く視点をもつべきである．

　力が弱いうえにさらに力が発揮できない原因があるなら，治療の対象である患者は咬合力をさらに弱くして貧弱な形態に慣れようとするから，療養指導が必要である．

　力の大小にかかわらず咬合のバランスをととのえる治療をするのが肝腎である．

プロローグ―臨床例から―

●矯正治療を行うことは，一般歯科臨床の治療の可能性や治療効果を高める追い風となる．しかし，ときに逆風になることもある．矯正治療による歯周環境の劣化により，一般歯科臨床の可能性を低める，あるいはなくすようであってはならない．どこまで矯正治療が可能か，どこまでは一般歯科治療で治せるかという限界について知る必要がある．以上とともに歯科における再生療法のすばらしさを示した症例でもある

[症例17]
前医による全顎矯正治療完了の8年後に歯周治療とMTMを行った症例
患者：34歳，女性

初診：2005年1月11日
主訴：奥歯，前歯がグラグラする．むし歯があるかもしれない．診てほしい

[術前]

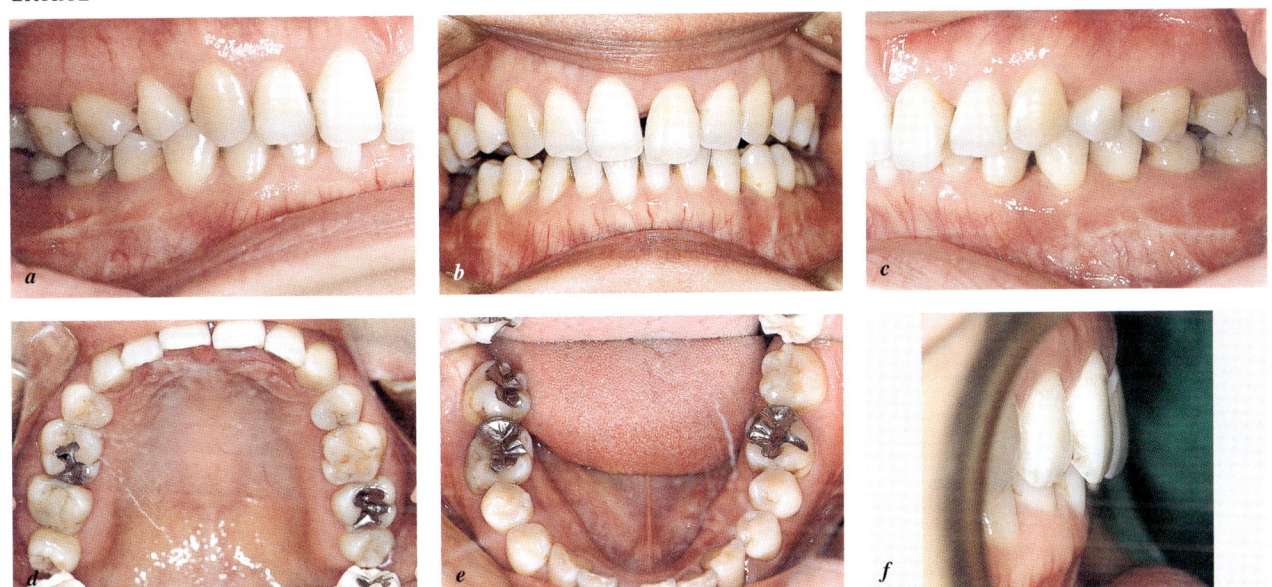

図 17-1a～f　初診時．歯肉はやや炎症が見られる所もあるが，美しく清掃されている．オーバーバイトは b のように浅くなく，f のように深い．

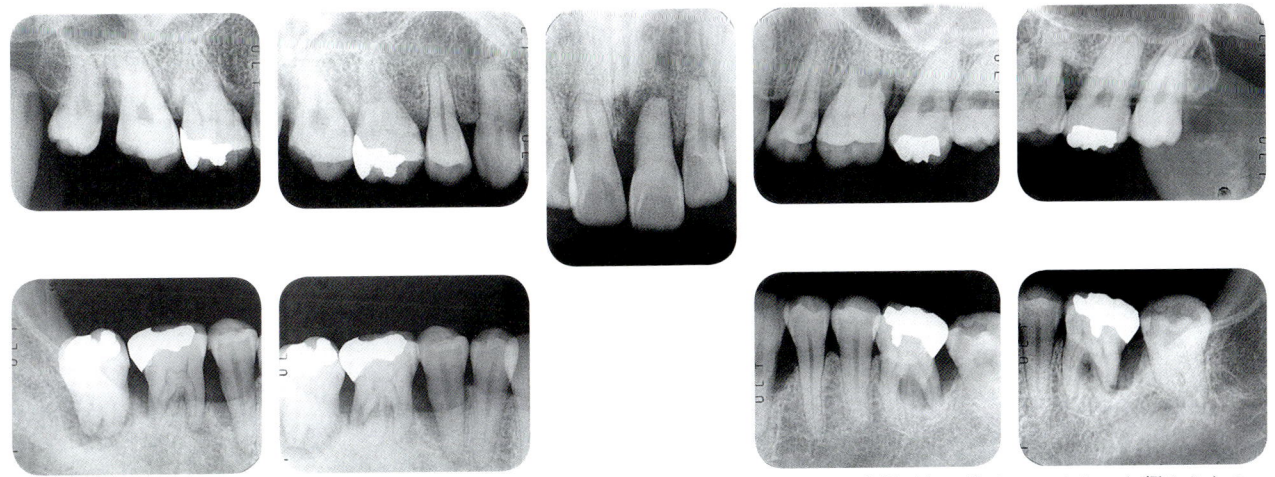

図 17-2a　初診時．再生療法をした歯をピックアップした．歯槽骨の垂直性吸収があり，歯根吸収の進んでいるものも認められる．$\frac{8\ 7}{7\ 6\ 5}\mid\frac{1\ 6}{3\ 6}$ には著しく進行した歯周病があり，保存が危ぶまれる．$\underline{1}$ は失活している．

症例17

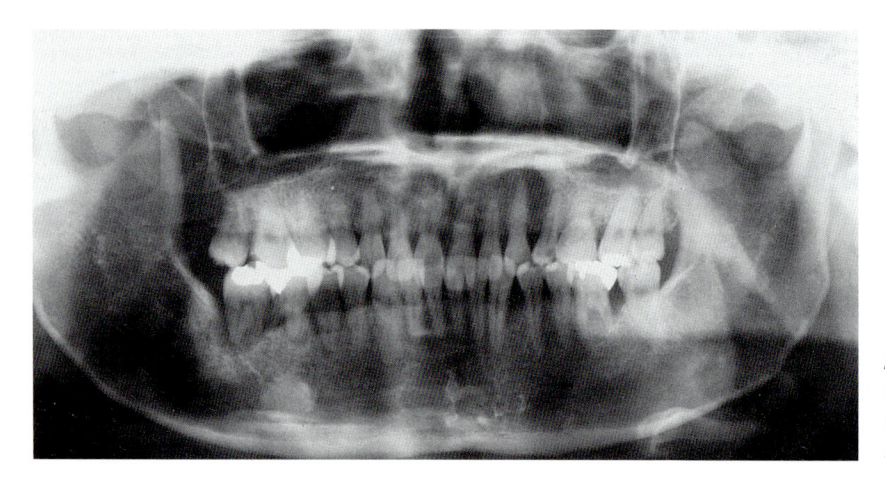

図 **17-2b** 初診時. 部位特異性の歯周病が認められる. その発症時期については10年, 12年, 14年前の像と対比できる(図 *17-6o~q*).

図 **17-3** 初診時プロービングチャート. ◯：出血. ▥：4mm以上の歯周ポケット. 34歳でここまで進行している. とくに治療困難な分岐部病変が多い. 7̄|1̄ は指で抜歯できるほど進行している. 部位特異性のある侵襲性歯周炎(急速進行性歯周炎)である.

[術後](治療開始後12か月目, 治療は継続中)

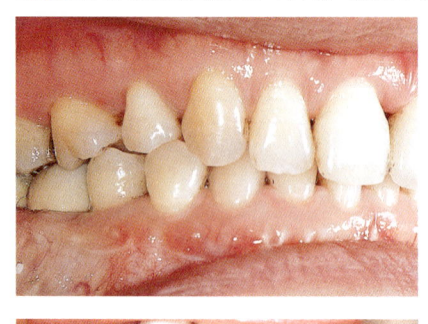

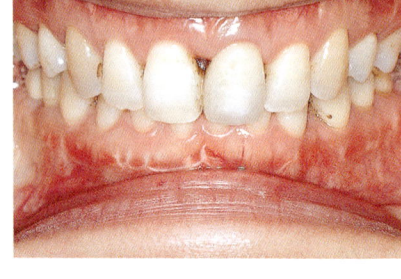

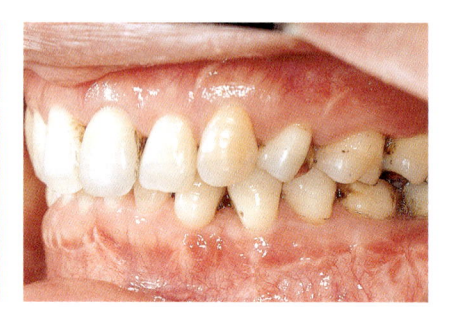

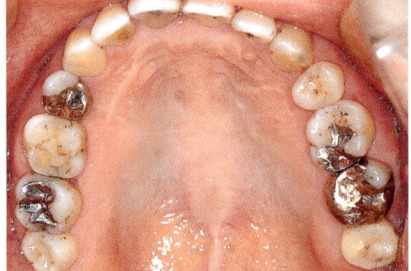

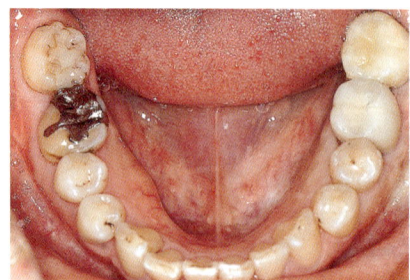

a	b	c
d	e	

図 **17-4a~e** 治療開始後12か月目.

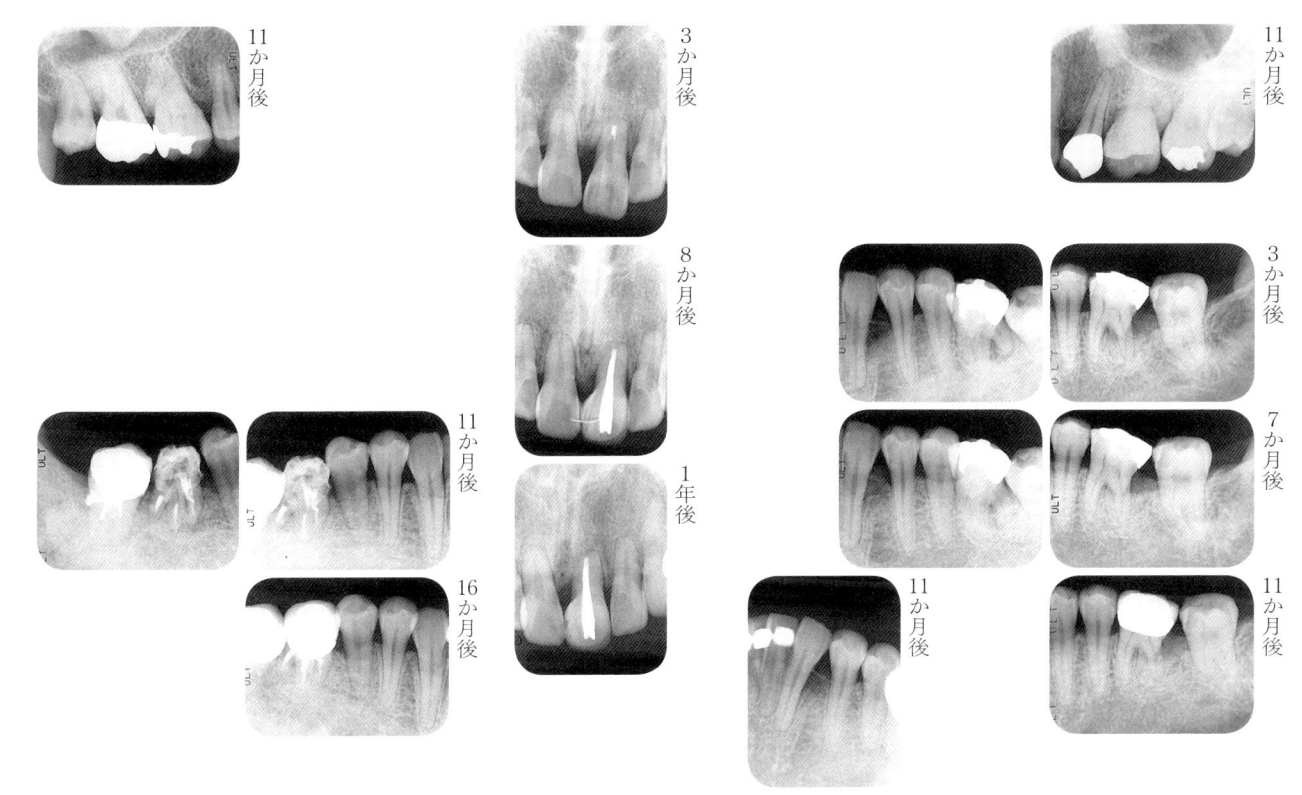

図 **17-5** 手術後の途中経過.
$\frac{7\ \ \ \ \ 1\ \ \ 6}{7\ 6\ 5\ |\ 3\ \ \ 6}$ は再生療法により，どの歯も経時的に骨ができてきているのがわかる.
$\frac{7\ \ \ 1\ 5\ \ \ 7}{7\ 6\ |\ \ \ \ \ 6}$ は補綴してある．$\underline{8|}$ は MTM によりスペースが閉じられている．$\overline{|7}$ は頬側に移植された．残念ながらアンキローシスを起こしている．

[問題点]

①患者は20歳から6年間，審美目的で全顎の矯正治療を受けた．転居したので通院は中止になった．リテーナーは渡されたが使用しなかった(図17-6a〜q).

②転居してからは一般歯科治療を受け，現在は年2回のリコールに通っていた．

③患者は自覚していなかったが，骨吸収は分岐部レベルに達している．
$\frac{7}{7\ 6\ 5}\ \Big|\ \frac{1\ \ \ 6}{6}$ の骨吸収は根尖近くに達している．全般的に歯根の吸収も著しい．抜歯が危惧されるが，強く保存を希望している．またブリッジになるなら，インプラントのほうが良いと言う．

④インプラントも視野に入れた CT 検査(マーキュリー使用)をしてみると，骨量，骨質は十分というには程遠い(図17-7a〜e)．それでもインプラントは成功するであろうし，シンプルな治療計画で悩まずにすむ面がある．しかし患者はまだ若く，自分の歯を残したいと切望している．

⑤歯周再生療法の適用により，自分の歯を残すことができるかもしれない．それで $\frac{8}{7}|$ のシザーズバイト，前歯オーバーバイトの著しい増加，進行中の歯周病で示されている現在の咬合崩壊を支えられるか？

⑥現在の再生療法のクライテリアでは，ここまで進行した症例は抜歯である．自己の経験からも抜歯である．抜歯後は骨増生を行ってインプラントになるのだろう．ここまで進行した，治療困難な症例を今後生まないためにはどうしたら良いか？

症例17

[20歳からの6年間の矯正治療の資料（図 17-6a〜q：前医のご厚意による）]

図 17-6a〜q　骨格性のアングルⅡ級 div. Ⅰ のディープオーバーバイトの症例を，$\frac{4|4}{8|8}$ を抜歯し舌側矯正装置で治療してある．治療中に $\underline{1|1}$ の舌側がしばしば腫れ，抗生剤を服用したと患者が語っている．

[術前]

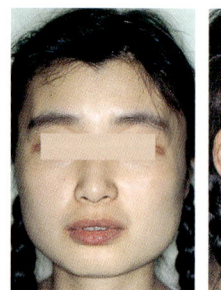

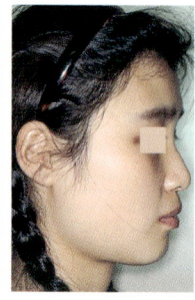

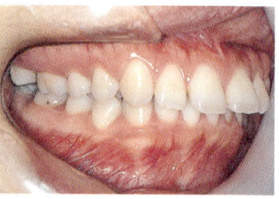

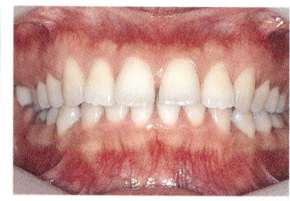

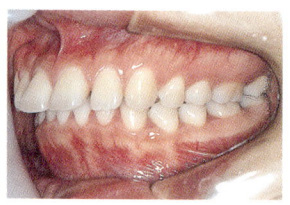

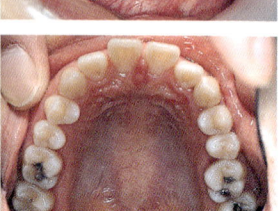

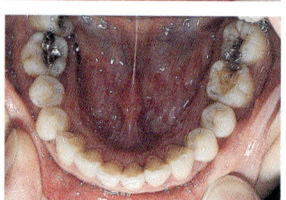

a	b	c	d	e
f	g			

図 17-6a〜g　初診時．'90. 7. 25.

[術後]

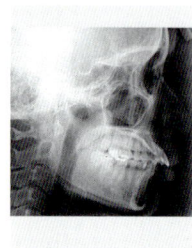

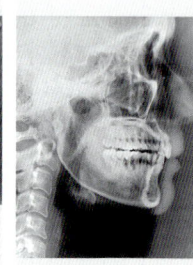

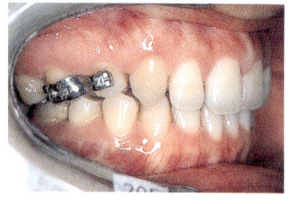

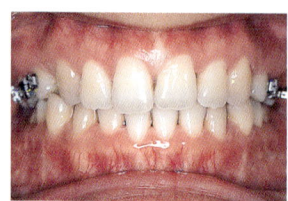

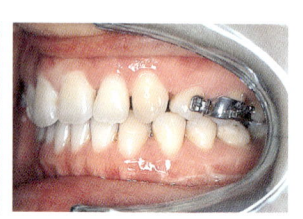

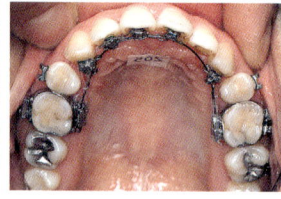

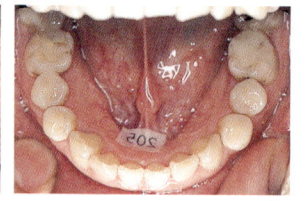

h	i	j	k	l
		m	n	

図 17-6h, i　術前（h：'90. 7. 25.）と術後（i）のセファログラム．
図 17-6j〜n　矯正治療終了頃．'95. 6. 24.

[術前・術中（図 17-6o〜q）]

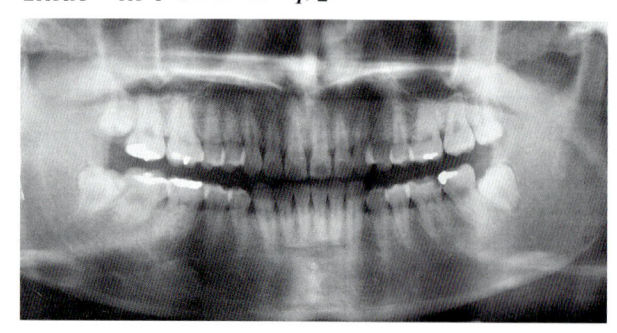

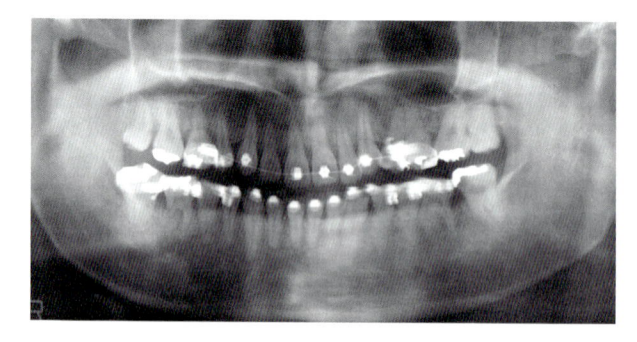

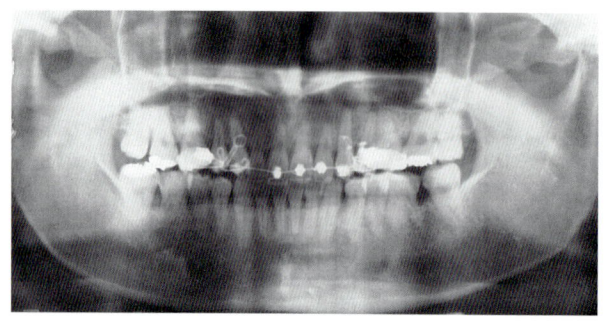

o	p
q	

図 17-6o〜q　術前（o：'90. 7. 25.），術中（p：'94. 11. 5.，q：'96. 10. 19.）．矯正開始後4年目（p）で，歯周炎による骨吸収が認められる．その2年後（q）では，さらに骨吸収が進行している．矯正期間中に下顎骨を削合して，小さく見えるようにする手術を受けている．

[歯科用CTによる断層像（図17-7a～e）]

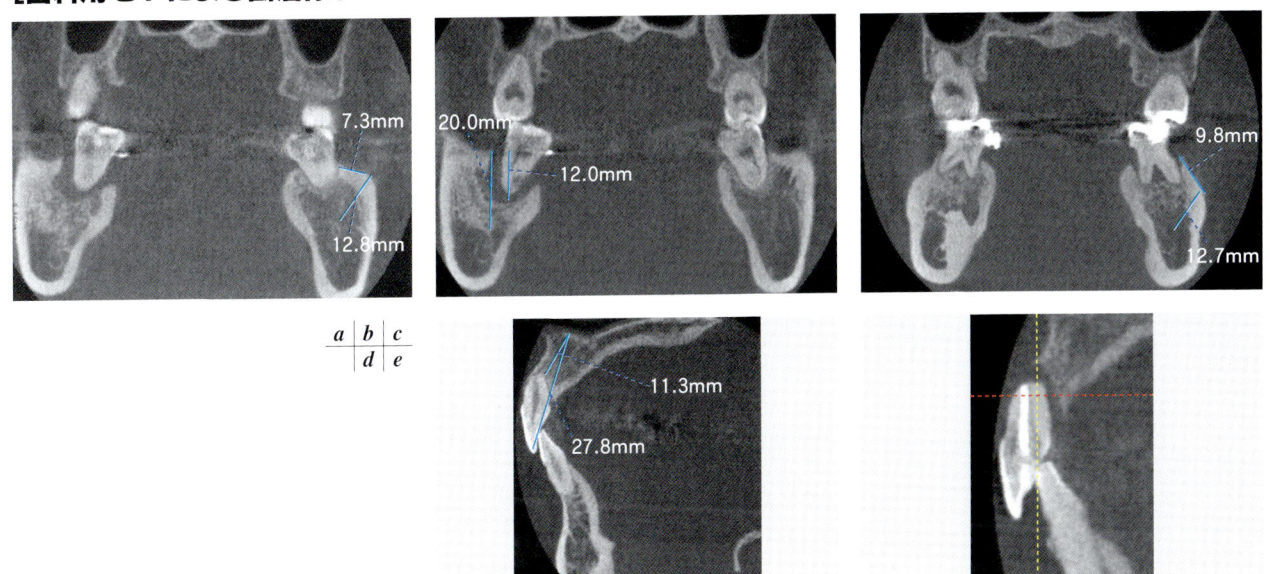

a	b	c
d	e	

図 17-7a　7|7を比較するために8 7|隣接面の位置で前額断．初診時の模型では完全なシザーズバイト（図17-7f～iの矢印）であったのが，応急的なMTM（7|舌側に矯正用線の影がみえる）により正常咬合に戻りつつある．7|は|7に比べて骨吸収が著しい．
図 17-7b　|7中央で前額断．|7歯根周囲には骨がほとんどない．
図 17-7c　6|6で前額断．|6の骨吸収が著しい．
図 17-7d　1|中央で矢状断．歯根の著しい吸収により歯冠歯根比が失われて，歯根の長さの半分近くになっている．骨量も少ない．
図 17-7e　1|は|7と同様にほとんど骨の中には植立していないのがわかる．

[初診時外傷性咬合（石膏模型による：図17-7f～i）]

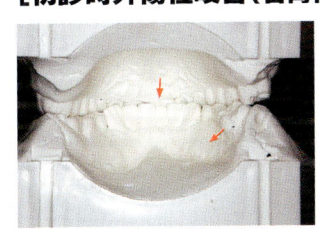

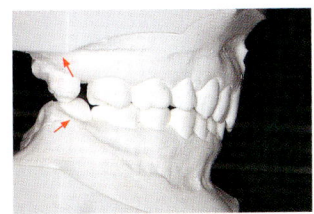

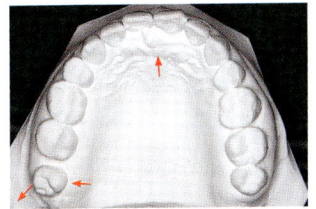

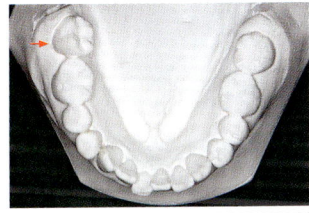

f	g	h	i

図 17-7f～i　石膏模型で初診時の外傷性咬合を示す（矢印）．咬合圧による病的移動と，下顎前歯の噛み込みによる上顎前歯舌側歯肉の炎症の形態がみられる．

[治療方針]

1. 侵襲性歯周炎を考慮して，細菌検査を行い抗生剤の投与を行う．
2. 清掃習慣を強化しながら，順次再生療法を行う．
3. |7は噛むと痛い．初診時の模型ではシザーズバイトである．動揺の固定を兼ねてMTMの装置をつける．つぎに動揺の範囲内で移動させて垂直圧が加わるようにする（図17-7a～i）．これで変化をみて対応する．
4. 脱落のおそれのある1|，膿瘍形成した|6から治療を開始する．
5. 歯周治療が一段落したら8 7|のスペースの閉鎖，下顎前歯のマイナークラウディングのMTMを行う．

症例17

[治療経過と結果]

'05.1.11.　初診，デンタル14枚法

15.　カウンセリング

22.　〈7̄のMTM〉　7̄の咬合痛を緩和するために開始．7̄は舌側傾斜が著しいので，さらに傾斜の度を増やさないためにMTMを行った．右下顎臼歯舌側にバーストーンのブラケットをパッシブに装着し，.036″のβチタンの丸線で，7̄を舌側よりパッシブに押さえるようにした（図17-7a）．つぎに動揺の範囲内で7̄をアップライトし，丸線をパッシブに当てておいた

〈細菌検査〉　インベーダー法でペーパーポイント2本を使いA.a.，P.g.，B.f.，P.i.の4菌種を調べた

表17-1

総菌数	1,400,000
P.g. 菌数	130,000
P.g. 菌比率	9.29
B.f. 菌数	52,000
B.f. 菌比率	3.71
A.a. 菌数	5,000未満
A.a. 菌比率	0.000
P.i. 菌数	78,000
P.i. 菌比率	5.57

抗生剤はジスロマック250mg1日2錠3日分を2回投与（これで2週間薬効がある）．黒毛舌が目立つようになったため，クラリス200mg1日2錠7日分に代えた．次週も7日分投与し，計1か月間の連続投与となった

1.29.　6̄膿瘍形成してきたので切開

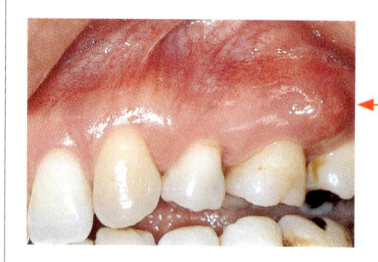

図17-8　6̄膿瘍（矢印部）形成．'05.1.29.

2.22.　1̄エンドと再生療法処置．歯髄死の状態で約10年間放置されていた1̄のエンドはやや困難であった
フラップをあけてみると1̄歯根は根尖まで歯石と肉芽に覆われ，これを除去すると骨との付着は歯根左側の数ミリメートルぐらいで，歯根周囲に骨がなく宙に浮いているようであった（図17-9a〜c）

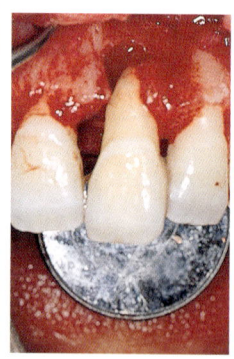

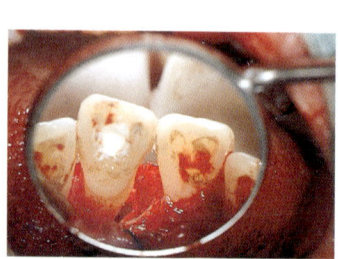

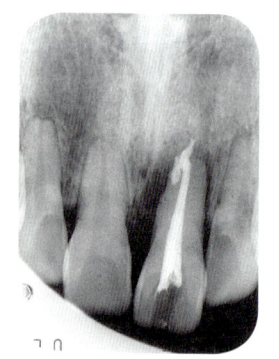

図17-9a　　図17-9b　　図17-9c　根管充填の確認時．

十分なデブライドメントの後，自家骨を後臼歯部よりトレパンで採取して細粉化し，PRP，エムドゲイン®，テルダーミス®とともに用いた．自家骨で歯根を包み，テルダーミス®で巻いた．手術時間は3時間30分

124

2.23. |6 再生療法

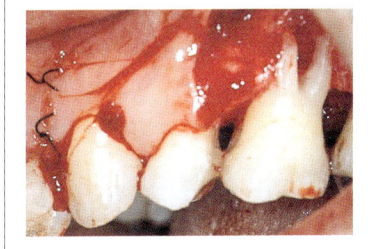

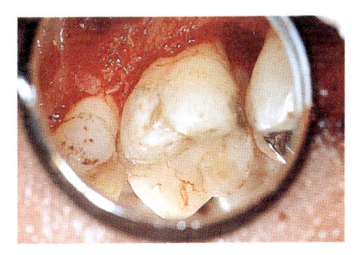

10a|10b

図 17-10a, b

手術の内容は|1 と同様．手術時間は2時間30分

2.24. 〈7|再植〉 7|はやはり噛めないと訴えるので，抜歯して頬側に移植した．歯石は栗の皮のような色と滑沢さをもち，きわめて強固に付着しており，手用では歯がたたず超音波スケーラーで強引に掻き取った．移植後は予防を試みたが，間もなくアンキローシスを起こした

2.26. 〈5|再生療法〉

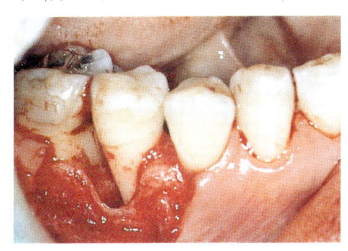

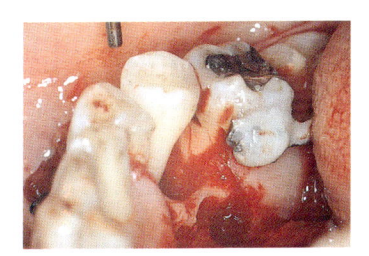

11a|11b

図 17-11a, b

自家骨の採取部位だが，左側は限界で，右側は7|由来の骨の炎症が懸念されるので，下顎の舌側の骨隆起からとっている（図 17-11b）．手術時間は2時間

3.1. 〈8|再生療法〉

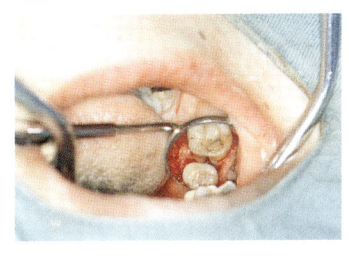

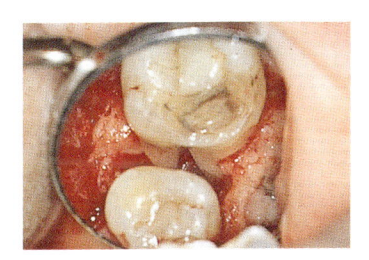

12a|12b

図 17-12a, b

7|のレジン充填箇所はデブライトメントの際に欠けた．手術時間は1時間30分

3.11. 1|1 舌側の歯肉の炎症の治りが悪い．過蓋咬合のためと，今までのたび重なる炎症による歯肉の肥厚があり，下顎歯が歯肉に噛み込むからである．歯肉の切除を試みた
自家骨の中身が出てきはしないかと気になる．歯間乳頭を保存するための舌側の縫合部は切らざるをえない．これがブラックトライアングルの原因となった

4.6. |6 再生療法

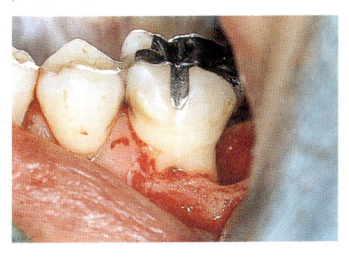

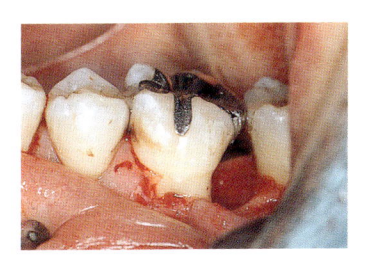

13a|13b

図 17-13a, b

いちばん困難が予想されたので，左側の骨採取跡の新生骨を利用できるように計画した．頬側からのアクセスができなかったので手間取った．口蓋より骨膜を切り出してメンブレンとした．手術時間は6時間

症例17

5.18.	7 6/6│再生療法．1時間30分

7.16.　〈MTM〉　8│の近心歯体移動，8│近心移動のために 7│と 8│のブラケットの間に .016″×.022″のβチタンでクロージングを屈曲し，装着した（図 17-14）．8 7│間はデンタルフロスが使えるようにしておいた．7 6 5 3│は0.9mm コバルトクロム線で固定しておいた

20g 以下の最小の力で引くようにする．経過を図 17-14a〜c に示した．動的期間は 2 か月半

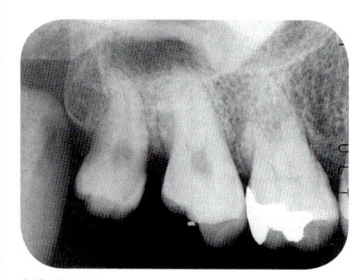

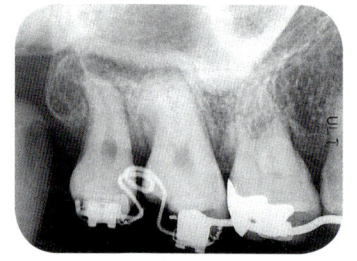

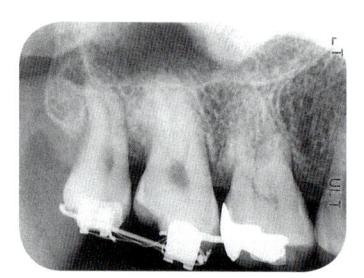

図 17-14a　　図 17-14b　　図 17-14c

図 17-14a　'05.6.18. 8│再生療法後 3 か月，MTM 開始前 1 か月
図 17-14b　'05.9.13. MTM 開始後 2 か月（'05.7.14. 開始）．アンカレッジとしての太いワイヤーと 8 7│間にクロージングのループが見える．7│にワイヤーをいれて観察すると 8│がどう動くかよくわかり，やさしい
・装着前に口腔外でどのくらいの形なら何グラムか量っておく．この形ならデンタルフロスが使える
・ループの位置はエックス線像のイメージよりもっと歯肉・頰移行部近くにある
・歯ブラシも隙間が大きいときは「ゴシゴシの横磨き」のように，隙間にいれて左右に動かすようにする
図 17-14c　'05.10.1. 矯正が終了して保定をしているところ

9.2.　│1 ラミネートベニアセット．これで 1│1 の間のブラックトライアングルを解消しようというわけである．1│1 の間は暫間固定をして動揺が増加しないようにした

10.1.　〈MTM〉　2 1│1 2 のマイナークラウディングの治療．下顎のクラウディングがあると，とめどなく進行し，上顎前歯に外傷を与え，臼歯の咬合状態を変えていく．そこで図 17-15a, b の装置で並べている．上顎前歯が矯正装置にぶつかり著しい過蓋咬合なのがわかる．今はまだ，それを治す時期ではない

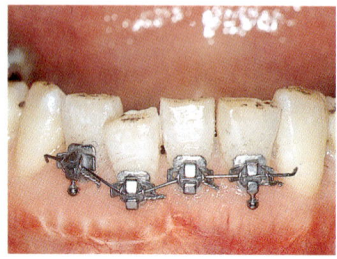

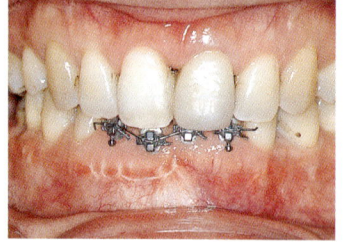

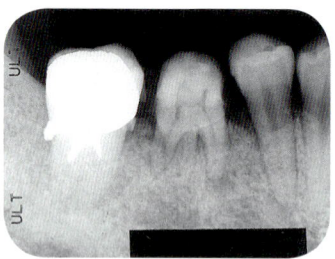

図 17-15a　　図 17-15b　　図 17-16

12.6.　〈6│の保存治療〉　6│の保存治療を始めたら，インレーの下ばかりではなく，近心，遠心，頰・舌側とう蝕が深く，遂に歯髄炎を起こした．なんとか歯髄の維持を図ろうとして時間が経過し，根尖に病変ができた（図 17-16）

[治療結果]

初診後1年4か月経過した．再生療法の結果は図 *17-5* に示した．手術後は経時的に骨が再生している．歯周ポケットは正常になっているので，唾液による細菌検査をした（表 *17-2*）．結果は良好であった．

表 *17-2*

検査項目名	検査結果値
総菌数	110,000,000
P.g. 菌数	5,000未満
P.g. 菌比率	0.00
B.f. 菌数	5,000未満
B.f. 菌比率	0.00
A.a. 菌数	5,000未満
A.a. 菌比率	0.000
P.i. 菌数	5,000未満
P.i. 菌比率	0.00

歯周治療であり，しかも再生療法をやっているので，メインテナンスが必須である．

再生療法をした歯は，骨が100％再生しきれない場合，骨の凹凸を水平にする切除療法が必要となるかもしれない．7|の移植はアンキローシスを起こしたから再治療となると，異常な骨を除去して新生骨を作り，インプラントを植立することになる．このような問題は残っているが，治療結果は評価できる．

全顎矯正治療後に一般歯科臨床の治療に不利な形態が残された．そのなかに多数歯の抜歯が適応である歯周炎が進行していた．抜歯を回避して歯周炎が治療できただけでなく，失われた歯周組織が再生された．

[考察]

この症例はまだメインテナンス1年目ではあるが，いくつもの避けては通れない命題をはらんでいるので，ここで取り上げた．

20歳からの15年間のうち，矯正治療をした6年間，その後の8年間，著者がかかわった1年間の歯科治療の評価を患者に聞いてみた．

最初の矯正治療の6年間の不満を言わないのは意外だった．矯正治療で歯列が美しくなった喜び，結婚後リテーナー使用を忘れたことなどがからんでいるのだろう．「沼津に（嫁いで）来てからの治療を後悔している」とのことばに謝ると，「そんなことを言わないでほしい」と返された．手術の翌日「いかがでしたか」と聞いた時，「麻酔がきれた後，駐車場の車内でずっと死んだようになっていた」という彼女のことばがとっさに浮かんだのだったが，どうやら著者を指しての発言ではなかったらしく，救われた思いがした．

たしかに歯周治療を放置しておいた8年間は患者の後悔なのだろう．治療は受けたが治っていないというべきかもしれない．しかし矯正治療開始後の24歳の時のパノラマエックス線像を見ると，すでに無視できない歯周病を疑わせる．26歳では確実に進行しており，抜歯を含めた治療選択肢を検討する進行程度であろう（図 *17-6o〜q*）．さらにその後の10年間，急速進行性歯周炎を放置していてはいけない．

ここで，治療がなされないレベルについて考察してみる．

〈治療がなされない歯周病のレベル〉

①歯周病の存在に気づかない．したがって患者もわからない．

②歯周病と診断はできているが，病態の重大性を認知していない．患者にも知らせることができない．

①，②のこの状態で完璧な審美目的のために矯正治療を続行すると，炎症プラス外傷で歯周病は急激に進行する．歯根の1/2に達する治療されていない炎症のある歯では，エッジワイズのメカニックがはたらかない．「別の法律が支配する国に入る」のだ．「ペリオ」の国である．たとえば，大臼歯のもつ本来のアンカレッジの力は失われている．大臼歯が病人なのだから，力を与えてもそれに反応するパワーを発揮できない．

全顎矯正が最終段階に入ってくると，剛性の高いワイヤーできっちり並べ，トルクもかけるようになる．ここで歯周炎があると外傷が増強され，炎症は進み，正当な矯正移動は進まなくなり，治

療は長びく．炎症と動揺が増した歯を放置すると$\overline{1}$のように歯髄が失活したりする．
③**歯肉が美しく炎症が目立たないと，良しとするレベル**がある．これは患者の口腔清掃の自己管理が良いというだけである．歯肉縁下の術者の治療（デブライドメント）ができていない．症例にもよるが，歯周ポケットが進行する．口腔清掃と除石はしたが，治っていないレベルである．これが多い．
④**患者の自覚症状がでてくる**．グラグラする，噛めない，など．歯の病的移動がみられる．
⑤**膿瘍形成など，急性症状がでてくる**．根尖まで骨がない．

本症例は⑤まで進行していた．ここまできては，症例6で既述したように「歯医者は治せない．抜くだけだ」ということになる．⑤まで進行しても「抜歯はするな」というレベルの治療は一般的ではない．通常はもっと簡明な処置に落ち着かざるをえない．著者の治療は常識的な治療時間を大幅に上回るなど相当無理をしている．今後さらに再生療法が展開して簡単にできることを願っているが，当面は歯周病の進行を止めるレベルを守ることである．それが一般歯科臨床のボーダーラインである．歯周ポケットができ始めた③の段階で止めるようにする．そうすれば抜かずにすむ．全顎矯正もそれなりの戦略でまとめることができる．

この症例の矯正治療を行った術者は，相当なテクニシャンに違いない．セファログラムを見るときれいなプロファイルになっている．上下顎前歯も直立している（図17-6h～n）．これが矯正治療を象徴するものだろう．しかし，読者はもう著者の主張は見通しであろうが，その審美性の達成のために歯根長や歯槽骨を犠牲にしてもいいものだろうか．多少は仕方がないが，限界というものがある．抜群の矯正テクニックを一般臨床歯科医が歓迎する範囲内で発揮してもらいたい．

$\overline{1}$や$\overline{6}$の歯周治療は困難ではあるが，まだアクセスが可能である．しかし$\overline{6}$はまったくアクセス困難で治療時間は6時間もかかった．限界である．このような治療を再び行いたいとは思わない．患者のためにも，われわれ術者のためにも今後線引きが必要である．

[まとめ]

わが国の歯科診療は主として保険制度で賄われているが，矯正歯科臨床は審美を目的にしているという理由で，一部を除いて自費診療である．需要と供給も順調に伸びている．その治療目標は先進工業国の欧米と同じである．

しかし治療レベルにおいて，だれでも認める欠陥があるのは是正されるべきである．保険診療では質が問題であり，自費診療への移行はやりにくいように設定されている．患者の要望を満たす良質の治療が求められるが，それも重度に進行しない間に処置できる医療態勢にしたい．本症例はそれぞれの矛盾を背負っているようなものである．解決の谷間は深い．しかし歯のlongevityを基本とし，そのうえで患者の要望に応じるのであれば，実り多いものになるであろう．

●インプラントやインプラントアンカレッジが一般歯科臨床における矯正歯科臨床に果たす役割

[症例18]
　　上下顎最後臼歯しか咬合していない開咬症例の治療

患者：22歳9か月，女性
初診：2004年5月1日
主訴：|6 う蝕の治療

[術前]

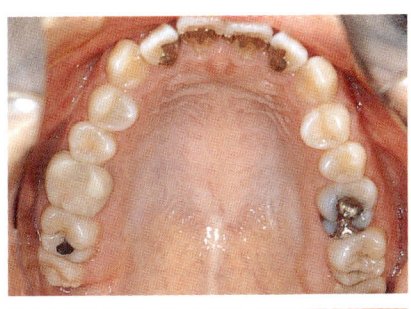

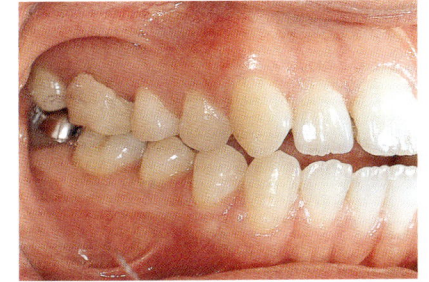

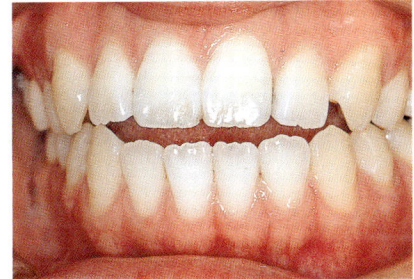

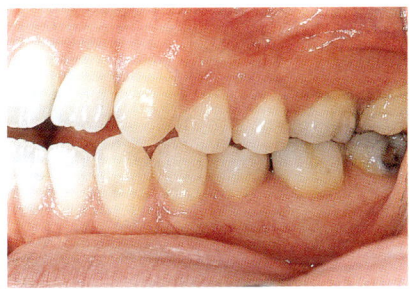

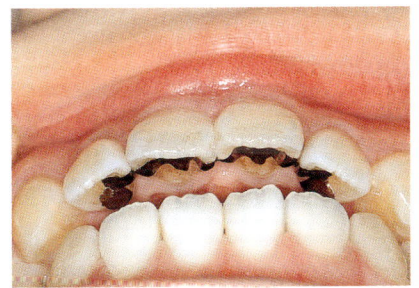

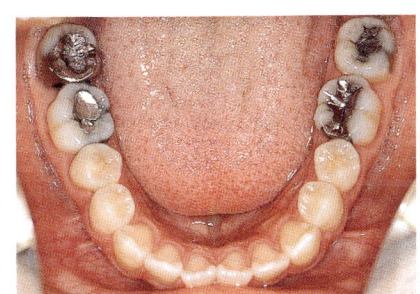

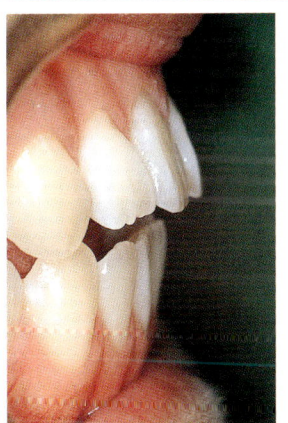

図18-1a～g　'04.7.3．術前．

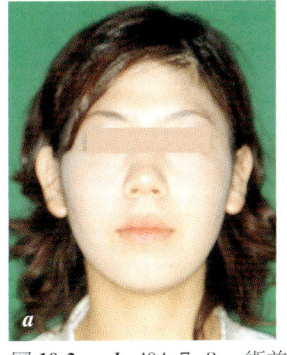

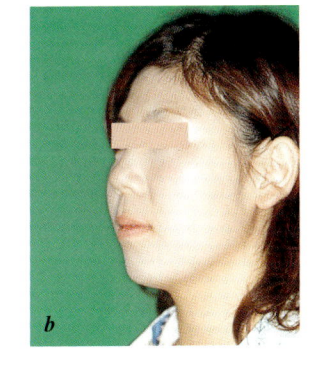

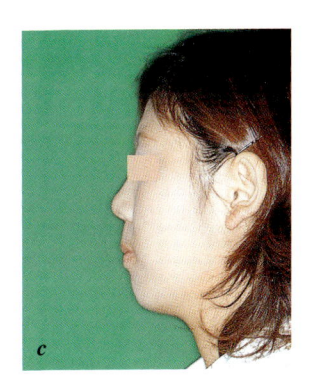

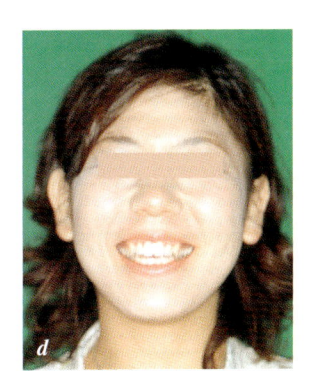

図18-2a～d　'04.7.3．術前．

129

症例18

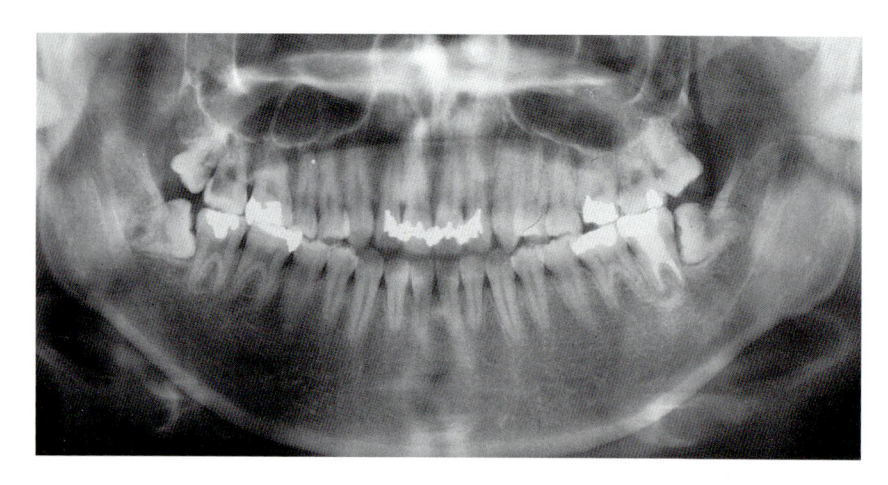

図 18-3　術前．

図 18-1, 3 でわかるように，最後臼歯しか咬合維持のないオープンバイトである．

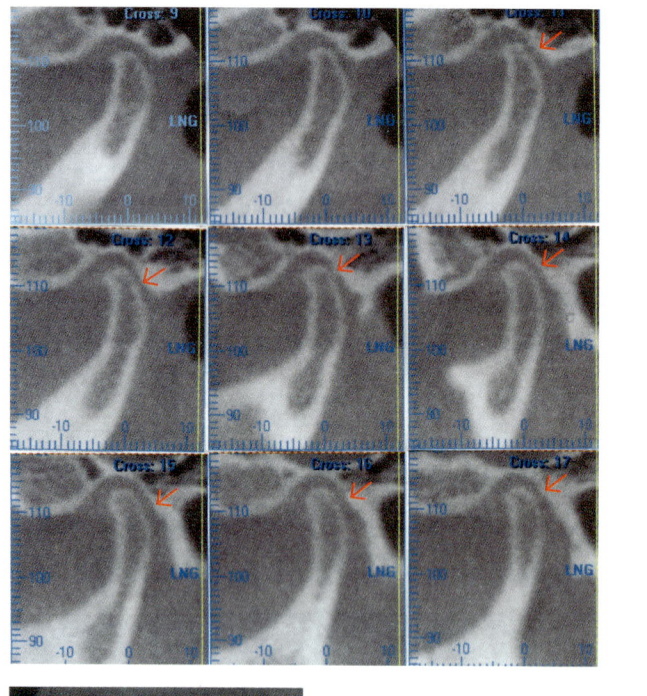

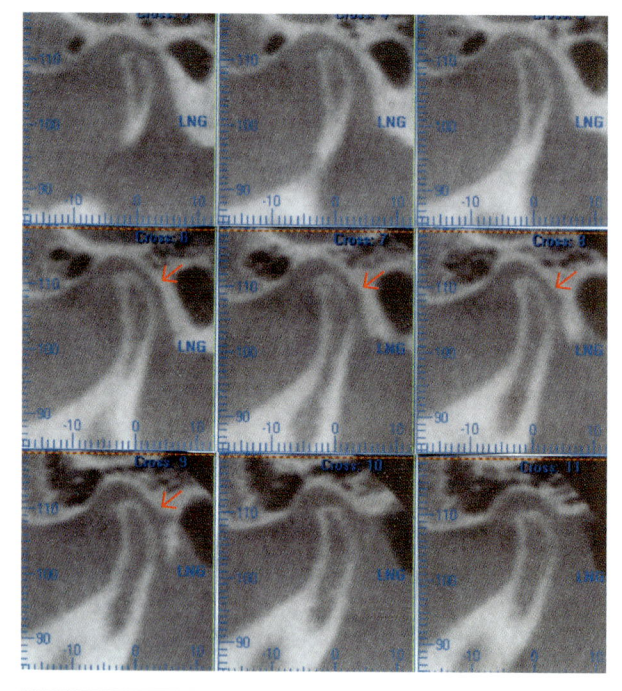

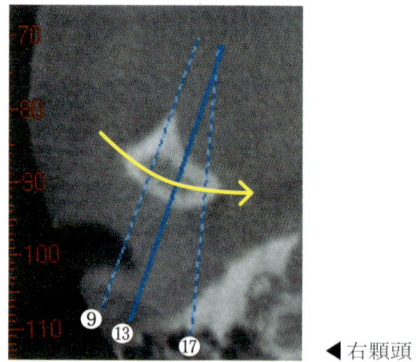

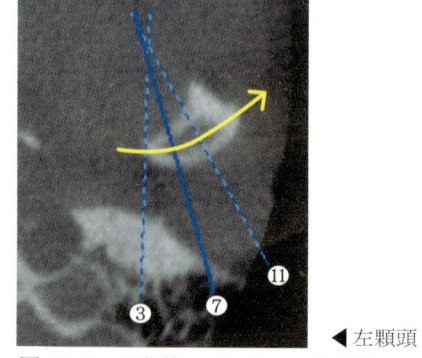

図 18-4a　顎関節の CT 像．右顎関節．　◀右顆頭

図 18-4b　顎関節の CT 像．左顎関節．　◀左顆頭

　左右顎関節には痛み，運動障害はないが，雑音がある．最後臼歯で強く噛むと関節部で「ポクン」とびっくりするような大きい音がする．顎関節の CT を撮ると，顆頭が後方に位置しているのがわかる（赤矢印）．顆頭の断層面は顆上面に黄矢印を引き，この線と直角に切断した面で示した．

130

プロローグ―臨床例から―

[術後]

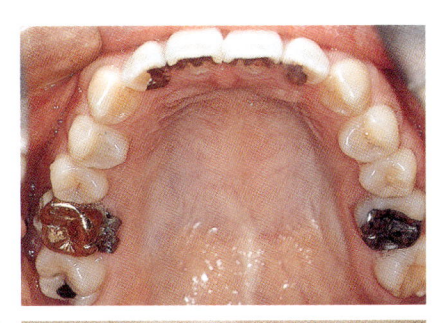

	d	
a	b	c
f	e	g

図 18-5a～g　術後.

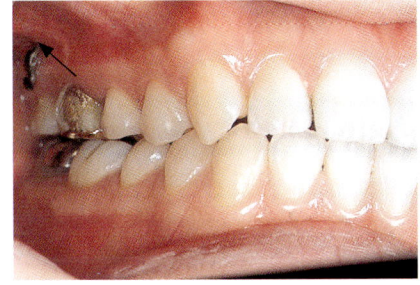

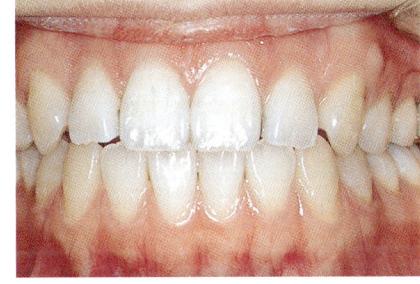

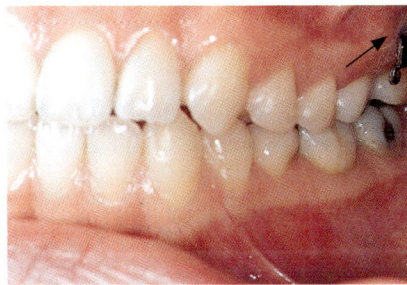

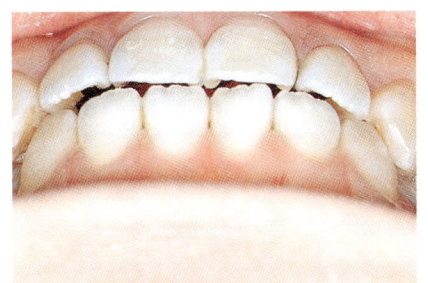

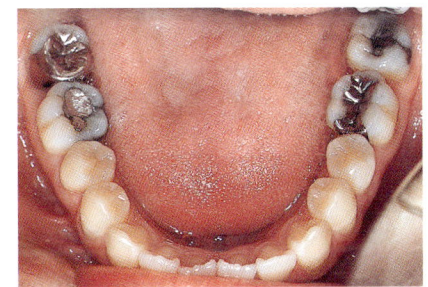

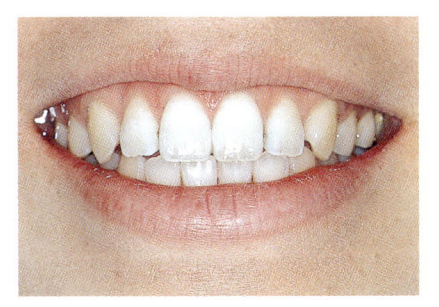

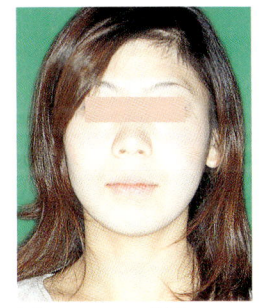

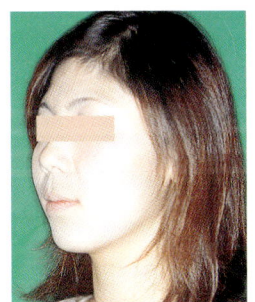

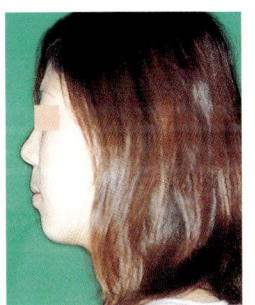

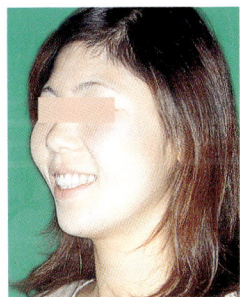

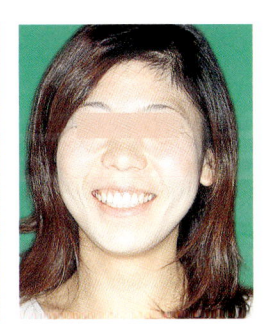

図 18-6a～e　術後.

図 18-7　術後.

図 18-5～7　矯正装置をはずして観察中のもの．まだインプラントアンカレッジ(SAS；矢印)はリムーブしていない．7|7 が圧下されているのがわかる．

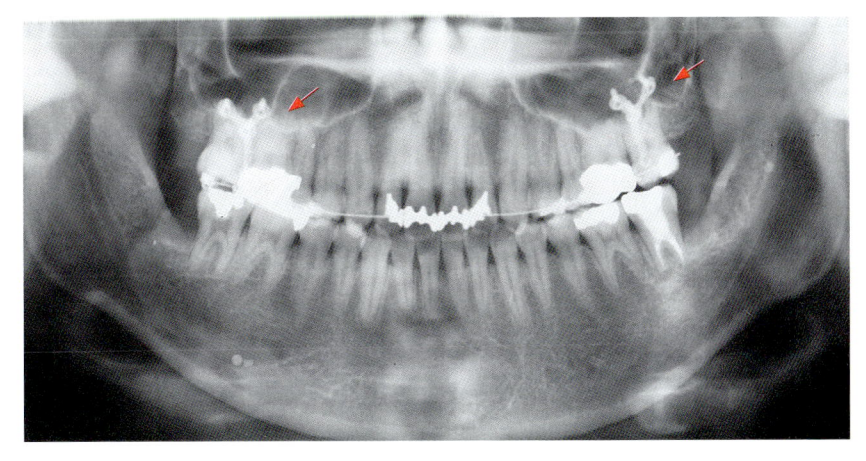

131

症例18

[問題点]
① 6̲ のう蝕をきちんと治療して噛めるようにしたい．
② 補綴で治すとすると，歯冠長が長い異常な形のクラウンになり，しかも全部のオープンバイトを治すとすると，全部の歯を削ることになる．前歯はそれでも咬合接触が得られないし，審美性が失われる．しかも，舌癖でまたオープンバイトになるおそれがある．
③ 矯正治療してオープンバイトを治してから，う蝕を治す方法がある．期間が長い．
④ インプラントアンカレッジを用いれば期間が短く，装置が目立たず，後戻りが少ない矯正治療が開発されている．これが可能か．
⑤ TMDがあるが，この矯正治療で問題ないか．
⑥ 8歳のころ筋機能療法を1年間行った(図18-8a～k)．しかしオープンバイトは完全には治らなかった．矯正治療はしていない．発音はほとんど治っているが，舌癖は完全には治っていない．矯正治療後の後戻りはどうか．

【MFT 術前】(図 18-8a～f：'90.6.29.)

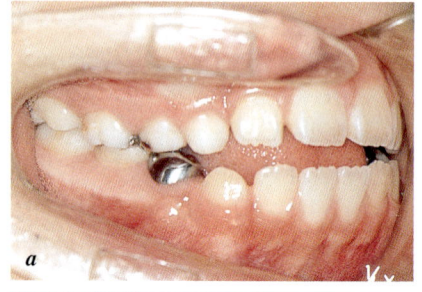

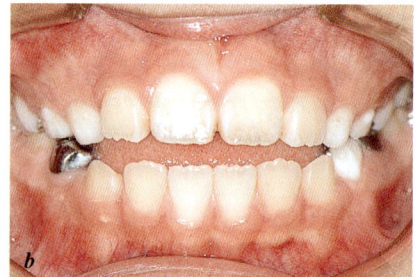

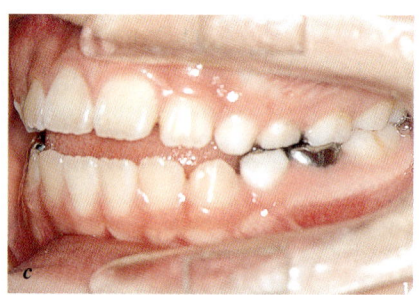

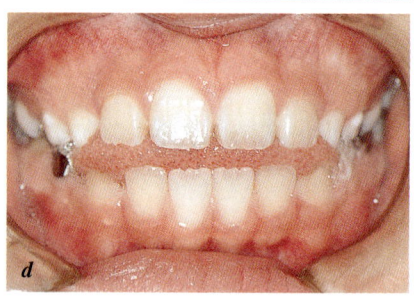

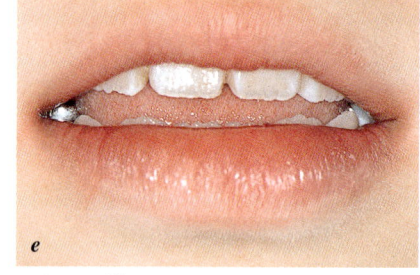

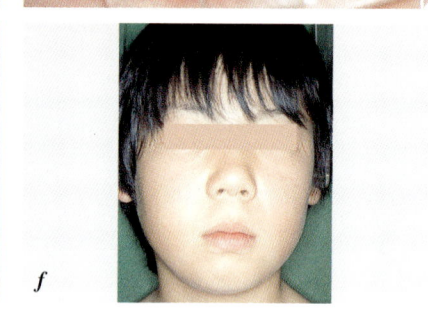

d 舌突出の様子．　　e 口あきの様子．　　f オトガイ筋の緊張で口とじをしている．

【MFT 術後】(図 18-8g～i：'91.7.16.)

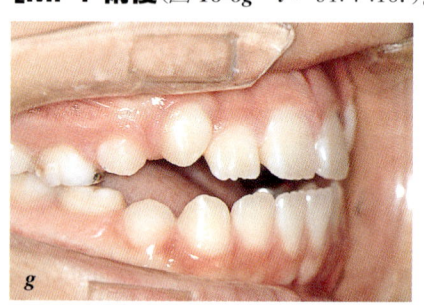

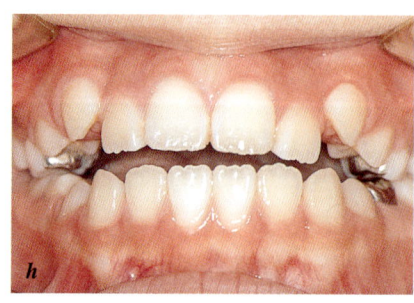

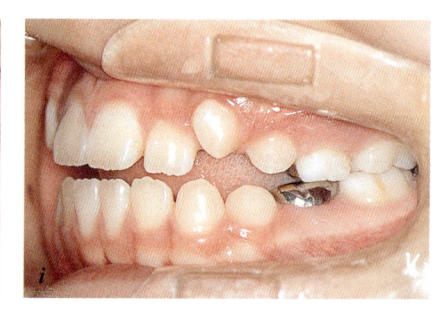

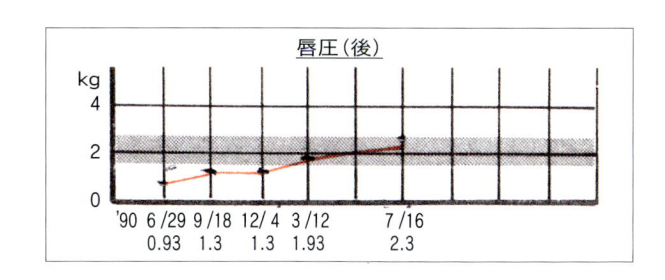

図 18-8j 口唇圧（後方）測定．灰色帯部分が正常範囲を示す．ガーリナーの筋機能訓練効果測定用ツール[16]のなかで，これがいちばん有用である．

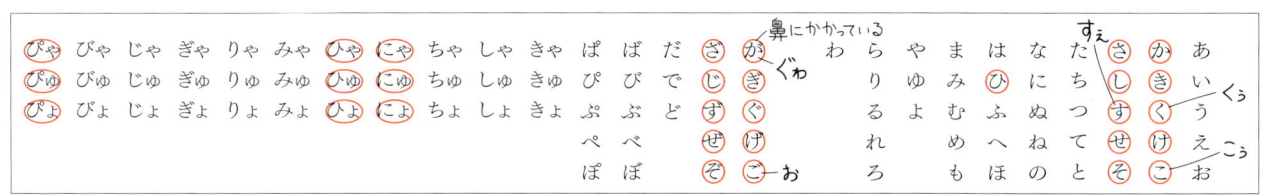

図 18-8k 発音訓練（赤丸印は発音時に舌が出る，または発音が正確でない違う音が出ている時はその音を記入している）．

[筋機能療法]

筋機能訓練は歯科衛生士により1時間，1年間かけて行った．内容はガーリナー[17]の3か月かけて行う23ステップを6か月で行い，あと6か月はそのフォローアップにあてる．患者・母親・歯科衛生士・歯科医師の簡単な交換日誌をつける，などである．

図18-8a〜c は術前の形態，d は舌の出るようす，e はよくしている口あきで，このほか舌突出癖にともなう症状は全部ある．たとえば口呼吸や，食事は1，2杯の水とともにピチャピチャと音をたてて食べるなど．緊張すればf のようにオトガイ筋を使って口唇を閉じる．図 18-8g〜i は術後でオーバージェットとオーバーバイトが少し改善されている．改善の様子を測定できる（図 18-8j）．意識的動作発音訓練では，舌の位置異常がわかる．タ行は正常となっているが，'91.3.12.の日誌に「まだまだ夢中で話をしている時には，タ行で舌が出る」とあるから，舌の中央は（タ行が）正常なわけではない．

22歳初診時にはオープンバイトはあったが，発音の異常は感じられなかった．姉の矯正治療の効果をみた妹も矯正治療に来院した．姉よりひどいオープンバイトである．この時，同じオープンバイトでも，姉の筋機能療法の効果を実感した．

[治療経過と結果]

'04.7.3.	矯正資料採得
8.16.	発音練習
8.30.	インプラントアンカレッジ埋入手術．術式は東北大学の矯正科と口腔外科のグループが開発したSAS（三金）のシステムである[3]
9.4.	7654|4567にブラケットとバンド．ワイヤーはレベリングしようという意識はないから.016″×.022″のSSを屈曲してパッシブに入れた．ワイヤーが2本ダブルで入っているところもあるが，このようにしましたということではなく，動いてきたら1本にしようということである 上顎にトランスパラタルアーチをセットして，圧下の力で6|6が頰側にフレアリングするのを防いだ．リングレットで圧下と遠心移動の牽引．圧下に300g，第一小臼歯からの遠心移動に200gの力をかけた（図 18-9）
10.2.	オーバージェットは5.8から4.8に改善 この急激な改善は7|7が圧下して，6|6で噛めるようになって下顎の位置が前方に出てきたためであろう

症例18

| 11.27. | ・オープンバイトが治まってきて発音がしにくい．「カ・キ・ク・ケ・コ」の「キ」が「ギ」になる．患者は賢明な方で，自分で克服していけるようだった
・オーバージェット4.7
・第一大臼歯から小臼歯と順次噛めるようになるにつれて，下顎が前方に出てきていたが，それが落ち着いて，治すべきオーバージェットの量がわかってきた．大小臼歯の遠心移動の強化で対応する |

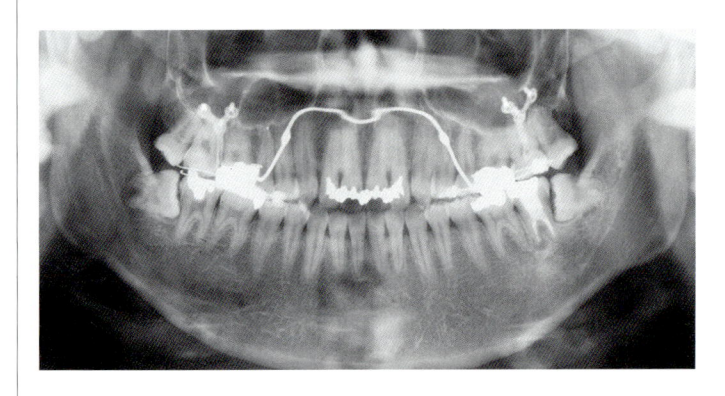

図 18-9　左右頬骨下の皮質骨に，Y字型のインプラントアンカレッジが認められる．チタンネジは5 mmを使用．脱落や，使用不可能となった例は今のところない．

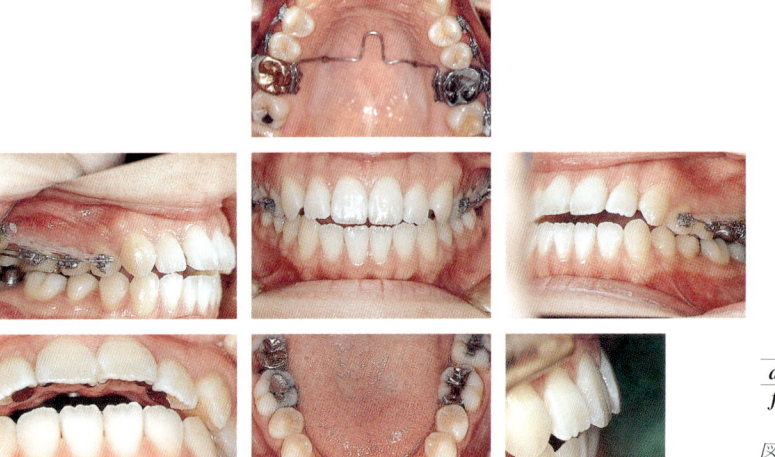

	d	
a	b	c
f	e	g

図 18-10a～g　'04.11.27．前歯のオーバーバイトを参考に臼歯を圧下し，オーバージェットを参考に4|4から遠心に引くようにしている．

| '04.12.12. | 上顎臼歯の圧下と遠心移動のリングレットをつづける |
| '05. 1 .25. | 強い噛みしめ時「ポクン」と音がしなくなった．最大開口は4.7cm
動揺度（PT値）を測定 |

動揺度	7	-4	-3	2	3	6	6	4	4	2	3	2	4	2	
	8	7	6	5	4	3	2	1	1	2	3	4	5	6	7	8

マイナス値の6 5|は力を弱めるようにした

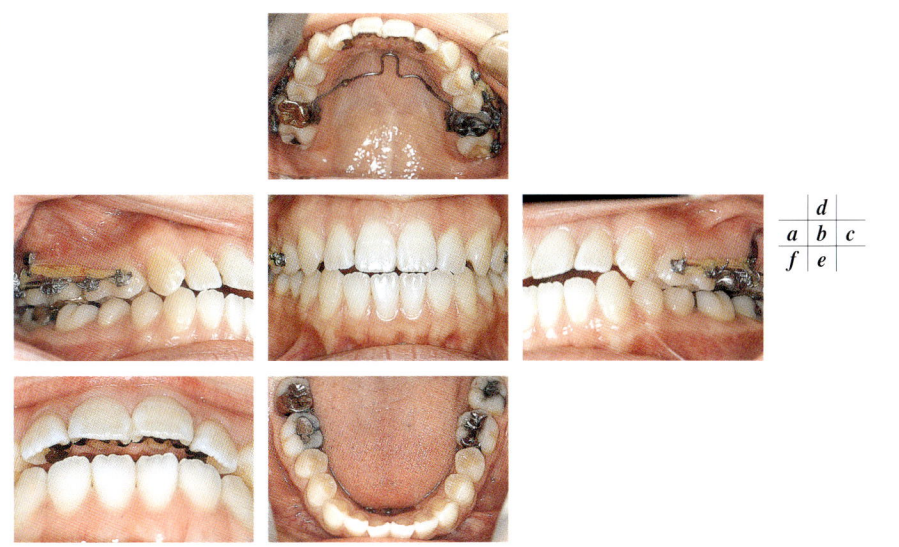

図 18-11a～f　'05.1.25. 7―4｜, ｜4―7 の圧下と遠心移動が進むと, それにともない前歯の開咬が改善されていくのがわかる

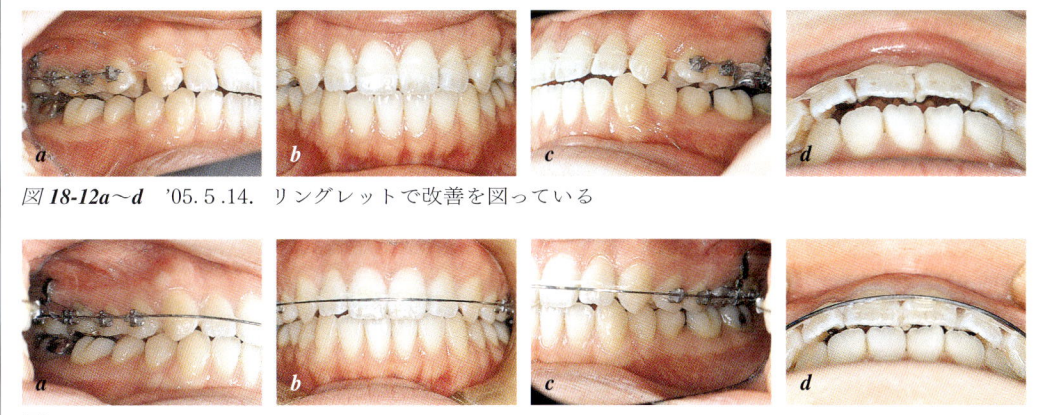

図 18-12a～d　'05.5.14. リングレットで改善を図っている

図 18-13a～d　'05.8.27.

インプラントアンカレッジ間の唇側に長いリングレットを装着. 4｜4 の遠心移動のあおりで 4｜4 が頬側にフレアリングしている部分の改善と, 上顎前歯の舌側移動を図った

7｜7 は過度に圧下されて下顎歯と接触していない. 7｜7 より前方で噛むのだという指示を与えてこれで終了とし, インプラントアンカレッジを残して装置をリムーブした. 動的期間は12か月. リテーナーはなしで, よく噛むように療養指導をした. 前歯は歯みがきガム キシリトール®(ロッテ)でトレーニングしてもらう

この矯正治療は「う蝕歯が治療後噛めればいい」という MTM の感覚でなされている. 咀嚼障害の治療である. しかし患者は審美性にもたいへん満足している. 治療後のセファログラムを重ね合わせてみると, 下顎は反時計回りの回転とともに前方にシフトしている. オープンバイトを全顎矯正で治療した時の安定度を意味する, 回転とシフトがなされている

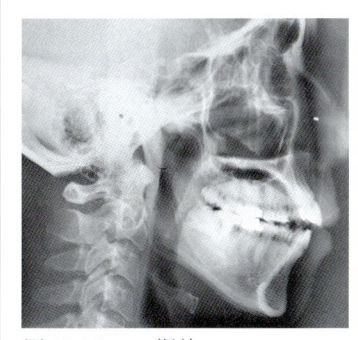

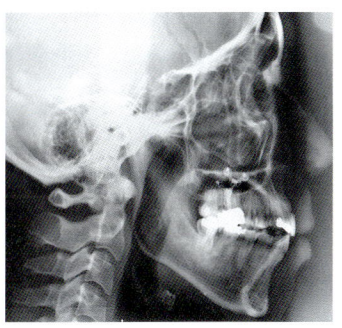

図 18-14　a：術前.　　　b：術後.　　　c：重ね合わせ.

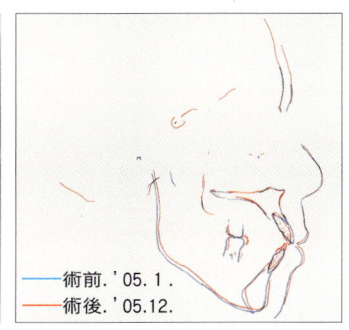

[考察]

インプラントは補綴に使われているが，補綴に使うことができるものは，矯正治療のアンカレッジとして使用できる．成長期には骨統合タイプのインプラントは埋入禁忌だが，成人では問題ない．通常の矯正治療では500gの力が必要となる例はまれであるが，インプラントはkg単位の三次元方向の力の負荷に耐えるから，問題はない．矯正治療期間の短縮が図れる．

インプラントアンカレッジは，咬合圧に耐えるようにはできていない．力の大きさは製品により異なる．インプラントアンカレッジが一般歯科臨床における矯正治療に果たす役割は，今まで不可能であったり，非常に手間がかかって事実上不可能であった治療計画が可能になったことである．これは一つの曲がり角を回りきった新しい治療法の登場である．

従来は成人の最後臼歯しか咬合していないオープンバイトの治療は，補綴では侵襲が大きすぎ，治療効果も大きくないので手をつける人はまずいなかった．矯正治療では抜歯ケースとなりやすく，長い治療期間がかかり，移動後には後戻りが問題となる難症例であった．

インプラントアンカレッジを使用すると，その不動性，力の強さ，使い勝手の良さから，今までできなかった歯の移動が可能となる．大臼歯の圧下や遠心移動などである．すると咬合平面が変えられる．水平に近い咬合平面を，臼歯の圧下により後開きの傾斜にできるわけだ．それから起こってくる前歯部のオープンスペースの閉鎖能力は圧倒的である．リップシール，オーラルスクリーンやリテーナーとしてのアクチバートルの比ではない．ここで初めて，筋機能訓練が患者にとって機能改善の追い風となりうる．いや，緊急に必要となってくるというべきであろう．

もちろん，この治療法には今後検討すべき問題は多いが，すでに明らかな利点が認められる．オープンバイトの矯正治療では，アンカレッジを獲得できないために抜歯が行われるケースが多いし，咬合平面が変えられないから外科矯正に頼ることになる．

表 *18-1* 歯周疾患がある患者で，矯正治療が必要なもの．

1. 歯肉組織に外傷を起こすオーバーバイト，あるいは鋏状咬合
2. 口唇の閉鎖を妨げる重症の上顎前突
3. 機能的な前歯のクロスバイト，あるいは咬合と関連した歯のゆさぶり
4. 傾斜歯は咬合性外傷，ポケットに関連
5. 食片圧入
6. 歯の位置異常による歯肉裂開やクレフト
7. 線維性の歯肉増殖
8. **最後臼歯のみが咬合している広範囲な開咬**
9. 高度の歯肉炎により挺出した前歯
10. 審美的，修復的理由

（文献18より引用改変）

これを避けられるだけでも大きな利点である．

最後臼歯しか咬合しないオープンバイトでは，噛みたい人はより強く咀嚼できるよう，下顎を後方に移動させて噛む．顆頭は後方に行き，結果的に関節円板は前方に転位しやすい．前方でも噛めるようになると，これが正常に向かう．

このオープンバイトの咬合治療は，う蝕の治療のための補綴に資するにとどまらない．表 *18-1* はRamfjord S P, et al[18]の，歯周治療のために治しておくべき咬合の一覧である．そのなかにこのオープンバイトが入っている．歯周病が起こると咬合圧の集中する状態は避けたい．しかし，本症例の最後臼歯は避けることはできない．抜歯しても，つぎの最後臼歯がターゲットになる．地獄である．さらに上下総義歯になっても，話すたびに義歯をカタカタと鳴らすようになる．舌を義歯の前歯部間に突出させて話すからである．舌突出癖をともなう嚥下機能の改善が容易になったことは大きい．ほかにも役割が期待される．

[まとめ]

インプラントアンカレッジには多くの種類があり，使い方もいろいろである．その植立は一般臨床歯科医が手馴れているかもしれない．それによる治療効果には，おおいに患者を利するものがあり，今後に期待がもてる．低迷歯科界を救う起爆剤である．

第1章
初 診

- I 主訴の解決
  ―審美障害，機能障害の解決　138
- II 患者の訴えを深く理解する　138
- III 治療選択肢のなかに
  矯正治療が入るとどうなるか　138
- IV 矯正治療は
  ごく身近な処置である　138
- V 一般臨床歯科医の矯正治療　139
- VI MTMの教育　139

  まとめ　139

  症例19　140
  症例20　145
  症例21　148

　研修医を修了し，基本的な複数の分野に造詣が深くなったならば，包括治療に挑戦したい．包括治療のなかに矯正処置を導入するということである．

　一般臨床歯科医が治療目標を達成するために行う矯正治療の話である．この治療法によれば，一般歯科臨床の手法では実現不可能な医療効果を発揮できる．初診時には，そのような症例を見逃さず対処したい．それが患者にとっての福音である．

　それには矯正治療技術のハウツーよりも，まず「MTMを導入するのだ」という臨床指針，クリニカルフィロソフィーの確立が大切である．

第1章　初診

I　主訴の解決——審美障害，機能障害の解決

まず患者の主訴を解決する．できるだけ短時間で，可能なかぎり完全に解決する．そのように努力する．未解決のままMTMの治療を勧めたりすると，患者は「やってもらいたいことは棚上げにされ，医者のしたいことだけする医院か？」と不信感を募らせてしまうことになる．

II　患者の訴えを深く理解する

主訴に対する応急処置が終わったら，今後どうしたらいいのかを考えなくてはならない．今後の治療計画の第一歩である．どのように歯のlongevityを図るか，どのように審美や機能を回復するかということだ．

患者の訴えに忠実であれば，治療のなかに矯正処置（MTM）を用いたほうがよい症例があることに気づく（プロローグ；症例1）はずである．矯正処置は実に多様な用い方ができ，望外の好結果すらもたらす例がある（同；症例2～18）．

ところがMTMが主訴の患者はまずいない．したがってMTMを導入する際には，患者の主訴をよく聴くことである．主訴に応じたMTMの提示が必須である．

このような矯正治療は保険診療では認められていない．したがって医患ともに保険診療にこだわると，MTMの導入はなくなる．大学教育にもMTMはほとんどない．だから論説が必要だが，これは最小限にとどめ，代わりに症例を多数提示し，ハウツーを書いて実践に役立つようにしたい．

III　治療選択肢のなかに矯正治療が入るとどうなるか

症例で実際にみてみよう（「プロローグ」参照）．

症例1のようにブリッジを除去してみると，支台歯はC_4であった．これを矯正治療で助けて，ブリッジを再製した．このような治療は，患者がとても高く評価してくれる．

症例2は長期の経過をみると，MTMの実践によりう蝕で崩壊する危険性を免れている．longevityの達成である．

症例3は欠損を矯正治療だけで回復した例である．健全歯で回復されているところが補綴治療と異なる．

これらの矯正治療導入の利点は表1-1のとおりである．これは一般臨床歯科医が治療の際に目指す目標そのものである．さらに症例4～18まで，矯正治療が役立つ症例が延々と続く．もちろん適応症を選び，上手にやればという制約はつく．適応症は一般臨床歯科医が目指す審美改善，機能改善の処置のなかに数多く存在する．1歯単位のものから数歯，一口腔単位のものまである．だから全顎矯正（一口腔単位の矯正）が最適な治療ツールとなるケースもでてくるわけである．結論として，

・矯正処置が入っている治療選択肢も検討されるのが，あるべき臨床の姿である

IV　矯正治療はごく身近な処置である

矯正処置が必要な症例では，矯正の導入により包括治療のやり方が変わる．矯正処置が加わっただけでも変わる．

もう一つ，矯正の役割として患者のQOLを支え

表 1-1

・矯正処置で抜歯を避けられる	症例 1
・矯正処置で歯の longevity を図れる	症例 2
・矯正処置で8020に寄与できる	症例 1, 2
・矯正処置で欠損治療ができる	症例 3
・矯正治療は MI の処置でありうる	症例 1〜3
・矯正処置は高質医療の処置でありうる	症例 1〜3

表 1-2　一般臨床歯科医の矯正治療．

レベル1	矯正治療は行わない．「歯並びを治したい」という主訴の患者は，矯正専門医などに紹介する
レベル2	挺出(extrusion)のように安全，確実，医療効果の高い症例だけ取り扱う
レベル3	小矯正(minor tooth movement：MTM)のなかでも，やさしいと思われる症例に限る
レベル4	全顎の矯正治療は専門医に依頼するが，一般歯科臨床に役立つ歯の移動はできるだけ行っていく
レベル5	全顎の矯正治療も行う

ることができる．そうなるならば，たとえ完全に治癒に至らなくても，長々と矯正が続くとしても矯正治療を行う意義がある(症例20参照)．

　医科に例をとるならば，末期がんの患者にまず痛みをとって体力，気力を回復させるという緩和ケア医の手法である．認知症の老人がベテラン介護人により，ADL(activities of daily living)の落ち込みが止まったという医療効果である．患者サイドに立ってQOLを支えることができれば，それが矯正治療の役割の一つである．

　以上のように矯正治療は有用なのだから，初診時には不可逆的な処置を(たとえばC_4の抜歯を)急いで矯正選択肢を失ってしまわないよう，患者の要望に沿った治療とはどのようなものかを語るようにする．

V　一般臨床歯科医の矯正治療

　顎変形症，唇顎口蓋裂の矯正治療や，矯正専門医による全顎矯正は専門性の高い治療である．一般臨床歯科医は理解しておくべきであるが，治療に手出しする意義はごく少ない．

　MTMのように，一般診療の目標と同じ目標の矯正処置は，積極的に導入すべきである．初診時からそのつもりで対応していくと，上手にできる．

　一般歯科臨床の目標を達成するためには，やさしいMTMだけでは不十分である．難しいMTMや部分矯正に頼ったほうがよい症例は数多い．同様な意味の全顎矯正もあるわけで，矯正専門医が手がけている全顎矯正とは違う難しさをもっている(症例8)．

　一般臨床歯科医の矯正治療をどのレベルまで手がけるかにより5段階に分類してみた(表1-2)．症例1〜18の分類⑥(p.11)に似ている．矯正治療の難易だけで分類するなら，だいたいこの順になっている．どのレベルまでかかわるかは自由である．しかし矯正治療にはまったく手をださない，理解もない，では歯科医師として欠けた部分があるといえるであろう．まったくの初心者なら，やさしくて失敗の少ないものから始めたらよい．

VI　MTMの教育

　教育の問題であるが，大学の歯科臨床教育では治すべき症例について，「この治療は正当性がある」と自然に理解できるように教育されている．

　MTMに関してはどうもこれが欠けている．治療すべきなのにMTMに取り組もうとしない．日本だけでなく世界でも教育が不十分のようだ，**実際は補綴と並ぶ咬合治療の選択肢なのだ**．このコンセプトがないと，次代を担うと期待している有能な歯科医師が「私も矯正ができるといいんですが…」などと言う．長い間つづいてきたこの落差を，本書で埋めることができるであろうか．MTMの正当性が市民権を得たならば，あとはできるだけ症例を見ていただき，この欠けた部分を取り戻したい．

まとめ

　MTMの勧めと，実行のためには初診時にどうす

るのが良いかを述べた.

矯正を語ると，よく「この年でできますか」と質問される.「生きていればできます」と答えることにしている. 70歳の女性の矯正治療例を示して，自分の生活圏のなかで溌剌と生きる姿を見てみる(症例 19).

つぎに矯正治療が患者の QOL を支えている症例(症例 20, 21)を提示した. 1歯のアップライトと，マルチブラケットの症例である.

従来，歯科は物作りが特徴であった．補綴物を装着すると治療終了となる．

一方，医科では病気の完治は望めなくても苦痛を緩和する(QOLを支えていく)治療法が日常的に行われている．矯正治療もそのような一面をもっている．それだけ矯正治療は歯科の治療に身近な，基本的なものなのである．今まで取り上げられ方が少なく，縁遠かったにすぎない．そのような事実を示す2症例である．

症例提示

●高齢者(68歳2か月〜70歳4か月)の MTM による審美性の改善

[症例19]

患者：68歳2か月，主婦
初診：1997年4月9日
主訴：歯周疾患と審美性改善．ときに上顎前歯から出血して止まらなくなる．「若いころはそんなに出っ歯ではなかった」と夫に言われる
既往歴：他医では「治らない」と言われた

[術前]

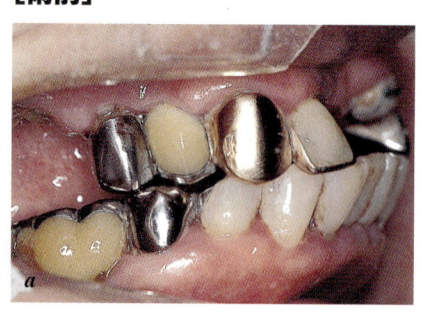

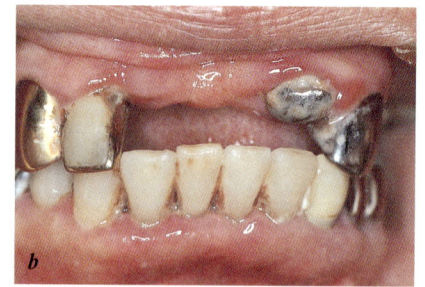

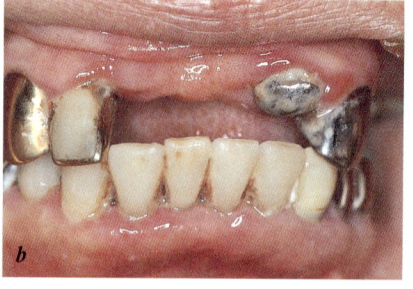

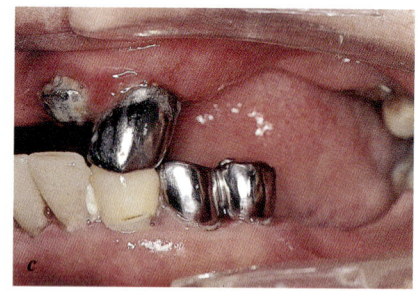

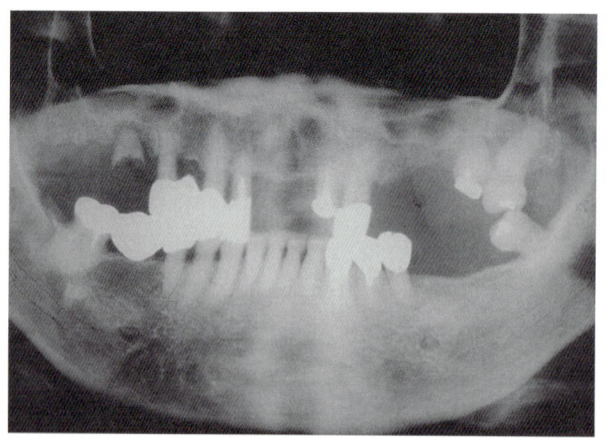

図 19-1a〜c　歯肉に炎症が認められる．

図 19-2　初診時．

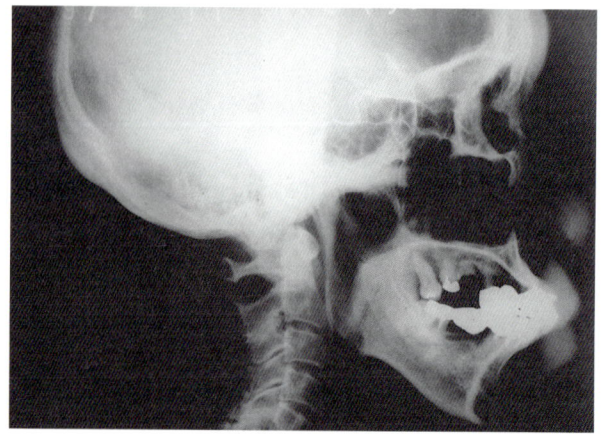

図 19-3　初診時．上顎義歯ははずしてある．入れるとさらに前突が増す．義歯だけ再製作しても審美性は改善しきれないことを示す．

[問題点]
①主訴の真意は審美性の改善である．
②そのために行う処置で残存歯の犠牲が大きいと機能低下が危ぶまれるし，患者も忌避するだろう．
③歯周治療が必要だが，患者の協力が得られるか．
④臼歯部咬合高径の減少による上下顎前突の傾向が著しい．
⑤以上をふまえると矯正処置が考えられるが，高齢者でも歯の移動はどの程度可能なのか．

[治療方針]
- 咬合高径は義歯を修正することで簡単に治る．すると前歯のバイトも上がる．
- 前歯の前突の歯は舌側に引けば，バイトが上がっているので傾斜が直立して治る．
- 下顎の欠損部にインプラントの埋入が認められたので，オッセオインテグレイションを待ってアンカレッジとして使えば残根歯全部を一斉に舌側に引ける．
- 上顎は⑤4③のポンティックの幅を便宜抜歯スペースと考えて治療をしていたが，|3の前突も訴えたので，インプラントアンカレッジを埋入使用した．
- 矯正期間中も，できるだけ審美機能を保つようにする．

[治療経過]
〈下顎の矯正〉
6|67欠損部に骨結合型インプラント4本を埋入し，4か月後6|+7にDBSでMTMを開始した．全体を弱い力で引きながら|5を引き，少しでも間隙ができたら|4も引き始めるやり方で3か月後はオーバージェット4mm（初診時7mm）となった．約7か月で移動は終了し，インプラントで保定した（図**19-4a〜d, 19-5**）．著明な歯根，歯槽骨の吸収は認められない（図**19-4a〜d, 19-5**）．

〈治療方針：追記〉

治療方針を決めるときに，間違った思い込みや差別があってはいけない．当然である．審美性はうら若き女性のためだけにあるものではない．

矯正治療が進んで70歳も超えたころ，患者が語りかけてきた．「今度，法事で姉と会うんです．矯正治療で顔が変わったと電話で話すと，『入れ歯のせいなんじゃないの』なんて言い張って．今度会うのが楽しみで楽しみで…」

歯科の治療効果が身体だけでなく精神の健康にも波及している．老人が潑剌と生きるのはいいことだ．当然，ブラッシングなどのモチベーションも十分である．

Lindhe Jの歯周病学の教科書（"Clinical Periodontology and Implant Dentistry" 3rd, ed）の矯正部門を書いているZachrisson BUは，「矯正専門医の未来は？」という質問に「私はもう未来社会にいる．最近の患者40人のすべてが65歳以上で，80歳代が2人いた」と答えている．時代遅れにならないように，頭を切り替える時[19]なのであろう．

日本は高齢社会がさらに進んでいるし，高齢でも矯正治療が可能になると，矯正治療のニーズは今後さらに広がりをみせていくことになる．それは専門医にとどまらず，一般臨床歯科医にとっても当てはまることである．

症例19

[下顎の矯正（図19-4, 5）]

a | b

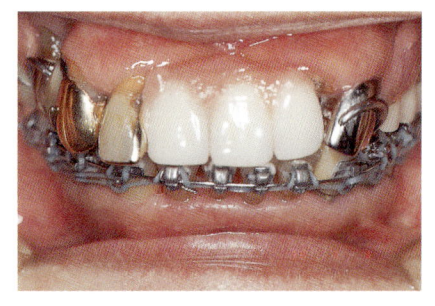

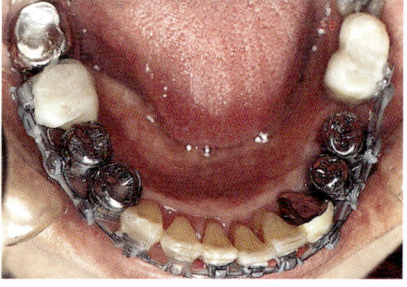

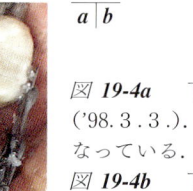

図 19-4a 下顎MTM開始後3か月（'98.3.3.）．オーバージェットが大きくなっている．
図 19-4b 下顎MTM開始後3か月（'98.3.3.）．インプラントにレジンクラウンをセメント合着して，咬合支持と矯正の牽引に用いた．

c | d

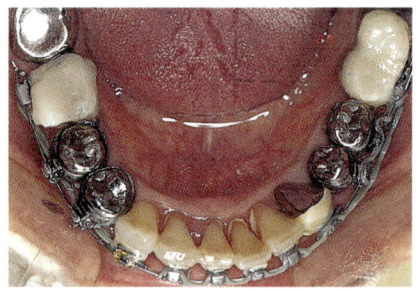

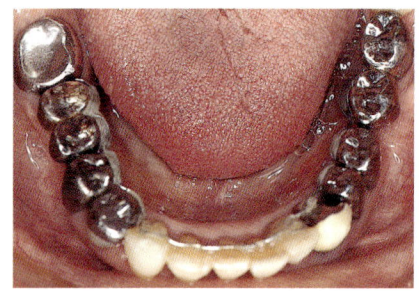

図 19-4c MTM終了時（'98.6.26.矯正治療は約7か月）．
図 19-4d 補綴終了時（'98.11.18.）．舌側でインプラントに固定して保定装置とした．

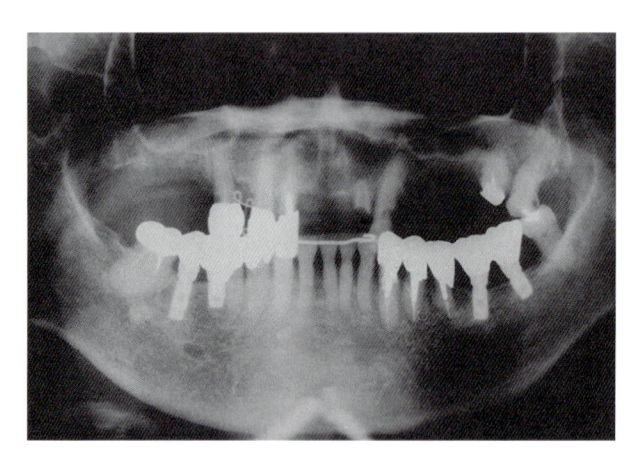

図 19-5 下顎MTM後．8|も起こしておいた．上顎は，ポンティックをはずして 5 3|を相反移動中．

[上顎の矯正（図19-6〜9）]

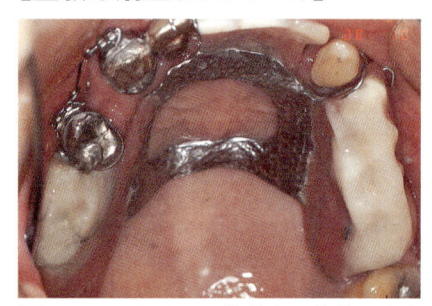

図 19-6a '98.10.8．装着中の義歯の咬合面に即時重合レジンを盛って，咬合挙上中．前歯が咬合外傷を受けない程度に最小限盛り足す．

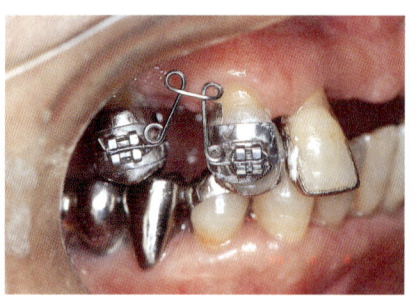

図 19-6b '98.10.8．⑤4③のポンティックを除去し，相反移動中．清掃習慣がついて，歯肉が改善している．

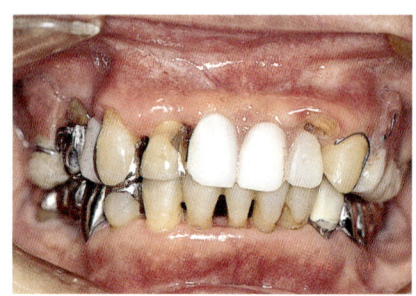

図 19-7 '98.11.6．上顎残存歯のMTMの後，義歯の前歯の修正終了時．これで上顎は完了となると思われたが，|3がまだ出ているという訴えがあった．そこでインプラントアンカレッジを埋入し，図19-8の装置で矯正治療を開始した．

142

第 1 章　初 診

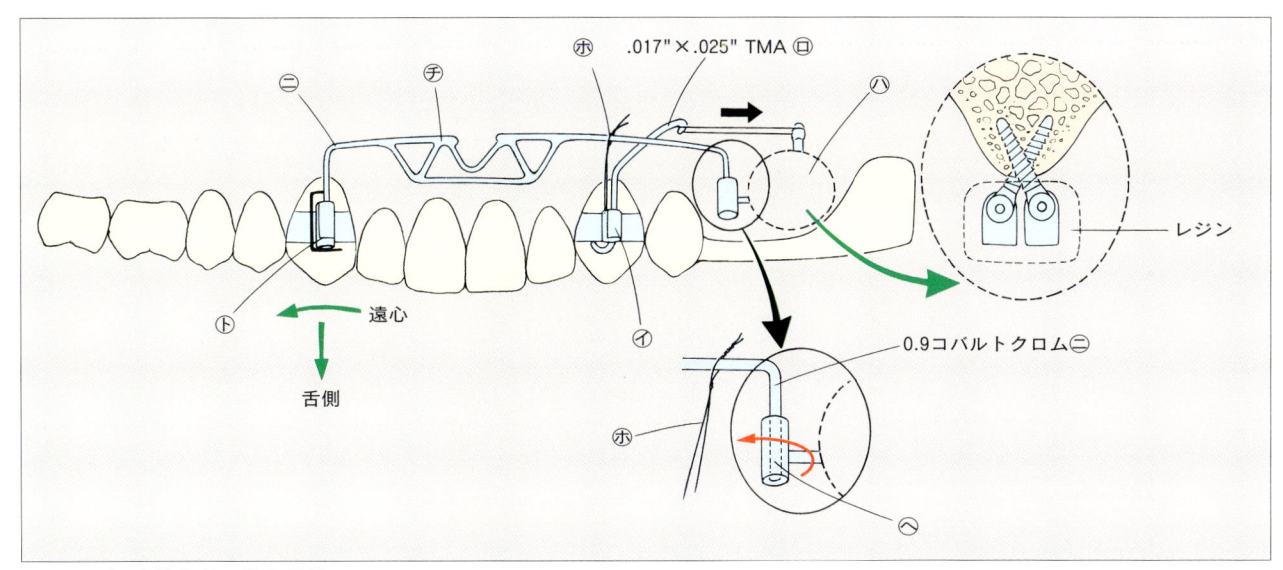

図 19-8　|3 歯体移動の基本設計．
　|3 の角チューブ㋑に .017″×.025″ の TMA（チタンモリブデン合金）の角線㋺を挿入し，㋥のインプラントアンカレッジで舌側からも引くことで |3 の回転を避けながら歯体移動を図る．|3 の挺出を防止するため 0.9mm 丸線㋥に |3 を結紮しておく㋬．その 0.9mm 線㋥はコバルトクロム線で，インプラントアンカレッジ側のチューブ㋠と |3 のチューブ㋩に挿入する．図の赤矢印のように回転可能であるから，クリブ㋠をつけて，多少とも |3 の移動を図った．
　インプラントアンカレッジ㋥は皮質骨を利用して埋入し，上部構造はカスタムメイドのものを即時重合レジンでまとめ，義歯の咬合面で覆い，咬合圧の加わらない状態で使用した．このような複雑な設計にしたのは，より慎重を期するためであったが，もう少し単純な力系でも良かったと思う．

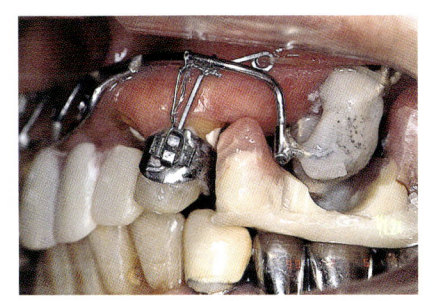

図 19-9a　'99.2.5. |3 遠心移動開始の MTM 装置．遠心よりレジンで覆ったインプラントアンカレッジ，クリブが回転できるヒンジ，抵抗中心を引くための .017″×.025″ TMA ワイヤー，挺出を防ぐ結紮が認められる．

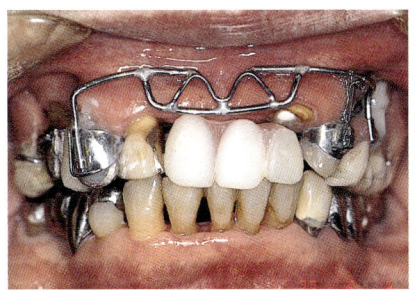

図 19-9b　'99.2.5．クリブへの圧がヒンジをつけた |3 に加わる．

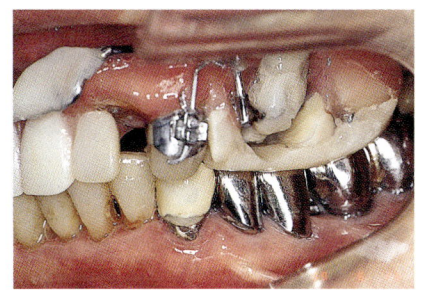

図 19-9c　'99.6.28．|3 は歯体移動した．動的期間は約 5 か月．

〈上顎の矯正〉

　上顎は義歯からのクラスプなどで MTM をして図 19-6a, b のようになったが，|3 の突出を訴えてきた（図 19-7）．そこでさらなる上顎の MTM のため |5 部に外科用チタンミニスクリュー 2 本を交叉して埋入し（'98.1.8.），これにカスタムメイドの上部構造をセットして粘膜を刺激しないようレジンでくるんだ．また咬合圧が当たらないよう義歯で覆い，遠心への歯体移動を開始した．

　|3 はクリブを兼ねて Melsen B[20]，Fontenelle A[21] らの言うガイド装置を作り，|3 の挺出をコントロールしながらクリブへの唇圧で |3 の遠心舌側移動を図った（図 19-8，9）．術後，|3 は斜面，動揺がほとんどなかったので，鉤歯として使用できた．この MTM はダメージが少ないという臨床的実感を得た．

症例19-20

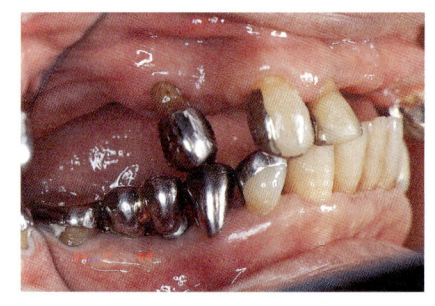

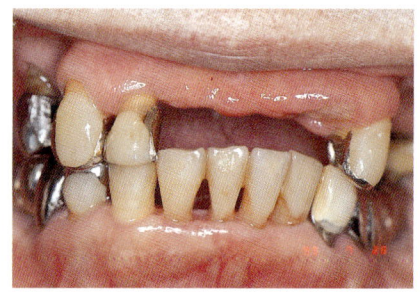

[術後]

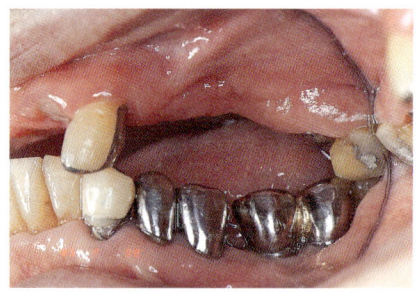

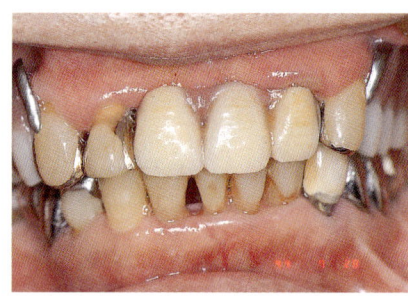

図 19-10a〜d　'99.7.28. 術後. 審美改善が進むにつれ，口腔清掃も良くなっている.
図 19-10d　義歯装着時.

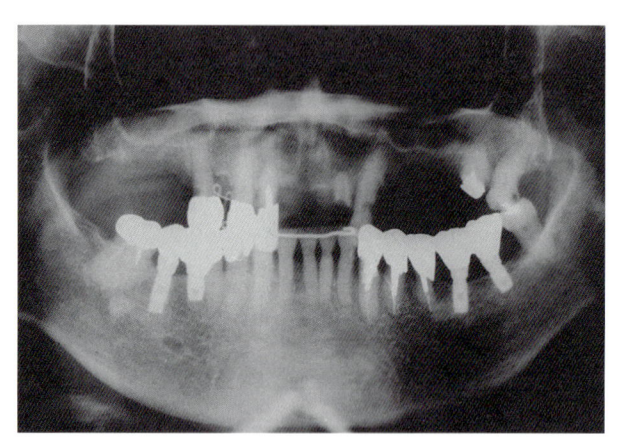

図 19-11　MTM 後.

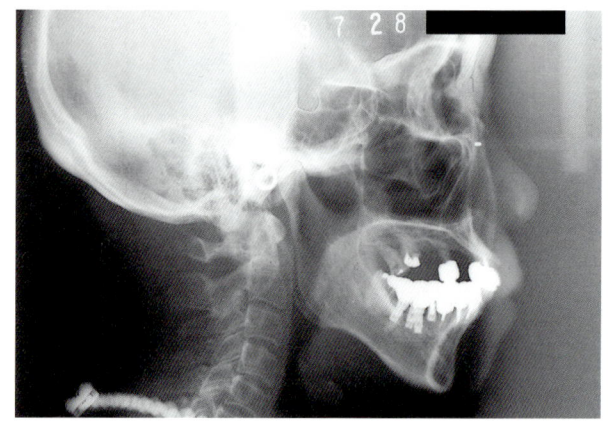

図 19-12　術後.

[まとめ]

- 審美歯科は比較的若年者が対象になりやすいが，術者の思い込みによって「高齢者は蚊帳の外」ということにならないようにしたい.
- 審美性の回復は人工物の美を売ることが主眼ではなく，患者の口腔の健康美を強調することによって得られるものであると考えている.
- 高齢者でも歯牙移動による審美改善は効果的で，それによりアグレッシブな生き方に変わっていく．現在，高齢社会に求められている生き方である.
- 審美的な形態は自浄性，清掃性を改善し，さらにモチベーションも高くなるためホームケアの改善も著しい.
- インプラントの上部構造も含めて，貴金属が使われていない．エンド，古いクラウンをはじめ，治療の必要性は術者が説明済みだから覚えておられるだろうが，ニーズはない．矯正はしたが，良好な咬頭嵌合には程遠い．術者にはストレスが残っているが，審美と機能が改善して患者は満足している．リコールの処置が終わると，診療室の出入り口に立ち尽くして，術者と会釈ができると帰っていく．この治療で良かったのかなとも思っている.

第1章　初診

●キートゥースである少数残存歯の6⏋をアップライトすることにより咬合機能の維持が得られた症例

［症例20］
患者：43歳，男性

初診：1969年3月12日
主訴：5̄ 6̄膿瘍形成

［初診時］

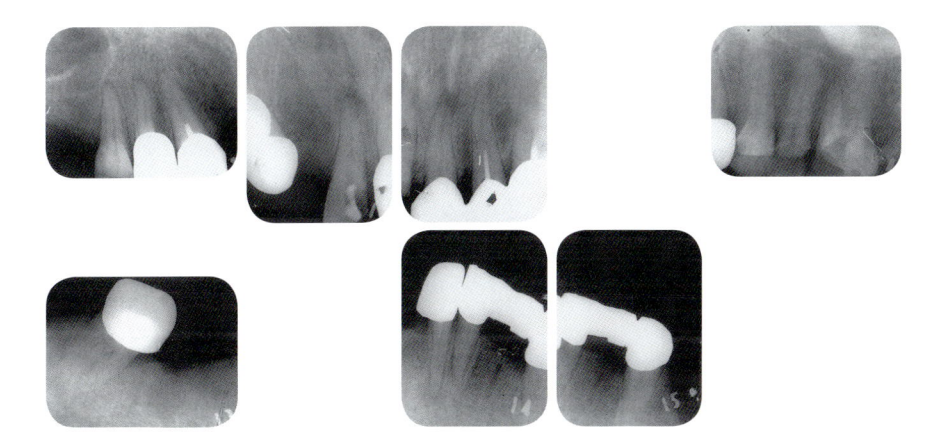

図 20-1　初診時．

補綴物はバンドクラウンである．37年前は歯科用タービンの普及率がようやく90％を超えた頃である．それ以前はアルゼン失活抜髄法でバンドクラウンであり，低質医療のようだが時代の流れでもある．患者は一代で事業を起こした多忙人間である．これが43歳で少数残存歯のすれ違い咬合になったひとつの原因であろう．

18年後のパノラマエックス線像（図 20-2）にみられるように，可能なかぎり補綴により咀嚼ができるようにした．

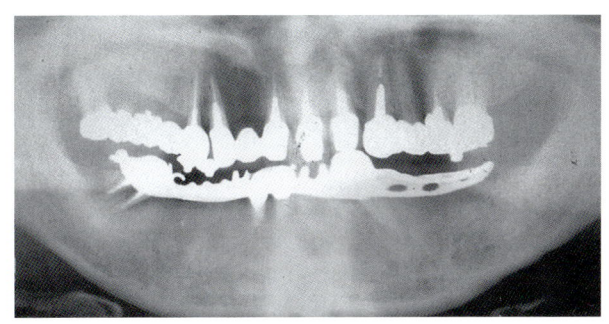

図 20-2　18年後．

［再初診時］

'87.3.19．初診より18年後．61歳．
主訴：6⏋が痛い

a｜b

図 20-3a, b　再初診時（'87.3.19．初診より18年後），61歳．6⏋は金属床を支える主咀嚼側のキートゥースで近遠心に義歯のためのマウスプレパレーションによるガイドプレーンが形成されており，18年間機能は果たしてきたが，歯周病が進行し，歯肉・骨に病変が認められる．

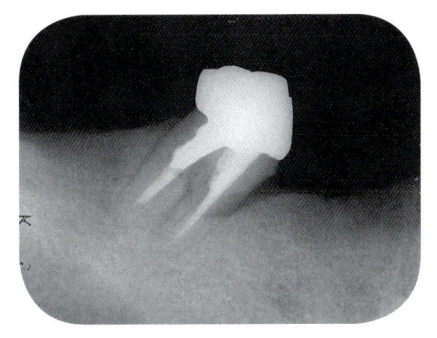

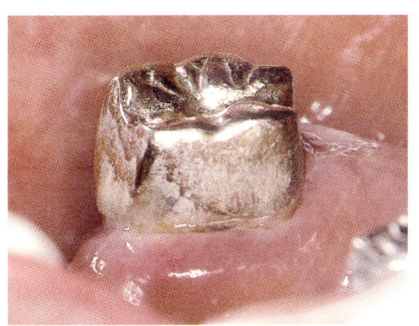

症例20

[問題点]
①患者の再初診時の咬合のキートゥース(6̲|)は，近心ポケットの炎症(ときに急発)があり，快適には噛めない．
②6̲|の炎症は近心傾斜が誘発したポケットが原因である．この不正咬合は咬合により進行中である．
③患者の希望は「この歯で咀嚼できるようになりたい」
④歯の傾斜を治せるか？ 方法は？

[治療経過]

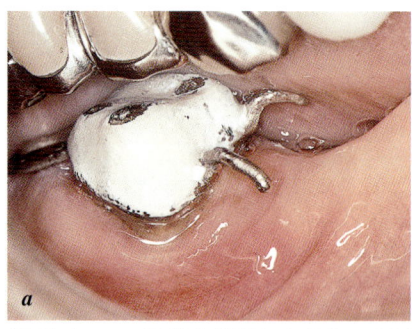

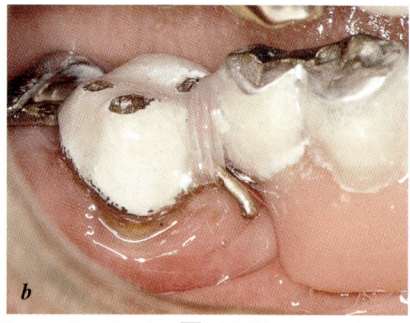

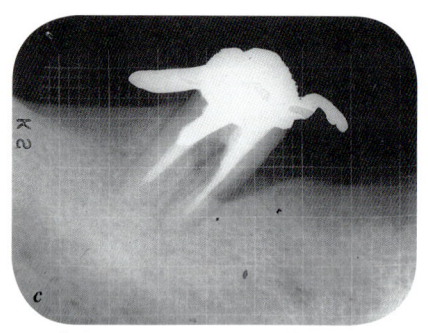

図20-4a〜c 義歯を使用しながらのMTM(アップライト)．6̲|近心側にアップライトと，義歯のリテンションを兼ねたエラスティックをかけるバーを2本作り，遠心側に挺出防止と圧下を図り，かつ義歯のレストを兼ねた水平に伸びたバーをもつ鋳造冠のMTM装置を装着した．a, bは装置と義歯を装着したMTM開始時で，cは開始後1か月．

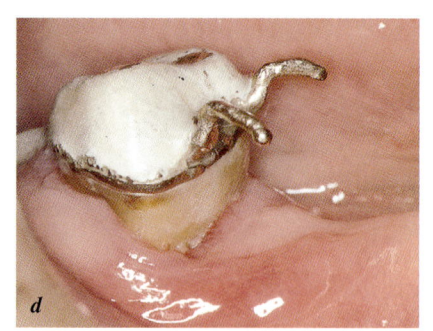

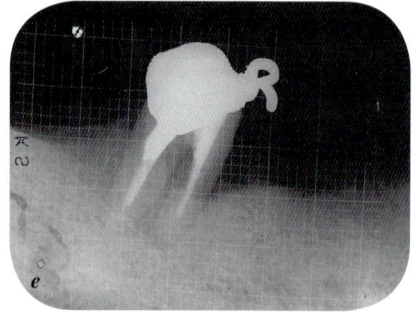

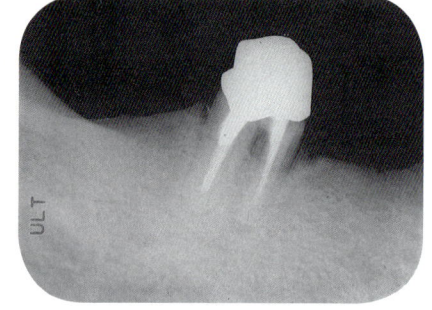

図20-4d, e dは3か月後，eは4か月後の保定時である．アップライトによるポケットの改善が明らかである．

図20-5 再再初診時('90.8.10. 再初診より3年後)．64歳．エックス線像で骨の改善がみられるようだが，近心の歯周ポケットは歯肉の腫脹もあって再発が認められた．

著者がインプラントを治療選択肢として導入していない頃なので，6̲|の治療の選択肢は①このまま様子をみる，②抜歯，③近心根抜根，④アップライトであった．

①を選択すると傾斜の進行が続き，炎症プラス外傷で抜歯となるであろう．②③は歯周治療からみれば正解であろうが，その後は確実に噛めなくなったと不興を買うだろう．そこで義歯を使いながら④のアップライトを選択することで歯周環境の改善を試みた(図20-4a〜e)．

動的期間は3か月(6.23〜9.29.)であった．術後6̲|の歯周ポケットは近心4 mm，他は3 mmに改善されたが，アタッチメントレベルの改善はわずかであった(図20-4a〜e)．その後，下顎はテレスコープ義歯に改造した．

それから3年後(初診から21年後)の'90.8.10.(64歳)に2̲|の歯根破折で来院した．6̲|のエックス線像(図20-5)をみると，歯は直立して近遠心の骨のレベルも水平になってきている．近心根のアタッチメントレベルも改善されているようにみえるが，近心の

[アップライトの装置の模式図]

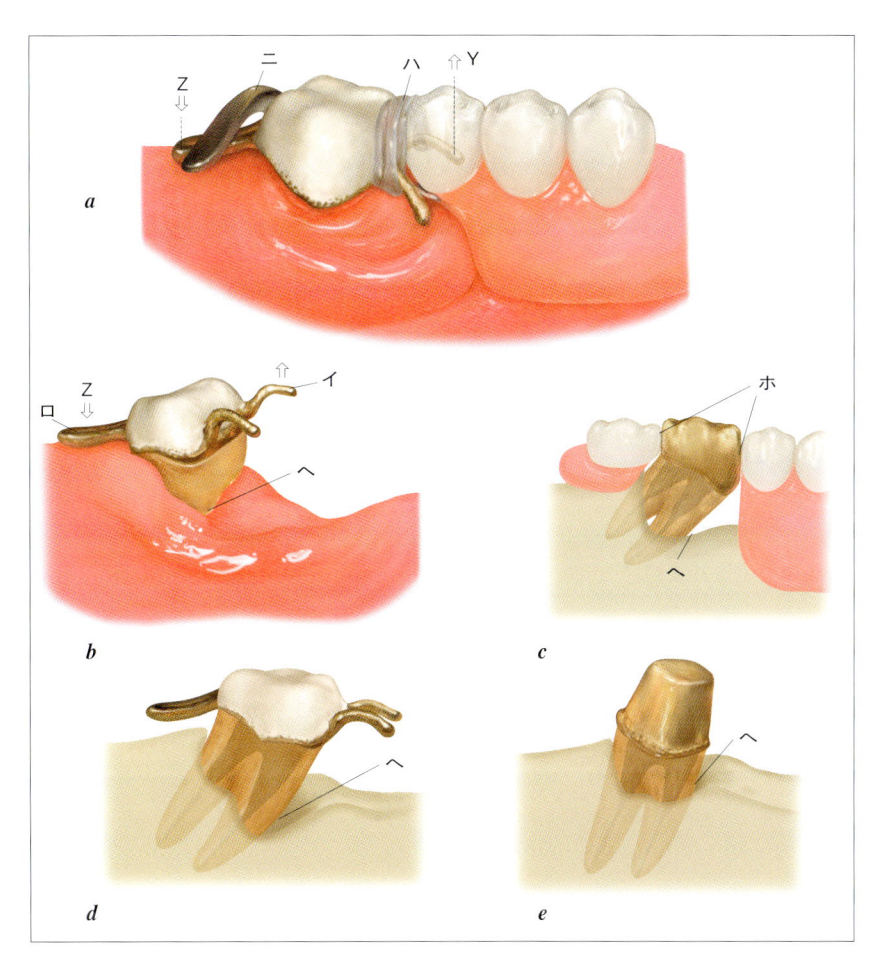

図20-6 アップライトの装置の模式図.
① 鋳造冠をはずして(また元に戻るようにレジンで治しておいて)義歯を含んだ6̄の印象をとってラボにだす.
② 鋳造冠は金合金で作る(どうせ回収するのだから).リテンションビーズで歯冠の周りにはレジンをつけておくほうが形態修正(咬合調整)のときに便利である.イ,ロの形態は目的を言えば歯科技工士は難なく作れる.多少の修正は金合金なら簡単である.
③ MTMが進行すると,6̄近心の接触点があまくなるから義歯の隣接面形態を即時重合レジンで修正する.
④ イにかけるエラスティック(ハ)の力(Y)に頼るのではなく(挺出により歯を動揺させるのではなく),近心は義歯がはずれないよう,食片圧入がないよう支えるだけである.
　噛みしめで生じる床義歯につけたニによるロへの圧下の力(Z)によりアップライトが図れる.エラスティックは毎日新しくするように渡しておく.
⑤ アップライトによる歯周環境の改善は,6̄近心への清掃性の向上にある.cのガイドプレーン(ホ)も力に対して効果的ではあるが限度があり,eのテレスコープにすればすべて良いというものではないが,清掃性は良いから,あとは力のバランスを考慮することになる.

ポケットは歯肉の炎症も加わって7mmと再発している.6̄の歯軸に垂直に加わる咬合圧により圧下され,歯根の近心と遠心での付着の強さの違いで,遠心は骨とともに沈み,近心は歯根だけ沈んでこのようなエックス線像になったと思われる.患者は「よく噛める」と評価してくれた.

'01年に,6̄の様子を知りたいと思って電話してみた.一応謝辞を述べられた後,「私が高血圧の治療をしていたら,家内に死なれてしまい頭のなかが真っ白になった.歯？ 6̄？ なんともないから行かなくてもいいよ」と検診の誘いを断られた.少数残存歯の状態で来院してから32年間,この時75歳である.MTMが役に立ったと思われる.

[まとめ]

・病がなくなるのが望ましいが,あってもまだ機能を果たせるならできるだけ病勢を削いで快適に噛めるようにしたい.患者がそのように望むならな

症例20-21

おさらそうすべきであろう．これがPOS（Patient Oriented System；患者の要望に沿った医療）の立場である．医科でも当然そうしている．このためにMTM（アップライト）を行った．
・歯周病は完治していないが6|の歯根に伝わる力は垂直になり，骨吸収像も平坦に近くなっている．患者は噛むのにはなにも不都合がないと言っている．少数残存歯の状態で来院してから34年が経過，'04年には78歳になった．
・患者の人生にMTMが役に立っている．

●下顎の良性腫瘍（8+2）に起因する咀嚼障害の治療

[症例21]
患者：41歳，女性

初診：2002年8月23日
主訴：7 6|が噛むと痛い

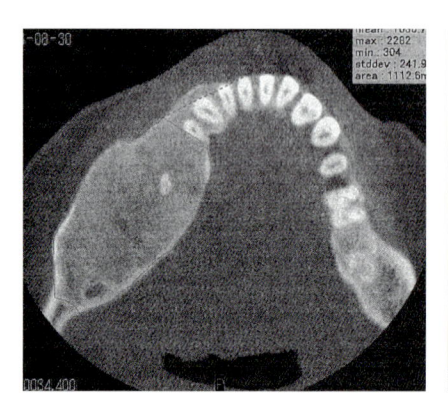

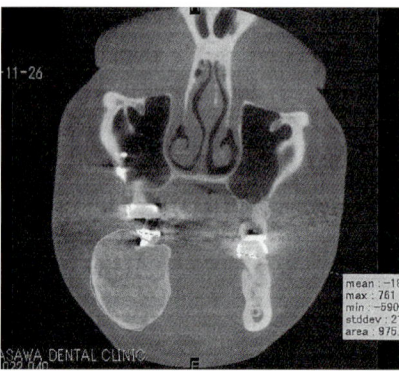

図21-1a　体軸方向のCT像．腫瘍により下顎歯列弓が左方に変形している．
図21-1b　前額断のCT像．腫瘍が大きくなったため，右上顎骨が上方に押し上げられた形になっている．

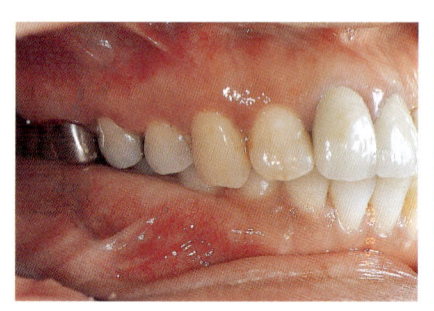

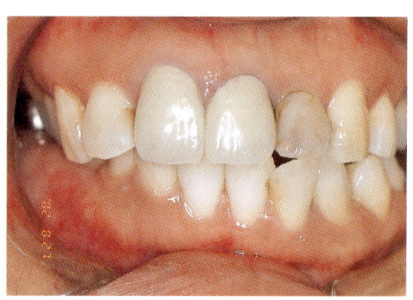

図21-2a　'02.8.27.　右側面観．
図21-2b　'02.8.27.　正面観．

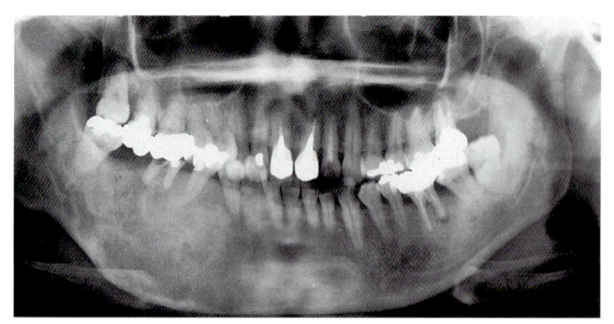

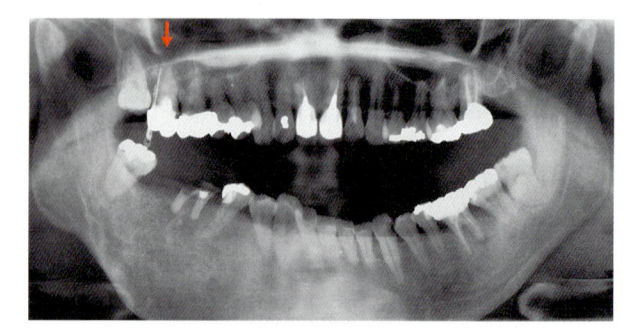

図21-3a　咬合した状態．
図21-3b　開口した状態．|7には根尖に達する歯周ポケットがある（矢印）．

|7が保存不能になった原因は，|7欠損放置，歯周炎とともに咬合高径を小さくしてくる腫瘍の圧力が大きいと考えられる．

[問題点]

①良性腫瘍(線維性骨異形成症)が約17年間放置しておいたため大きくなり，右上顎臼歯を押し上げ，咀嚼障害の大きな原因となっている(図 **21-1a, b**).

②$\frac{8\ 7\ 6}{8\cdot 6\ 5}$は腫瘍に取り巻かれた環境で，不潔，易出血性である(図 **21-2a, b**).

③$\overline{7}$は咬合性外傷に歯周炎を併発し，保存は難しい．$\overline{6}$C₄で$\frac{7}{7\ 6}$欠損となる．今後さらに咬合性外傷が強化されて，右側のセントリックストップが失われる公算が大きい(図 **21-3a, b**).

④右側の緊密な咬合状態を早急に緩和する必要があるが，どうするか．

⑤咬合圧を緩和できた後，さらに腫瘍の増大に備える必要がある．口腔外科医によると，切除すると顎がなくなり大変なことになるので，通常は削って小さくする．すると右側の歯がなくなって義歯になり，さらにその後のケアが大変になる．なんとか歯を残せないか．

図**21-4** '05.7.21. 上顎は$\overline{7}$抜歯後$\overline{8}$を$\overline{7}$の位置に移動させた．歯周病は治癒し，$\overline{7\ 6\ 5}$が圧下されている．圧下は上顎洞に突出した歯根尖ではっきりわかる．移動にはインプラントアンカレッジ(SAS)を用いた．

下顎は$\overline{6}$C₄を抜歯し，外科用チタンピンで圧下を試みながら$\overline{8}$と$\overline{5}$の間の距離を短くし，補綴処置に備えつつある．

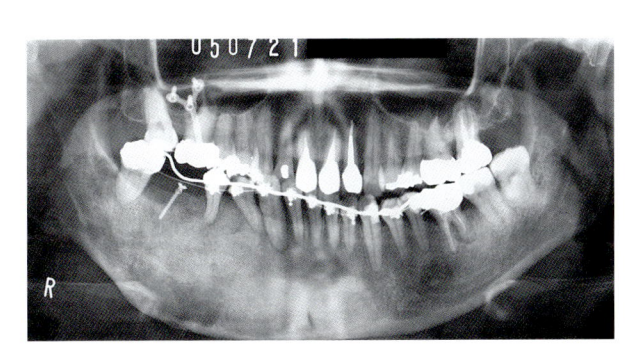

図**21-5a** $\overline{7\ 6}$欠損のスペースはだいぶ小さくなっている．付着歯肉をつくる前なので粘膜組織が歯槽頂を越えている．舌側にも腫瘍の膨隆がみえる．粘膜部は易出血性である．

図**21-5b** $\overline{8}$を$\overline{7}$部に移植した．光重合レジンで補綴を完了した．付着歯肉をつくったので歯周環境が改善されている．

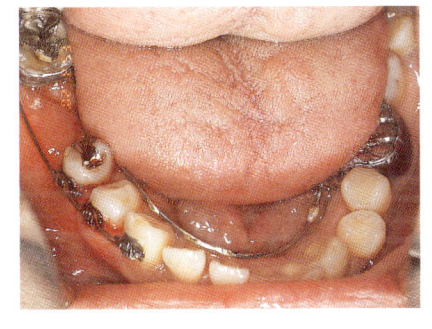

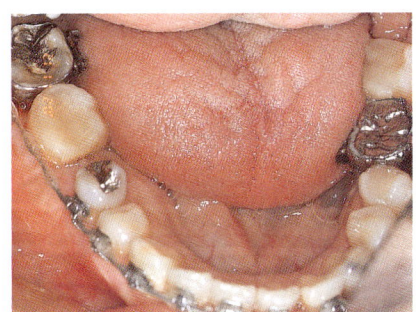

[治療経過]

$\overline{7}$抜歯とともに緊急に右上顎臼歯部を圧下して咬合圧を回避した．インプラントアンカレッジが役立った．口腔清掃の強化などで歯周環境を改善し，下顎臼歯も圧下を試みた．途中体調不良もあり，困難が続いたが，右臼歯部の咀嚼障害となる過剰な骨の削除，付着歯肉の手術，$\overline{8}$の$\overline{7}$への移動により小康を得て，下顎歯列弓の矯正を行っている．腫瘍の増大にはCT像による精密な計測が頼りになる．いつでも圧下ができる態勢をとりつつ，さらなるQOLの改善を続けている(図**21-4, 5**).

[まとめ]

4年を経過したが，いまだ治療中である．さらにインプラントアンカレッジ(SAS)を$\overline{8}$頰側に埋入して下顎歯列弓の歪みを修正している．「右で普通に噛んでいるのに気づく」と言ってくれるから，一応の改善はできているのであろう．矯正治療が役立っていることは確実である．

第2章
オリエンテーション

　歯牙移動を臨床に導入していくためには，スムースにいくよう方向づけを強化していく．歯科医師の考え方を確立し，それに同調できるようにスタッフを教育する．
　医療者側の考えを押しつけるのではなく，歯牙移動処置のメリット・デメリットについて，患者に対してだれもが説明できる姿勢を整える．処置が不快なのではないかという不安を，できるだけ軽減できるように努める．

Ⅰ　DOS から POS へ　　152

Ⅱ　POS を学習する　　152

Ⅲ　現実的な治療計画を立てる　　152

Ⅳ　療養指導　　153

　　まとめ　　153

第2章　オリエンテーション

I　DOSからPOSへ

　医者の裁量にまかせられた医療(Doctor Oriented System；DOS)が，いつも患者に最適だとは限らない．医者が自分の信念に基づいてベストを尽くした治療が，患者にとっては求めていたものではないことだってありうる．

　患者の要望に沿った医療を提供する(Patient Oriented System；POS)ほうが患者の満足，医者のやりがい，医患相互のトラブル解消につながりやすい．時代はDOSからPOSに移行している．

　POSといっても別に難しく考えることはない．主訴を尊重し，できるかぎりその現実に努力することだ．実現が難しいときはていねいに説明する．そこまでのサービスは経営上不可能である．あなたの言い分はわかるけれど，医学的にはこうなっている．だから，どうしましょうか？　などのやりとりをする．

II　POSを学習する

　DOSからPOSへの移行は簡単にできる部分もあるが，臨床の問題だけでなく，経営や人間関係の問題も入らざるをえないので，難しい部分がある．

　いわば経営権を賭けて(というほど大ごとではないが)矯正治療を導入しようとするなら，それなりの計画と努力が必要である．

　人間関係は難しい．自分自身のことでもわかっているようでよくわからない，まして他人はなおさらである．その両者がわかり合う必要がある．以前「人間理解訓練」*に参加したことを思い出す．著者はこの問題に発言するほどの資格がない．最近出版された有賀重則先生の本が参考になるだろう[22]．

　矯正治療の不快さを先に説明しておくと，患者は安心する．ただし，リアルに言えば良いというものでもない．「歯が動きだすと痛みを感じる人もいますが，薬を飲むほどではありません」など，よく言葉を選ぶ．

　施術の不快さについてもワイヤーの鋭縁は小さくても不快で，ブラケットは厚みがあっても割合慣れてくれる，など，やってみればわかることが多い．「痛かったらすぐ教えてください」と，対応できる姿勢をととのえる．

　成人は社会生活があるから，審美性，機能性が損なわれることを嫌う．治療中は多かれ少なかれ必ず損なう．そのなかで何をゆるし，何をゆるさないのかを尋ねておく．矯正装置の見え具合だけでも，人により許容範囲が全然違う．遠慮しないで，できるだけ具体的に聞いてしまうほうが先に進みやすい．

III　現実的な治療計画を立てる

　この問題についても著者は発言の資格がない．身

---

*：30年以上も前であるが，著者が当時所属していたスタディクラブの会員がつぎつぎに「人間理解訓練」のセミナーを受講した．近代歯科治療が日本に上陸している頃で，導入にはだれもが苦慮していた．このセミナーは，さまざまな企業の幹部が受講していた．
　山の中のホテルに1週間カンヅメになり，人間を理解している程度を試し，試される．異様な体験でつらかったが，ためにはなった．

152

の程も知らずに理想を追うのが好きだからだ．しかし現実を見失わないことは，医療を行ううえで大切な要項である．

現在の日本における現実的な治療は保険診療である．保険に固執する患者に矯正治療を無理に勧めてはいけない．術者が自分のしたいことを押し付けているように誤解される．無理に開始してもちょっとしたトラブルが大きくなりやすい．それより，希望する人に前述のようにマイナス面を明らかにしてから開始する．要は患者が記憶に残るような症例を積み上げていくことだ．

IV　療養指導

矯正治療の効果が十分に発揮されるためには患者の協力が欠かせない．患者がどうすれば治療がスムースに進行するか（あるいはブレーキになってしまうか）ということを患者に伝える．これが療養指導である．

術者側が学習しておく．ドクターだけではなく，スタッフ一同も協力して，治療に対して患者の理解と協力が得られやすいようにする．すると治療がやりやすくなり，効果的になる．医患ともに治療の進行を喜ぶハッピーな場面を経験したりする．

療養指導は，矯正治療に限られたことではなく，ペリオなど他の処置を行う場合でも必要なことである．従来から必要性はわかっていても，保険診療では時間が貴重なため行いやすい環境とは言えなかった．しかし現在では，保険診療においてもPOSの立場を強化したり，「指導」の項目の確立が強行されている．術者側が受け入れをせまられている．時代の流れでもあるのであろう．

改めて，矯正治療でも積極的に療養指導を行い，患者の要望を知り苦情を受け入れていくことが望ましい．「治療選択肢として矯正処置を行うかどうか」から始まり，ただ指導するだけでなく「矯正治療した人に楔状欠損が多い」などと言われないように正しく指導する．大変なことだが，必要なことである．

まとめ

オリエンテーションの各項目をていねいにやるようになると，その効果はわが身に返ってくる．そのほうが，患者のためではあるが自分もやりやすくなってくる．

第3章
診査・診断

I　総合的な診査・診断ができるシステムをつくる　156

II　MTM導入の助けとなる事柄　156

　症例22　*162*／*症例23*　*168*／
　症例24　*173*／*症例25*　*179*

III　MTM導入の鍵となるコンセプトを受け入れる　182

　症例26　*185*／*症例27*　*188*

IV　咬合治療の診査・診断は「炎症」と「力」をキーワードとして機能的咬合の確立を目指す　190

　症例28　*195*／*症例29*　*196*／
　症例30　*199*／*症例31*　*201*／
　症例32　*203*／*症例33*　*206*

V　MTM導入から診査・診断，治療方針の確定へ　209

　症例34　*212*／*症例35*　*213*／
　症例36　*215*／*症例37*　*216*／
　症例38　*216*／*症例39*　*220*

　初診時に「歯の移動の効果」などを話して，だいたいの承諾をもらったら，つぎには，しっかりした治療計画を作るために診査・診断を行う．矯正専門医が矯正資料を診査・診断するのと同様である．

　一般臨床歯科医が常に「歯の移動」を治療選択肢の一つと考えていこうとするなら，新しいやり方を導入しておく．それに慣れていく．そうすると，矯正も補綴と同じように機能回復の手段だから，補綴でだれでも経験したように，できることが多くなり，上手になる．

　導入すべき新しいやり方とは，患者の要望に沿って，総合的に機能改善を考えていくということである．実はこの「新しいやり方」の導入は，歯科臨床の革命なのだ．

　今まで臨床各科ごとの診断はあっても「この患者にはどうしたら良いか」という**総合的診断**が欠けていた．包括治療はそれから始めなければならない．外科矯正の進歩により，今までできなかった機能回復がなされるようになった．同様に一般歯科臨床の分野でも矯正により，治療可能になる例が増える．補綴，歯周とのタイアップも増える．本来，矯正治療は基本的な治療法のはずなのだ．

第3章 診査・診断

I 総合的な診査・診断ができるシステムをつくる

　矯正(歯の移動)が治療の選択肢としてどのくらいの価値があるかを診査する．そしてできるだけ完成度の高い，患者によくわかる総合的治療計画にまとめて患者にみてもらう．修正するものはして，治療に移るという流れになる．

　従来の教育制度により講座ごとの診査・診断には慣れているが，総合的な診査・診断にはとまどいがつきまとう．これに慣れるようにする．POSである．これがさらなる前進につながる．

　一般臨床歯科医には，矯正治療をしてほしいという主訴はもたらされない．自分で探す．探す努力をしなければ永遠に矯正処置のチャンスは訪れてこない．探し方は簡単である．一般臨床歯科医がいつもやっている咀嚼障害の治療目標が，矯正治療を必要とする．

　具体的には「プロローグ」の項の症例 1～18 でみたとおり，主訴をふまえて患者の問題点を挙げてみる．そのおのおのに数々の治療選択肢がある．そこに歯を動かすことができれば，一般歯科臨床の治療目標に近づける処置がある．それを見つけだす．棚からぼた餅式に存在しているわけではない．大学卒業時レベルや，保険点数しか詰まっていない頭では，多彩な治療選択肢は見えてこない．「私も矯正ができるといいのですが…」というような意気地のないことでは患者から見放される．

　まずこのようなシステムを作るための知識を増し，考え(コンセプト)を結実させれば，MTMも多くの治療選択肢の一つとして検討されうる．そして治療計画ができ上がる．

II MTM 導入の助けとなる事柄

　MTM の一般歯科臨床への導入は，意外に難しい面があるらしい．人によりハードルの高さだけでなくハードルの種類が大きく違うようだ．いくつかの視点で検討して，導入の助けとしたい．

II-1 MTMは学際処置という従来の考え方ではどこがいけないのか

　従来の MTM は
1．補綴前矯正 MTM が補綴治療に役立つ
2．ペリオのための矯正
3．矯正(MTM)だけで終わるもの
に分類できる．

　これがよく理解できるわけは，講座別に分類してあるからである．

　この方法で症例 1～18 を分類してみると

> 1．補綴前矯正：症例 1, 2, 4, 9, 10, 15
> 2．ペリオのための矯正：症例 6～8, 12, 13, 17
> 3．矯正(MTM)だけで終わるもの：症例 3～5, 11, 14, 16, 18

となる．

　しかしこの分類の方法では MTM の進歩，発展はごく遅い．とくに**総合診断**の部分で顕著に遅い．だれでも手馴れた治療法を選択しやすいからだ．MTM をも併用する適応症であることを知らないと，補綴で代用してしまいやすい．すると患者にかける治療の侵襲が大となり，治療効果も低くならざるをえない．

　MTM は他の処置と併用して用いるだけではない．

表 *3-1*

	矯正専門医	一般臨床歯科医
患者の主訴	歯並びを治したい	咀嚼障害を治療したい [審美・機能の改善であるが，そのなかでも，ほとんどは咀嚼機能の改善が主訴]
主訴への対応	審美改善を目指す	咀嚼障害の治療のため「矯正処置が必要」と患者に提案
施術中の主たる留意点	理想的な歯の位置を確保しつつあるか	咀嚼障害の治療が進行しているか
矯正の範囲	・全顎矯正 ・全顎矯正を目指す部分矯正	一般歯科治療の目的に沿った1歯〜数歯〜多数歯〜全顎の矯正
矯正治療の目的	・アングルⅠ級の理想咬合 [矯正治療の障害となる疾病は治療済みを確認]	・咀嚼障害の治療のため歯牙移動をする [理想形態への歯牙移動が，一般歯科治療の妨げとなるときは，障害の治療を優先する]
一言で言うと	形態をみる	機能をみる

独立して用いられる治療選択肢でもある．

補綴処置と矯正処置は，ともに咬合形態回復のツールである．また，ともに機能回復の基本的ツールでもある．症例の適応症によって選択する．*症例1〜18*によって示してあるとおりである．したがって補綴と同等に扱うシステムにしなければ適応症を逃がすことになりやすい．矯正の適応症を補綴処置でやってしまおうとしたりする．途方もない試みであるが，実際に行われている(*症例22*)．

II-2　一般臨床歯科医の矯正治療レベルからの考察

術者の矯正治療のレベルを第1章で5段階に分けてみた．比較的簡単にできる挺出移動は，治療選択肢として必須である．問題なくできると思われる．さらにさまざまに応用できる．保定を含めたトラブルの処理ぐらいで難しくはない．だから矯正の挺出治療の適応症は，積極的に取り組むという方向で問題ない．

同じ治療レベルの話で，狭義のMTMでも挺出と同じことがいえる．ただ挺出をすれば歯周ポケットは浅くなるが，MTMでも矯正であるから「歯の移動」がわかる必要がある．第5章「治療」の項ではMTMに関する基本的治療をやさしく解説した．大学歯周病科での経験では，歯周病がきちんと治せる人はMTMに対する理解も早く，かつ深くなる．臨床経験年数とは必ずしも比例しない．

矯正は専門医などにまかせ，おのおのの専門性を生かそうとするなら，矯正専門医の臨床をつぶさに知っておくほうがよい．*症例10,14,16,17*が参考になる．少なくとも治療目標によりどのような治療を依頼するか決めておく必要がある．矯正治療を全部まかせたほうがよいのか，依頼した部分のみまかせるのかということである．

最後に矯正治療を自在に行えると，どのような歯科医療が可能かという問題が残る．術者の研鑽だけではなく，インプラントアンカレッジが登場しただけでも，歯周治療が進歩して治療の可能性が増しただけでも，曲がり角を曲がったような展開になってくる．新たな可能性が生まれる．

II-3　矯正専門医と一般臨床歯科医の矯正治療の違い

矯正専門医が行う全顎矯正と，一般臨床歯科医が行う矯正治療とは，患者の主訴をはじめ，矯正治療の目的など相違点がある．新しいやり方の理解のために，少々無理があるが表にしてみた(*表3-1*)．矯正専門医とタイアップして治療するときに参考になるだろう．

次項では，もう少し踏み込んだ話をしたい．

II-4　自費と保険診療との料金の格差が　　　もたらすもの

　だれでも臨床で失敗したくない．うまくいかないときは人の目にさらしたくない．人情である．

　ところが，この事件が矯正専門医の依頼で生まれる．一般臨床歯科医に矯正患者の歯内療法の依頼がくる．著者も経験があるが，いやなものだ．長年にわたり治療結果が評価される．

　もっと困るのが，保険のきく範囲内での治療を希望されることである．保険医はこれを断われない．断わると法律違反である．自費には簡単に移行できない高いハードルが設定されている．矯正治療は自費で，米国並みの料金で行い，歯内療法は保険診療だと米国の1/18の料金で行うことになる．だれが何と強弁しようと無理な料金設定である．

　ここから数々の憂慮すべきことが生まれる．歯内療法で問題となった症例22の|5 は，ゴールドクラウンが装着されていた．保険診療ではない．高額の費用がかかっていても歯内療法が成功していない．このような例が多くなっては困る．これが唯一の例外であることを期待したい．

　旧知の矯正専門医で矯正の便宜抜歯だけでなく，歯内療法も行っている人がいる．「だれに頼んでもやってくれないから」と言う．専門医にはすばらしい専門性を発揮することを期待したいのだが，残念なことである．

　8020を期待したい．抜歯しないで良質なセントリックストップを残す医療を期待したい．英国，オーストラリアなどでは，かつて「歯内療法を必要とする，いわば悪い歯は全部抜歯して即時に鋳造床義歯を装着する」という歯科診療制度を実施していた時代があった．結果は30代からの総義歯患者の異常な増加に象徴されるように，抜歯をすることは歯科医療の求められる姿ではなかった．

　現在の保険制度下でも，わが国では抜歯を避け咬合機能を回復，保持させている．患者の咀嚼障害の要望のために健闘している．

　ただ医療の質が向上する方向でありたい．そうでないとMTMの発展もない．患者はMTMがもたらす医療効果に出会えない．

　さりとて，米国のように訴訟の多発により医療の質が守られる制度は期待したくはない．

II-5　矯正治療が成功する条件としての　　　一般歯科臨床のあり方

　全顎の矯正治療をするときは，健全歯であるか，疾病は治療済みでなければならない．歯周病に罹患しているのを知らずに矯正治療を行い，治療後抜歯に至るようでは裁判に負ける．成人矯正の大きな落とし穴である．

　矯正は一種の外傷を与えることでもあるから，炎症があると拡大方向に作用する．歯周炎だけでなく歯内療法における根尖部の炎症も同様である．*症例22*のように，目立たなかった根尖病変が歯の移動とともに大きくなってくる．その時点になって再根管治療の必要性を告げると「矯正のために歯を悪くされた」と騒ぎだす．「金を返せ」とまでなる．前例がある．著者の失敗例が参考になる(*症例22*)．

　これを回避するために，矯正治療を行うときには炎症の有無の診査が大切である．矯正治療が成功していても，一般歯科治療分野で取り返しのつかない失敗をしてしまうのは避けたい(*症例17*)．見逃されやすい慢性炎の実態を頭のなかでリストアップしておく必要がある．なかでも成人が歯周病に罹っている率は高い．歯周病は自覚症状が少ないサイレントディジーズであり，しかもある限界を超えると自覚症状はないのに治癒が難しくなる．

II-6　MTMは咬合崩壊過程のどの部分を　　　改善するのか

　咬合の崩壊はだいたい*図3-1*のように進行してくる．MTMはこの崩壊のスピードを抑える，あるいは崩壊を回復する処置を効果的にするなどに用いられる．赤矢印を用いて説明する．

第3章　診査・診断

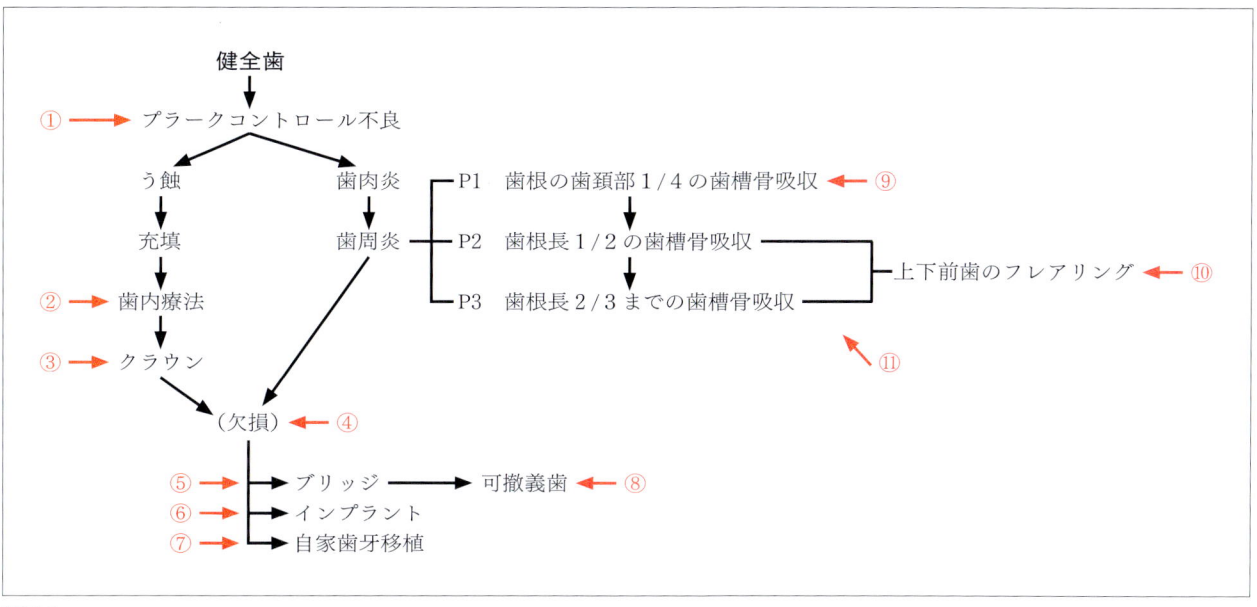

図3-1

①プラークコントロールの不良を生じやすいクラウディング，傾斜歯，転位歯，歯根の近接などはMTMで改善できるケースが多い．補綴で改善するよりMIである．とくに患者が努力しても清掃不可能な形態の改善は，治療の意義が大きい(*症例2, 14, 15, 17*)．

②歯内療法が必要となった歯が，通常の解剖学的感覚では根管治療ができない不正咬合位置のときは，応急処置のうえで正常位置にするためのMTMを行う．そのほうが穿孔などの不快事項を避けうる．

③補綴物の製作に当たり，臨床歯冠長，生物学的幅径，垂直な咬合圧の獲得，切削量の削減などのためのMTMが行われる(*症例2, 4, 5*)

④欠損は大きな機能の低下をまねく．これをMTMで防ぐ，あるいは他のセントリックストップをつくって機能の落ち込みを防げる(*症例1, 6*)．

⑤ブリッジや多数歯の連結(歯周補綴)のために支台歯の平行性をMTMで得ることができる(*症例2, 8*)．

⑥MTMによりインプラント埋入スペースを獲得して咬合を完成させることができる(*症例12, 23, 41*)．

⑦自家歯牙移植では，術前，術後のMTMが移植の成功を高める．移植歯の削合を最小にして審美性を得られる．矯正治療のために便宜抜去する歯は，最高のドナーといえるから，治療計画は大きく変わった時代になっている．したがって*症例2, 10, 11*は治療計画が自家歯牙移植の処置を加え，大きく変わることになる(*症例21, 71*)．

⑧義歯を使用しながら鉤歯を強化できたりする(*症例20*)．

⑨挺出やアップライトにより，歯周ポケットを減少できる(*症例2, 7, 12*)．

⑩フレアリングの外傷性咬合状態をMTMで改善できる(*症例6, 7, 12, 13*)．

⑪MTMにより二次性外傷を避けうる咬合改善をして，長期の保存を図れる(*症例8, 12, 13*)．

　この咬合崩壊の図式は新しいものではない．MTMもこの概念で語られることが多い．しかし，一般臨床歯科医は*症例3, 11*の処置を扱っていかなければならない．どのようなかたちで扱うにしても，である．

　それだけでなく，*症例7, 9*のように歯列不正が咬合崩壊の原因となっている症例はMTMが必須である．これに対し補綴でしか戦えない教育方法，臨床の現場はどこか間違っている．

　さらに*症例14, 18*は矯正の限界を考えさせる．大きな進歩，発展をも予感させられる．

表 *3-2* 正常咬合と不正咬合.

正常咬合（normal occlusion）の種類
(1) 仮想正常咬合（ideal normal occlusion）
人類の歯が，その機能を最大に発揮しうるような，もっとも理想的な咬合形式をいう
(2) 個性正常咬合（individual normal occlusion）
各個人により顎，歯，および植立状態は異なり，これら異なった素材によって構成される咬合も各個人によって異なる．したがって正常咬合を考える場合も，各個人間の個体差を認め，その個体にとってもっとも理想的な咬合様式のことである
(3) 機能正常咬合（functional normal occlusion）
解剖学的に多少欠陥のある咬合様式であっても，機能的に異常を認めなければ，機能的正常咬合という
(4) 暦齢正常咬合（chronological normal occlusion）
各年齢に応じて，それぞれの歯の萌出段階で良いとされる咬合．すなわち乳歯列弓，混合歯列弓，永久歯列弓での正常咬合をいう
(5) 典型正常咬合（typical normal occlusion）
ある民族，ある集団にもっとも共通した特徴を備えた正常咬合をいう
不正咬合（malocclusion）
正常咬合としての特徴を備えていない咬合状態をいう

II-7　MTMの目標とする正常咬合とはなにか

正常咬合，不正咬合は表*3-2*のように説明されている[23]．

MTMの目指す咬合は(1)ではない．(2)を目標にする．さらに現実的対応をしたい．(3)でも患者が希望するならば可とする．8|8，時には7|7のセントリックストップを補綴しないなどという治療選択肢をとることである．これには(4)が関連する．20代，30代では(2)でも，70代，80代では(3)でも可とする．

(5)も考慮すべきと考える．わが国のセファログラムの正常値は白人寄りである．すると便宜抜歯が増加する傾向になる．一般臨床歯科医としてこれは避けたい．白人のプロファイルを目指して全顎矯正から外科矯正まで行うのは，特殊と考える．

(2)の咬合はもちろん，(3)〜(5)の咬合は，成人となって年齢を重ねるにしたがって，咬合状態の恒常性を増してくる．変化を嫌い安定性を求めている．年齢により，機能咬合の歴史の長さを考慮して治療方針を定めることを勧める．

II-8　不正咬合は，どれを治し，どれは経過観察とするか

一般臨床歯科医を訪れる患者は大なり小なり不正咬合歯をもっている．理想咬合の人などめったにいない．一般臨床歯科医がなにを目標にするのか？

それは表*3-1*や図*3-1*に既述した矯正治療をするのであって，大学矯正科や矯正専門医が行う矯正とは相違点がある（表*3-1, 3*）．

矯正専門医が成人（期）の矯正治療を行うときは，当然アングルI級の理想咬合を目指すことになる．

2000 The Alexander Discipline Advanced Courseの成人矯正セミナーに出席してみると，第1症例はカムフラージュ矯正例だったが，第2症例以下は全部外科矯正併用例であった．たしかに上下顎を三次元に切れるなら，理想咬合を達成するチャンスは得られる．

既述のようにZachrisson BUは，65〜82歳の高齢者36人の矯正治療について述べている[19]．外科ケースではないこのZachrisson BUとAlexander RGの話は，専門性の高さを十分に教えてくれる．

自分もそのように治療したいという理想咬合状態

表 3-3 矯正治療の分類表.

	従来の矯正治療の特徴	一般歯科臨床における矯正治療の特徴
治療時期	成長期に行う矯正	成人(期)矯正
矯正の範囲	全顎矯正	部分矯正～全顎矯正
矯正治療の目標	アングルⅠ級の理想咬合	理想咬合達成より，歯の治療，予防が効果的になること
患者の主訴	主訴である審美改善の完全な達成	機能，審美の改善と，その長期保全に配慮
施術中の主な留意点	理想的な歯の位置を確保しつつあるか	治療，予防効果が達成されつつあるか

への憧れはあっても longevity や咀嚼機能に関する評価はそれほどには高くない．実にきれいな咬頭嵌合を示している咬合が，歯周病などで無残に崩れていくのを数多く見すぎたからであろう．実にきれいな咬合状態は審美性をうんぬんするならともかく，「長生きして楽しく食事して」という幸福には繋がりが薄いと思っている．

それでは一般歯科臨床の不正咬合は，どれをどの程度治すのか？

審美改善の訴えがあれば，要望どおりに治す．その際に矯正処置が使われることもあるだろう．しかし咀嚼障害の訴えに「なんのために歯の移動をしているのだろうか？」と疑問をいだくような矯正処置をするのはよくない．ただ不正咬合があるからといって矯正しようとするのは不可である．今もっている機能咬合をさらにこわしやすい．「Ⅱ-6」に記述したような**機能改善のための矯正処置**なら歓迎される．

単なる1歯くらいの不正咬合は，その状態を記録して経過観察することが勧められる．不正が進行してくる，あるいは咬耗や歯肉退縮など為害作用が目立ってくるようなら，改めて**進行性の不正咬合**として治療の機会を患者と相談する(*症例4*参照)．

これは，歯周病がない状況下で，歯の位置の不正のため咬合力が異常に強くはたらいていることを示している．この歯は**一次性咬合性外傷**を浴びせられている．咬合の治療対象歯である．矯正治療が適用される．不正咬合歯が咬合のたびにガツン，ガツンとぶつかるとこうなるわけだ．

だが，生体はいつまでもそれをゆるすわけではない．対策を講じる．その歯を避けて噛む術を身につける．仮性Ⅲ級の咬合では**下顎位を前方にだしてⅢ級の前歯を避けうるようにする**(*症例7, 9*)．不正咬合のためよく噛めないときには，**下顎を右方にだしたり**(*症例11*)，**後方にだしたり**(*症例18*)して咀嚼機能の低下を防ぐようにしている．このように下顎の位置を自分では気づかないうちに変えている．その結果は，一次また二次性の咬合性外傷，歯周炎の増悪，顎関節症など種々の為害作用をこうむる．これには矯正治療が原因療法として効果的である．

1歯ごとの不正咬合(セントリックストップ)，下顎位と不正咬合をみてきた．

最後は**咬合のバランス**をみる．歯科医師ならだれでも前歯のガイドと臼歯のディスクルージョン，犬歯によるミューチュアリープロテクションなど，咬合のバランスの大切さを知っている．機能を発揮させる形態のあり方である．その形態が異常なときには，矯正治療で正常な機能が発揮できる位置にする．咀嚼障害の治療である(*症例11, 14, 16, 18*)．全顎矯正はじめさまざまな手法が有効である．インプラントアンカレッジや自家歯牙移植の登場により多彩になった．

咬合のバランスが悪く，片側咀嚼しかできないときはどうなるか(*症例24*)と，前歯のガイドがないと，

II-9 矯正の治療方針に段階(レベル)をつくることができる

矯正治療をやるとなると,「いつも必ず全顎治療」というイメージが頭のどこかにこびりついている. 1歯だけとか前歯だけ, 片顎だけ, 全顎まで, と, レベルを決めてやることができる. 補綴処置と同じである. 治療目標に応じてきめる.

もう一つのレベルも認識しておく. 矯正治療を開始すると, まずレベリング, アライメントをして順に $\frac{6}{6}$ のⅠ級にまで咬合状態を仕上げる.

そのレベリング, アライメントで終了とするケースも多くある. やさしい, 安価, 短期間という特徴がある. つねに全顎矯正がベストな治療選択肢とは限らない. いろいろな条件を検討した現実的な対応が必要である. 難しさ, やさしさは各処置をどの程度まで使うかによって異なる. 期間, 費用も異なる. 診査により現実的な方針をつくるのが肝要である.

症例提示

●全顎矯正治療が中断になった失敗症例

[症例22]
患者:49歳, 女性

初診:1997年2月7日
主訴:1 2 歯周病による膿瘍形成

[はじめに]

矯正の適応症を補綴で治したらどうなるか? 根尖病変のある歯を移動させるとなにが起こるか? という失敗症例を提示する.

[初診時]

患者は'97.2.7.に1 2 歯周病による膿瘍形成の主訴で来院した. 図22-1のエックス線像でここだけに骨吸収があり, 大臼歯しかセントリックストッ

[初診時]

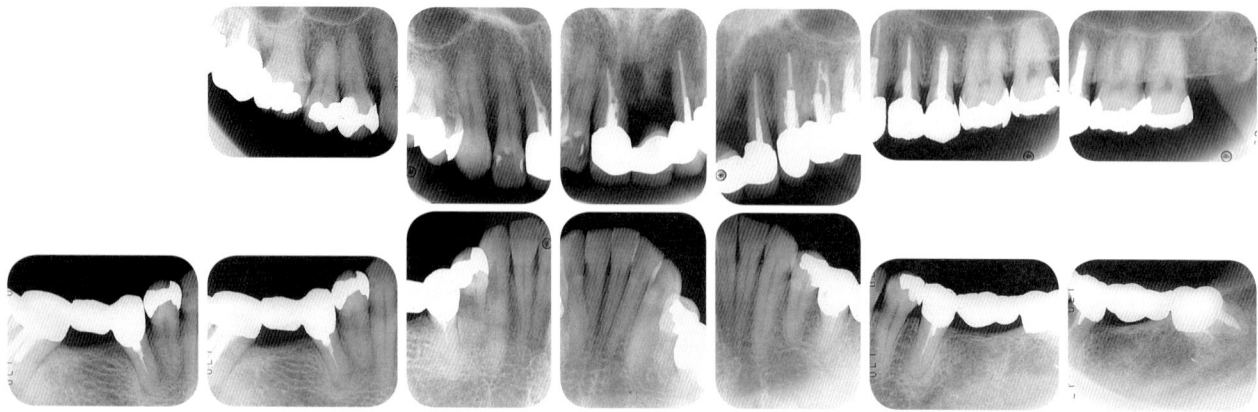

図22-1 初診時('97.2.). 49歳. 2①1② は膿瘍形成をした歯で著しく歯周病が進行している. 他の歯の歯周炎はそれほどひどくない. エンドやクラウン, ブリッジの不備が目立つ.

第3章 診査・診断

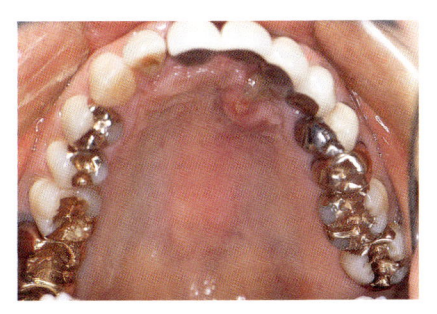

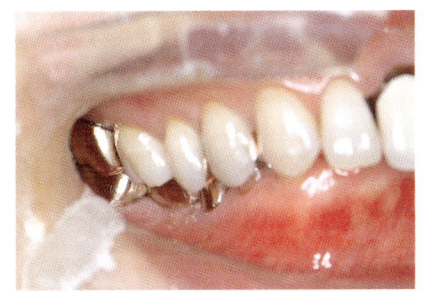

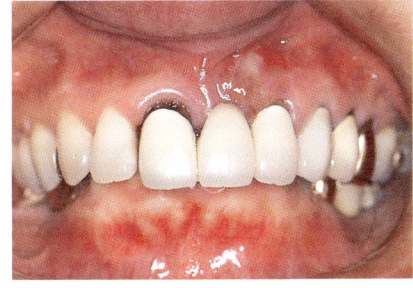

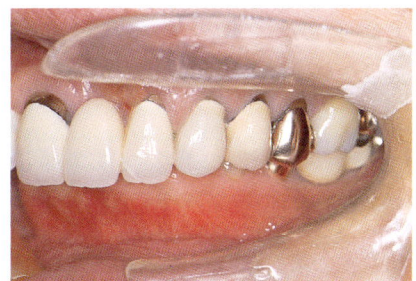

	d	
a	b	c
	e	f

図22-2a〜f 初診時．口腔清掃状態は比較的良好で，補綴は他医での自費のものである．咬合形態は上顎が大きく下顎が小さく，狭窄している．アングルⅡ級の骨格性不正咬合で過蓋咬合をともなっている．

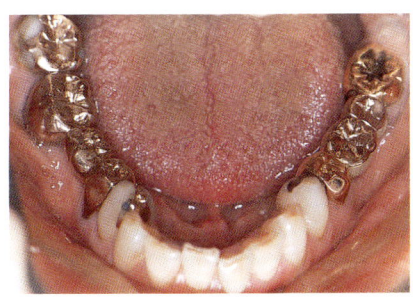

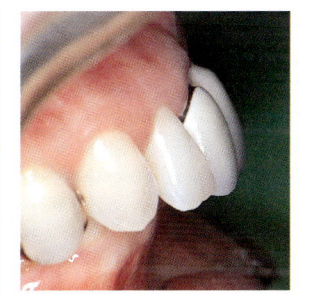

[初診時のセントリックストップ]

図22-3a 右頬側面観．|5まではシザーズバイトである．バイトが深い．
図22-3b 左頬側面観．5|までシザーズバイトである．|6 7/6 7| がわずかに咬合しているが，傾斜させた補綴物で咬合接触をつくっている．下顎前歯は上顎の歯肉の中に噛み込んでいる．

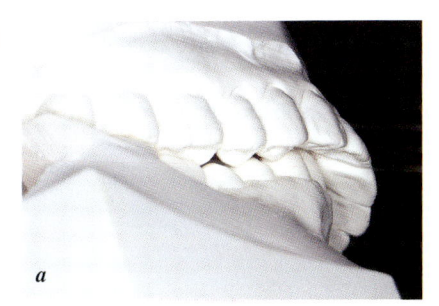

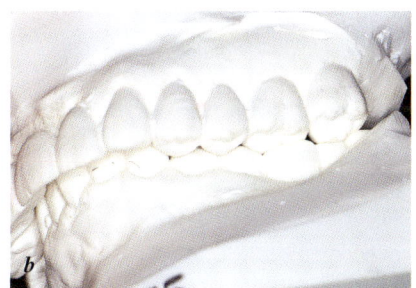

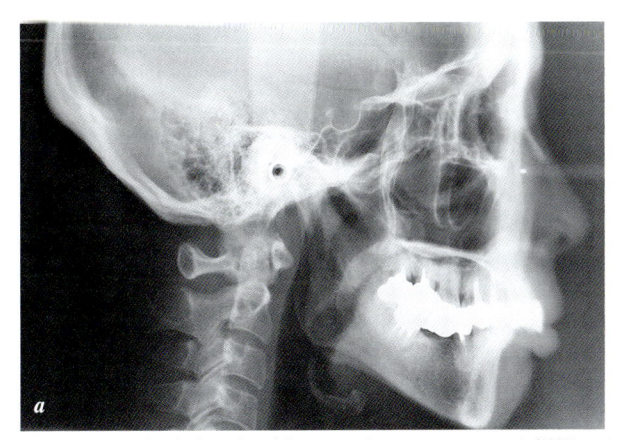

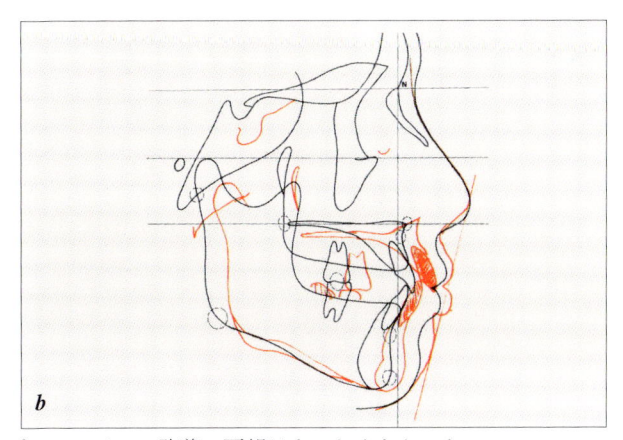

図22-4a, b 初診時．全顎矯正を予定してセファロも撮影したが，プロファイルの改善の要望はまったくなかった．

163

症例22

プのない咬合状態だから，下顎前歯が噛み込んだための（咬合性外傷をともなった）歯周炎とわかる（図 **22-2, 3**）．

そこで咬合性外傷を改善するための矯正治療が考慮される．矯正治療を始めれば，まず矯正治療の第一歩のレベリングで過蓋咬合改善が始められる．だが，その気にさせるのは困難であった．患者の娘さん2人は当院で矯正治療しているが，本人は矯正治療の必要はないと考えているようだ．下唇の下が少しくびれているが，ほとんど標準的な美人である（図 **22-4a, b**）．メタルボンドクラウンも美しく修正できていて上顎前歯の傾斜もよく，きれいに歯が並んでいて，正中の位置も良い．ニッコリ笑えば下顎歯も見える．矯正治療を勧められてもとまどうばかりだろう．どうでしょうかとだれかにセカンドオピニオンを求めても，「矯正治療をすれば咬合性外傷がなくなり歯周治療に取り組める」と言ってくれる人に出会えるだろうか？（結局，矯正治療という選択肢は患者に採用されなかった．別の歯科を受診して補綴で治した．治したといえるのか？）

[再初診時]

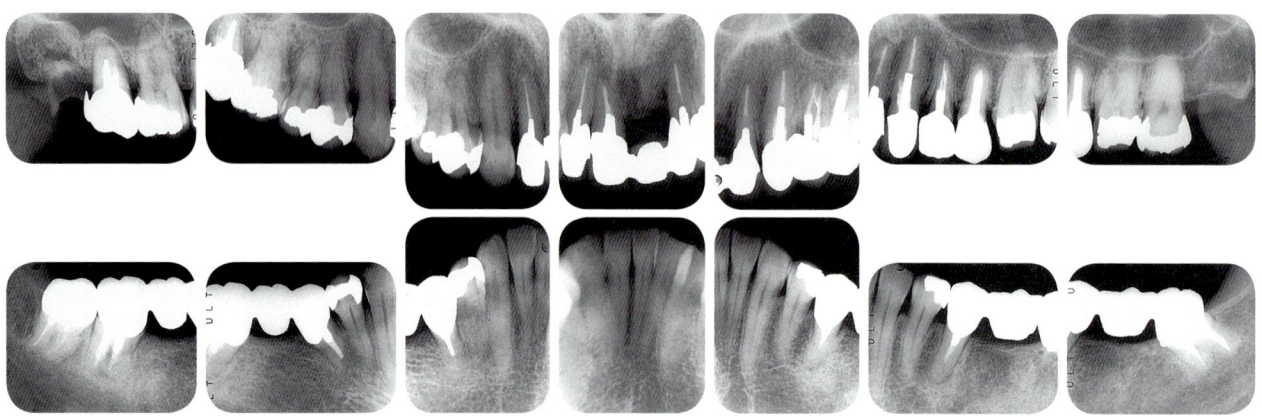

図 **22-5**　再初診時．'02.6.11. 54歳．7 6|はまだ連結されている．7|は治療のため6|との連結を切断したら，クラウンが脱落してきた．すでにC₄で保存は不可能．|6に続いて|4，|5とクラウンが脱落してきた．②①|①②と⑦⑥5④⑤6⑦が再補綴されている．

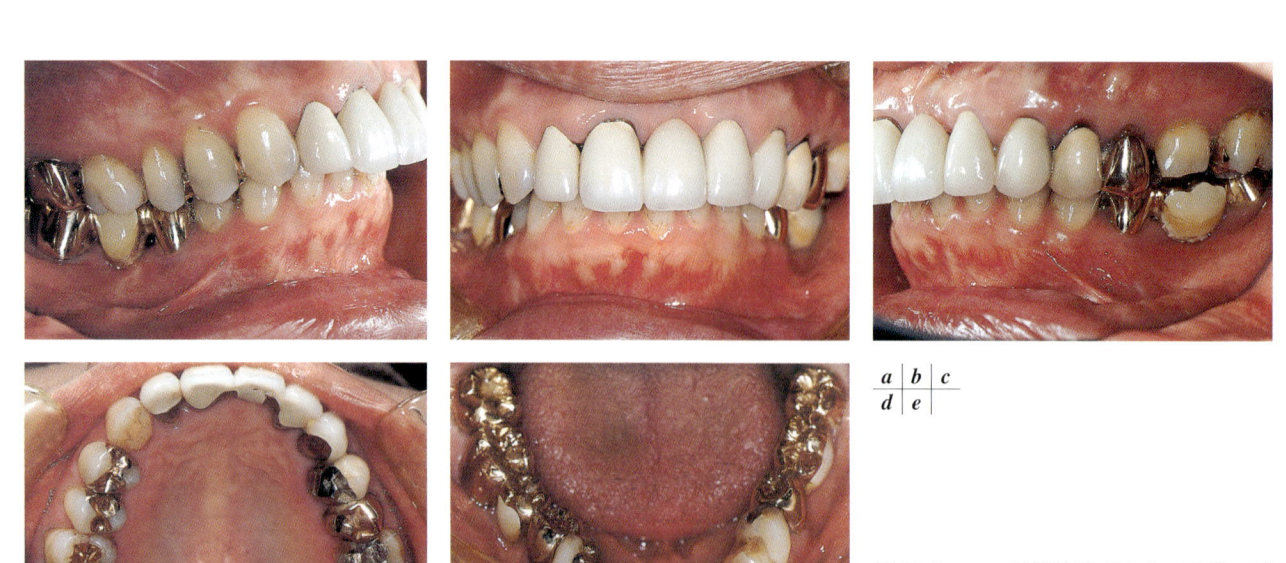

図 **22-6a〜e**　再初診時．'02.6. 54歳．咬合が挙上されたため，下顎の歯の唇・頰側面が見えるようになっている．

[再初診時のセントリックストップの改善状態]

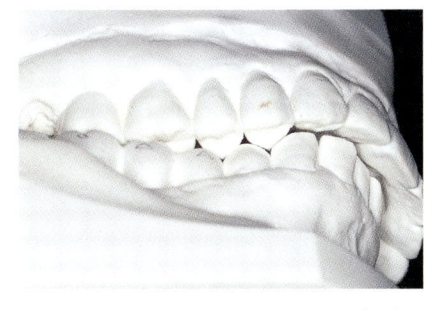

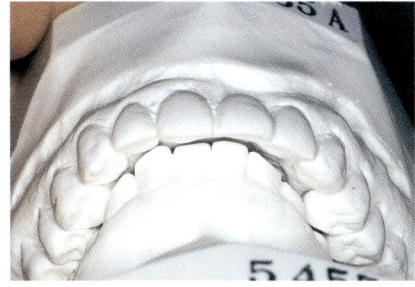

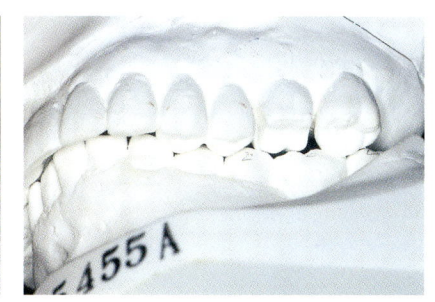

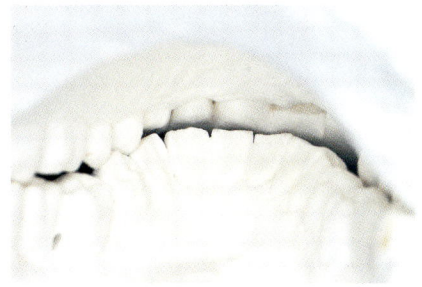

a	b	c
d		

図22-7a〜d
- 従来のセントリックストップを高くして咬合挙上を図っている.
- 前歯はホリゾンタルオープンバイトの形態で咬合挙上された. 咬合挙上はなされているが, 下顎は時計回りに回転するとともに右側に偏位し, 大臼歯のセントリックストップが貧弱になり, 咬合のバランスを崩している.
- 望むらくはシザーズバイトが新しい補綴で治ることだが, 無理であり従来の形態となっている. 無理を承知で補綴で治せば, 下顎小臼歯頬側面歯頚部からもう一つ咬合面が生える形態となる. 形態は異様で, 咬合により強烈な側方圧がかかることになるので, このような形態に落ち着かざるをえない.

[再初診]

　そして5年1か月後, また上顎前歯の不調を訴えて再来院した. 患者は第1回目の初診後, 他医にて上顎前歯の歯周治療と, 外傷を防ぐための咬合治療を受けた. 骨格性の不正咬合が悪影響を及ぼしている咬合状態を, 固定性補綴で治している. この治療で治っていないから, 患者は2回目の失敗を経験している.

　咬合挙上の結果, 上顎前歯は改善もみられるが完治はしていない. 上顎前歯は下顎前歯との咬合接触で不快を感じるようで, 患者は「もう(上顎前歯は)あきらめている」と言っていた. 咬合挙上したのが戻ってきて, 外傷が始まっているのだ. さらに左右差のある咬合になっているのが問題になっている. 咬合挙上時に下顎が中心位に戻ったというより, 挙上後下顎が噛みやすい右側に寄っていったと考えられる. 咬合のバランスが悪くなっている(図22-5〜7).

　この変化はおそらく進行性であろう. 咬合のバランスを良くして前歯への外傷を避ける必要がある. そのために今度は矯正治療を適用して救いたいと思った.

　咬合の治療法はまず, セントリックストップの整備である. 外傷を避けるためにはシザーズバイトになっている下顎の小臼歯を拡大して, 生理的なセントリックストップを得る. すると同時にバイトが上がってくる.

　しかし, まず一般歯科治療を先にしなくてはいけない. 7̄はう蝕の進行が疑われたので, はずしてみるとC_4であった. ⑤⑥⑦もブリッジを切り離してみると7̄がはずれていた. |4のクラウンが脱落してきた. 早く咬合の力に対応できる位置に歯を移動させなければ補綴もできないと焦った.

　下顎だけでも早く始めたいので|5のエンドの再治療を提案した.「これはゴールドクラウンを入れ直したばかりで(自覚症状が)なんにもないから」と断られた.「では, トラブルが起こったら治療しま

症例22

[矯正治療開始後（図22-8〜11）]

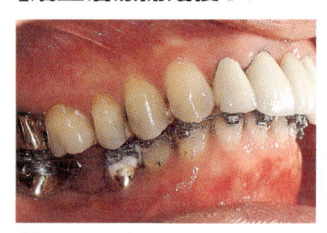

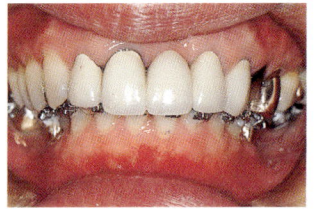

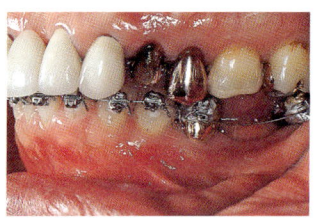

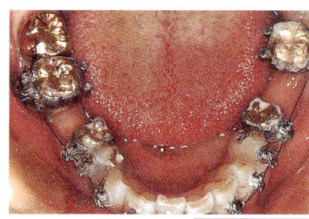

図22-8a〜d　'02.7.15. レベリング開始.　　　　　　　　　　　　　　　　　　　　　a｜b｜c｜d

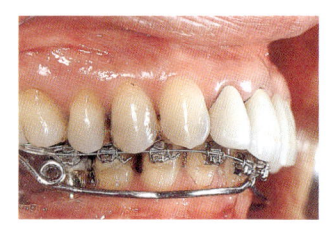

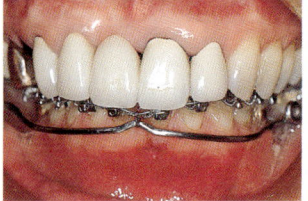

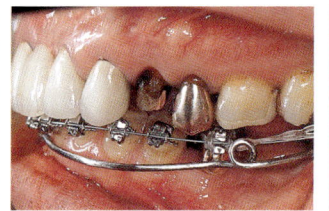

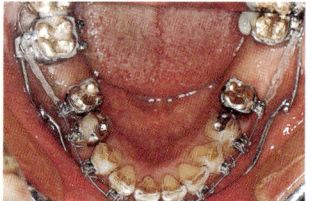

図22-8e〜h　'02.8.23. 0.9mmコバルトクロム丸線による下顎歯列の拡大と前歯のイントルージョンおよび臼歯のエクストルージョンを示す.　　　　　　　　　　　e｜f｜g｜h

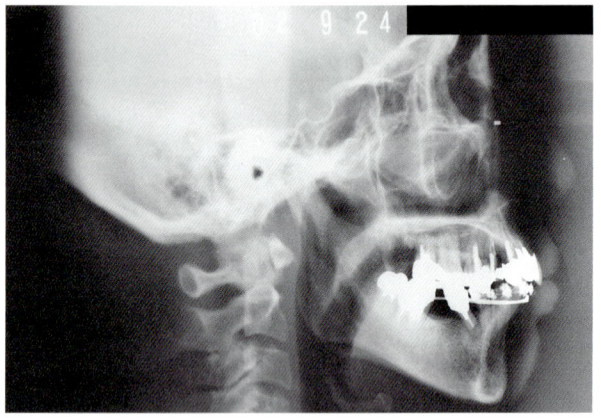

図22-9a　矯正治療開始後3か月. '02.9.24. バイトが挙上されている. プロファイルが改善されつつある. 再初診時にみられた下顎の左右差のズレが第1回の初診時のズレに戻りつつある.

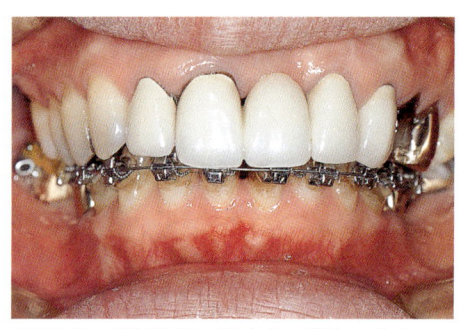

図22-9b　'02.10.16. 正中が一致してきた.

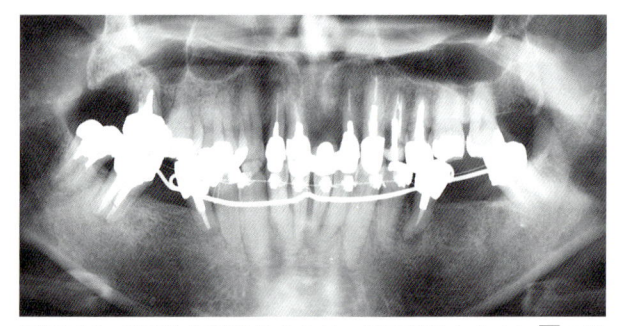

図22-10　矯正治療開始後3か月. 矯正移動とともに 5| の根尖病変が拡大してきた.

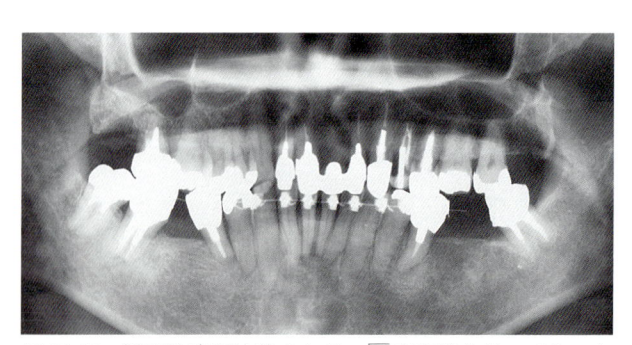

図22-11　矯正治療開始後4か月. 5| は安静を保っておいたので, 1か月後に根尖病変は目立たなくなった.

166

しょう」ということで矯正治療を始めた．

矯正治療は，下顎ブリッジのポンティックを除去して，8⎺+⎺8 にブラケットとチューブをつけ，1か月間レベリングし，2か月目から0.9mmのコバルトクロム丸線を装着した．これは丸線を広げて歯列弓の拡大を図り，下に下げた丸線に下顎前歯を結紮することで下顎前歯のイントルージョン，丸線が下顎前歯の反作用で臼歯部にはアップライトの動きをすることで，臼歯のエクストルージョンをさせるためである（図22-8a～h）．その結果バイトが上がり，上下の正中が一致してきた（図22-9a, b）．

危ない歯だらけなのでよくウォッチングしていたら，5⎺ の根尖病変が拡大してきた．ただちに根管治療の必要性を説明した．「悪くなったら治療しましょう」と約束したのがあまかった．患者は「矯正で歯をだめにされた」と大騒ぎを始めた．結局，矯正治療は中断となり，5⎺ は1か月安静を保って，根尖病変が元に戻ったエックス線像（図22-11）を患者に見せ，金を返した．患者は返金を受け取ってつぎの歯科に補綴治療に行った．やんぬるかな！

［考察］

自費の治療後でも，歯の移動ができない程度の炎症をもつものは，術者にもよるが数多くある．あいまいにしておかないで，後悔しないようにしておく必要がある．矯正治療を補綴と同等の咬合回復の手段と考える人は少ないが，どんな症例でも補綴でトライする人は多い．骨格性の不正咬合まで固定性補綴で治そうという歯科医師は数多いということがわかった．大学が縦割り教育なので，治療選択肢として知っている補綴だけを使う，使いすぎるということであろう．

この症例は中断になったのだから失敗例である．少なくとも成功例ではない．当時は自分に非はないと思っていたが，時間がたって冷静になってみると以下の反省点に思い当たる．

①診断どおりの処置をしなかった
②治療計画に何とかなるだろうというあまさがあった
③治療に焦りがあった
④患者との信頼関係を過信していた

では，これからは失敗しないために①の診断どおりの治療ができるのか？　というと，いつでもそのようにはできないだろうというのが正直な結論である．つねに全部の根管治療をやり直し，全部の補綴物を新製する計画でなければ矯正は開始できないのか？　自分の施術だって常に100％とはいえない．やり治したほうが良いと思っても，治療される患者の都合もある．術者に片寄った治療法には無理がある．それに気づかず②，③と進んで④の信頼関係をそこねたのであろう．

信頼関係を過信して「何とかなる」として進める治療計画は危険性をあまくみている．矯正治療を「術者のやりたいことをされている」と思われるなら経過観察に止め，必要な一般歯科治療を進めるようにすれば，信頼関係も深くなっていったかもしれない．

［まとめ］

・失敗例の提示である．本書の既述どおりに矯正治療開始前にエンドの再治療をやっていれば，失敗例にはならなかった．

・保険診療だからエンドなどに不備があるとよくいわれるが，そうとばかりはいえない．本症例の補綴物は21本全部貴金属製である．

・審美改善の主訴だけではなく機能改善のために矯正治療をする必要があることを，もっと術者ばかりでなく市民にPRする必要がある．機能改善の矯正治療のPRがもっと普及して，補綴治療の限界を超えて固定性補綴を行わなくてもよい社会にすることが勧められる．

症例23

● 5̲|欠損の治療に，全顎矯正により 4̲|にスペースをつくり，そこにインプラントを植立して咬合を改善した症例

[症例23]
患者：33歳11か月，女性

初診：1999年10月 8 日
主訴：歯が 1 本なくて咬み合わせが悪い

[はじめに]

この症例提示の目的は，欠損の治療に矯正治療を行い，インプラントを埋入する利点を示すことである．

患者は咬み合わせが大切だという講演を聴いたので，5̲|欠損による咬合不全に，予防的に咬合を治したいと訴える．審美性にはさほど不満はない．抜歯，削合を避け，矯正処置で咬合改善をした．そのためにインプラントが有用であった症例である．

[初診時]

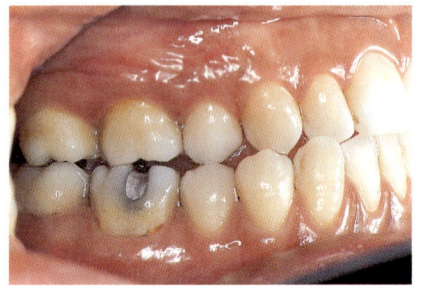

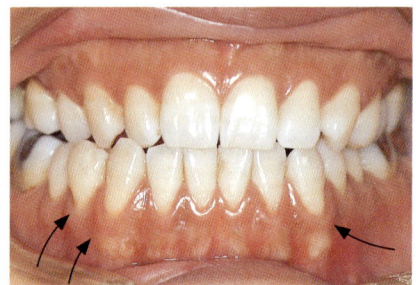

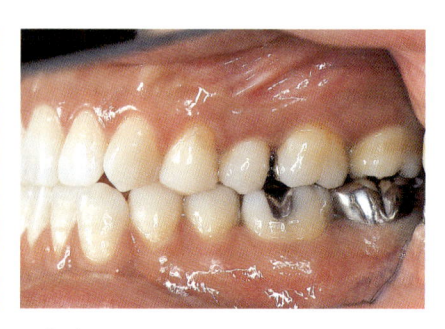

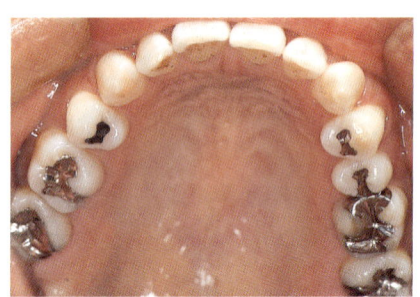

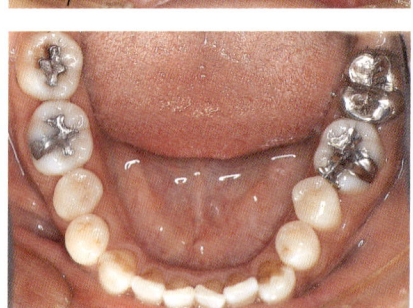

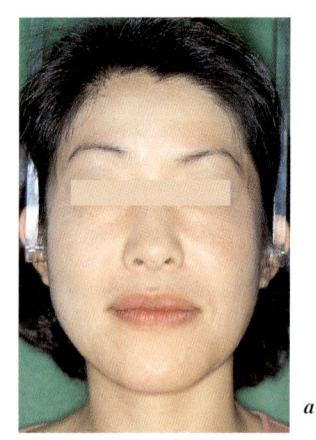

a	b	c
d	e	

図 23-1a〜e　初診時．歯肉の退縮を矢印で示した．

図 23-2a〜c　初診時．

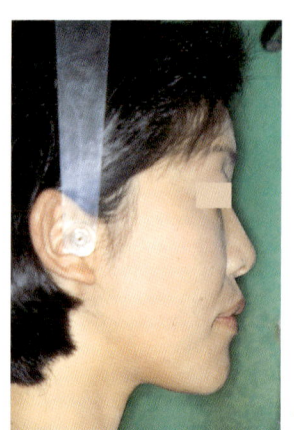

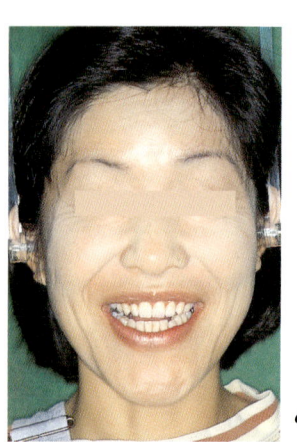

第 3 章　診査・診断

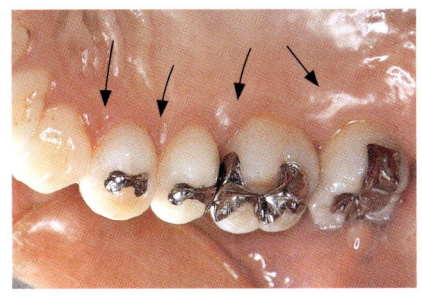

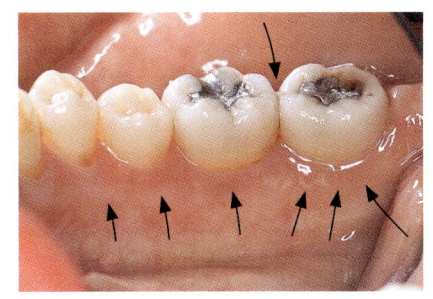

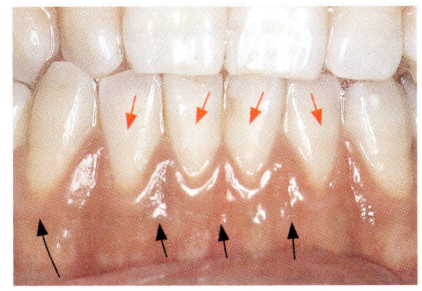

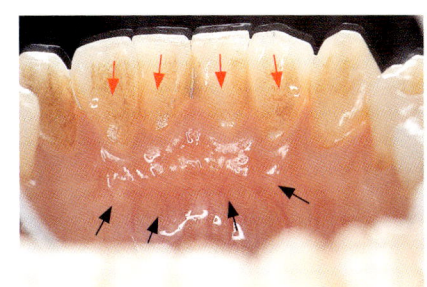

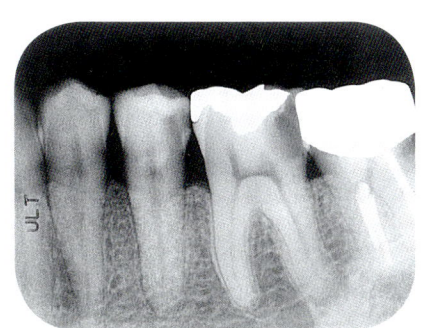

図 23-3a〜d　歯肉の炎症(a〜d. 黒矢印)，歯冠のきれいな唇側面と汚れている舌側面の汚染の違い(赤矢印)を示した．

図 23-4　初診後 6 年目のう蝕の状態．

[全顎矯正の開始まで]

口腔内をみてみると，左側はアングルⅠ級の咬合であるが，右側は $\underline{5|}$ 欠損のためアングルⅡ級である．正中が合っているので右側はクロスバイトぎみで咬合接触が悪い．しかし審美改善の要望はなかった(図 23-2a〜c)．咀嚼障害の主訴であり，それも治しておいたほうが後あと良いのでないかという要望であった．

幼稚園での著者の講演をまた聞きして矯正治療のため来院したもので，全顎矯正する治療方針はすんなり決まったが，治療開始の条件でプラークコントロールが問題である．

[プラークコントロールについて]

口腔清掃時，唇側のみ強く磨く傾向が強く，歯肉の炎症とともに歯肉退縮の危惧がある．

図 23-3a〜d に黒矢印で慢性炎症の存在を示した．$\underline{|7}$ 舌側は歯ブラシが届いていない．はっきりした炎症がある．他の届いている所は一見きれいであるが，当日に「外出用のお化粧歯みがき」をしてきた．新人歯科衛生士がよく間違える「きれいさ」である．図 23-3c, d に頬側と舌側の清掃度の違いを見ることができる．

頬側には磨きすぎが見える図 23-1b と図 23-3c の $\underline{5|}$ 部に歯根面の露出，歯肉の退縮がわかる．強い力で磨く，横磨きをする，上下歯を合わせたまま磨くという悪習慣のためである．慢性炎症で歯間部を清掃していない汚染の存在がわかる．歯石の沈着である．

'99.11.18.(初診後 1 か月)の歯科衛生士の指導記録に，「歯ブラシは今日はいいと思ったのに…」「フロスは 3 分でできる」と書かれている．約 3 年後，'03.10.28. には「ブラシ良，フロス，プラウト，やっている」とある．口腔清掃は改善され定着した．

[一般歯科治療について]

初診時に 11 歯の補綴物が装着されていた．再治療をしておくことを勧めたが要望はなかった．$\underline{|7}$ の根管は再根管充填して矯正治療を開始した．約 6 年後，$\underline{|5\ 6}$ が図 23-4 の状態で来院し，非常に驚かれて，$\underline{5|4}$ の小さなインレー以外の再治療を行った．

[矯正治療について]

治療方針は $\underline{5|}$ 欠損部に歯を入れることである．患者は削合を嫌ってブリッジよりインプラント植立を希望した．すると，$\underline{5|}$ の所では骨量が足りない

症例23

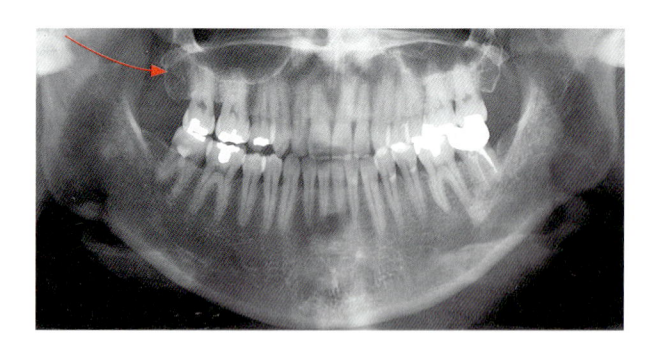

図 **23-5** 術前．矢印部に骨があるから移動できる可能性がある．

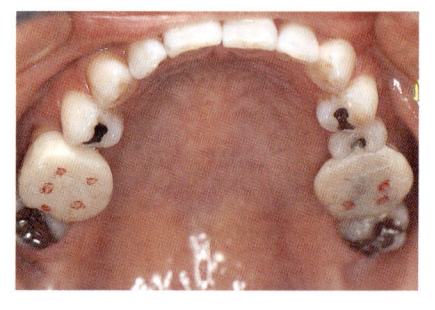

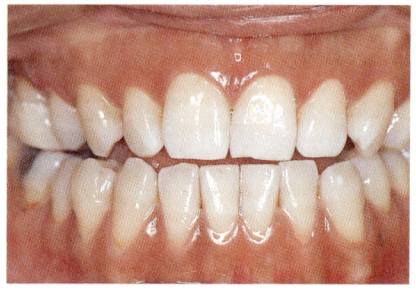

6a | 6b

図 **23-6a** '99.11.15．下顎位を確かめるためバイトプレーンを入れた．
図 **23-6b** '99.11.29．下顎の正中が左に動いている．

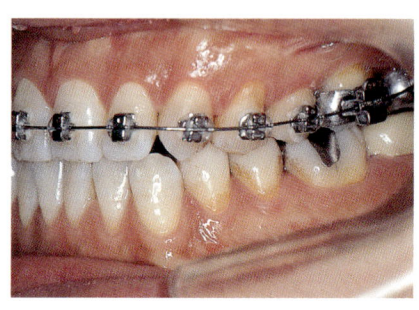

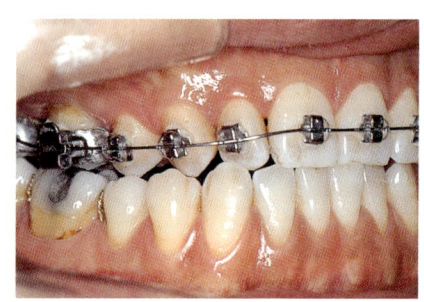

7a | 7b
7c | 7d

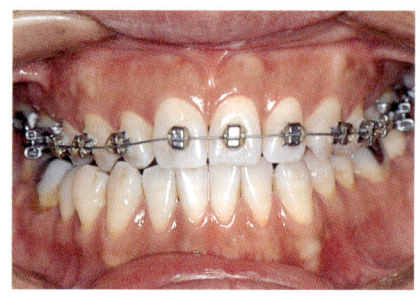

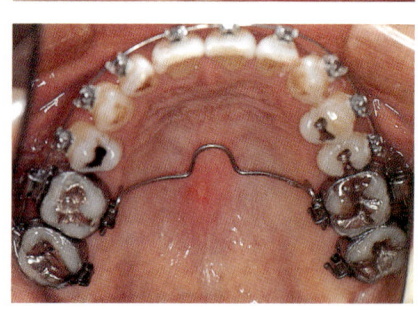

図 **23-7a〜d** 上顎のレベリングとともにトランスパラタルバーで歯列弓の拡大と右側遠心移動を行う．

から4|にスペースをつくることになる．右上小臼歯はクロスバイトぎみなので歯列の拡大が必須で，右上大臼歯とともに4|まで遠心移動が必要となる．拡大と遠心移動の両方とも，33歳の成人で可能なのか？　という疑問符がつく．

ツイード派は歯列の拡大を禁じているし，遠心移動にはアンカレッジの不足が心配である．上顎正中が左側に偏位したり，上顎左側の臼歯が拡大されてしまうおそれがある．

従来の矯正治療方針では，5|欠損に合わせて抜歯症例として，あと3本抜歯していた．しかし，これでは記述したコンセプトに反する．智歯は4本ともない．当時はまだインプラントアンカレッジを使う知恵はなかった．

そこで非抜歯矯正を提唱するグリーンフィールドの講習会に行った．講習料は6日間で1万ドルであった．グリーンフィールドの勧める治療方法は，上顎にハイラックスを入れて上顎を拡大し，左側の拡大を防ぐために左側にはアップ・アンド・ダウンのエラスティックを使うというものだった．討論さ

170

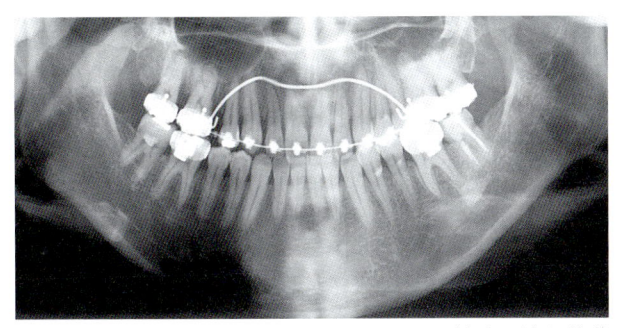

第 3 章　診査・診断

図 23-8　'00.7.28. トランスパラタルバーで拡大と遠心移動を行う．

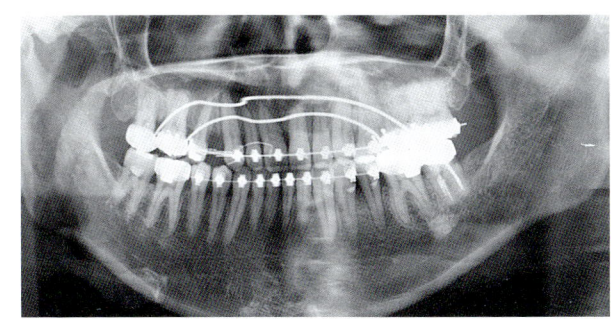

図 23-9　'01.5.21. 7 6|2 歯の移動と 5 3|間にスペースをつくっている．

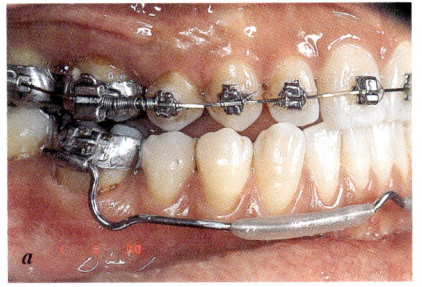

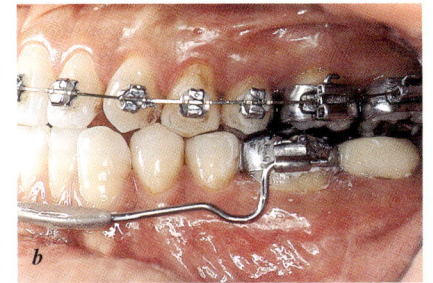

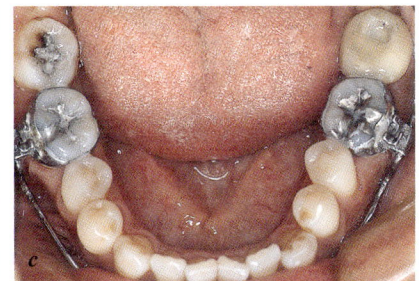

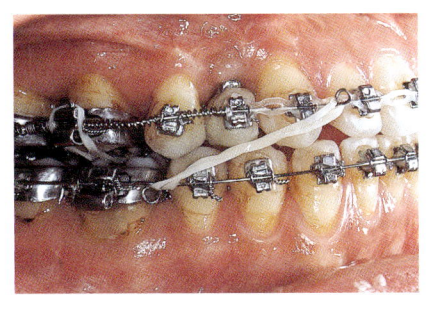

図 23-10a〜c　'00.3.1.

a	b	c
d	e	

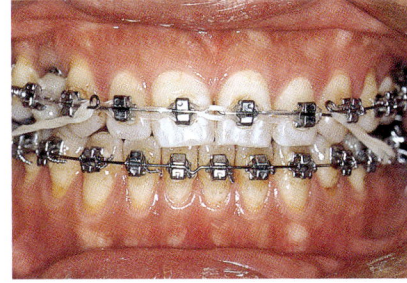

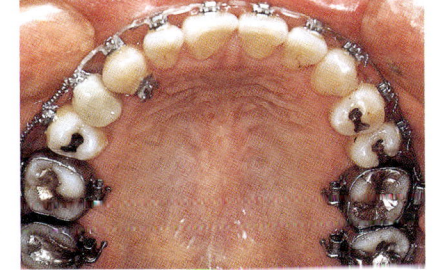

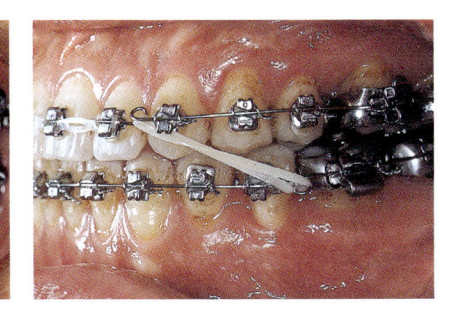

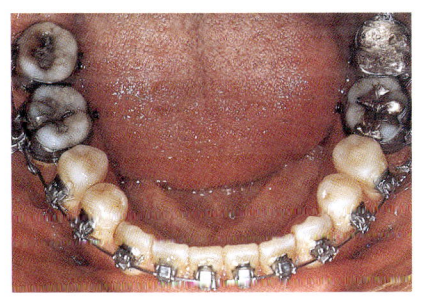

図 23-11a〜e　'02.7.15. 下顎はリップバンパーで側方に拡大した．

れている症例は成長期のものばかりで，どれも著しい拡大を指示している．著者は著者流でやることにした．装置はグリーンフィールドのものである．

　図 23-5 のパノラマエックス線像で，矢印部に骨があるからそこに動かすことができると説明された．実際には立体で丸みもあるから，さらなる検討が必要である．既述のコンセプトに従って，下顎位の不正の有無をバイトプレーンを入れて確かめた．

バイトプレーンは 6|6 にセメントで固着した．簡易型である．すると図 23-6b のように下顎の正中が左に動いた．下顎を拡大しなければならないが，上顎左側を拡大してもいいということで朗報である．

　矯正装置は図 23-7a〜d のように上顎の拡大をトランスパラタルバーで行う．次いで 3|と 4|の間のスペースを得るために 5 3|間にオープンコイルを入れる（図 23-8）． 7|にもトランスパラタルバーを入れ，

171

症例23-24

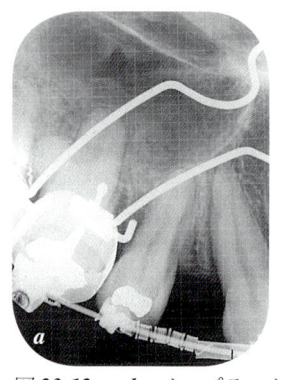

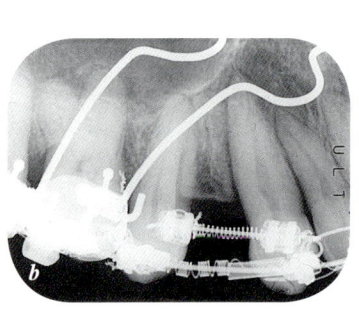

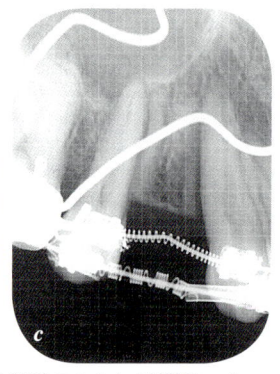

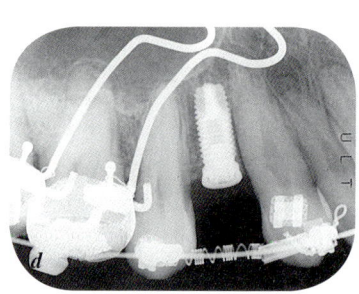

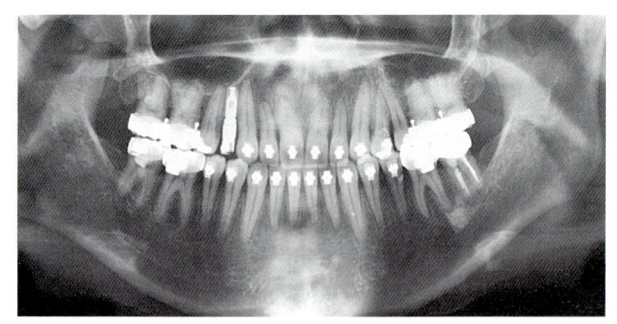

図 23-12a〜d　インプラント埋入のスペースは，歯根の平行性が必要でこれに手間取った．

図 23-13　'02.10.15. インプラントがアンカレッジとして使えると，矯正治療が楽になる．

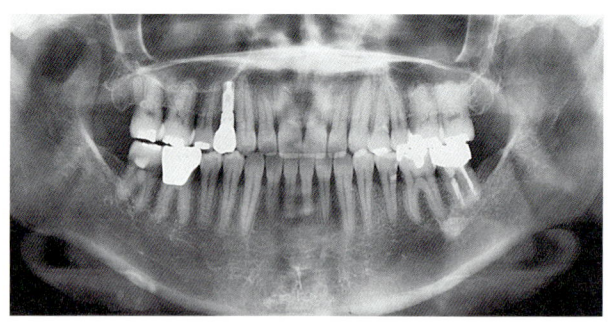

図 23-14　'03.9.2.（リムーブ後6か月の資料）．

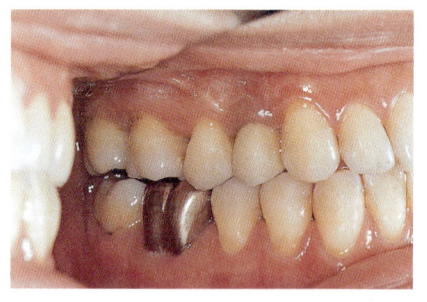

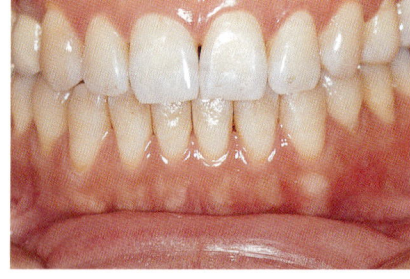

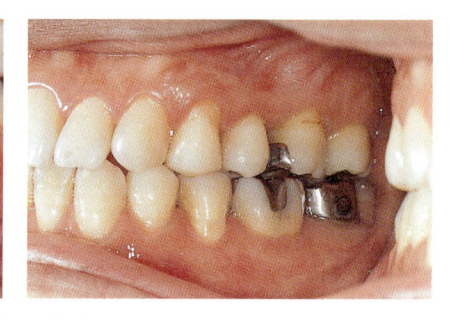

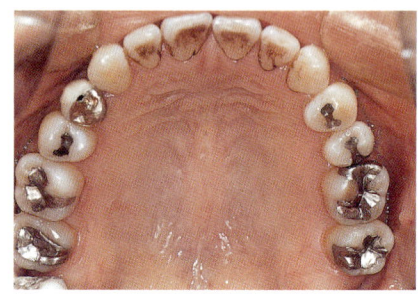

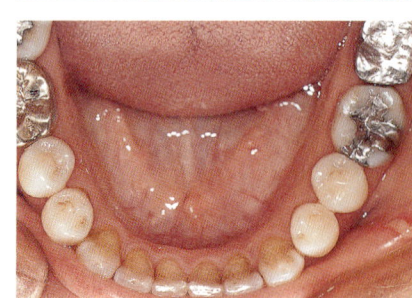

a	b	c
d	e	

図 23-15a〜e　'03.9.27.（リムーブ後6か月の資料）．

　6̲ と 7̲ をそれぞれ遠心移動させるよう，パラタルバーを屈曲した（図23-9）．下顎はリップバンパーを装着して拡大し，DBSを接着してアライメントした（図23-10a〜c, 11a〜e）．

　早くインプラントを埋入すればアンカレッジとして使用できるのだが，歯根の直立に手間取っている．'01.11.15. に 3i の直径4.0mm，長さ10mm のインプラントをぎりぎりではあるが埋入した（図23-12a〜d, 13）．

　装置をリムーブし，6か月後（'03.9.2.）に資料を採得した（図23-14, 15a〜e）．動的期間は3年4か月であった．

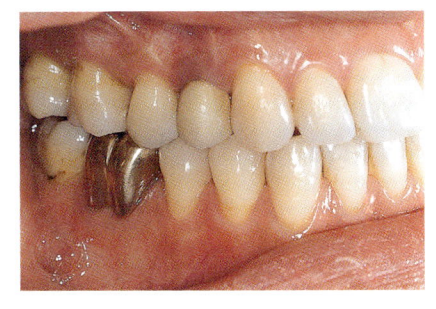

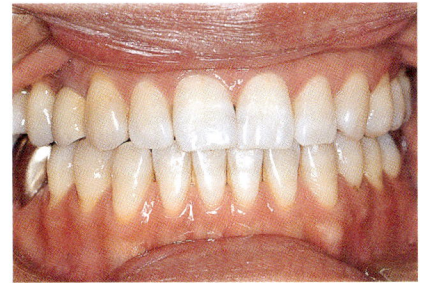

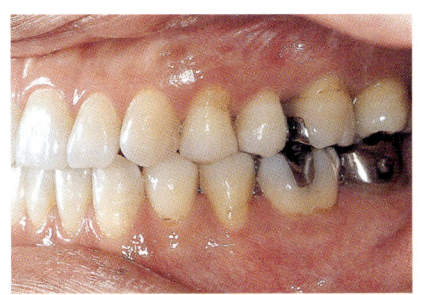

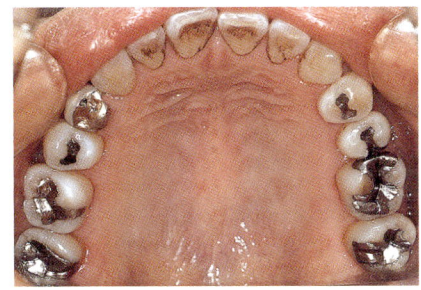

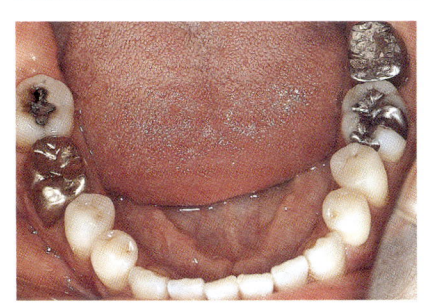

図 23-16a〜e　'04.7.20.(リムーブ後1年4か月の資料).

[治療結果と考察]

　全顎の矯正治療の結果，上下口唇の傾斜が白人に似てきたかどうかという評価は今回まったく話題にならなかった．患者も術者も問題にしなかった．

　口唇の傾斜を白人種に似せることも治療目的の一つとして，上下前歯をアップライトさせる治療方針とすると，一例として 5|4|4 抜歯という治療方針になる．1歯欠損の治療にあと3歯の健康な歯の抜歯を追加してから治療をする考え方は，機能の回復，歯の longevity を図る一般臨床歯科医としては，避けて通りたい．では非抜歯の矯正結果は容認される結果を残しているのか？　という問題は，矯正だけでなく各方面からの検討が必要である．

　初診の約6年後にう蝕治療した時には咬合状態は落ち着いており，補綴治療に不安はなかった．とくに下顎大臼歯の頬舌的なアップライトが頼もしい感じがした．これは将来たとえ歯周処置が必要になったとしても，十分な対応ができるという実感なのであろう．歯列弓の全体からくる印象も同様に頼もしい．常日頃，大きな歯冠，短い歯根，クラウディング，歯列の狭窄から欠損ありと続く，頼もしくない歯列で歯周治療に苦労しているからかもしれない．

●かかりつけの歯科医の30年間の診療記録から，一次性咬合性外傷による障害を考察する

[症例24]
患者：34歳，男性

初診：1976年6月12日
主訴：う蝕の治療

[はじめに]

　一次外傷を生じる咬合異常は，一般歯科臨床では難症例として認識されている．悪い順に，すれ違い咬合，遊離端欠損，左右差のある咬合と続く．この症例は左側にクロスバイトがあり，長年の噛み癖として右側しか噛まない．左右差のある咬合である．この咬合のアンバランスで何が起こったかを考察する．

症例24

[治療の経過]

患者は市内の一流企業の社員で通常のう蝕治療に来院した．30年前は歯が咬合性外傷にさらされて，歯の破折という深刻なトラブルになるとは思っていなかったようである．エンドの成功に視点が向き，破折の回避に目がいっていない．折れるなどとは思っていなかったようだ．$\overline{8|}$ も治療の提案はしているが，抜歯という治療選択肢になっている．

[一次性咬合性外傷の経過]

患者は図 24-1 のようにローアングルの咬筋がとてもよく発達している顎で，咬合力が強い．その割には下顎の大臼歯の歯根は普通の形態で，とくに強くはない．自分でも認めているほどストレスにさらされている．その解消のため，寝ている間に強い噛みしめを行う．右側だけで噛む癖があるため，20年にわたり右側の大臼歯，小臼歯がつぎつぎと破折した．$\overline{76|}$ の抜歯の後には，太いシリンダー型のインプラントを用いた．リコールの時に見つけた歯冠の破折は，咬合調整して刺激のない形にした（表 24-1，図 24-2〜24）．

このような症例もあるので，種々の対策を立てておく必要がある．

噛みしめの解消のためバイトプレーンの使用を勧めたが，40歳代の頃はこれを入れると寝られないなど，種々理由をつけて入れたがらない．要はストレスを解消したいのであろう．夜寝ている時に噛みしめに気づき目を覚ますことがあると言っていた．あまりに歯牙破折が頻発するため，やがて 2 日ごとや，「今日はしそうだな」というときに使うようになった．

'03.4.11. に $\overline{|6}$ 近心根が破折した．反対側である．以前に抜根した歯がまた破折するということがあったので，インプラントを希望するかと思われたが，「もう大丈夫」と抜根を希望した．定年退職したので，ストレスがなくなったからと言われた．

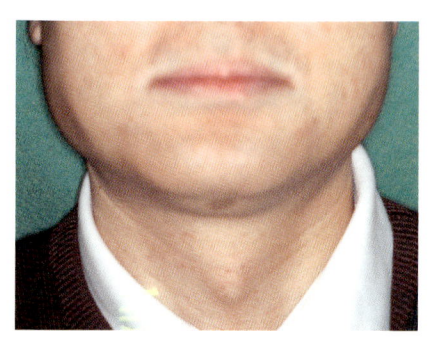

図 24-1

表 24-1

年月日（年齢）	主訴と症状	処置
初診① '76.6.12.(34歳)	$\overline{765|56}$ う蝕の治療	・$\overline{5|}$ エンド，$\overline{\frac{5}{5}}$ CK ・$\overline{6|}$ エンドの再治療，$\overline{\frac{5}{5}}$ CK（図 24-2） ・$\overline{7|\frac{2}{2}}$ CK ・$\overline{5|\frac{2}{2}}$ CK ・$\overline{|6}$ エンドの再治療（図 24-3）
		$\overline{2|3}$

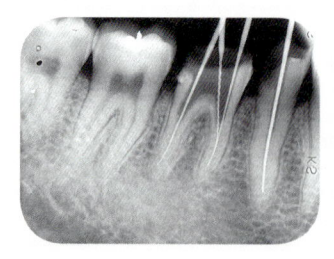

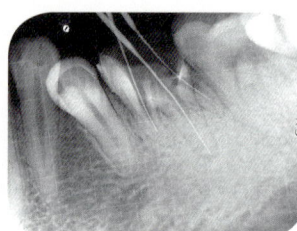

図 24-2, 3　30年前の $\overline{6\,5|6}$ のエンドの根管長測定中の像である．この方法でも30年間トラブルを起こさなかった人もいる（症例 2）が，天然歯でも欠けてくるのだから，失活歯ではどうするべきだったか？

174

第3章 診査・診断

初診②	'79.6.16.(38歳)	7 6 う蝕の治療	・6 エンド, 5/5 CK ・7 4/5 CK
初診③	'83.3.12.(42歳)	8 う蝕の治療(図24-4)	抜歯
初診④	'84.10.13.(43歳)	7 歯冠破折	インレー除去, 抜髄, 5/5 CK セット(図24-5)

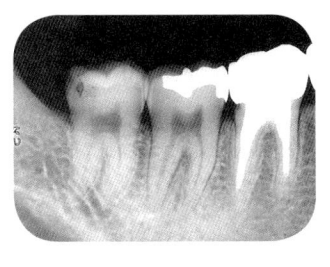

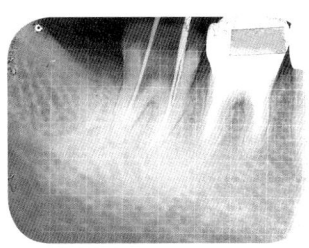

4|5

図24-4,5 8 は智歯だからという理由で抜歯すべきではなかった．やはり 7 は歯冠の大きさの割に歯根が貧弱である．ストレス解消も必要であった．

初診⑤	'88.11.29.(47歳)	歯ぎしりによる 6 咬合痛	咬合調整
初診⑥	'91.10.28.(50歳)	・6 歯肉膿瘍形成(図24-6) ・近心根破折	
初診⑦	'93.9.18.(52歳)	・噛みしめをする ・右下の歯が固いものを噛むと痛い(図24-7)	ナイトガード製作

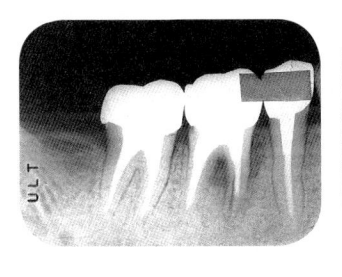

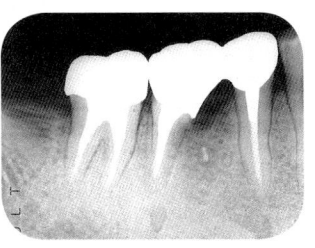

6|7

図24-6,7 6 は根管充填後16年で歯根破折している．5 は最後までしていない．キャストコアの形態を考慮しておく必要があった．遠心根を残す MI のつもりが実際はどうだったか？

初診⑧	'94.9.10.(53歳)	・食事をすると右下の歯が痛い ・6 歯根破折(図24-8)	・8 移植より，外科処置が1か所の 6 インプラントを希望 ・IMZ, 直径6.0mm ×長さ8.5mm 植立(図24-9)

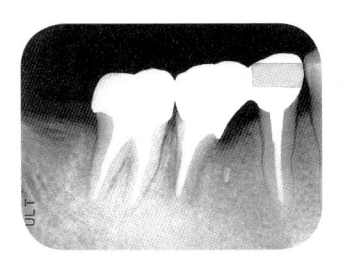

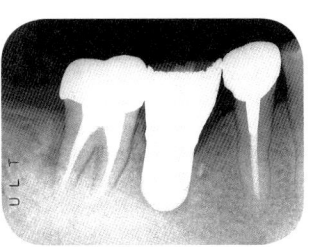

8|9

図24-8,9 6 遠心根は1年で破折している．当時，バスケット型 ITI インプラントの破折の情報があったので，6mm の充実型インプラントを選んだ．すでに 7 が破折している．

175

症例24

初診⑨	'96.3.9.(55歳)	6̄|歯冠破折 欠けている所がむし歯になっているようだと訴えた.	咬合調整
	'96.9.28.	5̄|6̄歯冠破折	咬合調整
初診⑩	'97.3.4.(56歳)	7̄|咬合痛,歯根破折による炎症	抜歯(図24-10) (パノラマエックス線撮影:'97.3.29.図24-11)

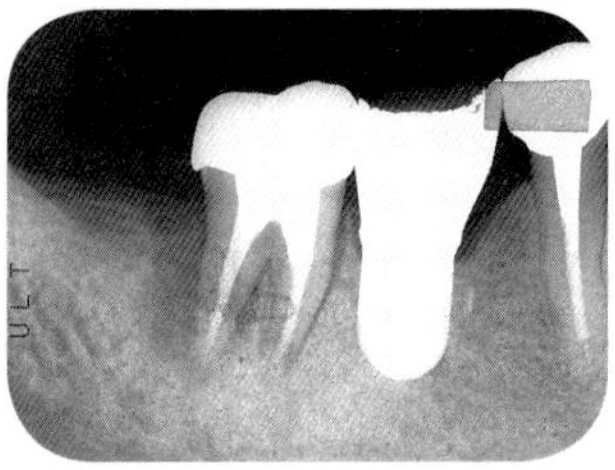

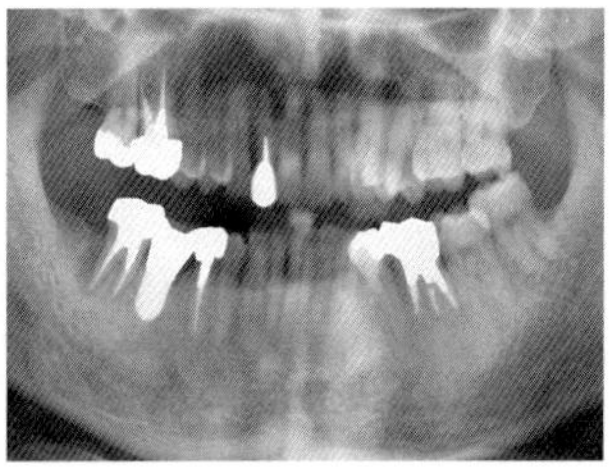

10｜11

図24-10, 11　7̄|は根管充填後10年で破折が始まっている.どっちみち抜歯しかないのだから,使えるだけ使いましょうということになった.

	'97.5.2.	7̄|インプラント植立の骨量不足	7̄|GBR(インプラントのための骨増生.図24-12)
	'98.1.31.(57歳)		7̄|一次オペ,直径6.0mm×長さ8.5mm(図24-13)

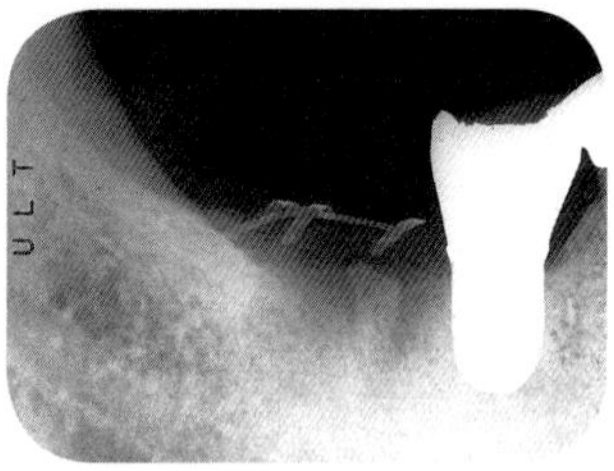

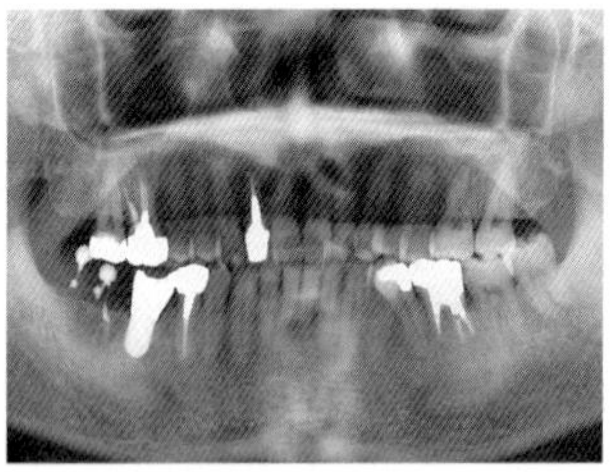

12｜13

図24-12, 13　炎症のある歯の抜歯だったため,7̄|抜歯後は歯槽骨の吸収が大きく,GBRを行うはめになった.やはり歯槽頂の皮膚骨の状態を見ておくべきであった.

	8.29.		インプラントの7̄ 6̄|上部構造セット(図24-14)
	9.1.	7 6̄|咬むと痛い	
	9.26.	7 6̄|咬合痛がある	
初診⑪	'99.6.26.(58歳)	4̄|の生活歯が歯冠より歯根まで破折	・浸潤麻酔,歯牙破片除去 ・歯肉切除のうえ,5̄|5̄ CKセット
	7.17.		・上顎バイトプレーン(全歯接触型)装着 ・バイトプレーンが入れていられるストレス状態になってきた

第3章　診査・診断

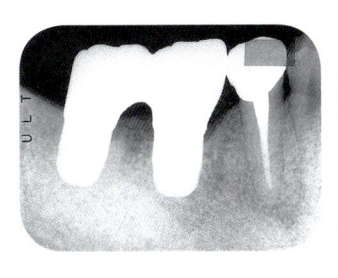

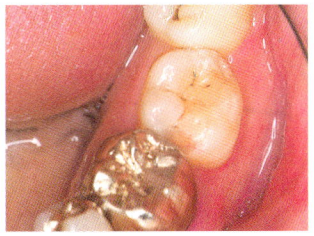

|14|15

図24-14, 15　右側ばかり破折のトラブルが続いた．患者は定年退職した．6̄近心根が破折した．7̄の咬頭も破折している．

初診⑫　　'03.4.11.(62歳)　　6̄近心根破折（図24-15, 16）

6̄近心根，抜根
・治療方針は，インプラントではなくMTMとなった（図24-17）．ストレスがなくなったので大丈夫だと，患者が選択した

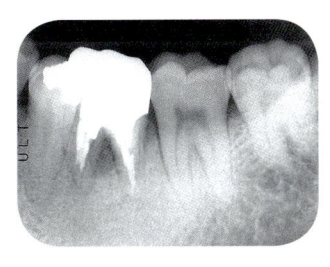

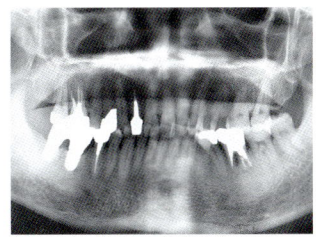

|16|17

図24-16, 17　6̄は他医の根管治療のやり直しをしてから28年たって歯根破折が起こった．遠心の歯根は貧弱である．

4.21.　　6̄近心根抜根部の治療（MTM）（図24-17, 18）

・MTMによりクロスバイトの5̄を抜根部へ移動開始
・下顎リンガルアーチ，5̄にスプリング（図24-19）

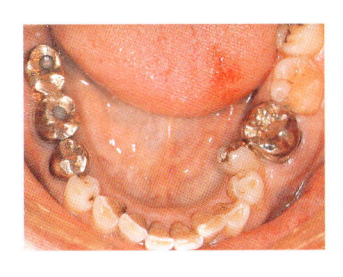

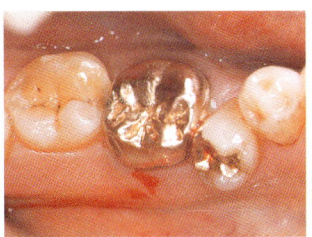

|18|19

図24-18, 19　MTM開始前のクロスバイト．

8.1.

・上顎にバイトプレーン
　フルタイムの装着を勧める（図24-20）

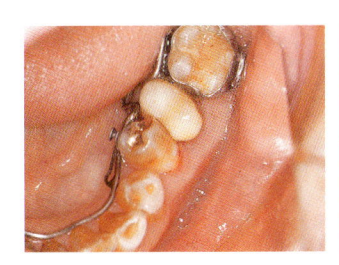

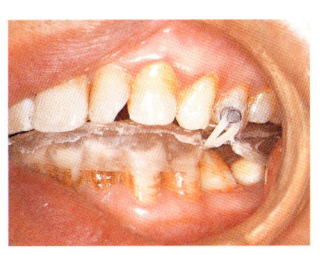

|20|21

図24-20, 21　抜歯窩へ移動するわけだし，リンガルアーチのスプリングだけで十分動くと思われたが，強い咬合力で戻される．そこでバイトプレーンを入れて，クロスエラスティックも使った．

177

症例24-25

'04.3.12.(63歳)	・上下顎左側にDBS装着 　上下，.014″ナイチノールセット（図24-22）
3.26.	｛上　.016″×.022″ナイチノール 　下　.016″ラウンドナイチノール 上下顎クロスエラスティック
6.22.	MTMリムーブ（図24-23）
8.31.	・矯正治療完了後の資料 　（パノラマエックス線像：'04.9.13. 図24-24）

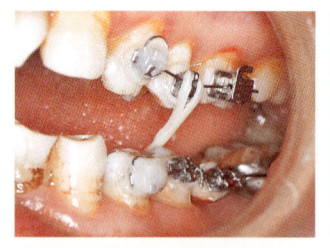

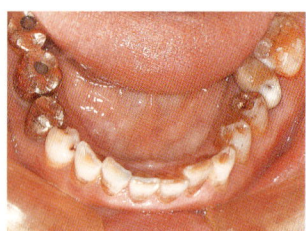

22｜23
─────
24｜

図24-22～24　一度，クロスバイトが治癒してからまたリラップスした．その後，オーバートリートメントをした．3か月後のパノラマエックス線像でも，まだ咬合性外傷像が残っている．

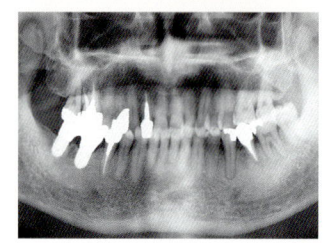

［考察とまとめ］

　歯科医師は炎症に対しては鎮痛・消炎処置からその原因除去まで教育を受けている．力に対しても，常識の範囲かもしれないが，もっとわかりやすく教えてもらいたかった．

　力に対しては障害を起こしてくることが問題である．やはり一次性咬合性外傷として対処する必要がある．咬耗は良いことではないが，仕方のないことである．しかし，生活歯の歯冠がつぎつぎに欠ける．つぎは歯根まで破折するということは，交通事故に似ている．それほどの力には対抗しようがない．根管処置が悪かったという反省はまず第1にあったが，術者がそうしたくてしたわけではない．破折に強い術式については考えさせられてきた．いろいろ試みている．

　7｜は抜髄してから約10年たって破折した．6｜は約20年である．｜6は約30年で近心根が破折した．1歯ごとのセントリックストップの問題とともに，やはり咬合のバランスが関与している．

　偏側噛みを生じた大きな原因は，左側に｜5のクロスバイトがあって右側のほうが噛みやすかったからであろう．破折が頻発していたストレスの大きい年代には，めんどうなMTMを受け入れるゆとりはなかった．このような懸命な仕事ぶりに日本の社会が支えられているのではないかと感じている．このような患者は数多い．なんとか応援したい．咬合のバランスさえ治せばいいという問題ではないが，早くからクロスバイトを治しておけば，また別の展開がみられたかもしれない．

●歯根の破折が多発している咬合状態を改善した症例（治療中の症例）

[症例25]
患者：60歳，女性

初診：2004年1月24日
主訴：6̲歯肉に膿瘍形成（6̲歯根破折が原因）

[はじめに]

咬合形態が異常であっても審美的には気にしない人もいる．その不正咬合形態を上手に使って不正咬合が進行せず機能を果たしていることも多い．しかし高齢になって疾患の治療が必要になったときに，放置された不正咬合が悪影響を及ぼしている．

[問題点と治療方針の検討]

〈図25-1〉

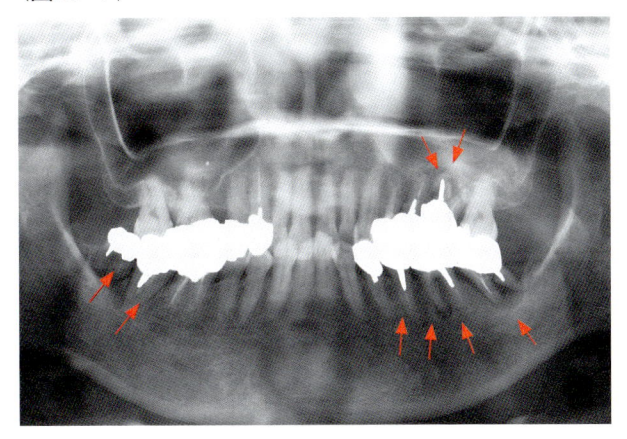

主訴の6̲は歯根が破折している．

図25-1 をみてみると，6̲と同様の運命をたどりそうな歯が多くある（矢印）．

6̲/8|7 は保存不可能であり，他の矢印は再根管治療が必要である．歯周炎はないが歯根尖にある炎症に強い咬合力がかかっている．

下顎の歯は全部近心傾斜を示している．この状態を放置することは，咬合圧でさらに傾斜が進むと予想される．すなわち進行性不正咬合になっている．咬合圧を垂直圧として受ける咬合に治したい．

〈図25-2〉

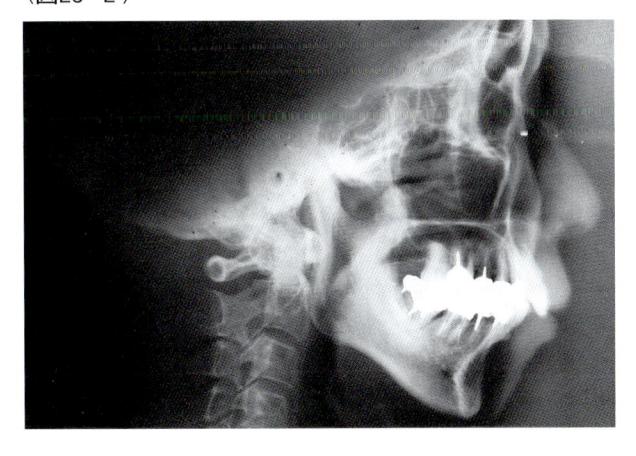

1|1 先天性欠損のためオーバージェットが大きく，下顎の劣成長もあるため，アングルⅡ級の咬合となっている．

したがってアンテリアガイダンスが不十分で，強い咬合力が直接臼歯に作用する（図25-2）．そこで矯正治療によりアンテリアガイダンスをつくる治療方針を検討してみる．

症例25

[矯正治療後の咬合を予測〈図25-3 a〜c〉] '04.11.24.

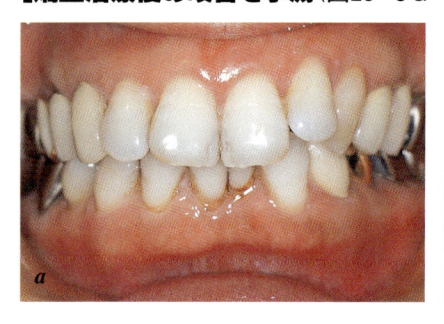

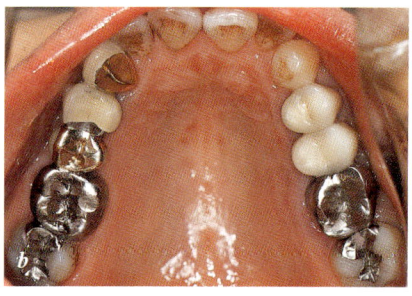

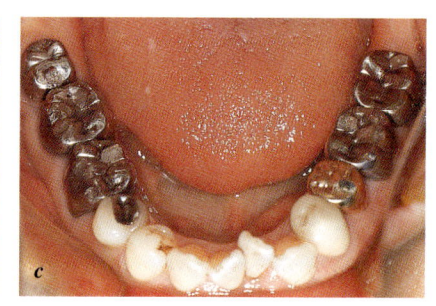

　上顎は既抜歯スペース 5|6 を利用して前歯の遠心移動を図る．下顎は臼歯のアップライトを図り，その結果できたスペースを利用して前歯のクラウディングを治す．下顎前歯の前方への傾斜はできるだけそのまま保持する．臼歯の咬頭嵌合は補綴に頼る．

[前歯の咬合を考える〈図25-4 a〜c〉] '04.11.30.

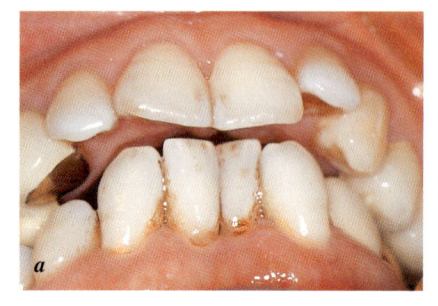

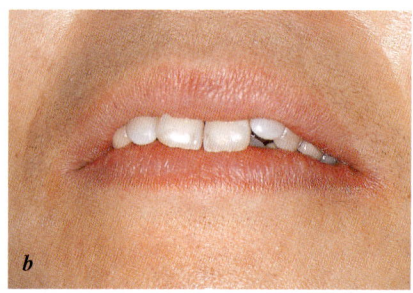

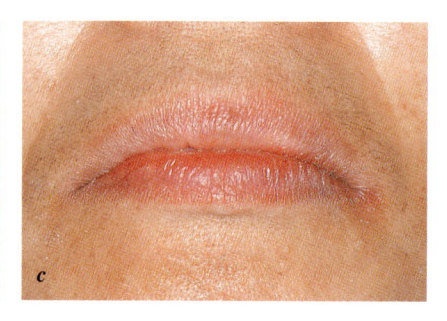

　上顎前突を治し，前歯としての機能を発揮させたい．矯正治療によりオーバージェット，オーバーバイトの位置が適正に近くなっても，患者はホリゾンタル，オープンバイトで，口あきがあり，オトガイ筋を使って口を閉める癖がある．さらに前歯の咬合形態が改善されても，前歯をあまり使わないという咀嚼習慣が治るか？　という心配がある．

[治療経過〈図25-5〜7〉] '05.2.8.

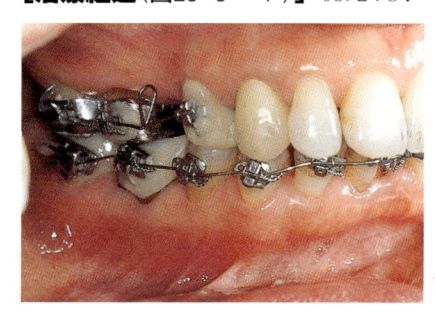

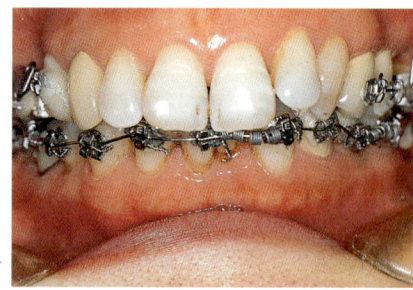

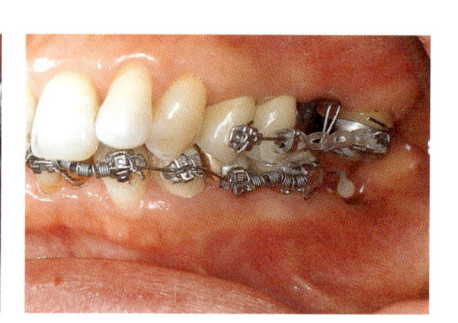

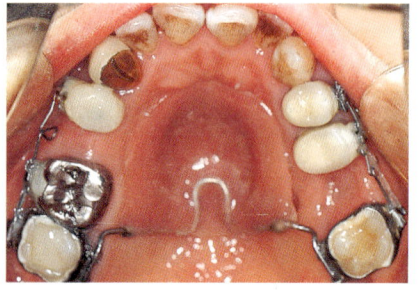

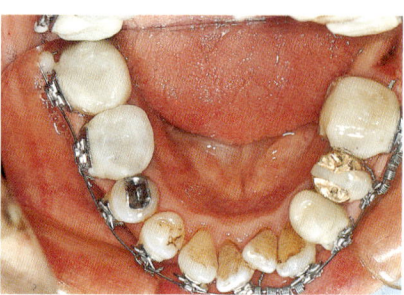

a	b	c
d	e	

〈図25-5 a〜e〉開始後3か月．

第3章 診査・診断

[治療経過(図25-5〜7)**]**

歯内療法の後，テンポラリークラウンを装着し図 **25-5a〜e** の装置で矯正治療を開始した．

矯正治療の進行状況は，初診より5か月まではレベリングとアライメントを行っている．下顎前歯のクラウディングをとくのに手間どっている．上顎正中は $\underline{2}$ が自然に遠心移動するまで上顎前歯に装置をつけないで正中を合わせた．このほうが後戻りが少ないだろう．オーバーバイトは問題ないが，オーバージェットは，改善が進んで上下前歯が接触するようになっても不安定である．またいつの間にかオープンバイトになってくる．$\frac{3}{3}$ の厳密なＩ級は歯幅の関係で無理である．したがって抜歯スペースが閉鎖し，歯根が直立すれば完了となる．

〈図25-6．'05.5.20.〉

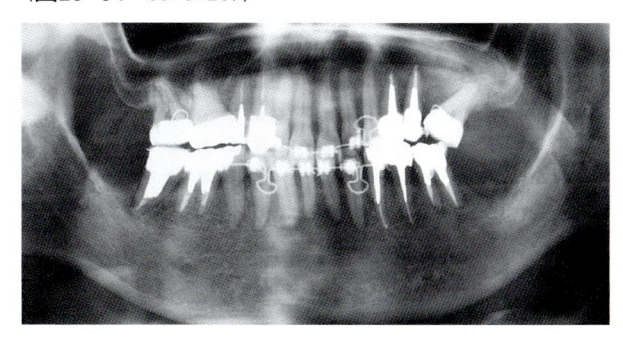

開始後6か月．

〈図25-7 a〜e．'05.9.2.〉

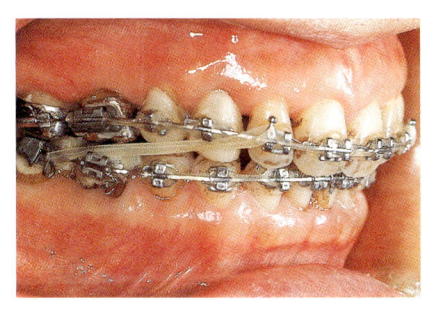

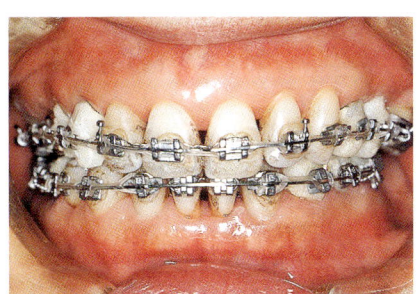

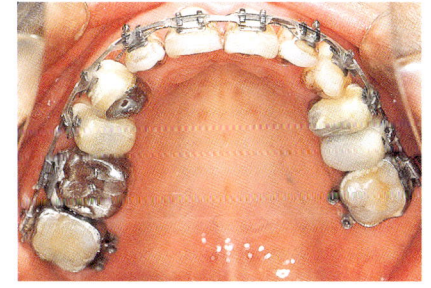

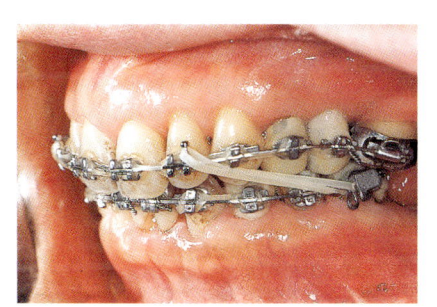

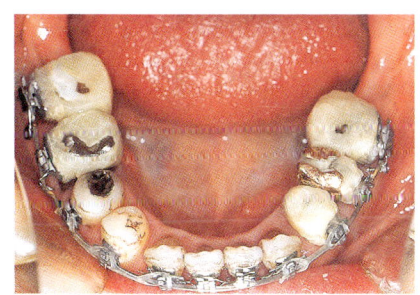

a	b	c
d	e	

開始後10か月．

開始後10か月で $\underline{7}$ のアップライトが残っている（図 **25-6, 7**）．前歯で咀嚼の訓練を行っている．ホリゾンタルスペースを残すのであれば，下顎前歯はクラウディングの後戻り防止のためにも，咬合のバランスのためにもなるので，永久固定をしたほうがよいかと考えている．

まだ治療中なので結論はないが，この矯正治療は矯正治療レベルでいうと，レベリング，アライメント，正中，オーバーバイトからオーバージェットまでで終了となる．$\frac{3}{3}$，$\frac{6}{6}$ もⅠ級を目指す矯正はしないで，咬頭嵌合は補綴で完了させる．さし当たってはガムを前歯で噛んでもらう．咬筋を使って前歯で噛めるようになる訓練中という段階にある．

III MTM導入の鍵となるコンセプトを受け入れる

　術者のもつコンセプトはどのようなものが望ましいか？　まず患者が賛同してくれる治療をしようというコンセプトである．POSである．つぎに術者に過重な負担をかけない，やりがいのある治療という条件を満たしているものである．そのコンセプトにはMTMが受け入れられている．含まれていないなら完全なコンセプトをもっていないといえる．

　単にMTMの効用，効果，有効性を知って利用しようとするのは底が浅い．それだけ一般歯科臨床における「歯の移動」は基本的な処置の一つなのだ．おびただしい種類の臨床応用が可能である．従来の補綴，歯周病のためだけというのは時代遅れである．では，MTMを受け入れているコンセプトとはどのようなものかを考えてみたい．

コンセプト① 一般歯科臨床においては，おびただしい種類のMTMが存在する

と認識しておく．保存治療が終わったら補綴治療というような決められたとおりの道だけではなく，患者の要望を適切に満たすためにはどの処置をどのくらいやるのがよいか考える．そのようなシステムにするほうがよい．どの処置をしていても，総合治療のなかの一処置をしているコンセプトである．

コンセプト② 常に総合治療のなかの一つの処置をしている

という認識である．するとすべての処置が横並びとなり，それらを取捨選択して，大きな目標を達成しようとする態勢になる．MTMが適応症のときは治療選択肢となる機会も増える．どの治療選択肢が最適かと考えやすいようにするわけだ．そのためにはやはりプロブレムリストを作成し検討するのが勧められる．

コンセプト③ 総合診断のためにプロブレムリストを作成して治療選択肢を検討する

昔から咬合を治すのが歯科学であるといわれている．"Dentistry is Occlusion"である．医科が目が見えるように治し，耳が聞こえるように治す．同様に歯で噛めるように治す．**咬合の治療**である．咬合の治療には3つの道がある．

　う蝕，歯周炎の治療の道とともに不正咬合の治療という道がある．不正咬合があるとよく咬合ができない．当たり前である．「なんだ，補綴と歯周と矯正じゃないか」というのは当たらない．MTMが正当な治療選択肢として同レベルで存在している．学際処置の扱いではない．咬合治療のツールになっている．

　今までの分類が十分でなかった，教育が片寄っていた，と考えればよい．包括治療，POSと視点を変えて強調するまでもなく，**咬合治療のコンセプト**である．

コンセプト④ 咀嚼障害の治療は咬合治療である．咬合治療の道にはう蝕治療の道，歯周治療の道とともに不正咬合治療の道がある

つぎにはたくさんある治療選択肢に，MTMをどうしたら入れることができるか検討に移るわけだが，「患者の主訴の咀嚼障害の治療のために」必要かどうか？　という判断基準だけでは，正しいことだがアバウトすぎる．重複するのはやむをえないとして，具体的なコンセプトをたくさん覚え込むのが良い．

　従来のコンセプトでは「抜歯」と診断される症例が，もし新しいコンセプトで救えるならばすばらしい．患者もすばらしいと言ってくれるコンセプトだろう．MTMが入ったからC_4の歯を抜歯から救った例（*症例1*）を参照するまでもない．

コンセプト⑤ つねに抜歯をしないで治療できないかと考えるコンセプトが大切である．するとMTMで抜歯を避けることができるケースがある

　単に矯正に関連しているときだけに適用するコンセプトではない．他科の治療にも適用できる．「できるだけ抜歯を避ける治療をしよう」とするのは歯科医師として基本的なコンセプトと考える．歯のlongevityを図り，機能，形態の改善を行うというこ

とである．QOL の改善，保持である．

コンセプト⑥　患者の QOL の改善，保持のために MTM を行う　　だから非抜歯治療にしがみついているわけではない．戦略的に抜歯するほうが良いケースもある．

コンセプト⑦　抜歯する歯でも MTM が有用なときがある　　抜歯予定の歯に MTM を行って審美性改善に役立てたり(*症例 45*)，予防のために役立てたりできる(*症例 57*)．

　審美と予防に関連して

コンセプト⑧　審美性の改善のための MTM は有用である　　これは改めて言うまでもない，だれでも知っているコンセプトで，このコンセプトの使用頻度は高い(*症例 14, 27*)．

コンセプト⑨　矯正しておくことが「予防」に有効にはたらく　　これもだれでも知っている大きなコンセプトのはずであるが，適正頻度で行われているか？　という問題がある．もっと予防が行われるべきだということは，各科共通の課題である．臨床経験が長くなり，治療の限界が身にしみるようになると，予防の大切さを切実に感じる．

　骨格性不正咬合を歯槽性の咬合状態に改善する大きな矯正から，1 歯の歯根近接の矯正まで，歯の位置，咬み合わせが一般歯科臨床に与える影響は大きいものがある．歯の位置が良くても，う蝕や歯周炎に罹る可能性がある．悪ければ罹りやすさは増す．治療しようとしても不正位置のために困難である，また不可能という状況がある．予防だけでなく治療も，さらにはメインテナンスも歯の位置が悪いことがリスクファクターになるわけだ．

コンセプト⑩　矯正治療を併用すると一般歯科治療が可能に，また効果的になるケースが多くある　　これが従来の補綴前矯正，歯周病のための小矯正である．ただ効果的になるといっても患者にはピンとこない．さらに具体的に説明する必要がある．

コンセプト⑪　MTM を併用することにより歯の削合量を少なくできる，抜髄を避けられる，など MI の処置になる　　ブリッジを作るという治療選択肢になったとき，MTM により歯冠の平行性が得られればコンセプト⑩が生きる．MTM をすることに難色を示していた患者が MTM に賛成する分岐点である．

　もっと大きい目でみれば

コンセプト⑫　MTM で不可逆的処置をまぬかれれば歯の longevity に役立つ　　といえる．外科(C_4 抜歯)，補綴(削合)を回避できるということは，不可逆的処置を避けられるということである．*症例 3* のように欠損部に智歯を移動することである．歯科用タービンを使わずに，人工歯でなく欠損部に天然歯を作りだせる．これは，つぎのように表現できる．

コンセプト⑬　欠損の治療には，矯正処置でも治療できるケースがある　　ということを示している．これはもっと大きな見方をすれば，つぎのことを意味する．

コンセプト⑭　咬合の回復には，補綴処置と矯正処置とを，同じレベルで治療選択肢とする検討ができる　　どちらでもできるということなら，矯正処置のほうが MI である．本書で提示した多くの矯正症例は，補綴処置でも咬合の回復はできる．しかし，コンセプト⑬がはたらいて矯正症例となった．MI であるだけでなく，一般歯科臨床の目標を十分に満たしている．

コンセプト⑮　歯の移動で歯周病を治せるケースがある　　挺出移動やアップライトをすると，歯周ポケットは浅くなる．これもよく知られた処置である．

　以上のように包括治療の立場から，あるいはう蝕・歯周炎の治療，予防の立場からの検討に加えて，**不正咬合の治療の立場からも MTM での治療選択肢**

を見つけだすことができる．

コンセプト⑯　不正咬合歯は一次性外傷を受けやすく，一次性咬合性外傷歯はMTMの適応症であるケースが多い
　不正咬合があっても審美的に改善を望むリクエストがないと，不正咬合は放置されるケースが多い．咀嚼システムがはたらいてその不正咬合状態を上手に使って機能を果たし，不自由を感じさせないからである．しかしそのなかでも，一次外傷を受けて不正咬合状態が悪化していくケースがある．これは治したほうがよい．

コンセプト⑰　「進行性不正咬合」はMTMの対象である
　「進行性不正咬合」は著者の造語であるが，経過観察していると不正咬合が進行していくケースである．1歯から全顎まである．これは咬合のバランスが悪くなってくると，圧力に負けて不正咬合が進行してくるケースである（症例 2, 5, 6, 8 など多数）．
　咬合のバランスが悪いとよく噛める所を探して下顎が偏位する．また，不正咬合の歯を避けて下顎の偏位が起こる．外傷に気づかず無症状で進行していたり，歯周炎の増悪，顎関節症を併発していたりするが，いずれにしても，治療が必須でMTMの適応症である例が多い．

コンセプト⑱　二次性咬合性外傷による不正咬合は「進行性不正咬合」であり，MTMの適応症である
　従来，歯周治療は難しい，矯正治療はやったことがない，審美改善もともなって患者の要望は大きいが補綴治療で改善しても予後が思わしくない，ということで二次性咬合性外傷による不正咬合は正攻法の治療が敬遠されていた感がある．しかし歯周炎は鎮静させ，補綴ではなく矯正で不正咬合を治す．この矯正は「**復元矯正**」でやさしい．形態も機能も患者は慣れやすいから，やさしい面をもつ．

コンセプト⑲　二次性咬合性外傷由来の不正咬合の治療は，「復元矯正」にとどめればやさしい矯正である
　これが終了すると患者は「本当に治った」という安心感をもつようである．

コンセプト⑳　不正咬合には，状況に応じた治療法を適用できる
　不正咬合に対しては，補綴治療と同じように1歯〜数歯〜全顎と部位別に矯正範囲を決めて矯正できる．一口腔単位でもレベリング，アライメントまで，正中も治す，オーバージェット，オーバーバイトも治す，$\frac{3}{3}$，$\frac{6}{6}$ の位置づけまで治すと，段階別に範囲を決めることができる．
　理想的な咬合状態には改善できなくても，許容できる範囲で矯正治療をする方法でもよい場合があるという重要なコンセプトである．

コンセプト㉑　歯周補綴の治療法にはMTMが必須である
　従来抜歯するしか治療手段がなかった重度に進行した歯周病罹患歯が，連結固定で救えるようになった．その補綴の前には歯冠の平行性を得るためにMTMが必須である．その矯正はコンセプト㉒の矯正治療の第一段階レベリング，アライメントで終了する．やさしいが必須のMTMである．
　全顎矯正が審美改善だけでなく機能改善のために抜群のはたらきをすることを強調したい．従来のエッジワイズ法で審美目的できちんと治療された咬合が，どのくらい機能改善されているのかに改めて注目すべきである．
　そのエッジワイズ法の治療範囲では難しいとされてきた症例がインプラントアンカレッジの出現により，MTM並みにやさしくなってきた（症例 18, 65）．

コンセプト㉒　インプラントアンカレッジはMTMの治療範囲をおおいに拡大した
　インプラントを行う歯科も多くなった．インプラントアンカレッジはインプラント植立よりはるかにやさしい．問題にならない．下手な矯正でもなんとか歯は動く．問題は，今までの咬合を壊すことである．動かすべきでない歯を動かすから壊れる．この点をインプラントアンカレッジが救う．動かすべきでない歯をインプラントアンカレッジが固固定する．またインプラントアンカレッジで動かす．

インプラントはインプラントアンカレッジよりアンカレッジの力が強いから，同様に矯正治療がやさしくなる．

コンセプト㉓ インプラント植立は矯正移動に対しアンカレッジの植立と見なすことができる 補綴処置の一選択肢としてのインプラントの登場は，矯正処置を応用することにより新しい咬合形態をつくりだせる．単に欠損部へ植立するだけでなく，咬合治療のために最適なスペースをつくりだして咬合回復を図ることができる（症例23）．

自家歯牙移植の予知性にも十分な情報が得られる時代となった．移植歯自体へのMTMの応用も移植歯を加えた不正咬合治療にも，今までにないMTMの効果が期待される．新しい戦略が必要となる．

コンセプト㉔ 自家歯牙移植の登場は，矯正治療の可能性を拡大した（症例71, 72） あまりに長々と書きすぎたようだが，まだまだ重要なことが抜けているような気がする．コンセプト①である．各コンセプトについて症例を挙げて記述すると，きりがない．実際，コンセプト④あたりに該当する「挺出」移動の一部だけで，一冊の本が刊行されているくらいである[24]．諸兄姉の健闘を期待したい．

症例提示

●**反対咬合の前歯に歯周炎が発症した．高血圧症になったので治療薬ニフェジピン®を服用したら，薬の副作用で歯肉が異常に肥大してしまったので大学病院歯周病科に紹介された症例**

［症例26］
患者：48歳，女性　　　　　　　　　　　　主訴：歯周炎の進行，歯肉の肥大

［術前］

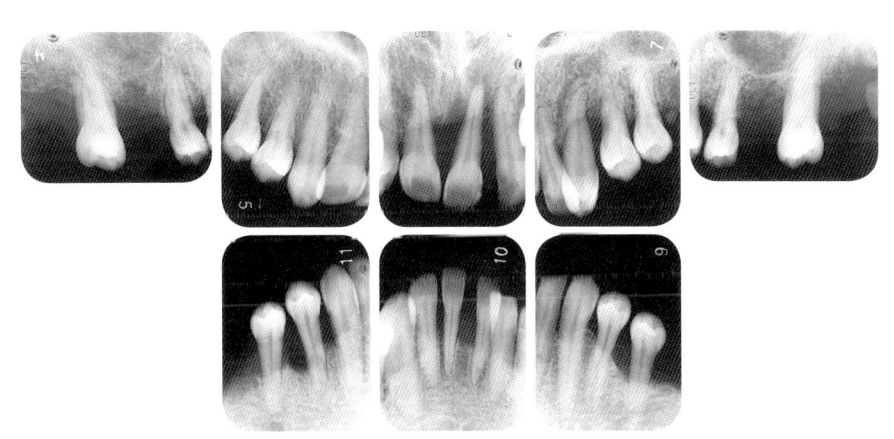

図 26-1　全顎にわたり歯周炎の進行と，欠損放置が目立つ．

症例26

[術前]

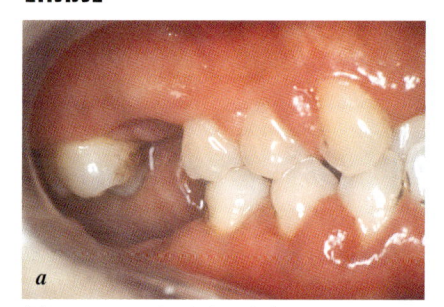

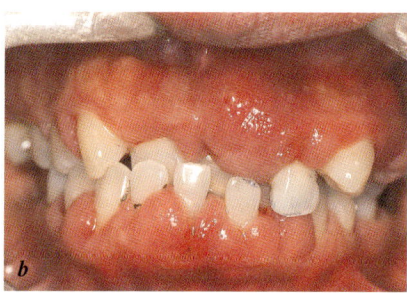

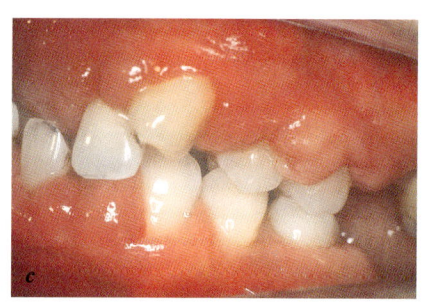

図 26-2a〜c 初診時，歯肉の肥大があまりにひどく，異様な感じでとまどうが，問題は挑戦することで解決する．

[はじめに]

　歯の位置異常があると俗に「八重歯」と呼んで，いらないもの，抜歯の対象のように扱われやすい．さらにその歯がう蝕や歯周炎などを発症すると，術者までも歯の価値を低くみる傾向がある．術者はそのような見方をしているのに気づかないときもある．

> この症例提示の目的は正しい研修の勧めである．歯の移動のハウツーさえ知っていれば，学習してある歯周治療のレベルを落とさずにすむ．さらに研修はどの方向に進むべきかも学習しておきたい．

　大学病院の症例である．患者は48歳の女性で歯周炎が進行しており（図26-1），歯肉が異常に肥大している．初診の時笑顔で挨拶してくれたが，口元が赤く照り輝いて，正直，異様な感じがした（図26-2a〜c）．前歯が反対咬合なので担当医には「治るものなのか？」という雰囲気があった．治療開始後にも担当医から「抜歯してもいいですか」と何回か相談された．術者だけでなく，患者側にも抜歯してもいいという雰囲気がある．不正咬合歯には愛着が弱く，あきらめが早い．抜歯後の処置に期待したりしている．実際は，抜歯することは望ましい咬合治療のチャンスを失うことになる．

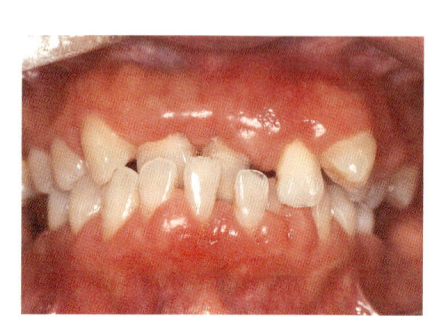

[1か月後]

◀図 26-3　1か月後．治癒に向かっている．

[3か月後]

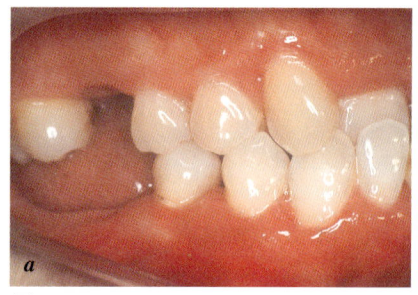

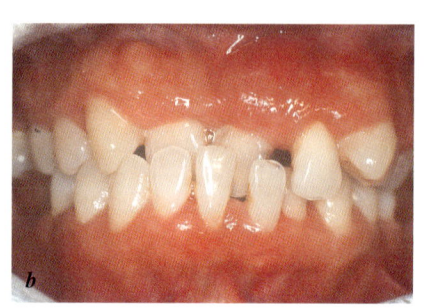

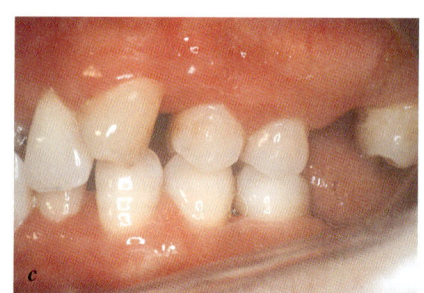

図 26-4a〜c　3か月後には通常の反対咬合の治療が必要となる．

[MTM 開始]

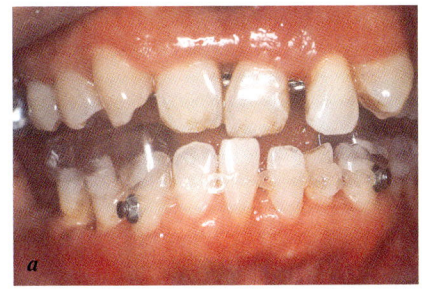

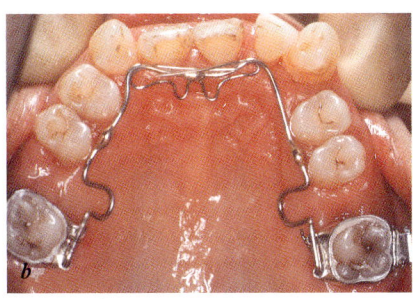

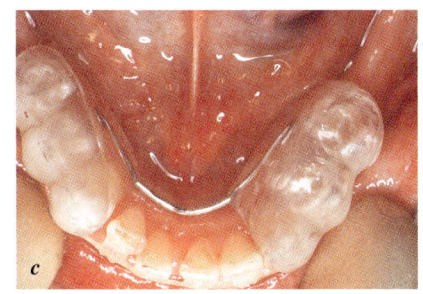

図26-5a〜c　MTM 開始．上顎にリンガルアーチで 1|1 を押し，バイトプレーンで外傷を避けた．

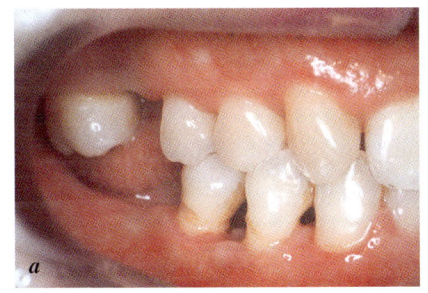

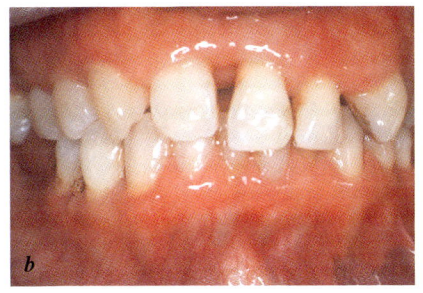

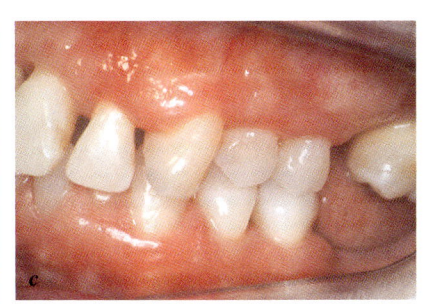

図26-6a〜c　6か月後に装置をリムーブした．

　抜歯はいつでもできるからと，薬の服用を中止し，プラークコントロールをしたら肥大は縮小し始め（図26-3），3か月後の初期治療終了後は通常の歯周炎の患者レベルになった（図26-4a〜c）．そこで前歯のMTMを開始した．上顎にリンガルアーチを装着して指様弾線で 1|1 を押した．治療途中の被蓋改善時に，下顎切歯と外傷性咬合にならないように下顎に簡単なバイトプレーンをつくった（図26-5a〜c）．6か月後には装置をリムーブしてリコールに移行している（図26-6a〜c）．

[考察とまとめ]

　資料はここまでである．大学歯周病科では，担当医が各自で治療方針を定める．初期治療から歯周外科，メインテナンスと，順序は決まっている．わからないことは指導を受けられる．歯周炎が関与しているMTMもできる．審美改善が主訴となっている症例で，治療上問題が多いので大学に紹介されてきたわけである．

　歯周治療が一応完了したらメインテナンスに移るのだが，噛めるようにするのは補綴科である．その ためか，歯周病担当医には機能改善を目標にする術者が少ない．本症例も審美改善の後には**機能改善の処置**をどうするかという困難な治療が待っている．

　歯周病を治すだけでなく，機能回復を十分にしないと，歯周治療だけ成功して歯周病科では信頼関係が築けていても，社会にでて活用できない．悪い歯は抜歯して部分義歯を入れるだけでは十分な機能回復とはいえない例がある．これではしばらくの間だけ機能を保持すればよいという方針の歯科医師に負けるおそれがある．なぜなら歯周治療をしない歯科医師もいるし，歯周炎があるのに連結して咬合力を維持しようとする歯科医師もあとをたたないという現実があるからだ．「悪貨が良貨を駆逐する」わけで，まことに残念でならない．

　学習していれば，この症例のように著しい歯肉肥大にもとまどうことがない．同様に矯正治療にも挑戦して機能回復にとりかかれる．まずは正しい挑戦を繰り返すことである．

　初診時に頭に浮かぶ治療方針は研修によってどんどん変わる．大変でもあるが，やりがいもある．

症例27

●欠損を放置したため，欠損部に対合歯が挺出し，補綴治療が困難になった症例．1|には咬合性外傷歯がある

[症例27]
患者：23歳，女性
初診：1981年12月5日

主訴：このままでは補綴が困難ということで不正咬合の治療のため紹介されて来院した．

[術前]

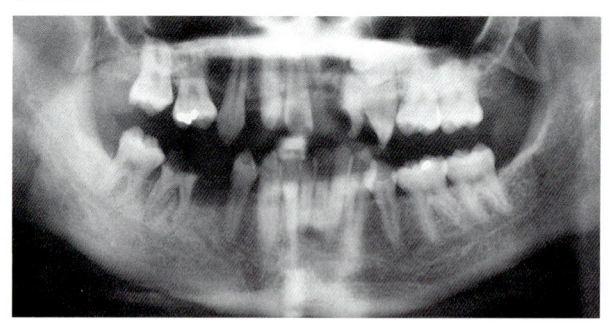

図 27-1　初診時．

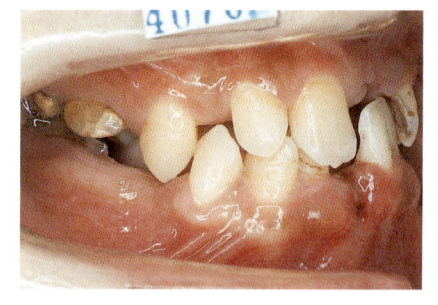

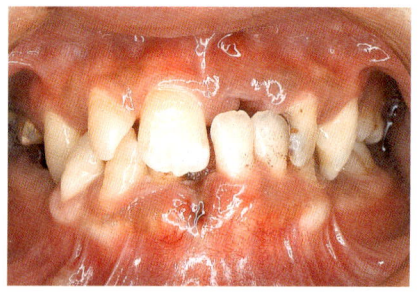

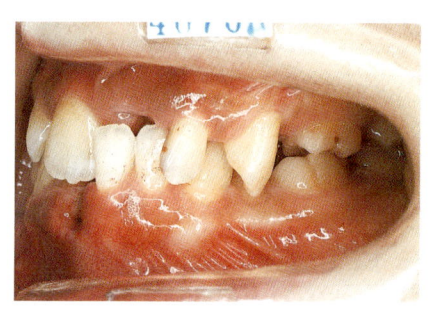

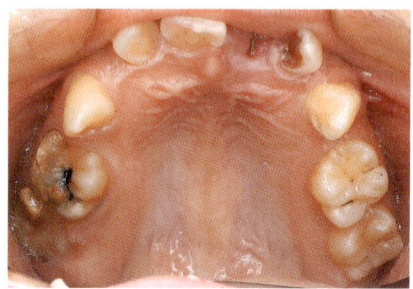

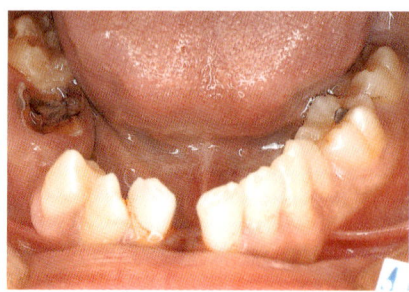

a	b	c
d	e	

図 27-2a〜e　初診時．紹介されて来院した時には「1|は咬合性外傷歯のため抜歯しておきました」と紹介状に書いてあった．欠損部に対合歯が挺出している．

[はじめに]

　一般臨床歯科医にとって，咬合治療の治療選択肢「矯正治療」は手馴れたう蝕の治療，ペリオの治療と違ってとまどいがあるようだ．なにが難しくみえ，なにを抜歯適応と感じてしまうのか考察してみる．

[診断と治療方針]

　う蝕の治療放置の症例である．歯周病は発症していなかった．この症例はこのまま補綴するには難症例である．前述のように1|は抜歯されていた．欠損放置していたので歯が対合歯を求めて伸びだしている．欠損放置期間が長かったので欠損部にはまり込んでいる．3|3が6|6と接するほどになっている．

[術後]

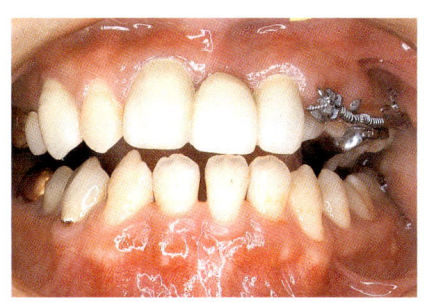

図 27-3 完成したブリッジを固定源として$\underline{5}$埋伏歯を矯正中．補綴は紹介医が行った．

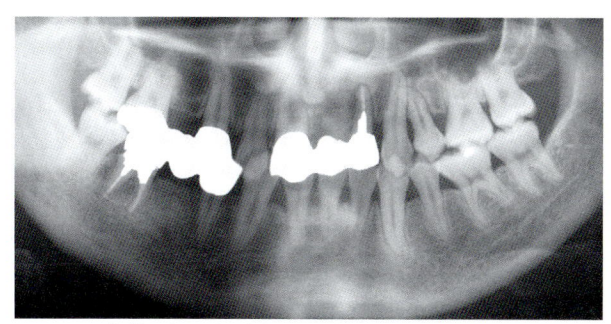

図 27-4 術後．$\underline{5}$埋伏歯根尖の湾曲が認められる．

そのために難しそうだが，**歯槽性の不正咬合**で元に戻す「復元矯正」をするだけである．さらに，この矯正は厳密な咬合接触を矯正でつくる必要はないので，通常の矯正よりはるかにやさしい．アバウトではあるが2/3位は難しさが減少している．$\frac{54|4}{54|4}$欠損で補綴が必須なので，削去量を減らす支台歯の平行性のための矯正が求められている．矯正後の補綴は紹介医が行った．

矯正中の咬合性外傷を避けるためには棚つきのバイトプレーンを装着しておけばよい．あるいは早く暫間補綴をしてバイトを上げ，下顎位を確保しておけばよい．

[治療]

上下残存歯に DBS を装着し，レベリングとアライメントを行い，ブリッジができる位置になったらその部位ごとに紹介医に戻して補綴を進めた．MTM の手法である．患者にとっても楽である．む

だな矯正装置がなくなる．最後に完成したブリッジを固定源にして，埋伏していた$\underline{5}$を萌出させた(*図 27-3, 4*)．

[まとめ]

位置が悪いだけの一次性外傷歯の$\overline{1}|$は，不正咬合のなかのほんの一駒で治療はやさしい．残しておいてもらいたかった．難しいと思われた不正咬合はMTM並みのやさしさである．

矯正治療を開始すると，まずレベリング，アライメントをして順に$\frac{6}{6}$のI級にまで咬合形態を仕上げる．そのレベリング，アライメントで終了としたケースである．この背景には術者のスキルもあるが，ほかにもいろいろな条件を勘案した結果の現実的な対応である．難しさ，やさしさは各処置をどの程度まで使うかによって異なる．期間，費用も異なる．診査により，現実的な方針をつくるのが肝要と思われる．

IV 咬合治療の診査・診断は「炎症」と「力」をキーワードとして機能的咬合の確立を目指す

IV-1 炎症と力

　診査・診断の能力をつけてきた．個々の重要な事柄を検討してきた．診査・診断の問題点は「炎症」と「力」である．

　もし咬合を形づくっているなかに「炎症」があったら，治さねばならない．急性はもちろん慢性炎症でも診査・診断して治療計画にのせねばならない．たとえ患者の社会的条件で治療が行われなくても，術者としては炎症を治そうとするのは当然である．

　「力」も「炎症」と同じ重要な位置にあると考える．力は歯科臨床にさまざまに影響している．「力」は正確に測定できない，臨床でコントロールするのが難しいというような批判が多くあるだろう．だから放置されていたのであろうが，話題にのせたほうが楽にわかり合える．

　咬合にはある程度の力が不可欠である．ピーナッツを指ではつぶせないが，歯なら簡単である．歯がなくなったら食べられなくなる．力のことなど臨床歯科医はだれでも知っている．だからこれを実際の臨床に生かしたい．図式にすれば図3-2 である．

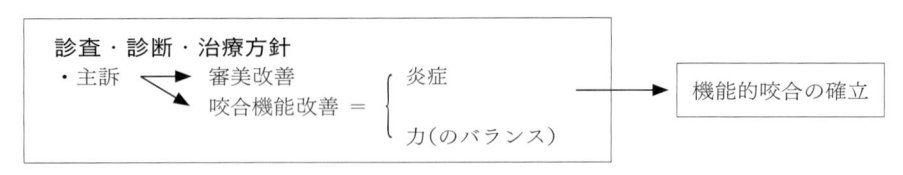

```
診査・診断・治療方針
・主訴 → 審美改善
　　　　咬合機能改善 = { 炎症
　　　　　　　　　　　　 力（のバランス） } → 機能的咬合の確立
```

図 **3-2** 炎症と力の関係．

```
充填 → (エンド) → コア → 冠 → 多数歯欠損ブリッジ → リジッドサポートデンチャー → テレスコープ → 遊離端義歯 → (すれ違い咬合) →
少数残存歯のパーシャルデンチャー → フルデンチャー
〔赤の角線が右方に進むごとに力のバランスをとるのが難しくなる．〕
```

図 **3-3** 歯冠崩壊から，欠損の増加にともなう力のバランス．

　うまく噛めるように，力がどのようにアンバランスになっているかを考えていこうというわけである．

　個々の歯の治療だけではなく全体を見ようとしている．全体を見渡してどこに欠陥があるか，どの程度治したら，つぎはどこを治すかということである．適切な診断・治療をするにはこの見方を身につける必要がある．全体を見て「力」で崩れつつあるのか，ないのかという咬合性外傷の判定が必要である．

　「咬合治療」の道のなかの「う蝕治療」の道は図3-3 である．大学では3～4講座に分かれて講義を受けた．これが統合されて仮に1人の講義ならば「欠損が増すごとに力のバランスが悪くなりやすく，難症例になっていく」という講義になるだろう．一次性咬合性外傷の診査・診断が講義されるだろう．

　咬合治療の道のなかのペリオ治療では，二次性咬合性外傷が問題になる．通常の力でも外傷になってくる．歯の病的移動による不正咬合をどう診査・治療するかということである．

　もう一つの道，「矯正治療」の道では，不正咬合では噛めない，噛みづらいという問題の解決である．ここでは，咬合性外傷が続くと不正咬合が進行性になっていく．不正咬合の範囲も，力の大きさ，持続時間などもはっきり区分のない状態で解決だけ迫られている．う蝕やペリオの治療時には，特有な矯正治療も要求される．力がはっきりわからないなかで力のバランスが要求されている．

　しかし他の分野ではこのようなことは普通にある．栄養学では健康を保つため「栄養のバランス」が説かれ，糖尿病，高血圧ともなると，それに対応した「病的栄養学」が説かれる．人により千差万別の症状ではあるが，おのおのに正解が求められる．

　以上の記述を支える症例は番号を挙げるまでもなく十分既述してある．力をキーワードにした診査・診断を行い，機能的咬合の確立を目指すのであるが，それを妨げる原因として以下が考えられる．

IV-2　機能的咬合の確立を妨げる原因

> i　炎症
> ii　一見正常咬合のようでも，生理的な咬合圧が加わっていない
> iii　う蝕による歯冠崩壊から欠損の増加
> iv　不正咬合
> v　過大な力
> vi　歯周炎により減弱した歯周組織
> vii　習癖による力
> viii　歯ぎしり，噛みしめの力
> ix　以上の要因が重なっているもの

図 *3-4*　機能的咬合の確立を妨げる原因（力をキーワードにした診査・診断・治療方針）．

i．炎症があると不快さが続くので，患者はそれに対応して二つの噛み方のどちらかを選択している．避けて噛むか，噛みしめて噛むかである．炎症部位を避けて噛むようにする人は，右側や，前方など快適に噛める所を探して噛む．この噛み方では下顎の偏位も起こりやすい．つぎつぎといちばん噛める所が失われる結果となる．すれ違い咬合を目指しているわけではないが，その方向にいく．

炎症を気にせず噛みしめて噛む人は，噛める部位を急速になぎ倒すかたちで欠損が進行する．快適に噛んで過ごして，抜歯どころか治療をも，今は噛めるからと拒否したりする．炎症が該当するのは歯周病の症例が多いが，エンドの治癒不全の結果の慢性炎症にも同様のことがいえる．

ii．一見正常咬合でも，下顎位の不正があると機能的に異常が発生し，思わぬ方向にまで悪影響を及ぼす（*症例 30*）．

CO≠CR である．下顎位の不正は咬合治療が必須である．下顎位が異常であると外傷性の咬合が成立しやすい．ついでにどのような形態が咬合異常なのかは，表 *3-4* の「咬合異常診断用チャート」を参照されたい．補綴用だが本来同じはずだ．

噛む習慣のない人は正常な咬合機能を発揮できていない．したがって顎位を保持する力が不足ぎみで下顎位も変わりやすく，歯周病に対する歯周組織の抵抗力も弱い傾向がある．歯科医師の常識的治療が予測どおりにいかない部分がでてくる．CO≠CR も，噛まないで飲んでしまう人も，歯に生理的な咬合圧が加わっていない．その状態で長期間過ごしたという背景が，一見正常のように見せている．しかし，実は問題点をかかえている．

CO≠CR は治す．これはわかる．しかし，噛まないで丸飲みの人はどう治すのだ？　治す必要があるのか？　両者を一緒にする理由は治す，治さないではなくて「生理的な力」を問題にしているから同じカテゴリーに入れているのである．強すぎる力も，弱すぎる力も良くない．バランスのとれている力の確立を問題提起しているわけだ．弱い力を問題としないと，vii の「習癖による力」を歯科医師の問題として扱ってくれない傾向を生ずる．噛む効果を再認識しておく．

iii．う蝕による崩壊の道が欠損を生む．セントリックストップが減少してくると，力に負けて崩壊が多くなる．力の受け皿を確保するための診査・診断が必要となる．欠損が増加するほど，残存歯や顎堤に過剰な力が加わる．この場合，力を負担するのは原則として歯で，粘膜負担は「噛むのには適していない」と考える．とくに力の強い場合はそうである．可撤性のものは快適さも違うから，治療方針の決定には慎重さが必要である．

iv．不正咬合があると，咬合接触が失われているケースがある．深刻な咬合異常である．治療が難しいため見逃されやすい．咬合接触がある場合でも咬合の力の方向が垂直圧から側方圧になりやすい．加齢により側方圧に負けて移動が始まると，咬合は崩壊に向かう．とくに咬合力が一点に集中する収束状態をつくりだしていると，全顎的に問題が起こりやすい．オーバージェット，オーバーバイトの異常は審美性が問題となるから，非常に悪いときのみでなく，少しでも悪いと治療される率が高い．しかも固定性補綴で対応できない状態も多い．ディープバイトの過大な圧の解消，アンテリアガイダンスの確立などには，年齢を問わず挑戦が必要となる．困難な

表 3-4　咬合異常診断用チャート（古屋[25]）.

診査項目	診断 正常	診断 異常
咬頭嵌合位の位置		
習閉位*との関係	一致	不一致
中心位との関係	前後的差＜2.0mm	≧2.0mm
	側方的差＜0.5mm	≧0.5mm
安静空隙量	1.0〜4.0mm	≧4.0mm
咬頭嵌合位の安定性		
咬頭嵌合位での接触歯数	16〜32歯	2〜15歯
被蓋の状態		
前歯部	overjet＝overbite	overjet＜overbite
	（各5.0mm以内で接触）	（過蓋咬合）
		overjet≧6.0mm
		or 接触なし
臼歯部	上顎臼歯が下顎臼歯を被蓋している	上顎臼歯が下顎臼歯を被蓋していない
咬合接触の状態		
咬頭嵌合位	習閉位と一致	習閉位と不一致
中心位	両側性接触	片側性接触
作業側	臼歯の場合は2歯以上の接触	臼歯の単独接触
平衡側	非接触，作業側と同時接触	平衡側のみの接触
前方位	両側性接触	片側性接触

*習慣性閉口位（CO）

のはわかっている．だから，できるときに，どうにかしておこうという発想が必要である．

v．過大な力が加わると，異常な咬耗をはじめ歯冠，歯根の破折など咬合性外傷を起こしやすい．通常のバイトプレーンから，スポーツ用，職業上のマウスピースまで，力に対応する歯科医師の仕事がある．

vi．歯周炎の発生には力が関係しないと安心していては，それが正しいことではあっても臨床の実情に合わない．炎症に力が加わると急速に崩壊が進む．炎症は「ここにいますよ」と常に語りかけてはくれない．歯周炎が進行して減弱した歯周組織には二次外傷が起こる．力に負けるわけだ．歯周炎の治療とともにその後の機能的咬合の構築までを視野に入れた計画でないと，患者は治ったという満足感が少ない．

vii．習癖の力は噛む力に比べれば小さい力であるが，臨床への影響は大きい．たとえば舌突出癖は一定の力で，一定の部位を持続的に数多く押すという特徴がある．その影響は生体が特有の形態を形づくることからも推察されるように，大きいものがある．口呼吸癖は成人でも花粉症，アレルギーの関係でせざるをえない人が増し，その力は歯科の治療に抵抗する．

viii．ブラキシズム，クレンチングは強い力で夜間睡眠中に無意識のうちに作用する．ストレス解消のために必要な行為と認知している人もいるが，力が強い場合は咬耗，外傷をはじめ治療にも影響を及ぼすから診査が必要となる．

ix．以上の要因は重なっているものが多く，力の影響が非常に大きくなってくる．たとえば進行した歯周炎には，炎症とともに欠損や不正咬合が重なり，下顎の偏位をともなっているというように重複している．だから初診のときから「咬合を考慮した歯周治療」を行う必要がある．そうしないと，歯周治療を行ってよく噛めるようにすることが，そのまま咬合性外傷を強める結果となったりする（*症例 30*）．やはり全体をみた処置が効果的である．

このようにして炎症がなく，力のコントロールができている機能的な咬合が確立される．患者の求める「使い勝手がよく，長持ちのする咬合」となる．それは*図 3-5*の内容が考えられる．

[機能的咬合の確立]

①セントリックストップが形成され確実に維持されていること
②CO-CR がほぼ一致し，下顎位が安定していること
③犬歯誘導，アンテリアガイダンスが機能しており，前方および側方運動のディスクルージョンがあること
④すべての歯根の平行化がなされていること
⑤患者が顎口腔機能について不具合や違和感を訴えていないこと
⑥咀嚼リズムが安定していること
⑦ブラキシズムを含め力のバランスが保たれていること

図3-5 菅原ら[26]を改編．

IV-3 機能的咬合の確立

図3-5は，機能的な咬合が確立されているかどうかを確かめるための項目を準用した．口腔外科医が顎変形症の患者の顎切りをして，矯正専門医が仕上げの矯正をした後に，形態的には美しくなったが機能的にはどうか？ と調べる項目である．したがって「④すべての歯根の平行化がなされていること」という項目が入っている．この項目は従来の補綴では改善しにくい．他の項目は咬合治療を目標にする補綴処置と同じである．歯根の平行化という目標は，側方圧を避け咬合の安定化を図るということである．咬合治療に，できればこの項目も入っているほうが咬合のバランスは良くなるであろう．

垂直圧を受けられるように治療するのは，良い治療手段だと思っている．そこで垂直圧を目標にした治療を提示してみる．矯正治療は含まれていないが，垂直圧をキーワードに少数残存歯の不安定な咬合状態を改善した症例を提示した（症例31）．

咬合治療におけるう蝕治療の道，ペリオ治療の道はだれでも知っている．もう一つの矯正治療の道は，不正咬合を治す．咬合治療の視点から，治すべき不正咬合による異常程度を分類してみる（図3-6）．

IV-4 機能的咬合の視点から，不正咬合の異常の程度を考える

う蝕による崩壊，ペリオによる崩壊の道は知っている．歯科治療で止めたり回復させたりするが，放置すれば進行する．

不正咬合も放置すれば不正度合いが進むケースがある．これは治療する．しかし成人では通常は進行が問題になるわけではない．でき上がった咬合につ

①1歯ごとの不正咬合
　　唇，頬，舌側への転位歯
　　傾斜歯，歯根近接
　　挺出歯，圧下歯，など
　　レベリングやアライメントが必要な
　　不正咬合歯
↓
②下顎位の不正をともなうもの
　　（不正咬合が関与しているもの）
↓
③全顎にわたる不正咬合（歯槽性不正咬合）
　　があって咬合のバランスが悪いもの
↓
④骨格性の不正咬合
　　この咬合状態では固定性補綴が不可能
↓　か，行うべきではない治療となる
⑤顎変形症
　　（外科矯正が必要）

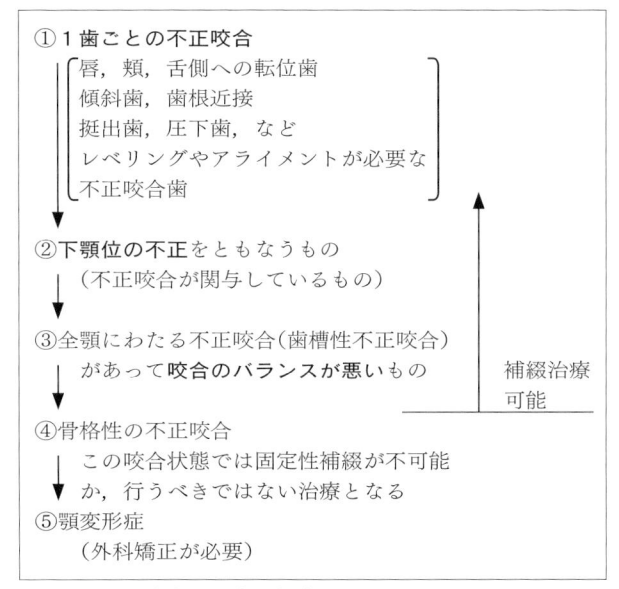

補綴治療可能

図3-6 不正咬合の異常の程度．

いて不正咬合の異常さのレベルを見ることができる．図3-6の①〜⑤は形態異常の程度であるが，だいたいは機能咬合と比例関係にある．治療するとなると，やはり異常が大きければ難しい症例となる．一般臨床歯科医の治療範囲なのか，補綴で治療終了できる異常なのか？ この，いわば常識を身につけたい．

①1歯ごとの不正咬合

診査を開始すると，だれでも1歯ごとにう蝕はないか，歯周病はどうかとみていく．これは当然と受け取っている．では「1歯ごとに不正咬合はないかとみていく」という点はどうであろうか．通常見過ごす．う蝕や歯周病のように治さねばならないという意識が低い．審美性に影響を及ぼしていれば主訴になったりするが，機能障害に関連していても患者の訴えは少ない．術者が診断していかなければ治療の選択肢に入っていかない．

症例28

　1歯の不正が下顎位に悪影響を及ぼしていても，咬合のバランスを崩す要因になっていても見過ごされる可能性がある．歯科の二大疾患の診査と同時に，歯の位置の評価を勧めたい．きっちり咬頭嵌合して垂直圧が加わる申し分ない位置から，歯肉に嚙み込む，全然咬合接触がないなど，図3-6-①のように書ききれないほど不正位置の種類がある．

　従来はう蝕・歯周の治療時に，「不正位置も治そう」としてMTMが登場していた．やはり全体的・総合的に診査して1歯ごとの不正咬合も取り上げ，「治すべきもの，経過観察していくもの」と分けていく．このような咬合治療のコンセプトが必要である．セントリックストップの診査である．繰り返しになるが，3つの道から診査しておく．

　不正咬合の治療には数歯から全顎矯正に至るまで，必要性に応じて数々のツールが用いられる．主としてエッジワイズ装置の部分使用であるが，その付加装置を主に用いることもあるし(症例32参照)，改良形のホーレーリテーナーや，インプラントアンカレッジなど，多彩である．そのおのおのについて術者の診査に基づいた診断から，術者の治療方針ができ上がる．ここまでくると，MTMは実施のための最後の詰めをやっていることになる．

②下顎位の不正をともなうもの

　下顎位の不正を取り上げる理由は，絶対必要な治療だから，できるだけすんなりと完結させたいためである．下顎位の治療には歯科の歴史がある．下顎の位置はこれが本当に良いのだとして，ほとんど全部の歯の咬合面を削合し，金合金の補綴物を装着した時代があった．大学も含め著名な臨床医が参加した．ナソロジーの時代である．

　異常な下顎の位置を修正したら，その修正位置で咬合できるようにしなければならない．ナソロジーのように補綴でもできるが，治療侵襲が大きい．矯正という咬合治療ツールを使えばMIですむ．できるだけすんなりと完結させたいというのはMIで完結させたいということである．症例7，9，11，18が参考になる．

③全顎にわたる不正咬合（歯槽性不正咬合）

　咬合のバランスについては第3章Ⅱ-⑧(p.160-161)にも記述した．ここで言いたいのは，補綴治療との関連である．1歯，数歯の不正咬合があっても，全体の咬合状態が歯槽性の不正咬合ならば固定性の補綴が可能である．MTMを併用したほうがいい例もある．補綴に限ったわけではなく，一般臨床歯科医が行っている治療が可能となる分野となりうる．

④骨格性の不正咬合

　骨格性の不正咬合では，一般臨床歯科医のルーティンな治療が応用できなくなってくる．補綴処置で咬合を構築するのが効果的ではなくなってくる．咀嚼障害治療のために全顎矯正が適応になってくる．あるいは全顎矯正の後に，補綴など一般歯科臨床が効果的に行われるようになる．そのような症例を提示した(症例33)．

⑤顎変形症

　さらに著しい不正咬合で矯正治療とともに外科手術が必要な顎変形症の症例がある．保険導入もされている．矯正と口腔外科の専門医が共同で行う専門性の高い治療である．

　一般臨床歯科医としては直接治療に参加する機会はないだろうが，包括治療の一環としての治療選択肢であるから，適応症にアドバイスする立場にいる．同時に診断，治療計画から咬合治療完了までの情報には教えられることが多い．

[まとめ]

　う蝕，歯周炎の道とともに矯正の道を常に考えていくコンセプトは，①歯のlongevity，②機能の改善，③形態の改善のためである．抜歯して義歯を作って終わり，という治療法のみでは，形は治っているようでも機能は劣り，歯は早くなくなる傾向になる．より良いサービスはこの機能治療のコンセプトから生まれる．

　以下は診査・診断のハウツーに続く．

症例提示

● 「噛みはじめは少し痛いけれど，やがて何ともなくなり，よく噛めます」という外傷性咬合の症例

[症例28]
患者：36歳，男性

初診：1993年2月12日
主訴：歯周病の治療

[はじめに]

咬合性外傷の診断には，力がどう加わっているか診査する．通常は噛んで痛い所，具合の悪い所があればそれを避けて別の所で噛む．ところが，噛みしめて噛む人がいる．咬合性外傷の悪影響がすぐでやすいはずなのに，どういうことなのか？

> この症例の提示の目的は咬合性外傷の影響の一端を知り，診断・治療の助けにすることである．

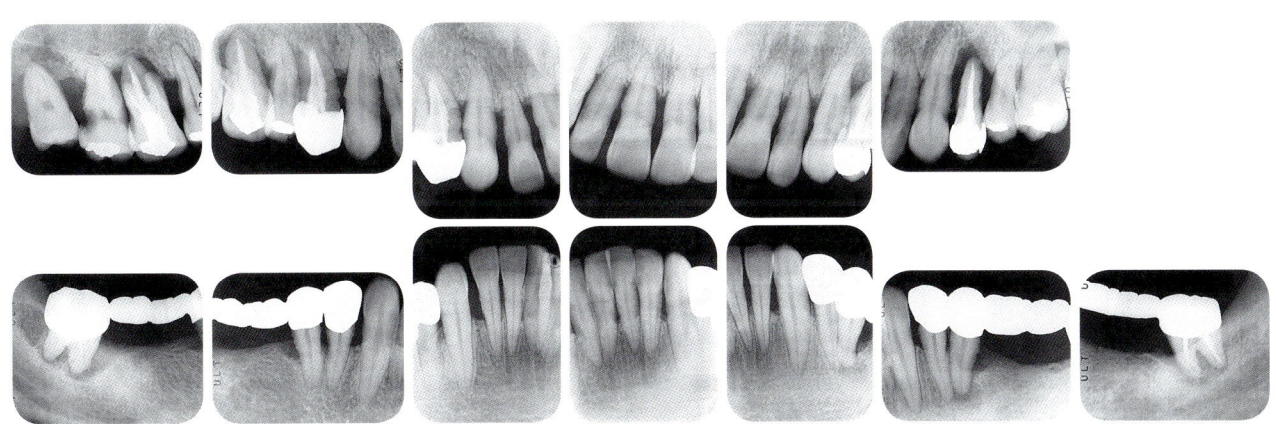

図 28-1　初診時．全顎にわたり，歯周炎が進行している．

図 28-2a〜c　オープンバイトになっている所を矢印で示した．

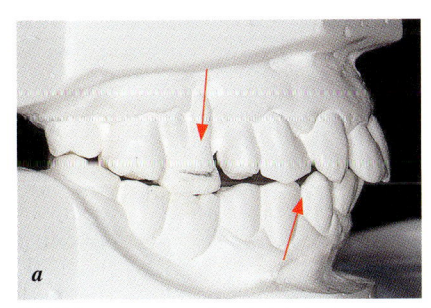

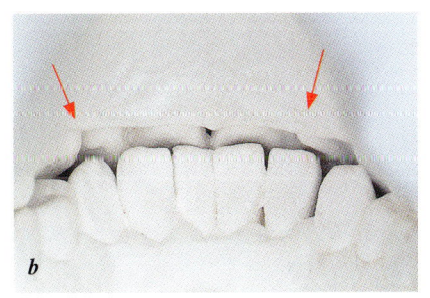

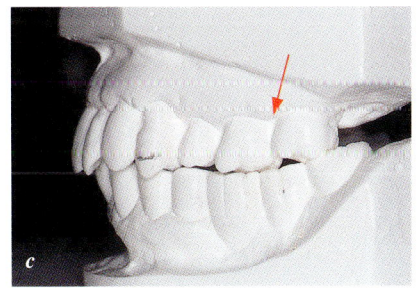

図 28-1 のように重度の歯周炎でありながら，「よく噛める」という．いったいどうなっているのだろう，とスタディモデルを調べると，口腔内の様子と違って模型ではオープンバイトになっている所がある（図 28-2a〜c）．

図 28-2a を詳細にみると 6| だけが咬合接触しており，他はさまざまな間隙をもつオープンバイトとなっている．この部のエックス線像（図 28-3）では 6| を筆頭に進行した骨吸収が認められる．比較的吸収の少ない 5| も根尖まで歯根膜幅の拡大がある．

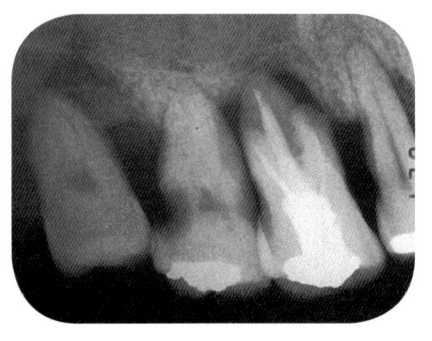

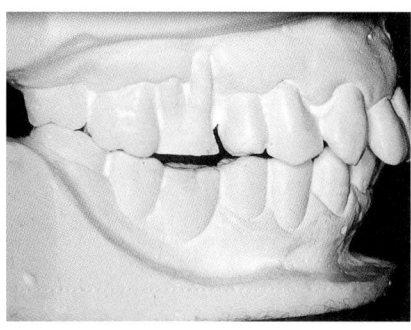

図 28-3 歯周炎が歯根尖部の骨まで拡大している．この状態で噛みしめて噛んだ時は上下に動揺し，安静時には挺出している．

図 28-4 試みにもっとも挺出している $\overline{6|}$ を削合してみると $\overline{8\,7|}$ は当たるが，$\overline{5|}$ はまだオープンバイトである．

試しに $\overline{6|}$ を削去してみると，まだ $\overline{5|}$ はオープンバイトで $\overline{7\,6|}$ のエロンゲイションがあったことがわかる．最終的に $\overline{5|}$ が圧入されたかたちで咀嚼の終末位を迎えるのであろう（図 28-4）．

[考察とまとめ]

「ちょっと痛いくらい我慢する」というのは，36歳という若さと犠牲的精神が求められる消防士という職業柄なのであろう．$\overline{8\,6|4}$ はもう抜けているようなものである．この状態で連結固定して保存を図るのは禁忌である（症例 47）．

あまりにも進行した歯周炎の典型的症例であるが，軽症でも同様な咬合性外傷を浴びていて「噛むと痛い時があった」と訴える人がいる．炎症がある歯を通常のように使ってしまうと炎症が急激に進行してしまうので，療養指導が必要である．一種の外傷である．この状態を歯科医師は治さなくてはいけない．患者の要望がなくても歯周治療を見逃してはいけない．外傷を浴びせないように矯正治療を行うときも注意を要する．

● CO≠CR の治療を始めたら噛む位置 (CO) が変わり，顔の変形も治った症例

[症例29]
患者：27歳，女性

初診：1984年9月22日
主訴：う蝕の治療

[はじめに]

「よく噛めるように治す」ためにはいくつもの問題点をクリアする必要がある．CO≒CR とすることもその一つである．CO≠CR の症例では，患者は昨日も今日も普通に噛めていると思っているのにそれが間違いで，噛む位置をがらりと変える治療が必要なのだということである．その実例をみてみる．

> この症例提示の目的は，CO≠CR という咬合異常が，患者にも気づかれずに存在しているという事実を示すことである．

[治療の経過]

初診時にはごく普通の治療だと思っていた．以前治療してある上顎前歯が，ずっと前から水がしみる．歯の色も汚くて気になる．8年前に抜いたままになっている $\overline{|6}$ の義歯も入れたいという（図 29-1, 2a）．

口腔清掃のチェックの後，早速上顎前歯の治療を開始し，$\overline{|7}$ は MTM でアップライトの予定を立てた．しかし上顎前歯を治療していると，顎の開閉時の運動がスムースでないのに気づいた．そこで CO≠CR を疑い，診査してみた．図 29-2b〜e のように咬頭嵌合は良好のようで，デンタルエックス線写真，デイナー社の顎関節規格エックス線写真でも，大き

第3章 診査・診断

|2d|1|
|2b|2a|2c|
|2e|

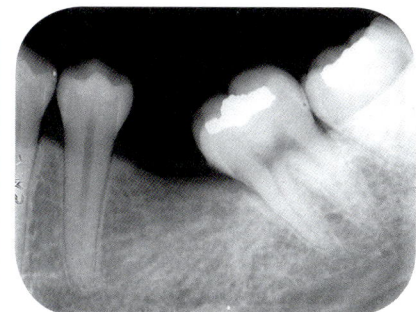

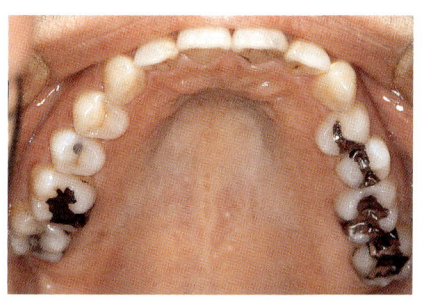

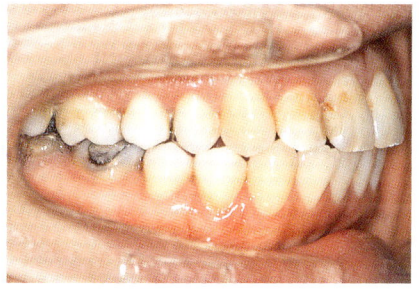

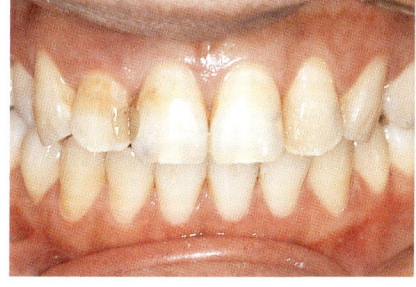

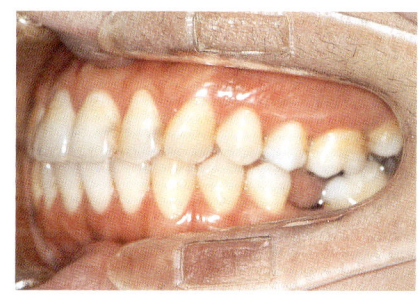

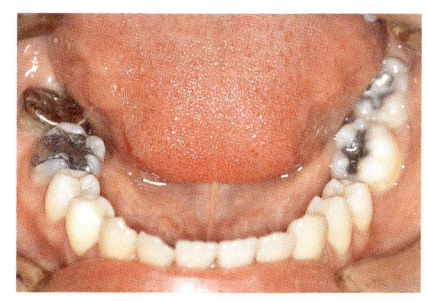

図 29-1 ⎿6 欠損部の咬合異常の治療が必要である.
図 29-2a 上下正中は合っていて⎿6 欠損部以外の咬合状態は良好のようにみえた.
図 29-2b〜e 左右の咬頭嵌合や咬合形態も良好のようにみえた.

[左TMJ]

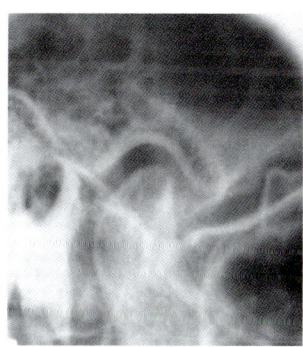

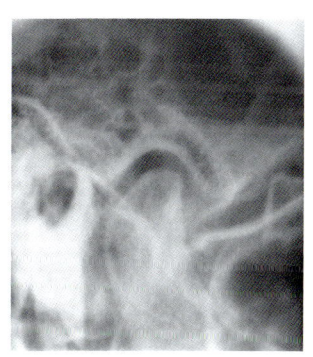

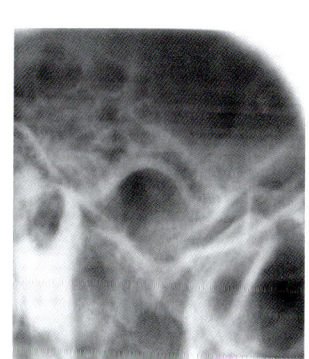

咬合位　　　　　安静位　　　　　最大開口位

[右TMJ]

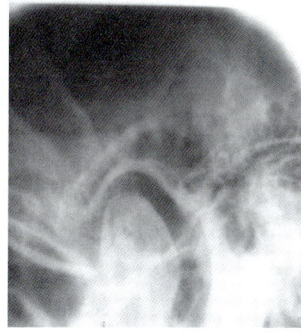

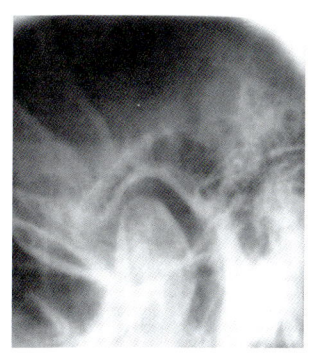

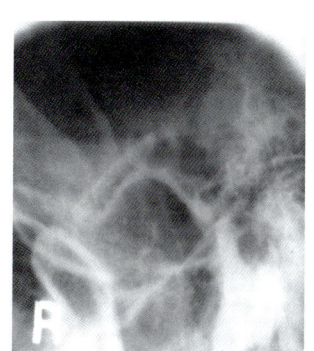

図 29-3 顎関節の規格エックス線像.

咬合位　　　　　安静位　　　　　最大開口位

197

症例29-30

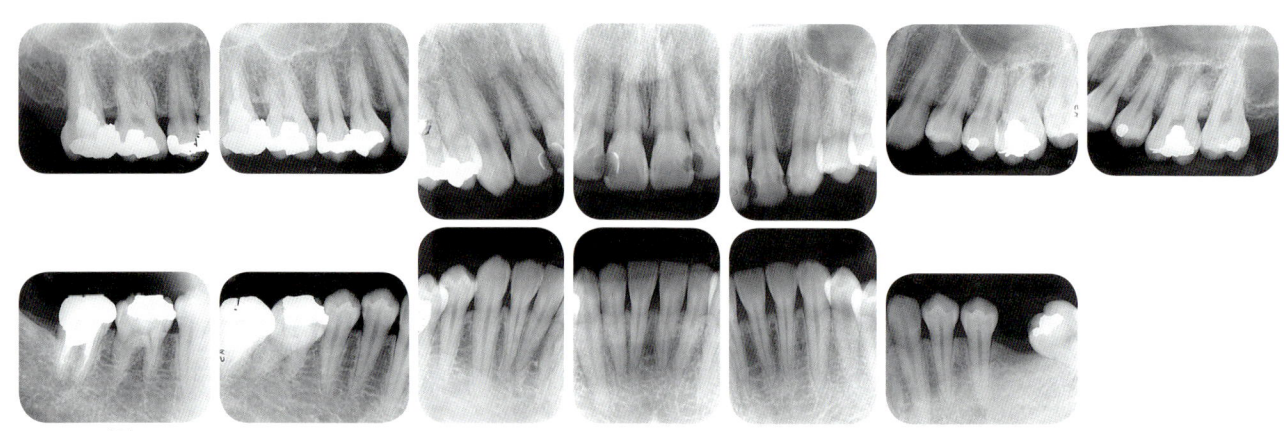

図 29-4　 6̅ 欠損の放置以外は，咬合の形態を乱すほどのう蝕，歯周炎はないようにみえた．

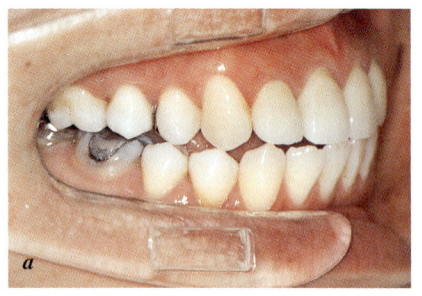

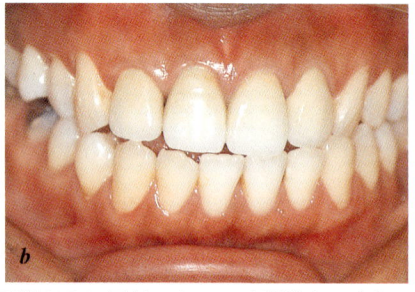

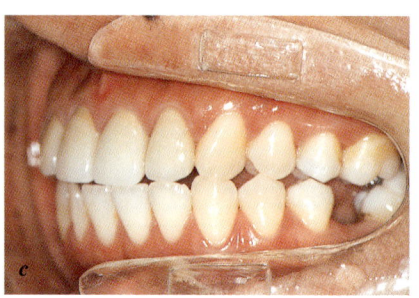

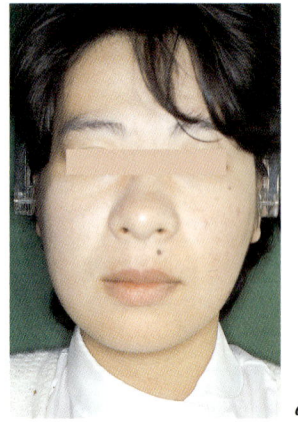

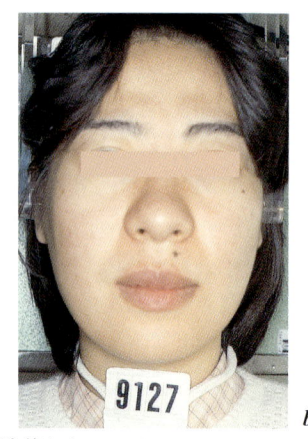

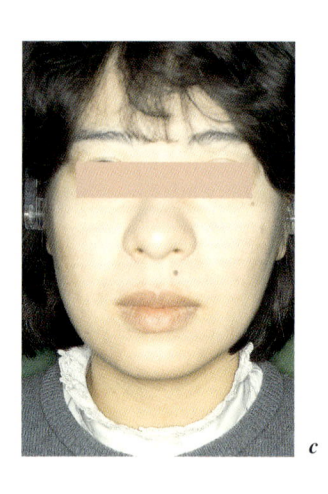

図 29-5a〜c　バイトプレーン装着により，下顎が左に回転したので咬頭嵌合が変化した．

図 29-6a〜c　術前(a)の左右非対称の顔が改善されている．

な異常は見当たらなかった(図29-3, 4)．

　8年前，19歳のときに 6̅ を抜歯してから，右でのみ噛んでいる．肩こり，とくに頭痛がひどく，カイロプラスティックに通い，頸部のズレを治している．漢方薬を服用している．顎関節に雑音があり左右で雑音の位置が違い，開閉口路が左右にぶれる．バイトプレーンを装着して調べてみると('84.12.1.)，タッピングの位置が左方にずれていく．'85.1.19.には，バイトプレーン装着時は左でも噛めるようになり，2月23日には開閉口路がスムースになって，下顎は左に寄り，以前の咬頭嵌合が合わなくなっている(図29-5a〜c)．

　1か月後の3月23日にこの変化を説明しているとき，「転居するので，もう通って来られない」「歯がよく合わなくなったけれど，顔がきれいになったから良かった」と言ってくれた(図29-6a〜c)．

[考察とまとめ]

　治療の結末がつかないまま中断してしまった症例で，いつまでも気にかかっている．現在この症例の治療の続きをやるとすると，新しい咬合位が確定したならば6欠損には自家歯牙移植をする．そしてアングルⅠ級の咬合に再構成する矯正治療を行う．あるいはインプラントアンカレッジを用いることを承諾してくれるなら，7 8 の近心移動を検討する．

　仮の話はさておき，この症例のようにCO≠CRの症例は存在し，治療が必須のケースも少なくない．術者の診査・診断が求められる．COがゆるされる範囲内でCRの位置にないと，筋をはじめとする咀嚼システムが無理をして下顎をCOの位置に向かわせる．生きるためにその無理を生体が悟らないようにシステム化されているのではないかと思っている．無理は歯にも歯周組織にも，生体全体にもくる．歯科医師が救う必要がある．

　蛇足であるがつけ加えると，歯科医師の下手な治療はCO≠CRをつくることになりかねない．治療が終わったら急変してCO≠CRになっているから，患者が悟る．「やがて慣れる」となだめるが，咬合の感覚は鋭敏だから，歯科医師の力量が悟られると思ったほうがよい．

●不正咬合をともなう進行した歯周病で，大学病院歯周病科に紹介されてきた症例

　[症例30]
　　患者：38歳，女性

　初診：1971年頃
　主訴：歯周病の治療

[術前]

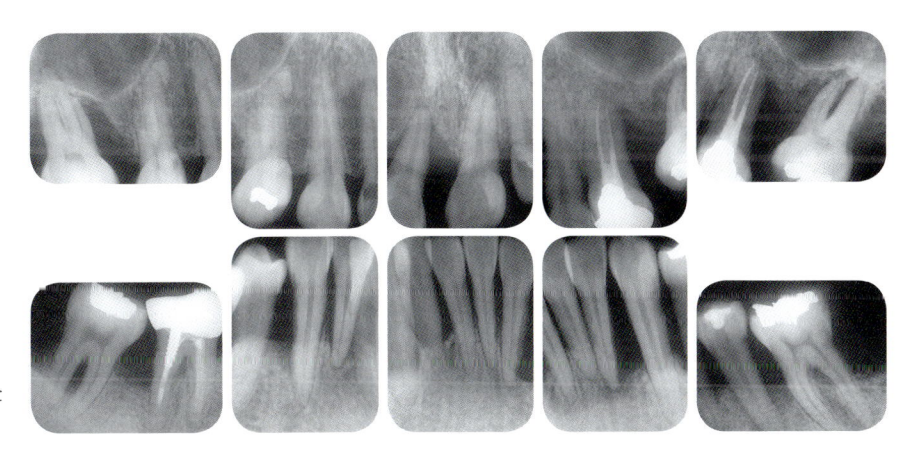

図 30-1　初診時．重度にまで進行した歯周炎である．

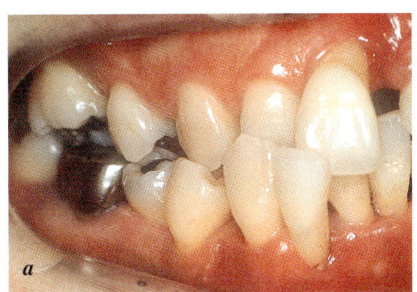

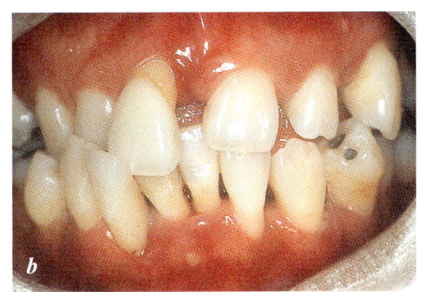

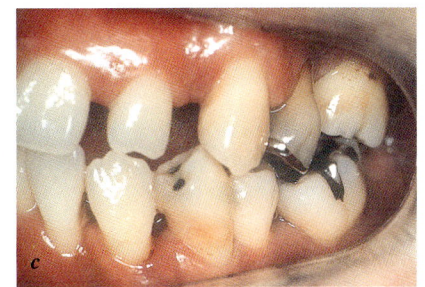

図 30-2a〜c　初診後2か月．右側がクロスバイトの不正咬合に，歯周炎による不正咬合が加わっている，CO≠CRである．

症例30-31

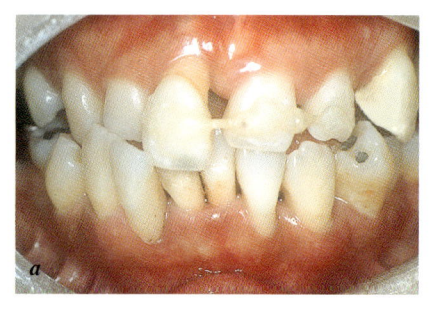

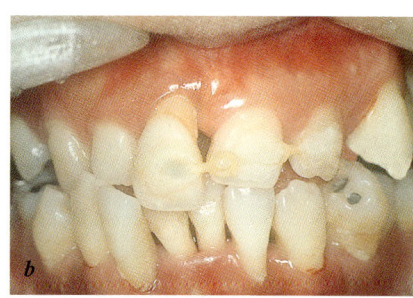

図 *30-3a*, *b*　初期治療開始とともに行っている緊急的な MTM である．
図 *30-3a*　1̄|123 のスペーシングを治す歯牙移動で，1̄| のフレアリングも改善しつつある（この歯の移動により異常な CO の位置も改善されつつある）．
図 *30-3b*　歯の移動が進んでもオーバージェットは変わったようにはみえない．これは下顎位が CR に戻りつつあるためで，それにより緊急的に |6 の外傷が軽減されつつある（同様な*症例7, 53* 参照）．

[はじめに]

　不正咬合で下顎位も異常であると，咬合力がバランスを欠いた状態にはたらく．一次性の咬合性外傷である．そこに歯周炎が発症すると，さらに二次性咬合性外傷にさらされる．そんな状態ではあるが，患者に「抜かないで治して下さい」と訴えられたらどうするか？

> この症例提示の目的は，①不正咬合に歯周炎が発症したら，一次外傷，二次外傷が強調され，下顎位の偏位もともなって治療が困難になり，さらに難症例となっていく．②治療には炎症とともに力のコントロールが必要である．この2つの大きな治療のハードルの理解のためである．

　患者は38歳女性で，著しく進行した歯周炎が認められる（図 *30-1*）．図 *30-2a〜c* は初診より2か月経過した精密検査時で，口腔内は比較的よく清掃されているが，不正咬合が目立つ．321|234 がクロスバイトである．前歯にはフレアリングによる二次性咬合性外傷があり，臼歯部の咬合接触も不安定で咬合の崩壊がある．

炎症と力のコントロール

　治療方針の検討をしてみる．患者は「何でも噛める」「抜かずに治療してほしい」と訴えている．
ⅰ）歯周治療が難しい歯は抜歯する．病的移動している歯も抜歯する．すると 43| が残るぐらいであろう．この治療方針は病状からはやむをえない点もあるが，患者の要望をまったく無視している．おそらく，ずっと以前から何回も抜歯するしかないと言われたことだろう．抜歯がいやでそのままにしていたが，今日になっても「噛めている」という事実がある．
ⅱ）そこで「抜歯しないでできるだけ歯周治療をしてみる」という治療方針とした．2か月が経過した．歯周病はずいぶん良くなったが，|6 が噛むと痛い．担当医は「|6 を抜歯してもいいですか」と聞いてくる．
ⅲ）ここで「炎症とともに力のコントロール」をする治療方針にする．
　「咬合を考慮しない歯周治療」はしないほうがよい．治療が裏目にでることがあるからだ．歯周治療をすると，歯周組織は健康を取り戻し「何でも噛めます」という状態がさらに改善される．不正咬合がそのままだから，咬合性外傷が強調されてしまう．
　力が外傷性にはたらいている状況をみてみる．1̄| がフレアリングして 2̄| がいちばん外傷を受けている．患者はこの外傷を避けて噛もうとする．下顎は右前方に偏位せざるをえない．そこで噛める所はチールマンの対角線の法則[5]のとおり，|6 である．|6 が噛むと痛いわけだ．左側の臼歯が全部近心傾斜して咬合を支えているのが図 *30-1* でもわかる．担当医が |6 の痛みに同情して抜歯すると，つぎは |5 がさらに痛いだろう．左側の臼歯の近心傾斜で咬合高径が低くなり，咬合崩壊につながっている．さらに |6 抜歯はこの動きを加速させ，フレアリングを増すことになる．
　まず「なんでも噛めます」という生活習慣を改善する．舌でもつぶせるものに代える．力のコントロールの第一歩である．治療に協力しなければ歯周治療にならない．療養指導が大切である．夜間は傾斜移

動を防止するバイトプレーンの装着も勧められる．

つぎに外傷を避けるための MTM を開始する．下顎位の異常を緩和するためである．$\overline{6}$ の外傷を避けるためでもある．

図 30-3a に示したように $\underline{1}|1\ 2$ にリングレットを張り付ける緊急処置的な MTM により，$\frac{1}{2}|$ の外傷をとるようにする．$\underline{1}|$ が左に移動して $\underline{1}|1$ の間隙がなくなってきても，右に移動した下顎が左に戻ってきているから，まだ $\frac{1}{2}|$ の間隙はできない．$\frac{1}{2}|$ が当たらなくなると右側で噛めるようになった．右側は噛んでも痛くない．

大学病院の症例の資料はここまでである．このつぎをやるとすると，右側で咬合高径を保ちながら前歯のクロスバイトを治し，左側の傾斜歯を治す．レベリング，アライメントの矯正治療である．その後は歯周補綴を行うことになる．

[考察とまとめ]

咬合の治療に携わる一般臨床歯科医であるから，今どのように噛んでいるか，下顎位はどうか，と力の動向に明るくなる必要がある．そのために咬合と歯周病の関係を述べた．

炎症の悪影響に気づいた患者はプラークコントロールなどの協力をしてくれる．力のコントロールに気づくと，やはり歯の longevity の処置を受け入れてくれるなどと変わってくる．

以上，力のコントロールについて MTM のはたらきの一端を記した．

●ジグリング（側方圧）を受けている咬合状態を垂直圧が加わるように治療した症例

[症例31]

患者：62歳，女性

初診：1988年9月

主訴：・下の義歯だけ入れてほしい
・$\overline{4}$ が痛いが，抜くのであれば治療は中止にしたい
・浅漬け，肉類が食べたい
・インプラントは糖尿病もあり，自信がないので止めたい．義歯でいい．

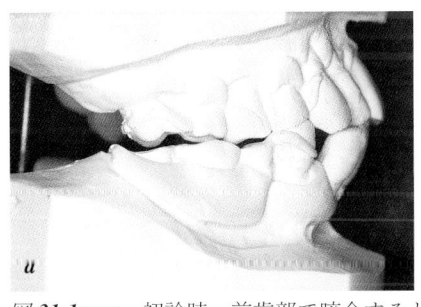

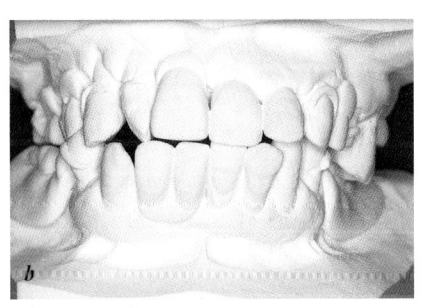

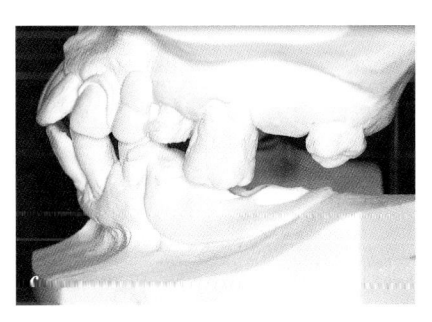

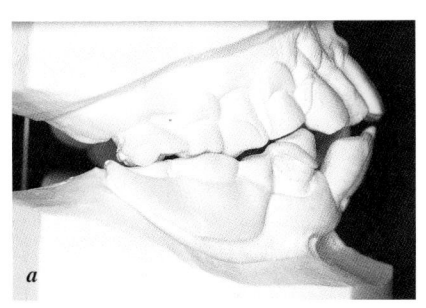

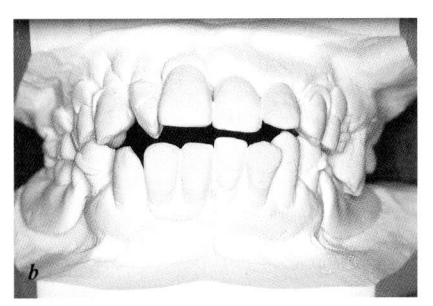

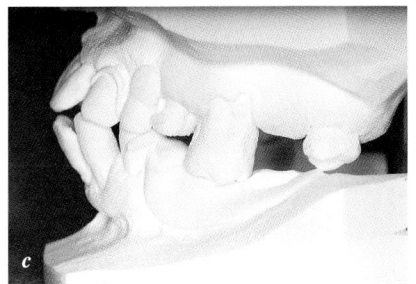

図 31-1a～c　初診時．前歯部で咬合すると臼歯はオープンバイトになる．

図 31-2a～c　初診時．臼歯部で噛むと前歯がオープンバイトになる．

症例31-32

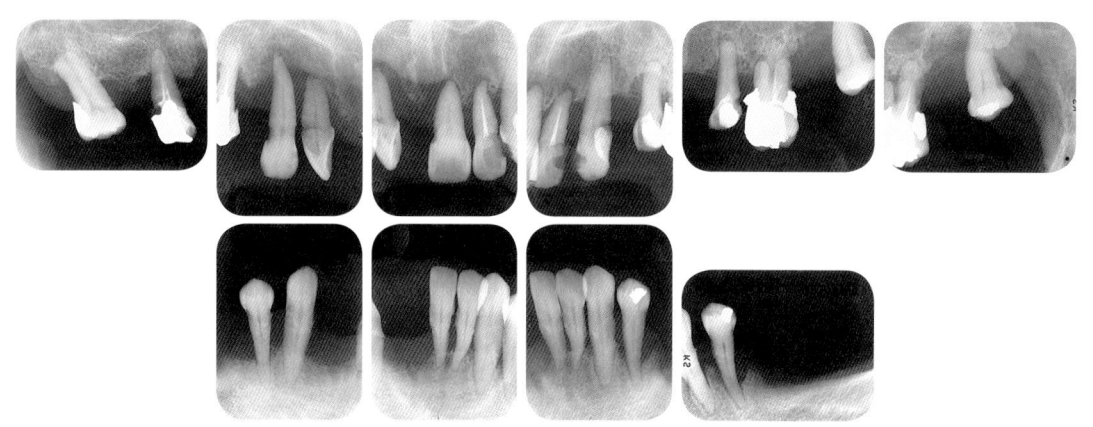

図 *31-3* 初診時．重度進行性歯周炎で咬合性外傷を受けている．

［はじめに］

この症例提示の目的は，著しく進行した歯周病の咬合治療に「力のコントロール」がいかに有用であるかを示すことである．

約16年間の資料があるが，矯正治療は行っていないので，症例提示の目的に沿う記述のみとする．

［咬合状態］

術前の咬合状態は，模型上前歯で噛んだとき（図 *31-1a～c*）と，臼歯で噛んだとき（図 *31-2a～c*）を再現してみてわかるように，噛みしめて噛んでいる像である．症例28でみたように最後まで噛みしめれば噛める．外傷性の咬合圧が，側方圧として加わっている．

術前のエックス線像（図 *31-3*）を見ると，各歯とも外傷を受けている像を示しており，抜歯か連結固定が必要である．

［治療計画］

初診時に患者は右ひじを診療台について半身を起こしたままで「4̅を抜歯しませんね」と念を押した．治療が進んだ時に，抜かれていた経験があるのだろう．歯周治療とともに上顎をブリッジで固定し，噛んだとき垂直圧がかかるように補綴した．前歯は意識的にオープンぎみにして，口腔全体としても，歯に垂直圧がかかるようにした．

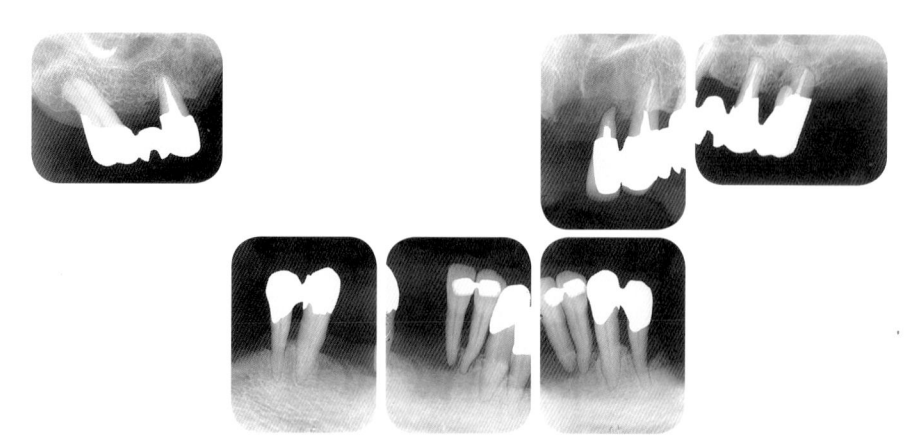

図 *31-4* 補綴治療終了時．残存歯は垂直圧がかかるよう固定した．1̅2̅は弱いものどうしで簡単に固定している．

第3章 診査・診断

図31-5a〜c 補綴終了時．前歯は意図的にオープンバイトにしてある．

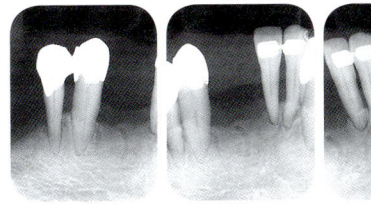

図31-7 3年後．

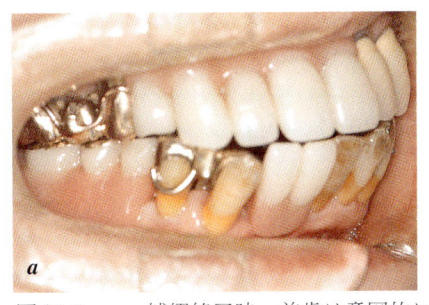

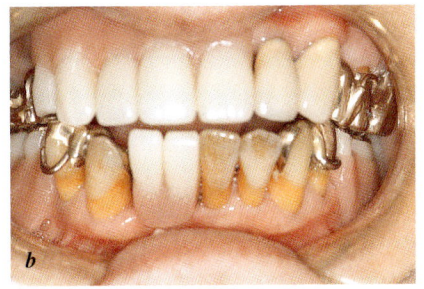

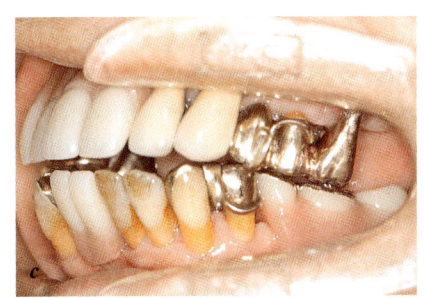

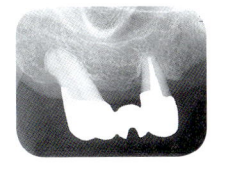

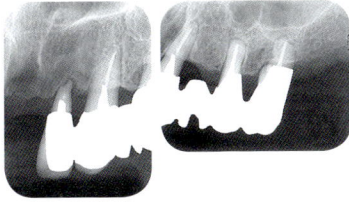

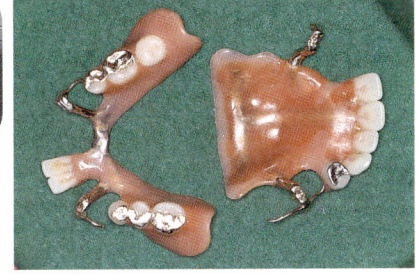

図31-6 咬合時に垂直圧がかかるように設計した．

3年後には図31-7のように改善がみられる．炎症のコントロールとともに力のコントロールが効果的だったと思われる．資料はここまでであるが，この後インプラントの治療となった．

● 急速拡大装置によって上顎前歯の位置を改善してから補綴を行った症例

［症例32］
患者：22歳，男性

初診：1980年4月9日
主訴：就職するので放置してあったう蝕を治したい

［はじめに］
　MTMの治療計画の樹立の際には，全顎矯正に用いられる装置，ハウツーが利用できる．

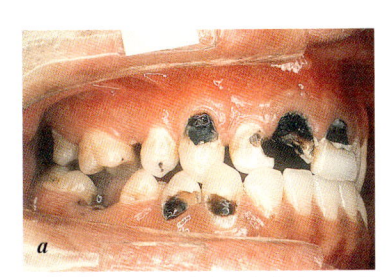

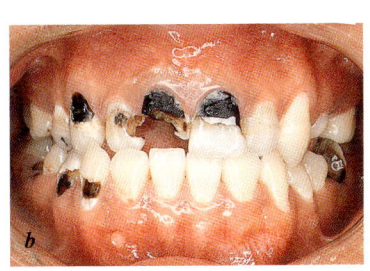

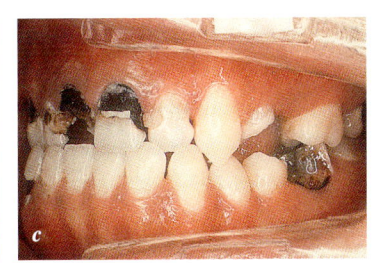

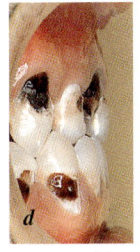

図32-1a〜d 初診時．多数歯のう蝕とともにう蝕歯放置のために進行している 2 1|1 の根近接と，3 2 1|2 クロスバイトが認められる．

症例32

> **[問題点]**
> ①急速拡大法 Rapid expansion を経験していないと，未知なるものへのためらいがこのMTMを難しく感じさせる．
> ②適応症であるかどうかよく見極める必要がある．
> ③成人になると上顎正中口蓋縫合が化骨化してきて，開き方が少ない（また，開かない）ときがある．
> ④開いた後にやるべき処置を確認すべきである．

[治療計画]

図32-1の不正咬合を急速拡大装置を使って上顎が拡大できれば，短期間で歯周環境が改善し，良質な補綴処置が可能となる．成人のため拡大が不可能ならば，その状態により再検討する．

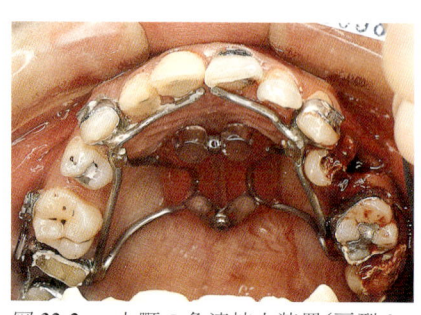

図32-2a 上顎の急速拡大装置（扇型 fan type）を示す．

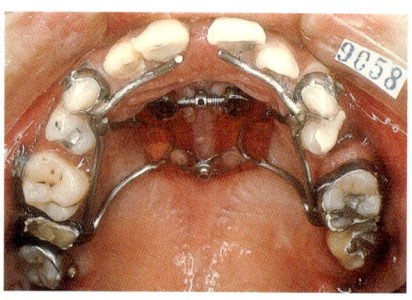

図32-2b ネジを回して拡大装置を扇型に開いたところ．
1|1の間が拡大され，上顎の正中口蓋縫合部が開いていることがわかる．縫合部には新生骨ができ始める．

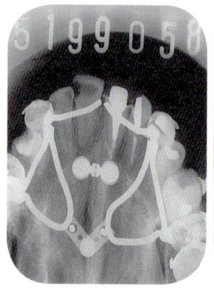

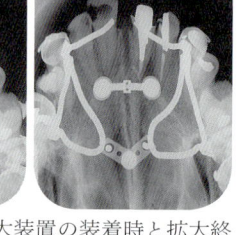

図32-2c 急速拡大装置の装着時と拡大終了時．正中口蓋縫合が開いている．少ししか開かなくても根近接には十分対応でき，補綴がやさしくなる．

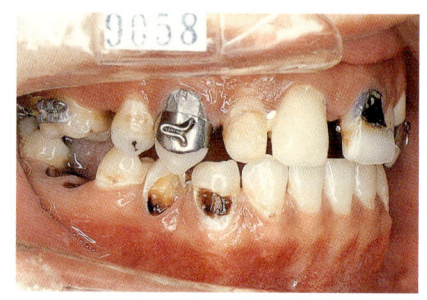

図32-3a 急速拡大終了時の右側．正中に間隙ができ，被蓋が改善されている．

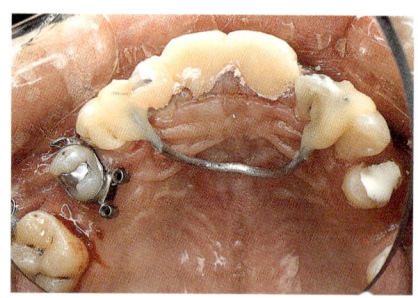

図32-3b 4か月以上待てば，左右に拡大された歯列弓は新生骨が強度を増して一応は後戻りしない態勢になる．早く補綴の処置に移りたいときには，ただちに1|1の間隙を固定する．装置を除去するとただちに拡大は後戻りを始めるから，パラタルバーを用いて強固に固定して作業を進める．

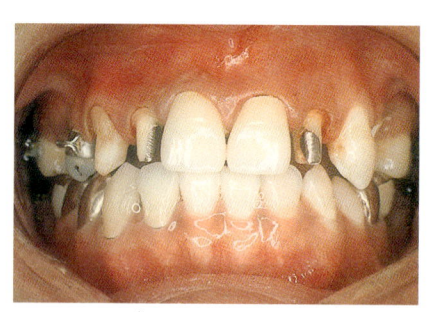

図32-3c 1|1の補綴を急いで，拡大の後戻りを防ぐ．

第3章 診査・診断

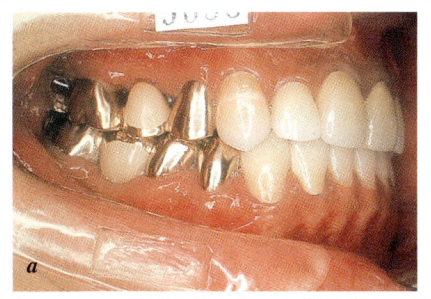

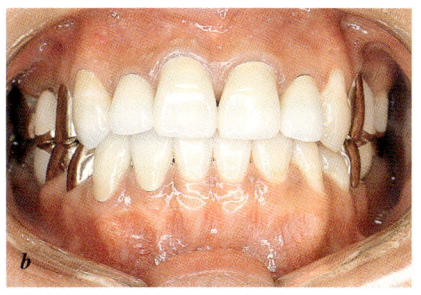

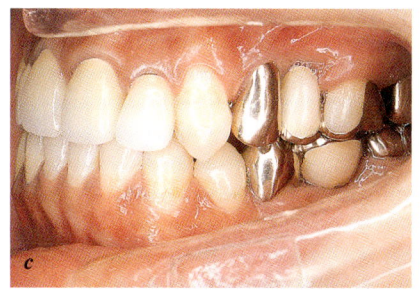

図32-4a〜c 補綴終了時．上顎前歯のⅢ級の歯軸傾斜が改善され審美性が得られている．

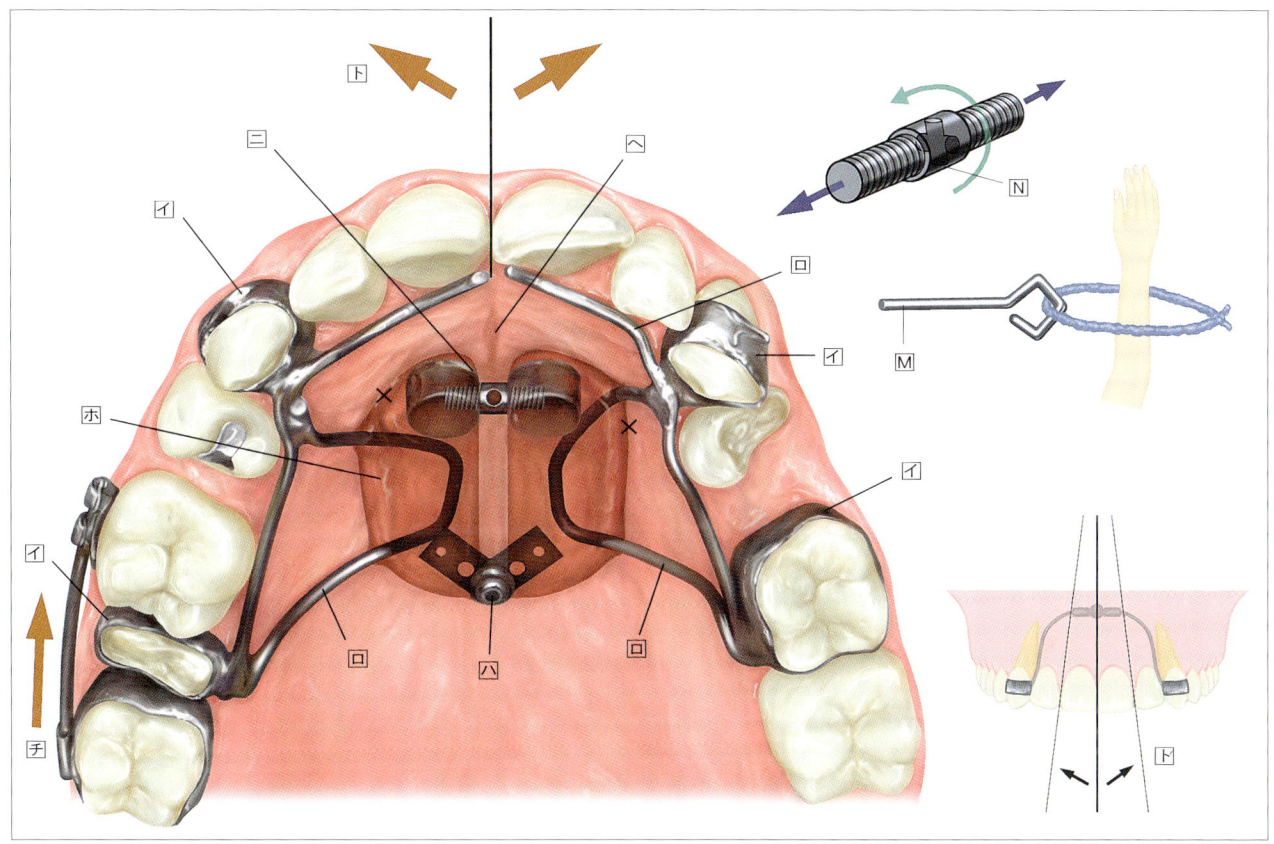

図32-5 上顎の急速拡大装置の模式図．
①骨植堅固な小臼歯と大臼歯をなるべく左右対称な位置になるよう4本選び，バンドイを適合させ印象しラボにだす．矯正専門のラボもあるが，よく打ち合わせすれば普通のラボでも問題なく製作できる．
②模型上で直径1.2mm（細いとたわむ）コバルトクロム丸線ロを屈曲し，矯正用ろうでバンドイとろう着する．扇型に拡大する既製のネジハ・ニと丸線ロをレジンホ°で留める．ろう着しておいてもよい．拡大量に応じて装置が側方の口蓋粘膜に食い込まないように粘膜をリリーフしておく（×印）．
③ネジは羽根状の金属板が回転する部分ハとネジを回せば左右に拡大する部分ニから成り，調節は0.9mm丸線Mを十字型に貫通している孔Nに差し込んで回すと，ネジ山が移動して図32-3bのように拡大される（上顎正中口蓋縫合ヘが開く）．丸線Mを飲み込まれないよう手が入るひもをつける．
④一度試適をして，はいるのを確認してからケタックでつける（バンドがゆるんだとき，燐酸亜鉛セメントより歯に付着してう蝕を防ぐ）．
⑤調節スピードは通常は1日2回転（朝夕）である．あまり勧められることでないかもしれないが，この症例では痛くなければどんどん回転してもらった．拡大が強すぎると歯より鼻根の深部が痛い（あまり痛いなら逆回転すれば治る）．
⑥力系は，口のなかではハを中心にトの方向に広がる．実際は解剖の構造からトのように拡大されている．ついでに遠心頰側根を抜根した7のスペースを8近心移動させて閉じた（チ）．

205

症例32-33

[まとめと考察]

　急速拡大法は通常は成長期に用いられ，文字どおり短い期間で上顎の側方拡大を可能にする．症例により前方にも少しでる可能性がある．拡大して骨格のバランスを回復した後，さらにつぎの矯正治療のステップを開始する．

　成人でも拡大の可能性がある．拡大できると根近接が緩和されるために，生理的な形態を与えることができる．拡大ネジはさまざまな形があり，力強く正確に拡大されるから，利用法は数多い．

　これは特殊なMTMであろう．しかし，エッジワイズ装置の部分使用だけがMTMの全部ではないことを示したかった．この症例の問題点はすんなり治って，問題を生じていない．同様な症例に対しては，この情報だけで応用できるMTMである．この方法を知らなければトリッキーに感じるかもしれないが，成功すれば利用価値は大きい．

　ただし成人では正中口蓋縫合が化骨化して拡大できないときがある．そのときには，まずスローエクスパンションに切り替えてみる．1日に何回も回すと痛いと訴えたり，歯が傾斜してくる場合である．傾斜させないためには，週2回回転を1か月続ける．すると歯槽性の拡大が期待できる．これで終了するケースが多いが，全顎矯正における拡大の症例では，さらに週1回の回転を続けることになる．

　拡大するかしないかは術前に正確に判定する手段はない．成長が終わる頃から拡大しにくくなる．満40歳の男性に試みた時は，1回転で痛いから止めてほしいとの希望で中止になった例があった（症例73）．装置の模式図を図32-5に示した．

●骨格性不正咬合の治療選択肢を検討してみる

[症例33]

患者：41歳11か月，女性
初診：1976年8月6日

主訴：6̄治療中だが出っ歯も治したい，と紹介されて来院した

[はじめに]

　咬合治療の選択肢として，一般歯科臨床では補綴が多用されている．本書では矯正治療も選択肢として有用であると主張している．では外科矯正が適用されるような著しい上顎前突の治療に，外科処置を用いないとすると，通常の矯正治療は許容される治療選択肢といえるか．

　患者は図33-1のように骨格性の不正咬合である．教科書どおりにアングルⅠ級の咬合を目指すなら5|（矢印）の位置に|3がこなければならない．2歯分の遠心移動である．

[治療選択肢の検討]

　骨格性不正咬合であるから図33-1の歯だけでなく，白矢印で示した斜面部が改善される必要がある．

　治療ができないと断わるのも一応の見識ではあるが，突き放された患者はつぎの歯科を探すことになるだろう．

　もし可撤性義歯を作るとするならば，抜歯して4 3 2 1|1 2 3 4欠損の義歯を作る．

　人工歯は3 2 1|1 2 3までで骨削除もする方法がある．勧められない．治療侵襲が大きすぎる．不可逆的処置であるから，どうしても義歯に慣れないなどのトラブルが起こったら対処できない．噛めない，話しにくいなどの機能低下が起こりやすく，永久に回復しない部分が存在する．

　それでは，欠損部をポンティックにして固定性補綴物にすればよいという選択肢はどうか？　さらに勧められないが，やる術者がいる．⑤3 2 1|1 2 3⑤や⑦⑥⑤3 2 1|1 2 3⑤⑥⑦のブリッジである．さらに治療侵襲が大きくなる．治療直後からトラブル発生の危険がつきまとう．可撤義歯より機能的であ

第 3 章　診査・診断

▼術前▶

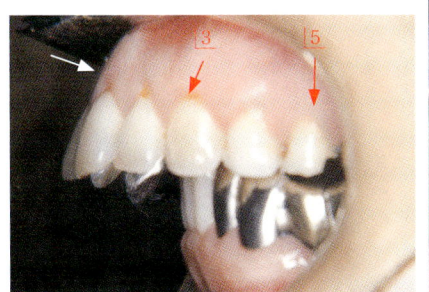

図 33-1 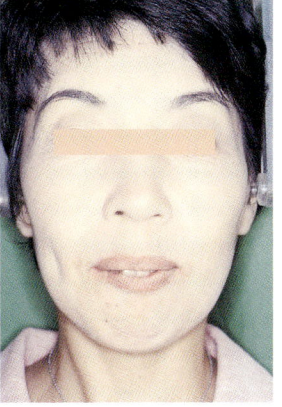　　　　図 33-2a 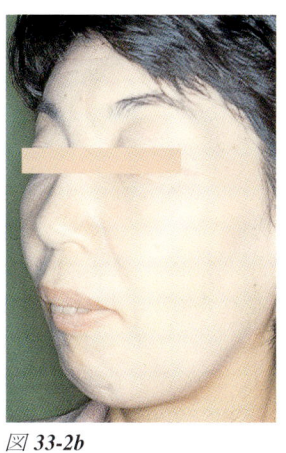　　　　図 33-2b

▼術後▶

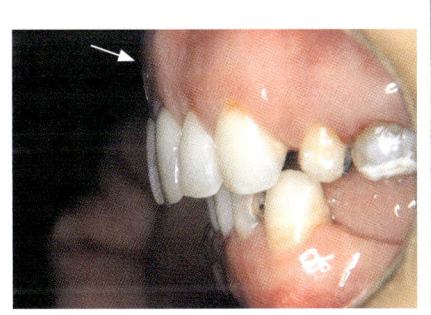

図 33-3 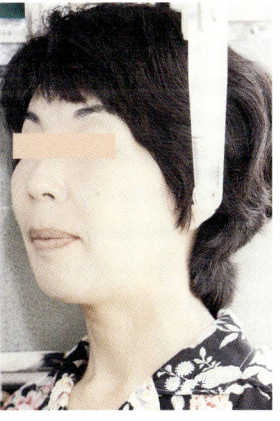　　　　図 33-4a 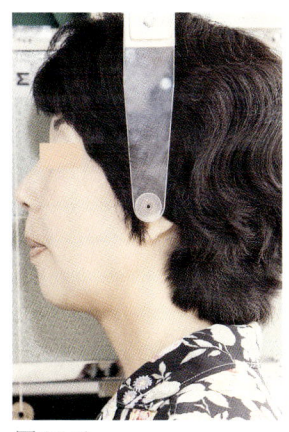　　　　図 33-4b 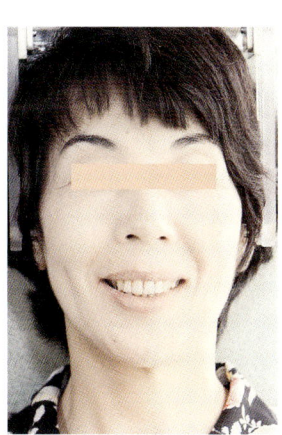　　　　図 33-4c

[術前]

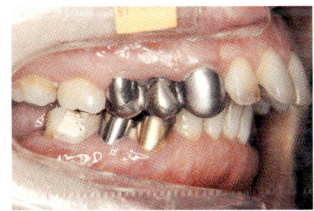

図 33-5a　術前（右側）. 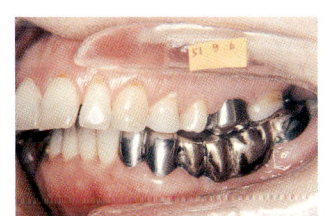　　　図 33-5b　術前（左側）.

[術後]

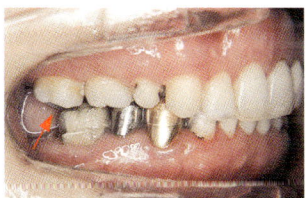

図 33-6a　術後（右側）. 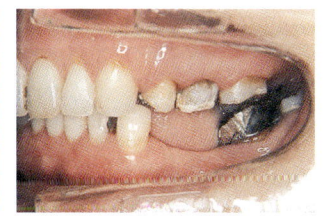　　　図 33-6b　術後（左側）.

[治療中]

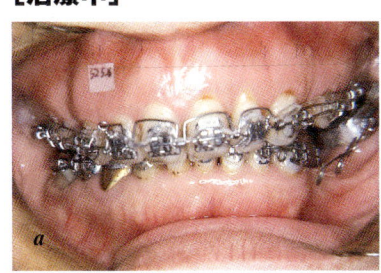

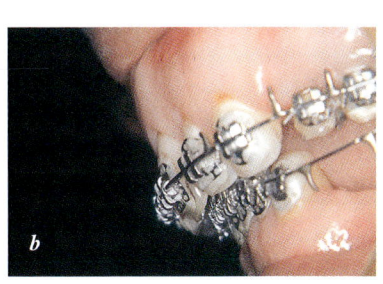

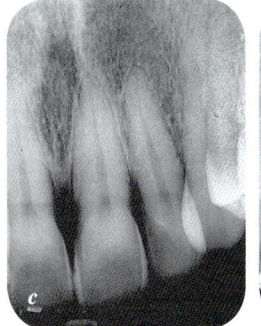

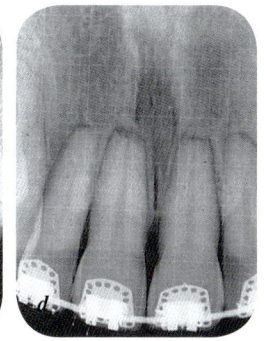

図 33-7a～d　a：'77.5.26. 上顎前歯にトルクのための付加装置が見える. b：'78.3.7. c：'76.1.8. d：'78.5.26.（根尖の吸収が進んできたのでトルクは終了とした）.

207

り，慣れやすいという利点がある反面，どのくらいもつかという決定的な欠点がある．それだけの侵襲の原因をつくってしまう治療といえる．

　最後にこの固定性補綴で審美性が改善できたか？という問題がある．これらは医療効果がうんぬんされるわけだから，術者の問題にもなってくる．

　だから患者が気づく前に以下のように言っておく．図33-2a, bのように歯がじゃまで口が閉まらないのは治るが，「鼻の下に皺がふえて老け顔になる．上唇が後方の支えを失いダランと牛肉がぶら下がったようになりやすい．そうならないように力を入れるから，非常に唇が疲れる」と先に言っておく．すると，患者が違った視点で治療選択肢をみてくれる．

　術前の上顎前突の状態でも通常のように下顎を前に出して噛めば，おでんのような厚い食物は食べられる．1|1には届かなくても側方では十分つかまえられる．中心咬合位では当てていないはずの義歯の前歯の人工歯が脱落するのも，この力による．だが義歯のほうが力が落ち，快適でなく鉤歯に余計な負担をかける．やはり固定性補綴，できれば天然歯で改善する計画が望ましい．そこで

> 理想的な咬合状態には改善できなくても，許容できる範囲で矯正治療をする方法でもよい場合がある．

と考えて矯正治療を行った．

[矯正治療の経過]

　左側の治療は図33-3（矯正術後）でわかるように，|4を抜歯し矯正治療でオーバージェットを少なくした．白矢印で示したように歯肉も歯根のトルクとともに後退した．まだ3|3は1歯分もⅡ級関係である．しかし，顔貌の改善はこのくらいでも良いかと思う（図33-4a～c）．患者は術後資料の表情でもわかるように審美改善にはとても満足してくれた．

　右側の治療は図33-5aの⑤④③のブリッジをはずしたら4|欠損となり，矯正を終えたら7|が|6と咬合できる位置となった（図33-6a；矢印）．前歯，臼歯部とも，術後機能の改善はあっても低下はない．

　術前の左側下顎臼歯部には禁忌とされている3歯連続欠損のブリッジがある（図33-5b）．禁忌の理由の一つはポンティックの強度が得られないことであるから，巨大すぎるようなポンティックは意味があるともいえる．30年前の矯正治療では，この欠損幅を短くしようと努力したが（図33-6b），今日では抜歯した|4や|8の移植が有効となるであろう．

　13.6mmもあるオーバージェットの減少は有床義歯ならやさしいが，歯の移動では歯根の移動が難しい．上顎前歯にはトルクが必要である．トルクは歯根尖の吸収というダメージを与えやすい．トルクによる審美改善を説明しながら，根尖の吸収の進み具合も見てもらい，このへんで終わりにしましょうということになった．動的期間は1年7か月であった．現実的な治療である（図33-7a～d）．

[考察と結論]

　不正咬合を重度別に分類したときの，咬合治療のツール（補綴か，矯正か，外科か）について考えてみる．個性正常咬合の範囲ならば一般治療が開始でき，補綴処置が咬合の構成に有効にはたらく．不正咬合があっても歯槽性の不正咬合の範囲ならば，MTMを利用して補綴による咬合の構成ができる．しかし骨格性の不正咬合であると，補綴処置が有効性を失い，矯正処置が主役になる．矯正処置が終了した後，補綴処置が可能になり，効果を発揮できるようになる．補綴処置だけを安易に用いることは，機能改善のサービスを怠り，歯を早く失うことにつながりやすい．

　この矯正の評価は，患者ごと，術者ごとにより，また時代によっても異なるであろう．

　最近では外科矯正も視野に入るが，30年前では難しかった．骨格性の不正咬合の咬合治療に補綴治療を用いることが普通に行われていたが，それには抵抗を感じていた．理想的な形態には治らなくても，矯正治療はMIである．

　①歯のlongevity，②機能の改善，③形態の改善を考えると，この症例は許容される範囲かと考えられる．しかし，この症例を複数の矯正専門医にみてもらったが，ほめてくれた人は皆無であった．

V　MTM導入から診査・診断，治療方針の確定へ

　この項ではMTMのハウツーを記述して臨床の戦力となるようにしたい．ハウツーといっても大げさなことではないから，読者それぞれのやり方に従って発展させていけばよいだろう．

V-1　診査・診断のための資料の整備

　初診時にMTMまで必要となると思われるときには，おおまかな説明をして患者の同意を得て診査・診断に必要な資料を整備する．泥縄式でもできないことではないが，できるかぎりの準備をしておいたほうが臨床がやさしくなる．発展性に富む．初診時の診査・診断のためだけではなく，途中経過がわかるし，進行具合を説明できて患者にやる気を起こさせることができる．終わったときに自分の知的財産になるし，新患への説明にはいちばんの教材となる．

　初心者ほど資料が貧弱である．大学歯周病科でMTMの相談をされたときに，資料がまったく採られていないという経験もずいぶんした．やってみたい気持ちだけはよくわかるので協力したいのだが，著者に聞いておくべきことが，やる本人にわからない．仕方なくこちらから聞いて一問一答をする．三次元の形態をことばで表現しようとしても無理である．挙句の果ては「思いつき矯正」を始める．これではいけなかった．著者は今，自分の失敗例を記述している．開業歯科医が矯正治療を行うということは「経営権を賭けて行っている」と認識するのがよい．

　今思うと，詳細なマニュアルを作ればよかった．やさしい症例から積み上げる方式にすればよかった．

　だいぶ横道にそれた感があるが，だれがやっても最初は同様な失敗をしがちだ．だから一応，保存，補綴をそつなく治療できるレベルの者が，やさしい矯正からトライすべきである．その際，最初に可能なかぎり，全体的なだれが見ても診査に耐える良質の資料を用意しておく．

　特別なものは通常いらない．治療がう蝕・歯周にわたるなら，実は以下の1〜5で十分である．

1．スタディモデル（顎態模型でなくてもいい）
2．全顎のエックス線写真
3．パノラマエックス線写真
4．口腔内写真（5枚）
　治す対象に，たとえば著しいオーバージェットが入っていたならば，オーバージェットの量，当たり具合がわかる記録写真を追加するなど，必要に応じて撮っておく．
5．セファログラム
　全顎の矯正，プロファイルの改善の主訴があるときなど，必要に応じて撮影する．

〈追加の資料〉

　下顎の偏位が疑われるときや咀嚼システムの異常，咬合治療に影響を及ぼす習癖などを調べたいときは追加の資料を採り，治療の指針を得るようにする．

追加の資料による診査

---

① チェアサイドでの問診・視診：触診でだいたいはわかる．この場合特別な資料はいらない．
② ファンクショナルワックスバイト法
③ ゴシックアーチ法
④ 中心位の記録を採り，咬合器上で診査
⑤ ME機器による下顎運動軌跡の診査
⑥ バイトプレーンの使用
⑦ 筋電図
⑧ その他

⑴ 学習と経験を積んで診査をすれば，ほとんどのことはチェアサイドでわかる

　オープンバイトに関連するような習癖についての診査は，第5章「治療」の「Ⅲ．改良型ホーレーリテーナー」の項で述べてある．

　下顎位や咀嚼システムの異常は，機能異常を発見する目で診査する．スムースにバランスよく十分な大きさまで動くかどうかである．

　まず左右の顎関節部を触診しながら，開閉口運動をさせる．顎関節の異常の有無はこれで十分だ．

下顎の運動は最大開口，急速開閉口をさせてみて，動きの異常，運動終末位のばらつきをみる．異常を疑ったら，上顎歯の上に指を置き，ゆっくり4回噛ませてCOの位置を忘れさせ，急速に閉口させる．急速で一直線にCOの位置を再現するか？をみる．

このほかどのような方法でも異常の程度がわかればよい．場数を踏めばなお，よくわかるようになる．チェアサイドがいちばん情報量が多い．

②反対咬合ではあるが，単に下顎が前方に位置づけられているためにそうなっているのか？

閉口筋をリラックスさせて軟化したワックスを後方で噛ませ，どのくらい下顎の位置が後方にいくかをみる（P.53に詳述）．

③例の補綴のゴシックアーチ法である

ゴシックアーチトレーサーにより歯と歯の接触感覚がなくなるということは，不正咬合歯による咬合誘導がなくなるわけで，中心位が得られる．中心位やそのばらつき加減がわかる．本来のゴシックアーチも咬合の現状を知る手がかりとなる．

検査に慣れる具合によっても，バイトプレーン使用後など咬合の状況が少しでも変わると，検査結果が変わる．どの検査も同じで，このような変化を読む目が貴重な検査結果である．

④咬合器はヒトの顎の形態を再現している（ことになっている）

上顎の模型をフェイスボウで生体と同じ位置に咬合器に固着する．中心位の記録を採ってきて，その上顎模型と下顎模型の間に手指で保持する．そのまま石膏を流し，固着するまで待つ．

中心位を再現した咬合器は，閉口運動を試みると早期接触歯に当たる．CO＝CRなら当たらない．

通常の咀嚼運動では，早期接触歯（プレマチュアーコンタクト）を避けてCOの位置に帰るわけだ．ギザギザと動いてたどり着くのか，スムースに回るのかは，ME機器による運動軌跡のほうが読めるが，なぜそうなるかは咬合器のほうがよく教えてくれる．

ここで咬合器を持ち直して「もし正中が一致していたとすると？」などと見ていくと，咬合の変遷の歴史が垣間見えるかもしれない．生体のコンピュータの仕組みに興奮することになる．その前に，より正確な模型の採り方などの再検討を読者は始めるかもしれない．

⑤サホンビジトレーナー，MKG，シロナソグラフと，つぎつぎに導入した

確かに多次元で運動軌跡を読めるほうがいいし，終末位のあり方もわかる．これで咬合がわかると開発者は言うけれど，新しくわかる部分は少ない．術者がわかっている部分の証明にはなりやすい．

なによりME機器には，統一した見解に欠け，はやりすたりがあるのが悲しい．それに高価だ．本来楽しむためにあるのではなく，知らねばならぬものを知るためにある．指導者は統一のマニュアルを作るべきだ．

⑥バイトプレーン法

中心位を知って治療に役立てようとするなら簡易なバイトプレーンでできる．咬頭干渉による筋のスパズムを遮断し中心位に導く．説明するまでもなく，だれでも知っている．

⑦筋電図で何がわかるのか？

確かに鋭敏すぎるし，手間と時間がかかる割にみいりが少ない．でも姿勢反射は正直でよいと思っている．全般的な筋の検査も勧められる．側頭筋・咬筋の違いも参考になる．

⑧その他

最近では簡単に測定できるPT値，詳細を知りたいための歯科用CTや細菌検査など多方面の診査資料を使うようになってきた．

V-2　プロブレムリストの作成
　　　（問題点の整理）

つぎは患者のプロブレムリストを作ってみる．「プロローグ」の症例 *1〜18* ではMTMのためのプロブレム（問題点）が強調してあるが，一般的には患者の要望の強さ順に整理する．つぎにそれを実現するための時間，回数，費用を調べておく．メリット・デメリットも説明できるようにしておく．患者の要望は理想的でも時間的，期間的，年齢的，全身的，

社会的，経済的などの制約があるから，よくすり合わせができるようにしておく．現実的な治療計画となるのが大切である．

術者側からは歯の longevity，機能回復，形態回復の程度はきちんと伝える必要がある．術者がやってみたい治療選択肢があるときでも，嘘や誇張なしに現実的な対応をしておくことが将来につながる．

V-3　診査・診断の実際

一口腔単位の全顎矯正は健全歯を対象としている．もし治療が必要な歯があるときは原則として矯正開始前に治しておく．

部分矯正の場合も同じであるが，部分矯正治療そのものが，一般歯科治療に有用となる事例があるので，矯正開始の条件を知る必要がある．それには

ⅰ）プラークコントロールの診査・診断

プラークコントロールが悪いまま矯正治療を開始するのはマイナスが大きい（*症例 34〜38*）．

ⅱ）咬合治療のなかのう蝕とその継発症の診査

う蝕とその継発症（エンドの病変）を放置して咬合再建を図るのは順序が逆である．エンドの病変はきちんと治す方針にしておけばよい（*症例 39*）．

ⅲ）咬合治療のなかの歯周治療と矯正治療の関連

歯周炎のある歯の矯正治療に関しては禁忌の場合や，初期治療の一環として咬合再建のため開始するケースがある．

ⅳ）咬合治療のなかの矯正治療の診査・診断

補綴で咬合を再建するように1歯2歯の矯正の処置から数歯，全顎まで，条件に合わせて治療計画を決定できる．その診査・診断である．このⅰ）〜ⅳ）の詳細について以下に記述する．

ⅰ）プラークコントロールの診査・診断

プロブレムリストのなかで，いちばん先に問題にするのはプラークコントロールの診査である．これをないがしろにして先を急ぐのは医患ともに自滅の道を急ぐことであり，疾患の原因除去に留意しないことでもある．まず問題点を把握しておく．

プラークコントロールのレベルが低いときは改善の必要性を説明し，医患協同して取り組む．そのまま矯正治療を始めると，矯正装置でさらに汚れやすくなる．きちんとした清掃習慣があれば問題ない．

う蝕の多発していた患者が矯正治療に通っている間に，上手に改善できるようになり，長年の健康を獲得した例がある（*症例 10*）．

予防効果が低いままでは，矯正治療開始とともに歯肉炎やう蝕が目立つようになり，矯正治療が副作用を発揮したように言われかねない．

プラークコントロールのレベルの高い場合には，次元の高い治療に挑戦できるチャンスがある．清掃不可能な部位（プラークトラップ）を指摘して矯正治療で解消を勧める．歯根の近接や隣接面接触点の異常を矯正治療で解消できる．そうなればさらに良質の医療を提供できることになる（*症例 70*）．

術者側がプラークコントロールを推進するのは正則治療（原則にのっとった正しい治療）の第一歩であり，矯正治療導入の第一歩である．それではとばかり赤染めを繰り返して，飽き飽きした顔をされるのは得策ではない．問題点を指摘して上昇気流にのせるようにする．

ここで実例を基に，一般臨床歯科医の視点で口腔清掃の問題点を指摘してみる（*症例 34〜38*）．矯正関連の問題点である．

症例34-35

●口腔清掃の問題点：矯正関連の問題点

[症例34]
患者：20歳，女性．歯科受付を担当

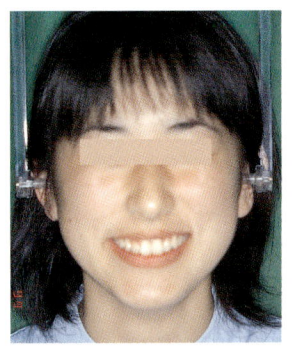

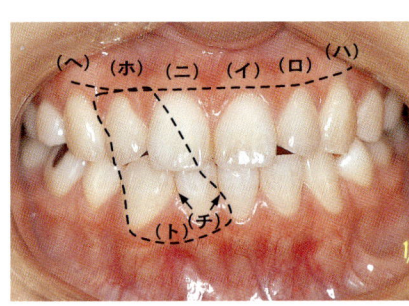

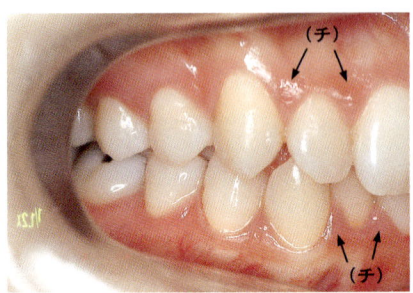

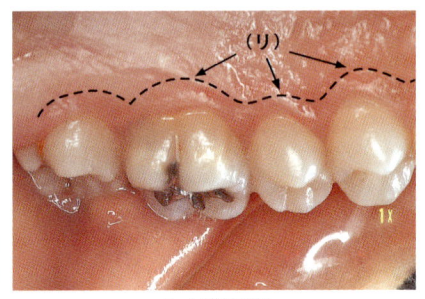

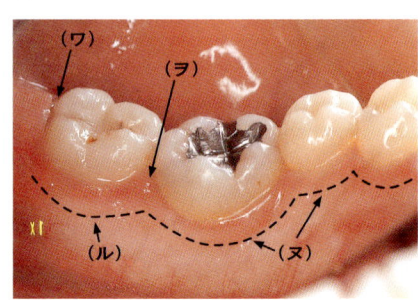

図34-1a〜e

右頰側　　　左上顎舌側　　　左下顎舌側

　図**34-1a〜e**は，一見健康そうな口腔である．もし矯正治療が必要だとしたら，すぐに開始してもいいプラークコントロールレベルに見える．
　しかし問題点を指摘できる．歯周治療で問題になるのと同じ問題点である．

〈プラークコントロールの問題点（図34-1a〜e）〉

- 若い，美しい，健康そうな，歯並びのいい外観にまどわされ，プラークコントロールレベルの改善点を見過ごしやすい．
- 唇，頰側（顔面側）の第一大臼歯までを主に磨いている．Ⅰ型のプラークコントロールである（後述）．
- その部の磨きすぎの害と歯ブラシの当たっていない部の炎症がみられる．
- 図**34-1b**で歯頸部歯肉の縁の形は1|が丸くて良い形．左側は横磨きの歯ブラシ圧で歯肉がそぎ取ら

れ，（イ）（ロ）（ハ）のように三角形になっている．右利きだから（ニ）（ホ）（ヘ）よりカーブがきつくなり，左上がりとなっている．右側より左側のほうが歯根が露出してきて歯が長くなっている（図**34-1a**）．

- 磨き始めの|2は歯頸部歯肉の三角形が尖型になっていて，歯根露出の進行スピードが早いことを示している．
- 左右の横磨きの中央の（ト）の点線で囲んだ縦長部位は磨き癖のため歯ブラシの届かない部で，2|2歯間乳頭は浮腫性の歯肉炎となっている（図**34-1c**）．
- （チ）の発赤は，歯ブラシだけでなく隣接面接触点下の古いプラークをフロスなどで落とすと治りやすい．
- すべての隣接面には美しい輝きがなく着色があり，つぎの段階を予見させる．まず（チ）のような炎症

第3章 診査・診断

が歯肉のクレーターをつくり軽いエアーブローで異臭がでてくる．骨吸収の進行が始まっているであろう．

- 図*34-1c*の右頬側の磨かれている所では歯肉の色が同一色だが，図*34-1d, e*に見られるように舌側は(リ)(ヌ)(ル)のように一定の幅に発赤帯が存在し，炎症がゆっくりではあるが進行している．
- なかでも歯ブラシの当たりが悪いか，当たったことがない(ル)には熟成した古い病源性をもっているプラークが存在し，歯肉の炎症が著しい．歯頸部歯肉は1|とは大きく異なり，定形を失っている．
- (ヲ)は，歯間乳頭部の変化が示され，炎症に対抗して骨の棚か，クレーターの形成の始まりを疑わせる．
- (ワ)は遠心の歯周ポケットであり，この歯冠周囲炎はしばしば急性化して来院してくるのを経験する．
- 以上は歯肉の炎症であるが，参考症例として32歳男性の歯周炎を提示した(*症例 35*)．
- 歯科医院に勤務しているから情報はもっているが，「痛くなったことはないし，フロスは痛いし」などと言い，(人にもよるだろうが)改善方向に向かわない．
- 年齢が進んでも自覚症状は弱い．歯肉は線維性となり，炎症は目立たなくなる(*症例 6-1*：頬側，*症例 12-2*：頬側)．
- 結論として矯正治療に適応する健康状態であるか否かは，診査が必要である．

●**急速進行性歯周炎(参考症例)**

[症例35]
患者：32歳，男性

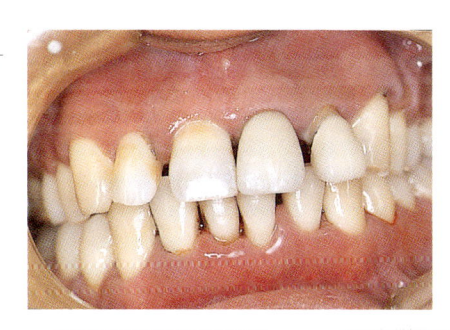

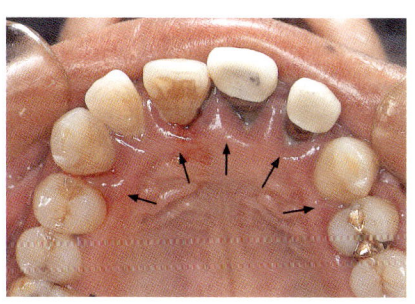

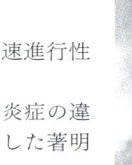

図*35-1a〜e* 32歳男性，急速進行性歯周炎の初診時．
　前歯唇側と舌側の歯肉の炎症の違いに注目．舌側は矢印に示した著明な炎症が認められる．
　エックス線像では中等度から重度の歯周炎がある．フレアリング，スペーシングがみられる．

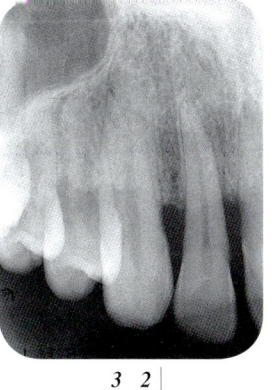

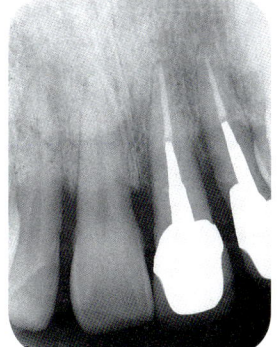

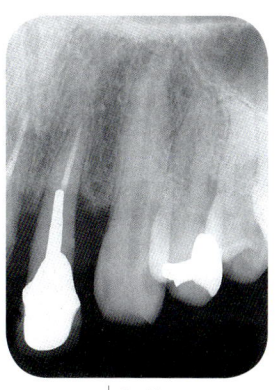

症例35-36

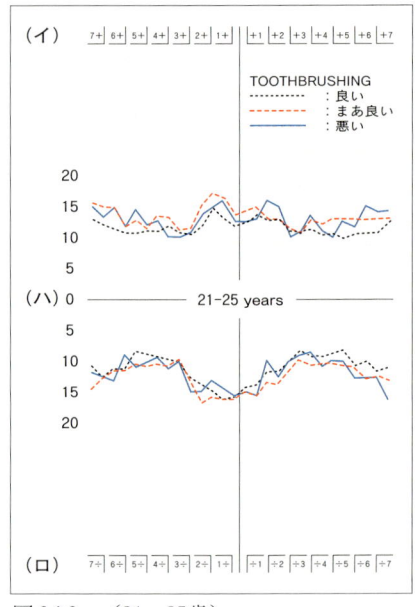

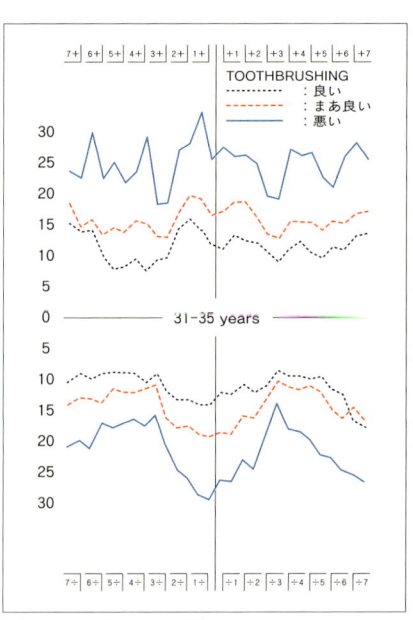

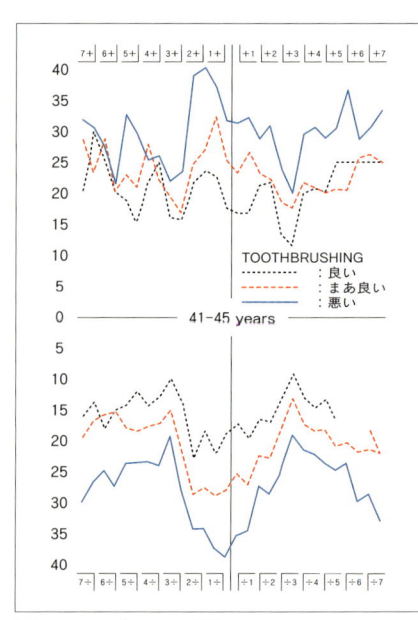

図 **34-2a** （21〜25歳）.　　図 **34-2b** （31〜35歳）.　　図 **34-2c** （41〜45歳）.

ブラッシングの程度（………：良い，- - - - -：まあ良い，────：悪い）によって歯槽骨レベルが年齢とともにどう変わっているかを示す．上下の横軸には歯式に従って歯の位置を示し（（イ）上顎，（ロ）下顎），縦軸には，歯根長（100）に対する歯槽骨の喪失レベルを％で示している（ハ）．

20代前半ではブラッシングの良否の差がでないが，30代では差がでて，40代では（本当に悪い歯は抜歯により統計から消えつつあるが）差がさらにはっきりしてくる．図 **34-2c** の 2̲ と 3̲ の差を見ると，磨き癖もでている（Schei O, et al[27]より改変）.

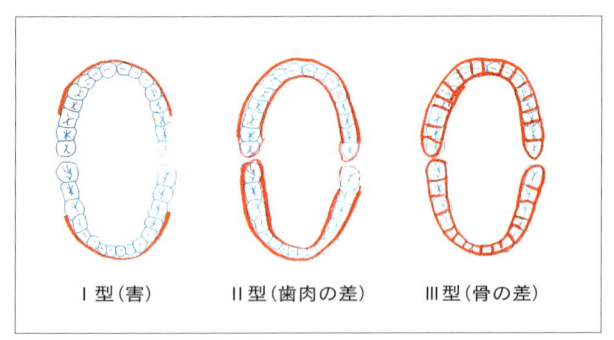

図 **34-3**　プラークコントロールの評価.

〈プラークコントロールの評価〉

　プラークコントロールは正当に評価されるべきである．若いときにはブラッシングが悪くても目立たない．加齢とともにプラークコントロールの良否の影響により，骨吸収が進むことが文献[27]に示されている（図 **34-2a〜c**）.

　ブラッシングを臨床に役立つように評価してみると，以下の3型に分類できる（図 **34-3** 参照）.

〈ブラッシングの分類〉

- **I型**：頬側の第一大臼歯近心までを磨く型．

　見える所，磨きやすい所を磨く．このタイプが多い．

　磨き癖として定着していると，ブラッシングによる為害作用が目立ってきて，治りにくい．

- **II型**：頬・舌側と歯列の遠心部まで歯ブラシが届いている型．

　I型とは歯肉の炎症の差を見ればすぐ診断できる．これでプラークコントロールの指導効果もすぐわかる．

- **III型**：歯の近遠心隣接面まで清掃する型．

　一見，完璧なブラッシングのように見えていても，近遠心隣接面に問題があるケースがある．ブラッシングだけで歯の近遠心隣接面のプラークが落とせるくらいの歯周の健康状態は，人生のうちで比較的短い期間である．

　プラークによる汚染は骨が吸収して深刻になってくる．減ったものは通常再生はしない．もちろん抵抗力のある人は助かっている．しかし骨吸収に対する加齢や歯周病の影響は大きい．

近遠心面を清掃するフロスの使用時間は3分とかからないが，できている人はごく少ない．

Ⅲ型で100％の達成率が理想だが，現在なにがいちばん問題なのかを適切に指導することが大切である．主に頰側を集中して磨くⅠ型は，矯正治療歴のある患者によく見られる例である．ただ磨けというだけの最初の指導に問題がある．矯正患者は少なくとも最後臼歯部，舌側まで磨けているⅡ型であるべきだ．

高齢者や歯周病になって骨吸収が進んでくると，ブラッシングでの隣接面清掃は困難になってくる．したがって隣接面の清掃を加える必要が生ずる．Ⅲ型にするのだ．歯周病に罹患しやすい成人の矯正症例ではこの視点が大切である．

主に頰側だけ磨くⅠ型のブラッシング癖は止めようにも止められない人がいる．なかには退縮が歯根尖まで近づいてきても，さらにやらずにいられない人までいる（症例36：図36-1a〜d）．歯根が折れてもブラッシング癖は改善できない例もある（症例37：図37-1a〜d）．癖に気づいても，白い歯の審美性を保つためには歯根露出部分を磨かずにいられず，それがさらなる歯肉の退縮をまねく．また，いったん治っても戻りやすい癖である．

では，著しい歯肉退縮をまねいたブラッシング癖は治らないのか？　そんなことはない．清掃しなければ治癒が期待できない歯周炎でありながら，歯肉退縮も歯周治療も成功した症例を提示する（症例38）．

●Ⅰ型ブラッシング癖により歯根尖まで歯肉が退縮した例（症例36）と歯根が破折した例（症例37）

[症例36]
患者：43歳，男性

主訴：ブラッシング癖の改善ではなく一般歯科治療を希望

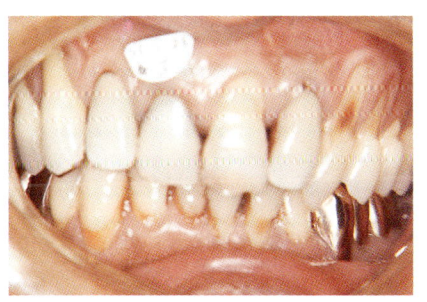

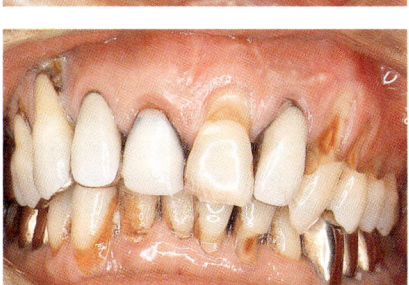

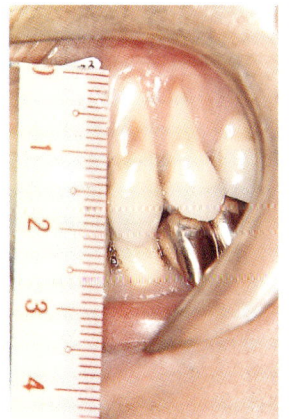

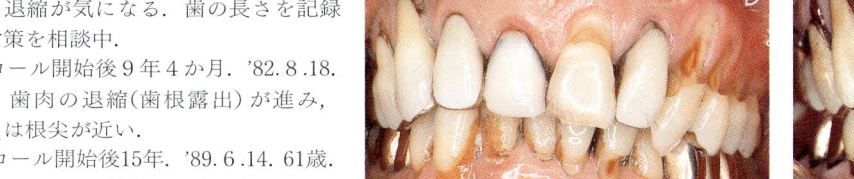

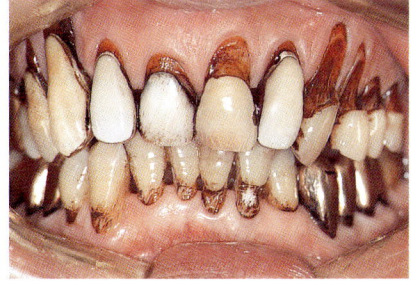

図36-1a〜d
a, b：リコール開始後1年9か月．'75.1.23. 47歳．美しく磨かれているが，磨きすぎによる退縮が気になる．歯の長さを記録して対策を相談中．
c：リコール開始後9年4か月．'82.8.18. 54歳．歯肉の退縮（歯根露出）が進み，3|3 4 は根尖が近い．
d：リコール開始後15年．'89.6.14. 61歳．強く磨かないと，着色が目立ち気になる．この後，仕方なく治療（充填）となった．

症例37-38

[症例37]

患者：71歳，男性

主訴：一般歯科治療を希望．ブラッシング癖は自覚しているが，主訴ではない．

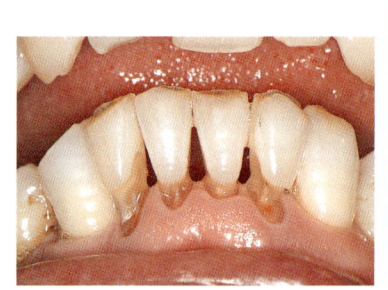

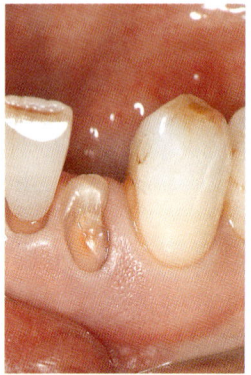

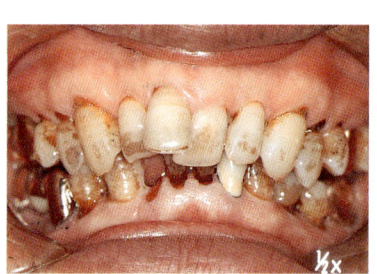

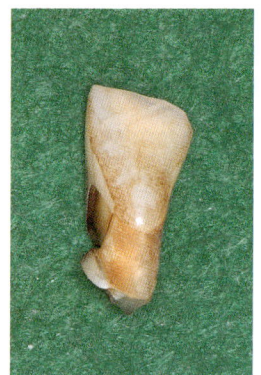

| a | b | c | d |

図 *37-1a〜d* 初診時．*a, b*：きれいに磨かれているが，磨きすぎ．歯ブラシ圧も強すぎる．何回も改善できては，また戻る．|2 が歯頸部より破折．歯根部の歯髄は失活していない．
c, d：3年後．'91.10.21. 74歳．強圧で磨かなくなったため，着色が目立つ．|2 は補綴済み．今度は 2| が破折してきた．|5 も磨きすぎが原因で失活していた．

● 中等度から重度の歯周炎，上下前歯の著しい不正咬合，CO≠CR の問題点とともに，頰側のみ強く磨く癖がある患者の治験例

[症例38]

患者：44歳，男性

初診：1981年12月9日

主訴：下顎前歯の歯肉が10日前から腫れた．ブラッシングをすると痛む．血が出る

[はじめに]

この症例提示の目的は，咬合治療の記述を裏づけることにある．

図 *38-2* '81.12.9．歯周ポケットと歯間のスペースの検査．

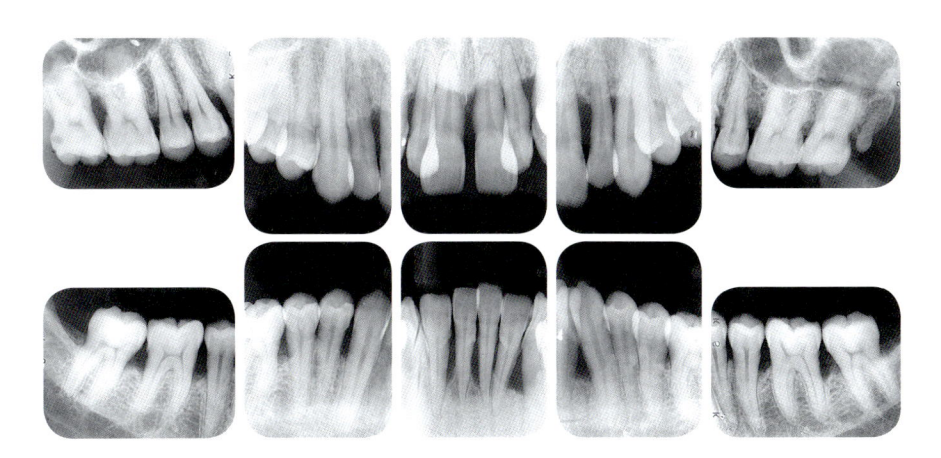

図 38-1 '81.12.9. 初診時.
図 38-1, 2 全顎にわたる歯周炎がある. とくに前歯の進行が著しい. CO ≠ CR で咬合性外傷が悪影響を及ぼしていると思われた.

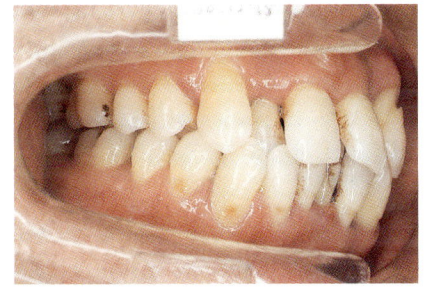

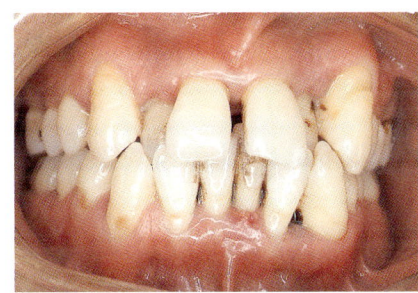

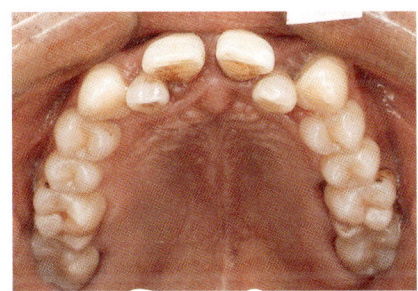

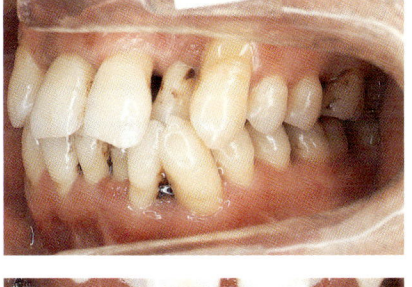

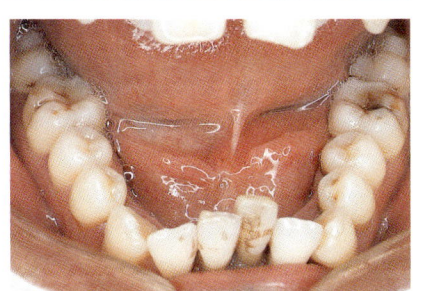

3a	3b	3c
3d	3e
4a	4b

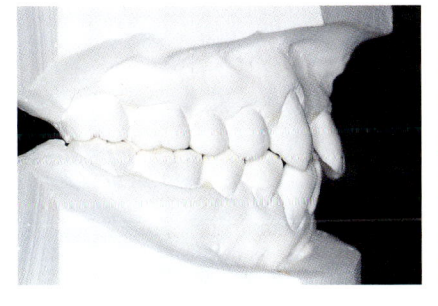

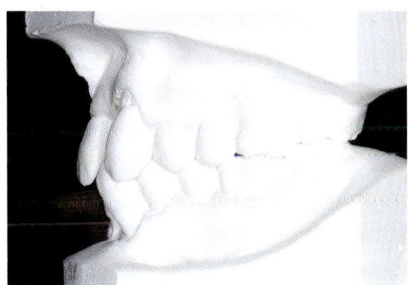

図 38-3a～e '81.12.18.
図 38-4a, b '81.12.10.
図 38-3a～e, 図 38-4a, b 上下前歯に不正咬合がみられる. 2|2 のクロスバイトが下顎を前方に偏位させている. 模型をみると, CO の位置は1歯対2歯の I 級咬合で安定しているようにみえる. これは下顎位が後方にある中心位に改善したとき, 咬頭嵌合の崩れ方が大きく現れると思われた.

[問題点]

①プラークコントロールを十分に行うよう努めたところ, 歯根の著しい露出をまねいた. どうすればよいか, どうすべきだったかは実際大きな問題点であった.

②歯周治療について.

③上下前歯は不正咬合と著しく進行した重度歯周炎である. 矯正か補綴, どちらで咬合構成をするか.

④CO ≠ CR である. この治療をどうするか.

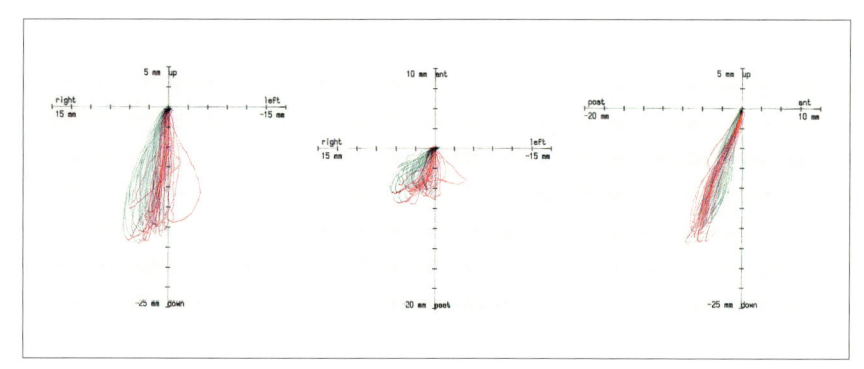

症例38

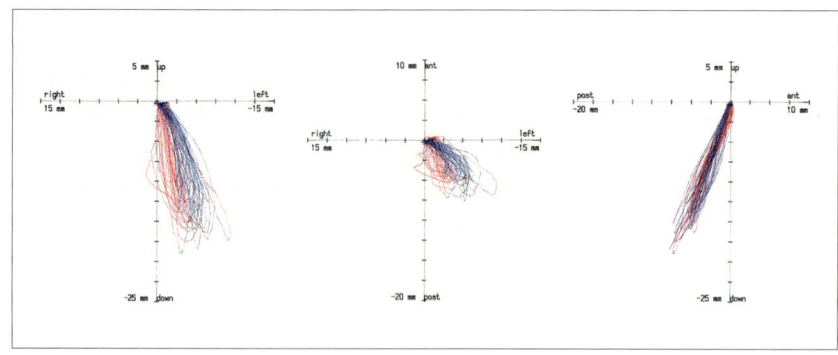

図 38-5a, b '87.11.4．初診6年後．
図 38-5a 右側でガムを咀嚼した時の運動軌跡．
図 38-5b 同左側での軌跡．
　左右とも異常な形が認められずバランスがとれており，左右相似形となっている．

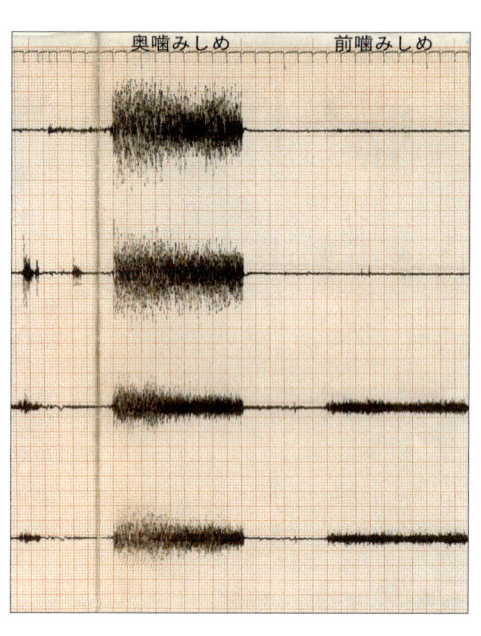

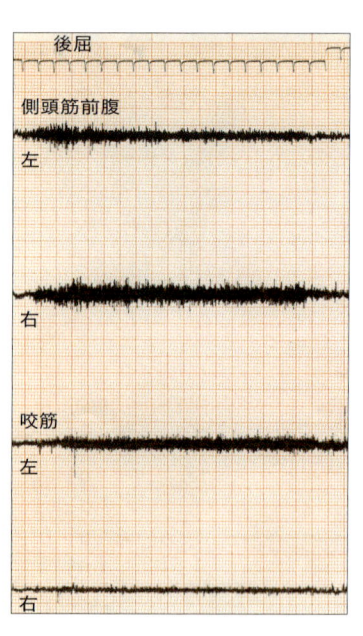

図 38-6a, b '87.11.4．筋活動量は十分であるが(*a*)，咬筋より側頭筋主導である．しかし姿勢反射(後屈)では，左右の筋バランスの不調和を示している(*b*)．

[咬合の診査]

　メインテナンスは約20年続いたが，その6年目に咬合の診査を行った．*図 38-5, 6*：シロナソグラフの検査では異常がないような軌跡が記録されている．COの位置が安定しているからであろう．一方，筋電図では咬筋も十分に活動しているが，それを上回った側頭筋の活動がみられる．やはりCO≠CRのため，根本的なところで咬合に問題があった(またはまだあるのかもしれない)ことを示している．

[歯周治療]

　'81.12.18.より'82.9.29.まで保険診療のとおりの歯周治療を行った．

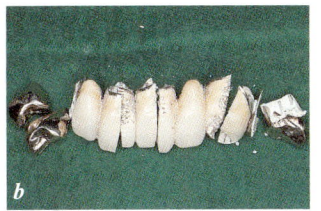

図 **38-7a, b** '83.1.5. 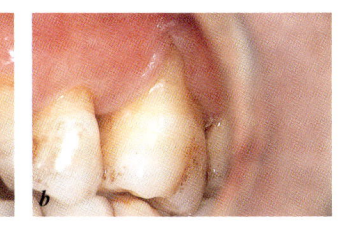 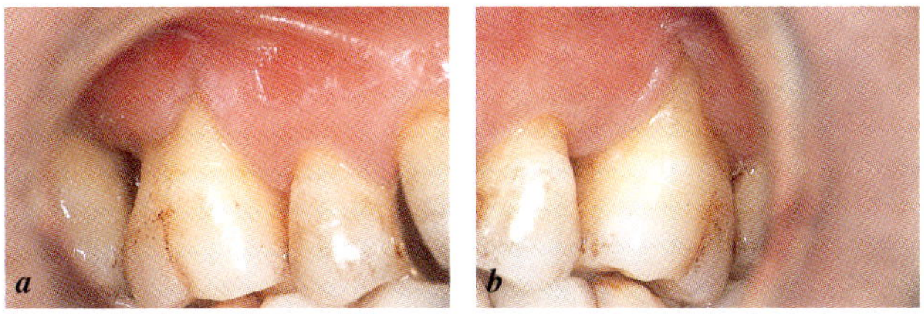   図 **38-8a, b** '84.2.15.

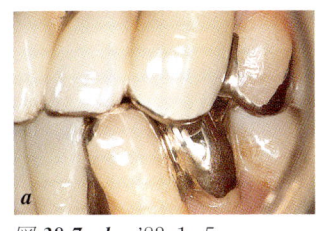

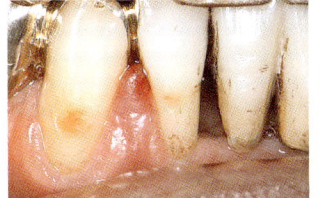

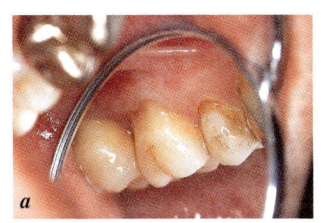

図 **38-9** '86.2.12. 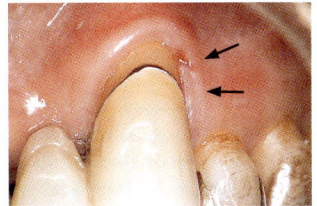   図 **38-10** '86.2.12. 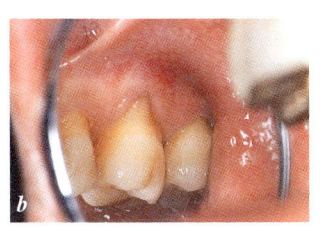   図 **38-11a, b** '95.1.11.

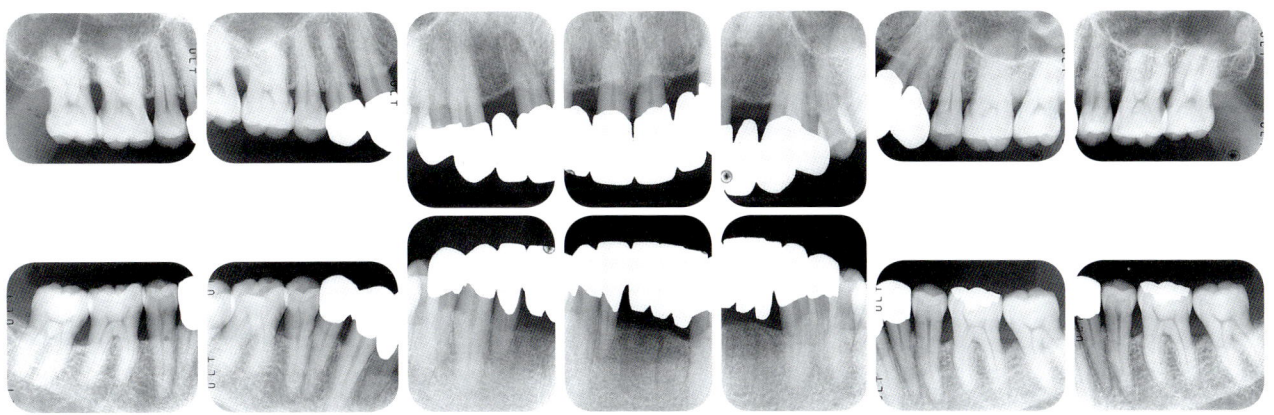

図 **38-12** '93.12.8.

[前歯の不正咬合の治療]

　前歯のクロスバイトの治療選択肢は，$\frac{2}{2}\frac{|}{|1}\frac{2}{2}$ を抜歯してブリッジを製作するという補綴処置をした．矯正に頼らなかったのは，歯周炎の進行のためもあるが，被蓋が改善したときそれに対応した歯の移動が可能かどうかはっきりしなかったからた．著しく減弱した歯周組織では通常の歯の移動は無理である．$\frac{2}{2}\frac{|}{1|}\frac{2}{2}$ の欠損部に暫間義歯を装着していたが，「正月には固定性のブリッジで餅を食べたい」と希望していたので，③2①|①2③ の3/4冠のブリッジを12月末日にセットした．ところが通常大丈夫なはずなのに，図 **38-7a** のように十分に補綴物が所定位置まで装着できずセメントラインが見えている．新年早々外し，ブリッジを再製した(図 **38-7b**)．

　2|2 抜歯は 3|3 の F. ope と同時に行った('82．4.28.)．すると下顎は「ドン」という感じで後方に移動し，$\frac{6|6}{6|6}$ しか嚙まないオープンバイトになった．成書に書いてあるとおりである．術前に説明しておいたように，しみない範囲で咬合調整し「今日はこのくらいで様子をみましょう」と告げた．しかし，患者は帰ろうとしない．「これじゃ，どうしようもない」と言って咬合が安定して嚙めるようになることを要求した．このような咬合調整を繰り返して，一応安定したように見えていたのだった．

[歯根の露出]

　歯周治療にはプラークコントロールの自己管理が必須である．しかし唇側を強く磨きすぎる癖があると，図 **38-8a, b** のように歯根露出が生ずる．磨き足りなければ図 **38-9** のように歯肉は発赤して炎症が

症例38-39

進んでくるが，図 38-10 では歯ブラシの使用法が悪く，矢印のように傷ができている．歯根露出の進行中の像はなんとかしなくてはならない（図 38-10）．

指導により徐々に歯肉は回復し（図 38-11a, b），歯周病も落ち着いてきた（図 38-12）．約20年後の'01. 6. 5．に，「もう歯周病は完治したからリコールも必要ないでしょう」と告げた．

[考察とまとめ]

歯根露出以外は既述の話題である．25年前には根面被覆はまだ登場していなかった．それだけに当時としては歯根露出への対応は懸命だった．

この症例の場合，咬合を構築するために選択すべき手段はなにかと問うと，著者に気を遣っているためか「矯正」と答えてくれる人が多い．しかし矯正では，重度歯周病罹患歯の移動というビッグな問題をクリアしなければならない．これがなくなると，あとは下顎位が決まりさえすればきちんと噛んでくれるのだから，予後がわかりやすい．補綴でやったほうが楽であろう．

矯正とプラークコントロールの話題は尽きない．しかし，できるかぎりの改善という目標はわかっている．そこでプラークの破壊力に対抗するめどがついてきたら，この関門を通過したということにして，つぎの診査に移っていく．

いよいよ咬合治療である．3つの治療の道である．1歯ごとに検査し，どれが必要かをみる．下顎位もみて，最後に全体をみてどのように順序よく治していくか診査・診断をして，術者の治療方針を確定していく．

ⅱ）咬合治療のなかのう蝕とその継発症の診査

う蝕関連の治療の道はだれでも知っている．プラークコントロールの予防から始めて，完全にう蝕を取り除き，根尖病変をつくらぬように根管充填し，歯根が折れないように支台築造し（この点が以前は配慮不十分であった．まさか折れるとは予想していなかった），きっちりと補綴する．

この各過程にMTMが有用であるから，MTMの治療選択肢を探す努力をする．もう一つ，根管治療後の歯根尖の慢性炎症の有無を診査しておく．矯正治療を開始すると炎症が急性化してくる例がある（症例 22）．残念なことに根管治療した歯が全部そのおそれがある場合も少なくない．再治療すれば通常は治る（症例 39：図 39-1～3）．補綴物が貴金属でも，根管治療が良いとは限らない（症例 22）．

● 全顎にわたる歯内療法により7か月後には根尖病変が治癒の傾向に向かう

[症例39]
患者：45歳，女性

初診：1984年3月21日
主訴：悪い所は全部治したい

① 根管処置をした歯は完全には治っていないので全部再歯内療法が必要である．矯正を開始するべきではない．下顎臼歯部（6|6 7）の根尖病変は根周囲の歯槽骨が厚いという解剖学的条件により判然としないが，緻密性骨炎（矢印で示す）があり，病変の存在を疑わせる（図 39-1）．

② 7か月後には根尖病変が治癒の傾向に向かっている（図 39-2）．慢性炎を脱したら矯正開始できる．

③ 7年後に調べた時には骨梁の整然さまで達成されていた．ちなみに矯正移動歯は緻密性骨炎（矢印）由来の骨硬化物に当たると，皮質骨の壁に当たっているような動きをすることがある．

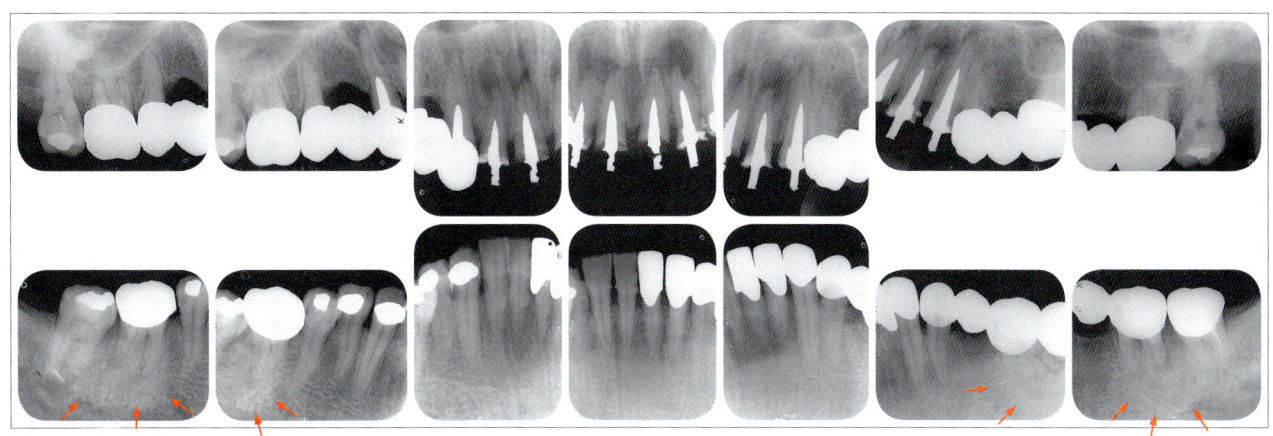

図 **39-1** 初診時.

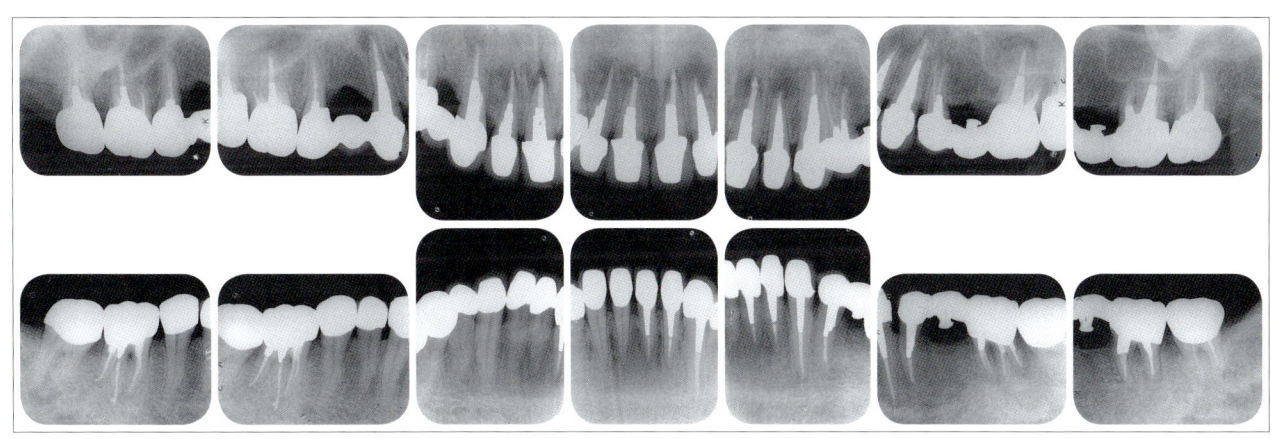

図 **39-2** 7か月後，補綴完了時.

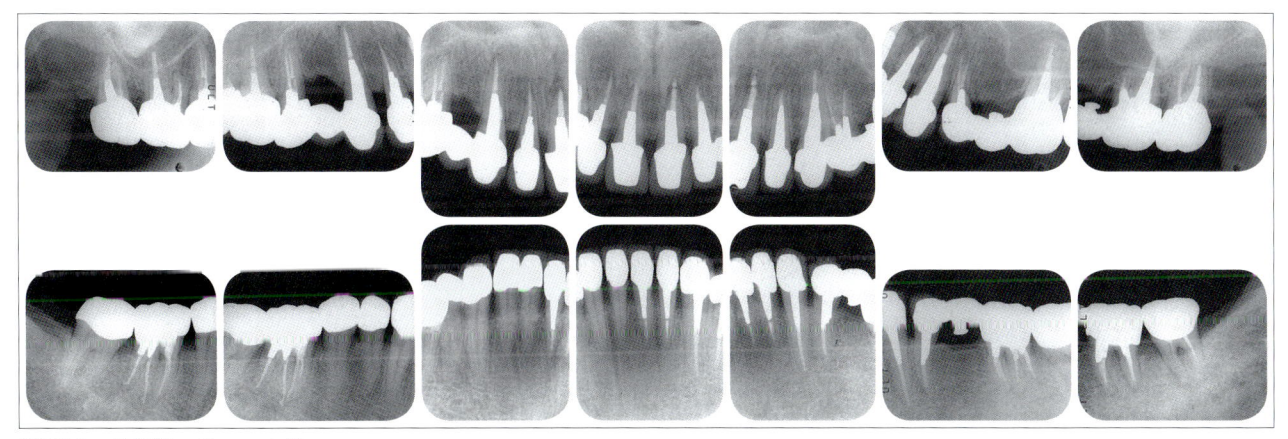

図 **39-3** 7年後，リコール時.

iii）咬合治療のなかの歯周治療と矯正治療の関連

　成長期に矯正治療を終了しておくことは歯周病の予防・治療にとても役立つ．成人の矯正も同様だが，歯周組織の減弱の程度，炎症の有無により矯正治療の適用法が異なる．したがって歯周炎があるなら活動性はどうか，骨欠損が水平性か垂直性か，どのくらいまで骨欠損が進行しているか，患者が歯周炎をきちんとウォッチングする態勢下にあるかなどを確かめる．歯周炎が治っていても，歯周組織の減弱度合いを診査してそれに応じた矯正治療を適用するよ

表 3-5　歯周病罹患歯の矯正治療.

・炎症と外傷に注意
①**進行中の歯周病**は矯正により進行を速める 　　　　　　　　　　　　　　炎症＋外傷＝進行
②急性炎症期や急性炎症が予想されるときは厳禁
③残存根量により矯正治療法を変える
④矯正の目標を定め，逸脱しない

う計画を立てる．この備えがないと矯正治療は歯科医療をやっていることにならない．Kokich VG[28]は日本矯正歯科学会の教育講演で，どの状況下でどのようなトラブルを起こしたらいくらと賠償金額を示したが，他人事のように聞いてはいけないだろう．

歯周病罹患歯の矯正治療について，基本の第一歩を表 3-5 に示した．

iv）咬合治療のなかの矯正治療の診査・診断

矯正治療を，咬合治療の選択肢として考えてみる．

1歯だけか数歯か，全顎矯正までやらないと目標達成しないかをまず決める．

つぎに下記のどのレベルまで矯正治療するのか？ということである．必要に応じて①だけ，②まで…と決める．矯正にどのくらい手間がかかるかの程度である．やさしい／難しいの程度でもある．

①レベリング，アライメント
②正中
③オーバージェット
④オーバーバイト
⑤ $\frac{3|3}{3|3}$ をⅠ級にする
⑥ $\frac{6|6}{6|6}$ をⅠ級にする

包括治療の一環として矯正処置を行うときは，この順に治す．審美重視的ではあるが，この順序は患者の要望，心情をなぜか満たす．理由はよくわからないが，著者はこの順序を大切にしている．

①レベリングで咬合平面の上下の凹凸を並べる．同時にアライメントで前後左右の凸凹を治す．歯列弓の形態に並べるわけだ．ストレートアーチ用のブラケットを付け，ストレートアーチ用のワイヤーを付ければ，レベリングとアライメントができ上がってしまう．このハウツーを書いた成書は多数あるが，本書巻末の文献を 29，30，31，32 の順に読んで参考にすればよい．並べられた上下のアーチは歯槽性の不正咬合なら合いやすいが，骨格性だと難しくなる．これは②～⑥でも同様である．

②上顎 1|1 は正中を正しくつくり，顔がまっすぐに左右対称であることを示している．これをやる．以下，これに準じて歯は並ぶ．これは発生の初期の「魚の時代」からの約束事である．これを守らないと，一ツ目小僧を見るように正常ではない雰囲気をつくる．

③④前歯の配列をして基本的な審美性を形づくる．またアンテリアガイダンスをつくることでもあるから，機能的改善を果たす．

⑤咬合のランドマーク（国境：くにざかい）を決めることである．これを決めることで歯の幅など形態のバランスが決まってくる．また犬歯誘導の確立でもあるから，機能的安定性が得られる．

⑥頼りになるセントリックストップをつくることである．咬合崩壊してきたとき，患者はこの程度まで噛めなければ具合が悪いという形態，機能のレベルをもっている．もちろん理想的なのがいちばんであるが，現実的ということがある．第一大臼歯をⅠ級にした理想咬合でなければいけないのか，どこまで許容範囲なのか計画を立てる．

以上，どこまでをどのように治すかによって治療計画は大きく変わる．蛇足かもしれないが付け加えると，不正咬合を治すとき，矯正治療でだいたいの位置を決めて，後の微細な咬頭嵌合，形態は鋳造冠を装着することで咬合を完成するのは①のレベルの矯正である．矯正でだいたいの位置を決めて補綴で正中を治すのも，歯周補綴のため全顎にブラケットを付けるのも②や⑥ではなくて①のレベルである．天然歯のまま緊密な咬頭嵌合を完成させる矯正治療は⑥のレベルである．1歯でも⑥とはいえないが，難易度は①ではなくずっと⑥に近い．天然歯のまま①～⑥を選択できるし，補綴前提でも①～⑥までどのレベルでも矯正治療を適用できる．繰り返すが，どれにするかで難易度，期間，費用も大きく異なる．

この後は患者に治療方針を説明し，治療計画を決定することになる．

第4章
治療計画

I 治療計画に矯正治療を導入する 224

II インフォームドコンセント 227

   まとめ 228

   症例40 229

   症例41 231

　一般臨床歯科医にとって治療計画はなじみが薄かった．保険診療ではやることが細かく決められており，そのとおりにやっていくことになる．いわばこれが治療計画のようなものである．自己裁量権は比較的少ない．

　しかしMTMは自費である．表現が悪いが，MTMを歓迎するような説明ができなくては売れない．だからといって，良いことだけ言うのでは騙すことになる．

　自費の矯正だけ失敗なく治療が進んでも，移動歯のエンドやペリオが急発したら，同じように事件である．したがってトータルな治療計画が必要で，悪い所はきちんと治す，歯のlongevityを目指すという本来の医療の姿に戻らなければならない．患者はそれを求めている．安価な治療計画だけが歓迎されるわけではない．機能的咬合を実現する治療計画も求められている．まず最初の第一歩を成功させよう．

第4章　治療計画

I　治療計画に矯正治療を導入する

　もう総論の繰り返しは必要ない．ここから先は各論のハウツーである．う蝕，ペリオ治療の道は習得済みだとしよう．いくらやってもこれで終わりということはない．今後もつねにリニューアルしていけばよい．今必要なのは，矯正の道の習得を急ぐことである．図4-1のタルである．水量(医療水準)を保つには，弱い所を補強していく必要がある．

〈矯正を取り入れるレベル〉

　矯正を取り入れるレベルは表4-1のレベル1からレベル5までが考えられる．

I-1　レベル1

　矯正治療は自分ではやらない．紹介する．分業制にする．分業制が悪いわけではない．専門医制度は分業をする．

　分業の利点を伸ばし，欠点には目をつぶらないようにする．総論で述べた治療目標に理解を示す仲間と組む．現状は矯正臨床教授でさえ症例17の臨床になる場合がある．頼れるものは自分しかいないと考える．いい仲間は必ずいるし，お互いに刺激を受けて育つ．年齢の違いは問題ではない．

　まず積極的に紹介状を書けばよい．紹介して難しい患者を厄介払いした気持ちになるのは間違い．その際には自分の治療計画と合わせておく．矯正治療だけで治療が終了となる症例でも，自分の治療のコンセプトと合っているかどうか確かめる．審美の基準，抜歯の必要性，矯正の不快事項の程度などである．これがないと自分を頼ってきた患者が症例17

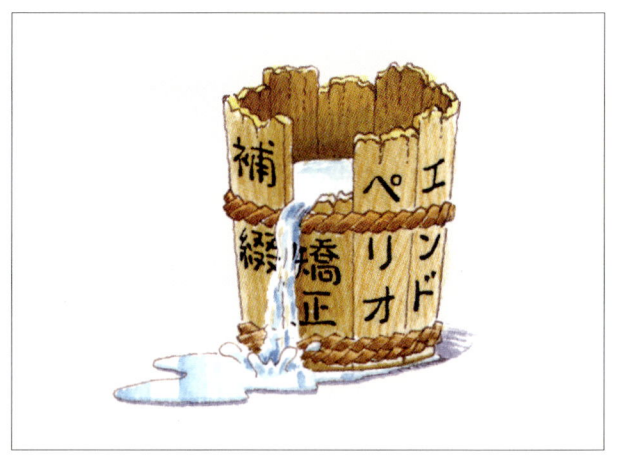

図4-1　臨床でいちばん弱い部分を補強する．

表4-1　矯正を取り入れるレベル．

レベル1	矯正治療は行わない．分業制にする 「歯並びを治したい」という主訴の患者は矯正専門医などに紹介する
レベル2	挺出(extrusion)のように安全，確実，医療効果の高い症例だけ取り扱う
レベル3	小矯正 MTM(minor tooth movement)のなかでも，やさしいと思われる症例に限る
レベル4	一般歯科臨床に役立つ歯の移動はできるだけ行っていく ・やさしい部分矯正 ・難しい部分矯正
レベル5	全顎の矯正治療も行う

のような治療結果になるかもしれない．審美性だけ良くなればいいのか？　歯の longevity が危うくなってもいいのか？　という問題がいちばん重要である．

　矯正の"副作用"があるのは仕方がない．問題は矯正専門医に限らず，専門分野の治療コンセプトしか頭にないことである．だから，治療目標を同一にして「すり合わせ」をすることが必要なのだと言いたいのだ．

紹介しても，一般臨床歯科医がしなければならないことはたくさんある．重症の不正咬合の患者にはプラークコントロールの不良な例が多い．不正咬合に不潔や多数の疾患が加わると，若年者でも深刻な状況になる．不正咬合が治ってくると，一般歯科臨床が可能になってくるという例は多くある．

矯正治療中も「すり合わせ」をした目標に近づいているかどうかをよくみるようにする．紹介したままで放置し，治療結果をみてから「矯正治療というものは…」と嘆くのは「自分が手抜きした部分」を嘆いているだけなのだとも考えられる．

このようにして自分は矯正治療を行わなくても，矯正を身近に感じ臨床を豊かにできる．

本書では成長期の全顎矯正はなるべく取り上げない．矯正専門医に紹介するのが最善と考えるからだ．分業を勧める．成長発育をふまえて機能とともに審美性をも達成させる専門性に敬意を払うべきだと考える．全顎矯正を目指してはいるが，そのために限局矯正が行われることがある．これも完成の矯正ほどではないが，矯正専門医が行うのが勧められる．もちろん成長期でも，一般歯科臨床と関連している部分はすり合わせが必要である．

この限局矯正を安易に「子どものMTM」などといって手をつけるのは慎重にしたい．前述の「天然歯で$\frac{6}{6}$をⅠ級にする矯正」に手をつけていることになる．本当にプラスになっているのかどうか？　成長期だからどうにでもなるという問題ではない．

さらに，全顎矯正までもすぐできるかのような宣伝に出会う．そんな簡単なものではない．複雑だから懸命にやれば仕上げられるというものでもない．良い指導者に付くことだ．良い指導者は少ないが，すばらしい人がいる．

一方，一般臨床歯科医はたくさんの子どもをみることだ．矯正が必要だがやらない患者，矯正をしようにも健全歯が少ない患者，矯正するにしても矯正治療が難しい問題をもつ患者をみる．この視点で一般臨床歯科医は，しておいたほうがいいことに手を打つべきである．噛む習慣をつけること，開口・舌癖・デビエイトスワローなどの悪習慣の是正，炎症を残さないエンド，なかでもプラークコントロールである．

以上，矯正治療は専門医に紹介するとしても，さまざまな立場で矯正に密接した臨床を行うことができることを示した．

Ⅰ-2　レベル2　挺出（エクストルージョン）

レベル2の矯正までやるというのは，挺出までは自分でやるということである．挺出処置だけ書いてある本がよく売れ，第2版まで出版されている[24]．「できるだけたくさんの人の習得が望ましい」と巻末に書かれている．矯正治療はその程度の普及だったと言えるのかもしれない．

一般歯科臨床に必要な挺出移動についての記述は，本章ではこれで終わりにしたい．「これは挺出処置をしたほうがいいか？」で，もう治療方針は決まる．あとは患者と相談するだけだ．それほど，矯正治療とは言えないほどやさしい．代替治療のハウツーもすぐ説明できる．今までどおりなのだから．前述の挺出の一冊と，第5章「治療」の項に提示した症例を読めば，だれでもできる．ついでにトラブルについても書くから，それで学習完了である．ちなみに1歯の挺出までを矯正専門医に依頼するのは，患者にとって煩雑すぎる．だから純粋のレベル1は存在しないのではないかと思われる．やる気さえあればということばが必要か？

「プロローグ」に3症例（症例1，7，12）提示してある．絶対必要！身につけておきたいと感じられる症例である．

Ⅰ-3　レベル3

レベル3からは規模の大小はあれ，矯正治療である．主に一般臨床歯科医が担当する矯正治療である．

レベル3〜5の境界は定かではない．レベル3のMTMの定義は1，2歯を対象に移動距離は少々で，短期間（6か月以内）というものであるが，最初からきちんとやるためには期間がかかると思っていたほうが良い．境界が定かでないわけだ．全部の歯に装置を付けるのがレベル5で，レベル5とレベル3の

中間がレベル4である．その境界は定かではないが，治療目標は同じである．歯のlongevityであり，機能・審美の改善である．

レベル3のMTMを始めようとするなら，新規開業と同じように器具・材料を**全顎矯正をやるつもり**で各種そろえる．数はまだ少なくてもいい．完全滅菌できるものを選ぶ．ワイヤーも曲げてある最新鋭のものを一通りそろえる．MTM用一式みたいなものを買って，臨機応変の処置に困ることがないよう全部そろえる．術式，テクニックの不備を助けてもらえるよう，将来の発展に備えておくためである．何より治療計画のときに材料注文まで考えよう，では繁雑すぎる．

治療計画作成にあたり，MTMの典型的な治療計画を知って応用しやすくしておくことが必要だと思われる．

MTMの典型的な症例は，$\overline{6}$欠損放置のために生じた$\overline{7}$の近心傾斜と臼歯の咬合崩壊による前歯のフレアリングである．前者は一次性咬合性外傷を受けている．放置すれば，なお$\overline{7}$は傾斜を増す．$\overline{7}$近心の歯周ポケットは深くなる．対合歯は挺出してくる．左右差のある咬合になってくる．

後者は二次性咬合性外傷が問題となる．臼歯の咬合崩壊とともに咬合のガイドがなくなってくる．なにより審美障害が治療の必要性を高める．

この2つは同じ不正咬合でも**進行性の不正咬合**とよべるものだから，治しておこうと提案するわけだ．その場合，$\overline{7}$の傾斜を元に戻す，フレアリングした歯を元に戻す矯正が必要となる．**復元矯正**と認識できる．これは元の形態だけでなく元の機能に戻すことであるから，やさしい歯の移動である．新規に歯の移動を計画して新しい形態を得るのとは一味違う．歯列弓形態異常を例にとって，やさしさ／難しさを考察してみる．

矯正治療分野では**個々の歯の位置異常→歯列弓形態の異常→上下歯列弓関係の異常**と順に講義を受ける．レベル3は通常この「個々の歯の位置異常」の矯正をしている．「プロローグ」の症例表には1歯を対象に4症例(*症例2, 4, 6, 7*)，数歯を対象にして2症例(*症例12, 13*)を提示してある．

歯列弓形態の異常があるとき，すなわち**狭窄歯列弓，V字形歯列弓，鞍状歯列弓，空隙歯列弓**があるときには特記して治療に当たっている．それだけ難しいわけだ．しかし欠損放置のための狭窄歯列弓の改善は，「復元矯正」といえるものでやさしい．狭窄歯列弓をMTMで改善した症例を提示した(*症例40*)．

*症例40*では「リンガルアーチによる歯列弓の拡大」を行ったにすぎない．この後パーシャルデンチャーにしろ，インプラントにしろ，基本的にこの矯正治療を採用するほうが良い．反対する人はいないであろう．

問題はリンガルアーチの使用法で，これをクリアーすれば，このような症例は本を見ただけでできる．

同様にバイトプレーンによる咬合挙上，FKOによる歯の少々の移動や顎態の改善，改良型ホーレーリテーナーを使用したMTMなど，多彩な仕事が待っている．この流れのなかの一つとして全顎矯正のときに用いる急速拡大法を使ったMTMの症例を提示した(*症例32*)．上顎骨の拡大という骨格性改善がMTM並みのたやすさで獲得されている．

MTMは基本的にはエッジワイズ装置の部分使用である．したがってエッジワイズの復習を勧める．小児の全顎矯正をやるつもりではなく，装置のあらましや力系(フォースシステム)，危険なしてはいけない事柄を学ぶために学習しておく．部分の積み重ねより，全体を知って適用していくほうが楽であろう．

学習してからどういう治療計画にしようかと考えるのと，装置や力系の発想も湧かない状態でどういう計画にするのか？ と考えるのとはまったく違う．大学歯周病科での経験でも，新人ほど学習しないで始めようとする傾向がある．

I-4　レベル4とレベル5

治療目的に矯正処置が必要ならば，できるかぎりの矯正処置を計画しようというのがレベル4である．いい仲間がたくさんできるのを期待している．この同じ流れのなかで**レベル5**にも移行する．機能改善を目標にする全顎矯正についても症例提示をした

（症例 *10, 11, 14, 16*）．矯正治療ができるなら，一般臨床歯科医でも挑戦すれば良い．

挑戦の例を挙げる．グリーンフィールドの非抜歯矯正の会（"Academy of Non-Extraction Orthodontics"）は，完成症例のグレードをグリーンフィールドが診査して，パスしたものを米国矯正歯科学会で展示する．グループとして賞を獲得した．そのなかに，この機会にと矯正を始めた一般臨床歯科医がいたと聞いた．矯正専門医でも落ちてしまった症例はたくさんあったのである．

レベル4，レベル5の矯正の難易は，まさに矯正の難易の影響が大きい．やさしくできる手段として，インプラントアンカレッジの利用が考えられる．不動のアンカレッジであるからアンカレッジロスの失敗を防ぎ，矯正力を大きく発揮できるから力を大小，各方面に作用させて動きやすくできる．ぐっと矯正がやさしくなるだけでなく，今までできなかった大臼歯の圧下や遠心移動が可能になるから，新しい矯正治療の可能性が生まれる（症例 *18*）．歯を大切にしたい，抜歯したくないという患者は，MIのこの流れを歓迎することになる（症例 *41*）．

さらに自家歯牙移植がまず100％の確率で可能になった．便宜抜歯の歯はたいてい絶好のドナーである．症例 *1〜18* のなかでの抜歯ケースのうち2症例（症例 *10, 11*）は，これをやればどれだけやさしいレベルの高い矯正になったことか．症例 *10* は歯の破折を免れたであろう．

植立したインプラントもインプラントアンカレッジと同じ能力をもつ．インプラントを植立したということは歯が増加したと考えられるから，新しい矯正治療計画ができる可能性ができてきた（症例 *12, 23*）．

また一般臨床歯科医の手掛ける矯正治療は，圧倒的に機能改善を目標にするものが多い．疾患がらみの矯正であるから矯正した後，補綴が必要となる例が多い．するとレベリング，アライメントで矯正は終了とすることができて補綴に移行できる．こうすると，この矯正はやさしさが増す（第3章 V参照）．

さらに再三にわたり述べたように，逆説的ではあるが，矯正を行うために正則治療が行われる．プラークコントロールから始まる正則治療計画が提案される．また咬合治療の最終補綴の代わりに，矯正によるMIの治療計画が提案できる．当然患者に歓迎される．中心位での咬合再建に全顎補綴が行われたのと対極の治療計画が可能となったわけだ．

自家歯牙移植，インプラント，歯周再生療法などが脚光を浴びてきている．これらと関連した矯正処置の有用性が，さらなる発展をもたらすであろう．

II インフォームドコンセント

II-1 治療計画の4つの条件

治療計画は，少なくとも4つの条件を満たすかたちで作り上げる．

1）**患者のバックグラウンド**が治療計画に生かされていること．そういう事情があるなら，「歯の移動」を治療選択肢に入れよう．選択肢として適当かどうかの診査・診断もやっていこう．これが治療計画作成の第一歩である．
2）**術者の満足**が図られている．
3）**患者の満足**が図られている．
4）術前・術後に治療計画を検討できるように**資料**が整えられたものである．

以上の1）〜4）をさらに掘り下げてみる．

1）**患者のバックグラウンド**ということは，だれでも治療開始前までに生きてきた「物語」があり，その人の歴史があるということである．それが染み込んだ，その延長線上の治療計画でありたい．たとえばここまでう蝕を放置するとは！というときの治療計画と，母の介護で自分のう蝕治療ができなかった事情を知った後とでは，治療計画は違ったものになるだろう（症例 *68*）．
2）**術者が満足**する治療計画とは，つねに「理想の実現」というわけではなく，術者にとってはEBMに基づくもの，経験に基づく予後の想定のあるもの，やりがいのある実行可能なものである．これをもつべきである．

術者の治療計画の決定には，下記の留意点がある．

①患者の主訴を解決する治療計画であること．できるかぎりの改善を望む人から，症状の改善だけでいいという人までいろいろである．
②基本的処置から優先順位をふまえて計画する．術者のやりたいものからやるのではない．
③歯の longevity につながる計画であること．8020 である．
④治療計画はできるだけ MI であること．

　以上をふまえると，できるだけ歯を抜かない，欠損を増やさない，できるだけ固定式補綴で対応する，など具体的な治療目標が浮かぶ．このために必要なら矯正治療を導入する．一方的に DOS の立場で患者に説明するだけでは，インフォームドコンセントが不十分である．

3）治療計画について POS の立場から，**患者が満足できるように**，治療をしない選択肢も含めて治療計画の取捨選択をしてもらう．説明と同意である．

4）いくら術者が全力投球しようと，反省点のない治療はまずない．医療は時代とともに変わるし，患者の要望，術者の能力も変わっていく．したがって明日への一歩となるように，治療計画の**資料**を整えておく必要がある．

II-2　治療計画のすり合わせ

　術者の治療方針の提示があり，説明を受けた患者はどちらかというと拒否しにくい立場である．そこを察して複数の選択肢を示して答がでやすいように努める．そのなかに MTM をしないとしたらという選択肢を必ず入れる．やらないときの代替案も同様にきちんとメリット，デメリットを説明する．質問としては期間，通院回数，装置の見え具合─どこまで見えてもいいか？　起こりやすい不快事項，費用の承認などを聞いて"OK"をもらう．賢い患者は「先生だったらどうしますか」などと聞いてくる．歯の longevity，治療の失敗の大きさなどを主に説明することにしている．

まとめ

　唇顎口蓋裂の矯正治療が保険診療に導入されたとき，当事者は診断，治療計画の保険点数の設定に困惑したという．一般診療部門ではこの点数が設定されていなかったからだ．治療計画を軽視するのに慣れるのは良くない．

　MTM と名称は変わっても，矯正に変わりはない．きっちり資料を整えて，術前にも術中術後でも検討できる態勢にしておく．MTM は保険診療ではなく，自費の咀嚼障害治療である．保険は失敗してもいいというわけではないが，自費の失敗は実に困る．失敗が矯正以外のエンドなどであっても，同様に指弾される．トータルな良質の治療計画が必要とされるゆえんである．

　保険診療のエンドの費用は米国の 1/18 である．この安値はエンドだけではない．改正は望めそうもない．改正のために政治の裏技などで国民のひんしゅくを買う必要はない．必要なのは歯科医師の**自助努力**である．国民が満足してくれる**自助努力**である．国民 1 人当たりの収入は世界のトップクラスを維持している．それで矯正専門医の全顎矯正やインプラントの費用は支えてくれている．それならば基本的に必要な天然歯の longevity のための MTM に賛成してくれないはずはない．

　取り入れやすい MTM はどれか？　という段階を早く脱してトータルな治療計画を検討できるようになりたい．そのためのノウハウを本章にまとめた．

　次章（第 5 章）は治療についてやさしいベーシックを述べることから開始したい．

第4章 治療計画

症例提示

●下顎の「狭窄歯列弓」を矯正治療で拡大した症例

［症例40］
患者：32歳，女性

初診：1987年頃
主訴：歯がない状態は避けたい

［はじめに］
欠損放置のために生じた不正咬合は，元の形態に戻す矯正（「復元矯正」）で治療できる．見た目より比較的やさしい矯正である．

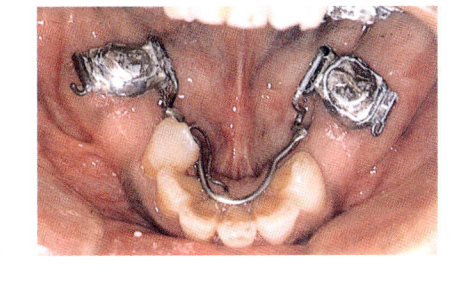

図 40-1 狭窄した下顎をリンガルアーチで拡大中.

［術前］

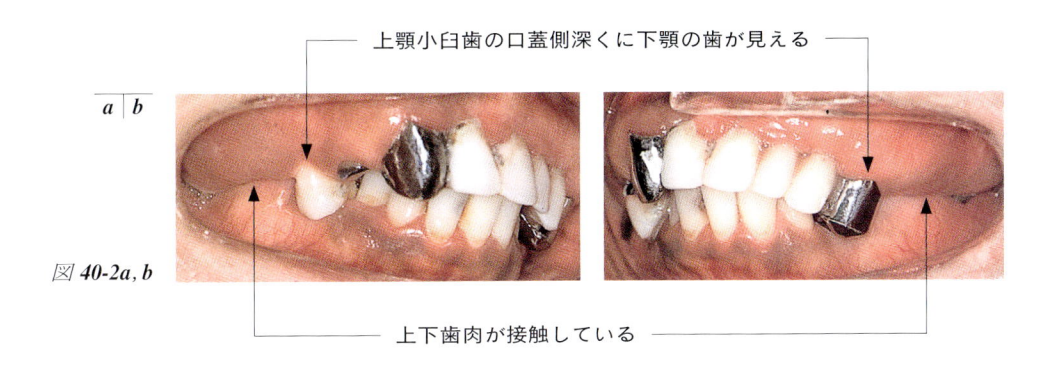

上顎小臼歯の口蓋側深くに下顎の歯が見える

a|b

図 40-2a, b

上下歯肉が接触している

［治療方針］
① 上顎に床義歯を入れ，下顎の歯を受け止められるセントリックストップをつくる
② 下顎を矯正治療で拡大する
③ 下顎の拡大に対応して上顎のセントリックストップを修正していく

［問題点］
① お客様相手の自営業なので，歯がなくなるのは困る
② 臼歯の欠損を放置しておいたため，上下の歯槽堤が左右とも完全に接触している（垂直高径の喪失）
③ 下顎歯列弓は狭窄して上顎にはまり込んでいる（水平的接触の喪失）
④ 義歯を作っても入れていられなかった
⑤ ②1｜1 2 3④ のブリッジがはずれて噛む所がなくなった

症例40-41

［治療中］

上顎義歯床　　　　　　　下顎義歯床

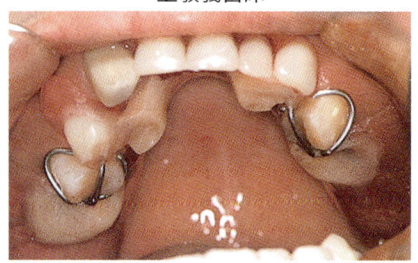

図**40-3a**　上顎義歯床に，下顎歯が噛み込むための咬合面を即時重合レジンで作り，下顎歯の拡大を助けるように拡大方向にスロープをつくる．

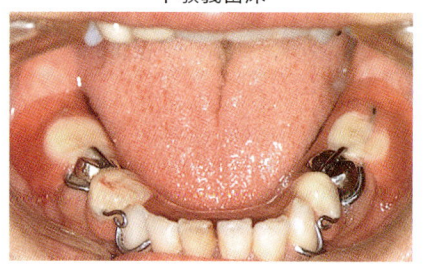

図**40-3b**　下顎の拡大ができたら，後戻りを防止するリテーナーを兼ねて下顎義歯を作り，咬合をつくっていく．

［動的治療終了時］

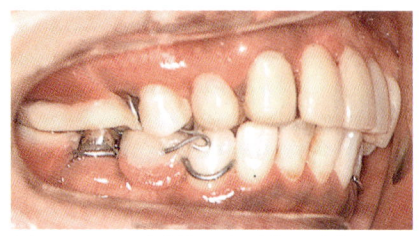

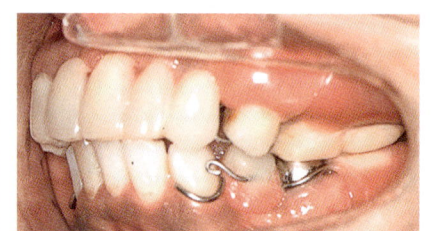

a|b

図**40-4a, b**　垂直的，水平的に咬合面が回復された．

［まとめ］

- 審美性を考慮して歯がないときがないように治療した
- できるだけ早く噛めるところをつくった
- 欠損放置のために進行性不正咬合となり，元に戻す「復元矯正」が必要な症例であるから，矯正治療が応用できれば，初診時の見た目よりずっとやさしい症例である
- 患者は治療をしたらどうなるかと治療開始をためらっていたが，矯正中から食事に苦労が少なくなり体重が回復し始め，快適さを訴えた

（この症例の一部は文献33に発表した）

第4章 治療計画

● 6̲ のう蝕の治療計画（治療中の症例）

[症例41]
患者：39歳，女性
初診：2005年4月4日

主訴：フロスを入れると歯肉が痛む．歯周病かどうか心配

[はじめに]

治療方針は混乱が生じない程度に，複数検討しておく．最後に一つの治療計画となるのだが，これだっていくつかの壁を乗り越えていくわけだから，変わる可能性がある．保険診療では治療方針が規則に沿うよう求められている．それに慣れているが，頭を切り変える必要がある．規制がないならどのような治療計画を患者が求めるのか？ である．

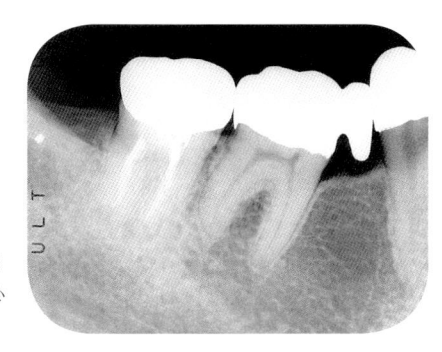

▶図 41-1 6̲ にはう蝕と，進行中の近心傾斜がある．

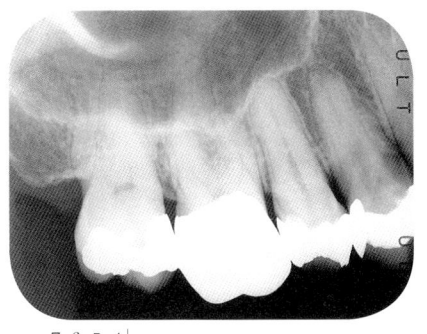

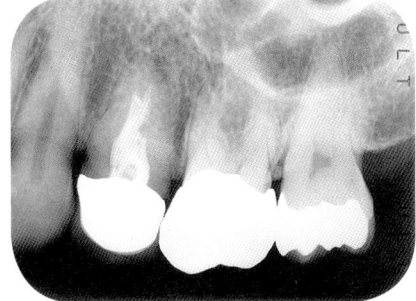

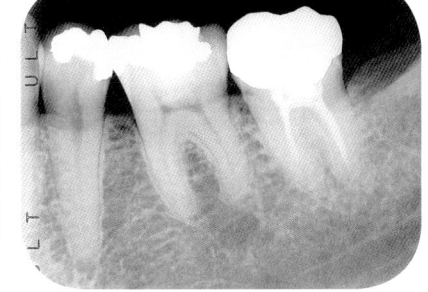

図 41-2a〜c　'05. 4. 13. 補綴をしてある歯の検査をした．
a 7654̲ 　b 5̲67　c 5̲67

[治療方針の決定まで]

患者の妹さんが通院していた．主訴のほかには，悪いところは全部治したい．すべて保険の範囲で治したい．歯の清掃をしてほしい．という要望があった．

診査の結果，歯周病はなくフロスを深く入れすぎるためであった．歯ブラシ圧が強く，かつ見えるところを磨きすぎるため年齢の割に歯肉が退縮し，歯が長くなっている．清掃方法を正しく身につけることを勧めた．

6̲ のクラウンの下にう蝕があり，治療の必要がある．5̲ 欠損のポンティックは 4̲ と連結されておらず，6̲ は近心傾斜して進行性不正咬合となっている（図 41-1, 4a）．

ここで後から考えると，第1回目の治療計画をどうするか患者に聞いている．①6̲ の MTM の可否，②全顎までの不正咬合治療をするのかどうか，③他の補綴物のう蝕の検査希望の有無である．6̲ のゴールドクラウンにもう蝕があるので，ほかも危ないのではないかと患者に伝えた．

そこで補綴した部位のエックス線検査をすることになった（図 41-2a〜c）．補綴物をはずしてみると $\frac{5}{6}\frac{4}{}$ がう蝕であった．

患者は 6̲ 傾斜歯のアップライト，5̲ 欠損部に1歯分のスペースを獲得すること，4̲ のう蝕治療のための挺出，$\frac{2\ 1}{2\ 1}$ での咬断を可能にするため臼歯の早期接触を治療することを希望し，全顎矯正となった．

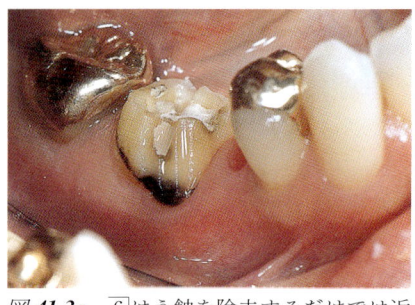

症例41

図 41-3a 6̲ はう蝕を除去するだけでは近心傾斜していて清掃が難しいので，う蝕の再発が危ぶまれる．

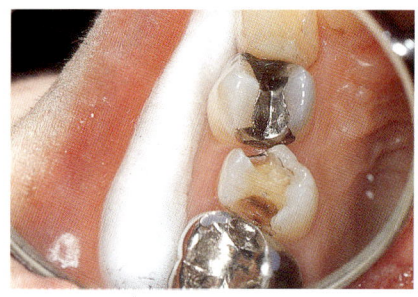

図 41-3b 5̲ はインレーを除去してみると，う蝕が認められる．

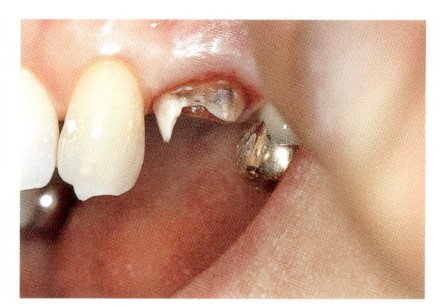

図 41-3c ̲4 の歯冠長を得るためには歯肉を切除するより，挺出のほうが良いと思われる．

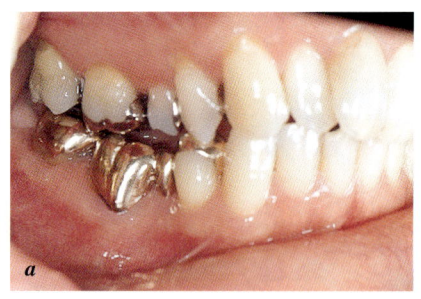

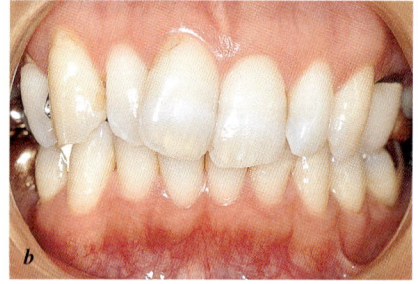

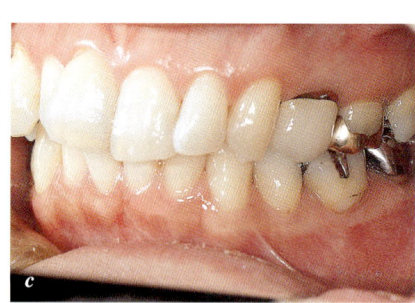

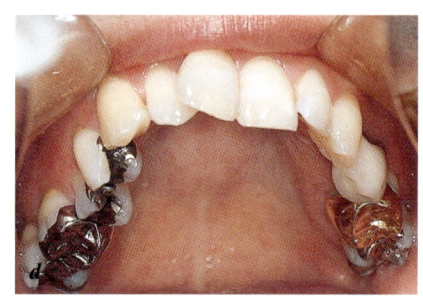

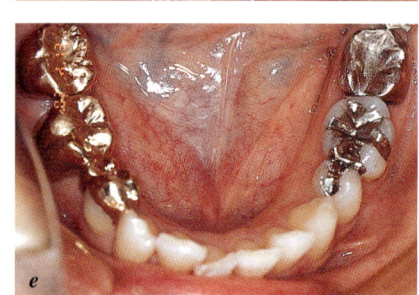

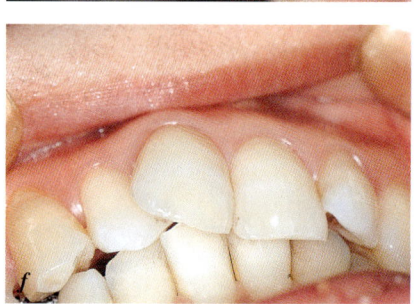

図 41-4a〜f 全顎矯正の術前．$\frac{2\ 1}{2\ 1}$ バイトが浅くて咬断ができない．臼歯のディスクルージョンが得られていない不正咬合である．

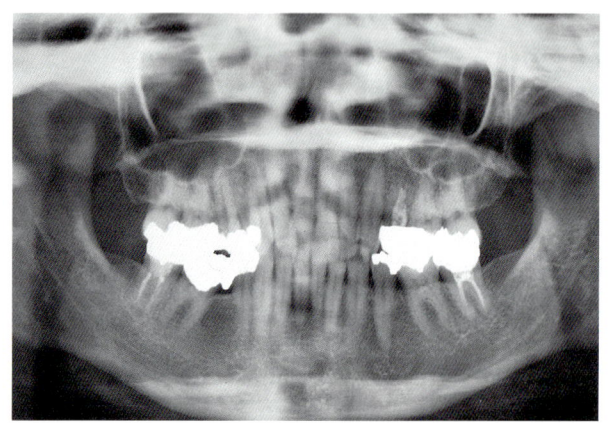

図 41-5 '05.4.13.

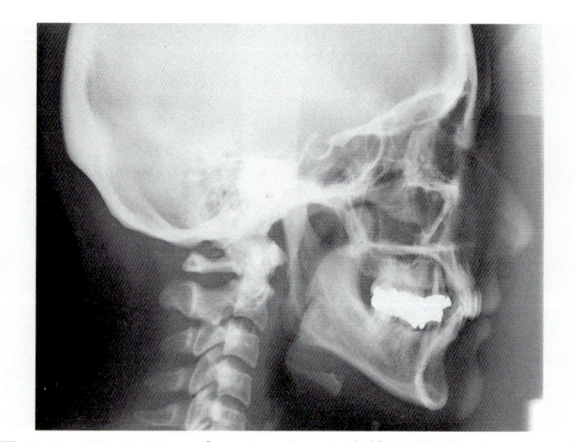

図 41-6 '05.4.13. プロファイルの改善は問題になっていない．

第4章　治療計画

　ここで矯正の治療方針を3つ提案した．
①5̲のう蝕歯を抜歯してそのスペースを上顎前歯のクラウディング治療に使う．
　下顎のポンティックのスペースで下顎前歯のクラウディングを治す．
②5̲の抜歯をせずインプラントアンカレッジ(SAS)を埋入し，大臼歯から順に遠心に送り前歯を治すためのスペースをつくる．下顎もインプラントアンカレッジ(SAS)を入れて5̲のスペースをつくる．後にブリッジかインプラントにする．
③上顎左側にもインプラントアンカレッジを入れ，上顎前歯を圧下し見えすぎを治す．
　患者は②の非抜歯を選択し，5̲にはインプラント埋入を希望した．

[矯正治療]

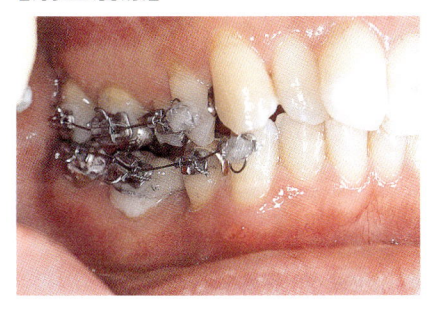

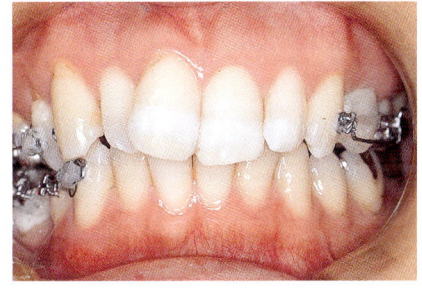

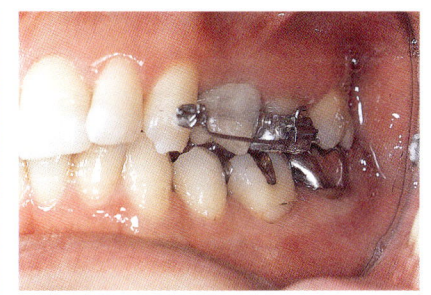

7a	7b	7c
	7d	7e

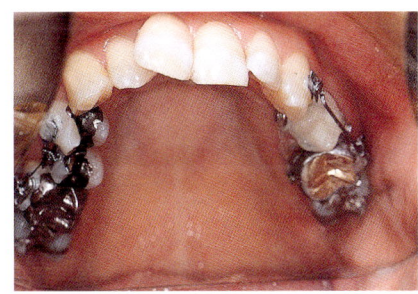

図 **41-7a〜e**　'05.4.25．前歯には後にDBSをつけるようにし，まず6̲アップライト，|4̲エクストルージョン，右上のレベリングから開始した．

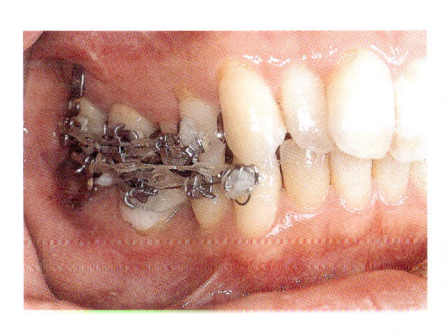

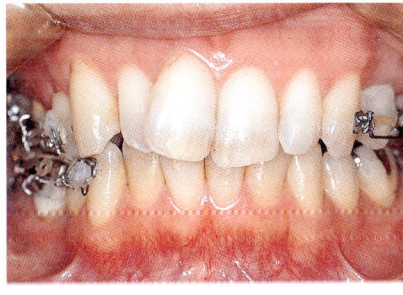

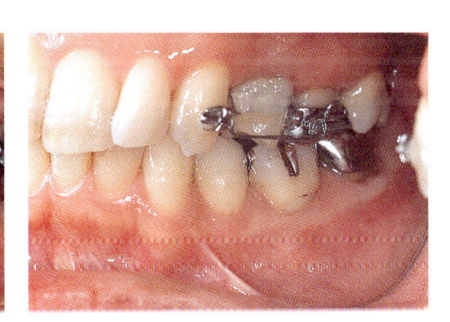

8a	8b	8c
	8d	8e

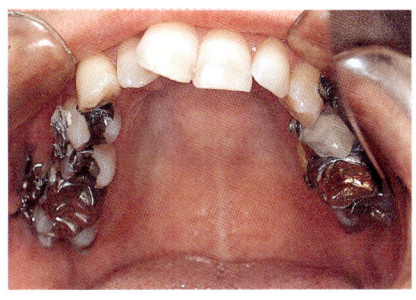

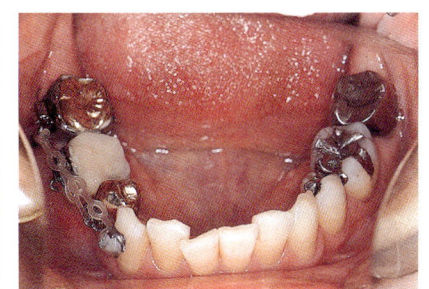

図 **41-8a〜e**　'05.5.27．埋入したインプラントアンカレッジ(SAS)が見える．欲張ってたくさん同時に引いている．

症例41

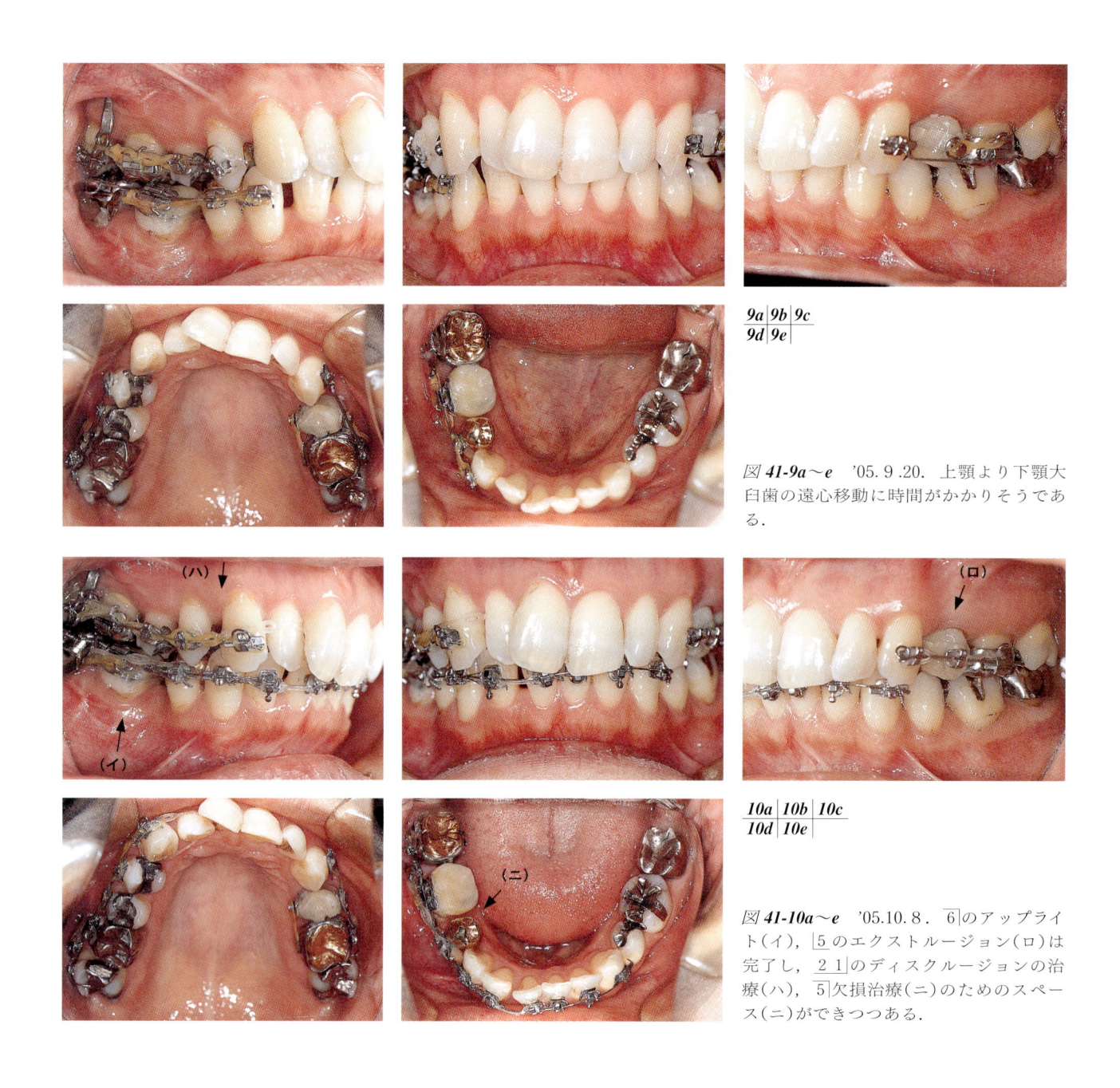

9a	9b	9c
9d	9e	

図 41-9a～e　'05.9.20．上顎より下顎大臼歯の遠心移動に時間がかかりそうである．

10a	10b	10c
10d	10e	

図 41-10a～e　'05.10.8．6⏋のアップライト(イ)，⎿5のエクストルージョン(ロ)は完了し，2 1⎿のディスクルージョンの治療(ハ)，⎿5欠損治療(ニ)のためのスペース(ニ)ができつつある．

治療はここまでである．

[まとめと考察]

　最初は保険治療希望だったのが，結果的にはスペースをつくってインプラント埋入を目指す治療方針となって，正直驚いている．妹さんが何回もMTMをやっているので，矯正に理解があったのであろう．終始，審美目的の矯正ではなく「そうしたほうが長くもちますか？」と問いかける機能回復，歯の longevity の視点であった．

　矯正という選択肢，さらにインプラントアンカレッジ，インプラントと治療の選択肢は新しいものが登場してきている．なにも，いつも全部やろうと勧める必要はない．しかし，それを希望する人には失敗なく行って，治療効果を上げていきたい．そのためにはまず適正な治療計画が必要である．

I	挺出（エクストルージョン）	**236**

症例42 **240**／症例43 **243**／
症例44 **245**／症例45 **249**／
症例46 **252**／

II	歯周治療と矯正治療との関連性	**255**

症例47 **258**／症例48 **259**

III	改良型ホーレーリテーナーを用いた前歯のフレアリングの改善	**269**

症例49 **272**／症例50 **274**／
症例51 **275**／症例52 **277**／
症例53 **279**／症例54 **283**

IV	歯牙移動を考慮した下顎智歯の治療法	**301**

症例55 **302**／症例56 **304**／
症例57 **305**／症例58 **307**／
症例59 **309**

V	やさしいMTM	**311**

症例60 **311**／症例61 **314**

VI	一般歯科臨床におけるMTM ―部分矯正から全顎矯正へ	**319**

症例62 **328**／症例63 **330**

VII	部分矯正から全顎矯正までのMTMの症例	**331**

症例64 **331**／症例65 **332**／
症例66 **334**／症例67 **339**／
症例68 **341**／症例69 **344**／
症例70 **346**／症例71 **349**／
症例72 **351**

第5章
治療

　治療の章であるから，ここではそのものズバリのハウツーを語りたい．不正咬合形態の治療法を語ることになる．矯正の道を語ることである．

　最初の抜歯，最初の歯周外科など，最初の壁は高いものだ．他分野に経験が豊富なことは，上手に学習できる利点をもつが，ときにはブレーキにもなる．

　ひたすら矯正の道を学習していくことは矯正専門医になろうとする道である．一口腔単位の全顎矯正である．既述のようにAlexander R G[53]とZachrisson B U[19]らのレベルに至るまでの成人矯正である．

　しかし，一般臨床歯科医にとって必要な矯正治療は違う．1，2歯から数歯の矯正治療の必要性が圧倒的に多い．補綴処置と似ている．補綴でも，ナソロジーのような全顎の固定性補綴より，数歯までの固定性補綴の必要性が圧倒的多数である．

　結論として矯正の治療法の解説はある程度までに止めた．慣れれば自然にできるようになる．

　まずやさしい症例を並べ入門の壁を低くした．正則治療のハウツーを固め，大きな発展の基礎としたい．

第5章　治療

I　挺出（エクストルージョン）

I-1　挺出の利用法

歯の挺出移動は一般歯科臨床の治療目標に沿ってさまざまに利用できる．

i　臨床歯冠長を獲得する

C₄で残根状態の歯の治療選択肢は3つある．
①抜歯して補綴する．補綴には1歯を補綴するデンチャー，ブリッジ，自家歯牙移植，インプラント．
②挺出により臨床歯冠長を得て固定性補綴を行う．
③骨切除して臨床歯冠長を得て固定性補綴を行う．

②か③ができるなら，①の抜歯を選ぶ理由はほとんどない．②と③の比較は表5-1のとおりである．

臨床歯冠長を得るためのスタンダードな挺出症例を提示する（症例42）．

ii　挺出により歯肉・骨の増生を図る

歯を挺出させると歯周靱帯により歯根と繋がっている歯肉・骨が引かれる．幅の広くなった歯根膜は，遺伝で決まっている歯根膜幅に急速に再建される．引っ張られてテント状になった線維に沿って骨のカルシウムができてくるのがエックス線像でわかる（症例1：図1-10）．これを治療のため利用する．

歯根の挺出とともに歯肉や骨も盛り上がって増加してくるのを期待する治療法である．そうなると意図的に挺出スピードを遅くして歯肉の増加を待ったり，歯根の辺縁をできるだけ残して多くの歯肉の増加を図るようにしたりする．抜歯予定の歯を用いて抜歯後のインプラント埋入を有利にするため，この治療法を用いることがある．症例を提示する（症例43）．

挺出により歯肉を増加させて審美改善に用いることができる．これはすでに市民権を得ている．

歯根と歯肉・骨との結合組織付着が阻害されていなければ歯根の移動による歯肉・骨の増加は予知性に富む．歯周炎，歯根尖の病変，歯牙破折による炎症，埋伏歯のための歯根膜の変性などは予知性をなくし，予定どおりにいかないときがあるから注意す

表 5-1

	②挺出	③歯肉・骨を整形する外科処置
治療期間	長い	比較的短い
痛みによる不快	ほとんどない	小外科手術で，たいしたことはない
隣在歯に対する影響	歯肉・骨の増加の方向になるので，悪影響を回避できる	歯肉・歯槽骨の高さを減じる必要性から，不適応となることがある
審美性（歯の長さ）	従来と同じ歯の長さとなりやすい	歯冠長が従来より長くなる．これがどう判断されるか問題となる
予後の予測	挺出後の保定に予測性が欠ける．咬合圧に耐える強力なセントリックストップになりうるかどうかが問題	咬合圧に耐える機構には問題がない 歯冠歯根比が悪くはなっている
難易度	比較的困難	比較的困難
費用	挺出のほうが費用は高い	挺出に比べ手間は少ない

る必要がある．これがあると挺出効果がはっきりしない．問題がなければ後は挺出のテクニックだけだから，たとえば期間を限定したMTMでも行うことができる．予定どおり歯肉を増加させて審美改善を図ることができる．この症例を提示する（*症例44*）．

iii 挺出によりもたらされるその他の臨床効果

臨床歯冠の獲得，歯肉や骨の獲得が挺出の主な臨床効果であるが，挺出することで以下のような臨床効果がもたらされているので，上手に使っていきたい．それぞれは重複している場合が多い．

①審美性の回復

既述のように歯肉（できれば骨も）を増生することで歯肉のラインをそろえるなど，審美回復が図られる．*症例45*を提示する．

②力のバランス（歯冠歯根比）を改善できる

挺出の効果が加わって，力のバランスが改善できる．歯根，歯肉，骨を全部丸ごと挺出させれば，歯冠歯根比が改善される．*図12-1*と*12-5*の $\overline{654|}$ をみると，歯冠歯根比が3：1から2：1以上に改善している．挺出以外の処置も必要であるが，「こんなに噛めるようになるとは思わなかった」と患者が言うのは，根本的な生理的回復がなされているからである．挺出により歯冠歯根比を改善することは生理的な力がはたらくようになっていくことである．

③歯周ポケットを浅くできる

これも市民権を得ている．*症例12*の $\overline{4|}$ の近心面の歯周ポケットが10mmから正常値に改善されたのは挺出によるもので，SRPや歯周外科による治療だけでは不可能である．治せるか治せないかのカギを挺出が握っている．これを確認できた意義は大きいと考える．

④歯根膜の細胞を活性化できる

挺出させることにより臨床的に歯周靱帯が伸び，歯根表面に軟組織が増加したフィーリングが得られる．この組織があると，歯の移植をするときレシピエントサイトとよく付き，治りも早いと感じていた．歯周組織の微小循環の知識を得た時[34]に挺出はリーズナブルな処置だと理解した．

⑤抜歯によるトラブルを減少させ，痛くなく治りを早くできる

挺出すれば，グラグラしてきて抜けやすくなる．当然痛みも少ない．挺出で歯を引っぱればソケットが浅くなるし，最後まで引っぱれば抜歯窩が小さくなっていき，軟組織の治癒も早い．怖がり屋の患者向きの抜歯である．移植予定の智歯の抜歯をするとき，ドナーを破折させず痛めつけずに行うことができる．

インプラント埋入予定の抜歯にはできるだけ健全な歯周組織を得るために，挺出が必要な処置でもある（*症例43*）．

⑥重度歯周炎による抜歯後の欠損に，自家歯牙移植を行うときに適応できるケースがある

自家歯牙移植をするときに「挺出をすること」を条件に移植が可能となるケースがある．ただしリスキーであるから，慎重にやる必要がある．

自家歯牙移植は移植前に挺出を行い，移植後は必要があれば移植後矯正を行う．いずれにしても移植歯とレシピエントサイトが，移植を受け入れやすい歯周組織をもっていることが移植の条件となる．重度歯周炎で広範囲に骨がないときは通常不可能とされている．しかし，*症例7*でみたように歯冠までズブズブ入るような歯周組織の中に移植しても立派に骨ができる例がある（*図7-11-g*）．

上顎大臼歯部は一般的に骨質が悪く骨量も少なくて，インプラント植立には不都合なことが多い．しかも重度歯周炎により骨が少なくなり，抜歯後の咬合回復に困難なときがある．常にサイナスリフトを試みる前に，抜歯したほうがよい智歯をもっているなど，ドナーがある例では自家歯牙移植後挺出を行うことを前提にして試みることができる．提示した*症例46*は，重度歯周炎で抜歯したケースの挺出の適応症や，限界を考えさせてくれる症例である．

I-2 挺出の実際

挺出の実際については*症例1, 7, 42, 43, 46*に記載した．*症例1, 42*では全般的な記載をし，*症例7*では挺出方向をまったくぶれさせないように配慮した装

置を図示した．動揺を生じさせないためではあるが，ごくわずかの挺出力を加えた状態で"固定をしている"という感覚でやっている．*症例13* でみたように，著しくフレアリングして吹けば舞うような状態の歯を移動のため引っぱっているというより，外圧から守る感覚である．おそらく通常の健全歯の全顎矯正では必要性はない．

このような力の使い方は*症例46* でも示した．ごく弱い力でも強すぎる．もう挺出の限界といえる．挺出歯はそれなりの役割を果たしてくれる．このような治療は治療期間がかかる．健全歯では予知性のある治療期間を提示できるが，そのルールは当てはまらない．治療の進行程度，患者の協力や要望，そして予後の想定をして総合的に判定しながら治療を続けるか，終了とするか決めるわけだ．医科と同じである．ブリッジを装着したら終了，という具合にはいかない．後あとまでメインテナンスをする．

I-3　失敗に学ぶ
i　アンキローシス

挺出を難しく考える必要はない．歯はアンキローシスを起こしていなければ，引っぱれば出てくる．急激に引っぱり出すのを「抜歯」と称している．だれでも経験があるだろう．挺出ではちょっとだけ引っぱってその位置で固定しておく．するとその位置で使えるようになる．身体の他の関節でも脱臼したのを放置しておくと，その位置で固定され元に戻らなくなる．歯も関節の一種だから同じことが起こる．

歯がアンキローシスを起こしていると，骨と連続しているようになり動かない．アンキローシスかどうかは少し揺すぶってみて，動くかどうかでわかる．

ある日の大学歯周病科の症例報告を聞いてみよう．$\underline{3}$ が残根状態なので挺出を試みた．両隣の歯で挺出させようとすると，両隣の歯が歯肉の中に沈んでくる．圧下されたわけだ．これはもっと強力に引かなければいけないと思い，さらにその両隣の計4本で引くと，全部沈んでしまった．これは大変と，装置をはずして待ってみても戻ってこない．$\underline{3}$ はアンキローシスだったわけだ．患者に謝って，短くなった歯を補綴した．

挺出はやさしい歯牙移動ではあるが，やはり失敗はありうる．矯正のやり方だけ覚えないで，生体に何を起こさせ，どうなっているかを理解してやっていく必要がある．

話を続けよう．アンキローシスかどうか調べてから始めるべきだった．アンキローシスの歯は頻度としては少ないから，「動かないナ」と思ったときでも遅くはない．調べてみる．少なくとも1歯を挺出する力は小さくていい．20gでも挺出してくる．力を増すと，出るスピードがついてくる．ほぼ比例関係にある．一方，圧下には大きい力が必要であるから，挺出するのに$\underline{2}$ を圧下する力より強い力が必要ということはない．だから，その時点で気づくべきだ．以後，何本歯を追加しても沈んでくる．これは困ったと中止したのは正しい．それで戻ってくることもある．圧下移動の後戻りである．しかし圧下してから月日が経っている場合には，圧下の矯正移動が完了ということだから固定していて戻らない．

さらにここで不可逆的処置の補綴をしてはいけない．矯正は可逆的処置だ．だから動かないアンキローシスの歯を固定源にして，沈下した歯を挺出する．2本でも4本でも一度に動かしても大丈夫である．大丈夫，元に戻る．$\underline{3}$ はインプラントを埋入したと思って補綴すればよい．症例報告の演者は「隠れ矯正の害」を勇気をだして語ってくれたのだった．失敗に学ぶことは大きい．

ii　挺出移動後の進路妨害

挺出の目的は C_4 の残根状態の歯の臨床歯冠を長くするために行うことが多い．当然，歯肉がかぶさり歯根辺縁が見えない．挺出すると歯肉はさらに盛り上がるので，見えない歯根辺縁が矯正の進路を妨害するということである（*症例1* に既述）．

抜歯するときには，歯周靱帯を切断して抜きやすいようにする．同様にすれば歯根の挺出は早く歯肉の盛り上がりもないが，一週間足らずで靱帯は回復してくる．術後，歯肉，骨の盛り上がりが不要なら，マイナーフラップをあけて整形することになる．

iii 挺出のリラップス

　挺出させることはやさしい．しかし挺出した位置を保持しておくのは難しい．後戻りしやすい．無理もない．挺出移動は垂直方向の圧に弱い位置となっている．歯根が骨のソケットから浮き上がり，咬合圧を受け止める機構がはたらきにくい状態となっている．他の矯正移動が術後，生理的な咬合力で安定してくるのとは大違いである．浮き上がった位置で咬合力が加われば簡単に元の位置に痛みをともなわずに戻ってくる．安易な固定では戻ることがある．骨のソケットができ上がって圧を受け止められるまでは戻る．だいたいでき上がっても強い咬合圧では沈む．この見方で臨床をやってみれば，挺出後どうなりやすいかがわかる．

　ちなみに本当に後戻りを避けたいなら，挺出後歯を180°回転させて再植させればよい．およそ2mm以上挺出したら抜髄が必要だ．回転させれば今度は引っかかるから沈まない．沈むときは痛いと訴える．強圧を避けてくれるわけだ．多少処置が複雑になり危険性が増すが，歯の移植ほどではない．

　挺出できたらマイナーフラップをあけて歯肉，骨の盛り上がりを形成しておくことがよく行われる．するといつの間にか，挺出させたはずなのが後戻り（リラップス）しているのに気づかない．これが高率に生じ，根尖で測定できることは既述した（*症例1*）．

　挺出に対する評価，取り扱い方，フィーリングなどは，全顎矯正とはあたかも正反対のようだ．全顎矯正ではオープンバイトの解消に挺出させようとしても，スイスイとは動かない．舌癖などがあってオープンになっているのだから，挺出歯の移動方向を舌がじゃまにするわけだ．またⅡ級でハイアングルのケースでは，不用意にⅡ級のエラスティックをかけ歯が挺出してしまうと，下顎が回転して前突がひどくなる．どうも挺出するというイメージは全顎矯正ではあまり良くない．

　MTMでは挺出はやさしく有用である．しかし挺出後は，通常の咬合機能のなかにさらされる．常識的にはリラップスの危険性がある．

　著者が挺出を始めた頃は「本当にリテインするのか?」とビクビクしていたが，セミナーに参加して一般臨床歯科医の先達に質問してみると，「後戻りはしない」と言い切る人が多かった．そこで挺出後ルーティンに3か月固定することにした．マイナーフラップは止めてキュレッタージすることで，靱帯で引き戻されないようにした．このようなやり方ならば後戻り（リラップス）はないといえるかどうかエックス線像で調査してみると，挺出した約200症例のなかで歯根尖が元の位置に戻っているケースが2例あった．

　著者はリラップスについてどう考えているかというと，機能を果たしていければ良いと思っている．当然である．挺出したら，術者が期待した結果どおりになってほしい．挺出してある歯でもしていない歯でも，咬合力が作用すれば圧下は起こる．**問題はそれを元の位置に押し戻す機構がきちんとはたらくかどうかである**．押し戻す力がはたらかないと，圧下は続くと考えている．

　圧下は起きるものだという例を挙げる．著者は歯科技工士を5人抱え，物作りに凝っていた時期があった．30代の真剣な女性患者にクラウン装着をする．いつものとおり「しっかり噛まないと定位置までクラウンが沈まない」と説明した．実際，装着直後沈んでいないのではずした例が複数例あった．生活歯で痛がるので麻酔してある．割り箸を彼女が必死に噛んでいるとき，⌊5が本当に沈んでいるのに気づいた．驚愕した．割り箸の幅だけ沈んでいる．出血はない．冠を引っぱってはずれてきても，後が困る．セメントの硬化を待って抜歯鉗子で引き上げ，やさしく噛んで終了とした．翌日も数十年後もまったくなんともない．

　もう一つ警察の機動隊員の話．剣道3段．それは元気な30代の男性．ギュウッと噛むと，目に見えて沈む．開くとゆっくり戻ってくる．見事だなと感嘆した．揺すっても動揺度はない．

　このような事実から，受圧機構を考えるようになった．天然歯を圧下するときやインプラントと天然歯を連結して圧下をまねいてしまったときにも，こう考えて納得している．

症例提示

●ルーティンなMTMの挺出症例における詳細な検討

[症例42]
患者：64歳，女性
再初診：1998年1月19日

主訴：5̅根尖病変の急発による腫脹・疼痛と腫瘍形成

この症例の提示目的は挺出の代表的な症例を取り上げて，挺出を理解することである．

再初診時所見：根尖病変とともに5̅の遠心歯頸部のう蝕が支台築造に沿って深部に進行していた．

既往歴：52歳のリコール時に5̅にわずかな根尖病変をみつけて治療を勧めたが，「異常を感じないからこれでいい」と言われた．以後，56歳，59歳のリコール時に同様なやりとりがあった（図42-1〜4）．

[治療方針・経過と結果]

歯内療法と挺出処置により何とか保存することになった．

歯内療法の後の挺出の動的期間は1か月，保定期間は3か月で，その後単独歯として補綴した．5か月後，1年4か月後のエックス線像では，根尖病変は治癒の傾向にあり，凹状の歯頸部歯槽骨は挺出移動にともない水平となって安定性を増しつつある．エックス線像上の5̅の根尖の位置で後戻りの有無を調べると，"ごくわずかに後戻りしているだろうか"という程度の安定している結果を示していた（図42-5〜14）．これによりミリメートル単位の後戻りはないものと考えられる．

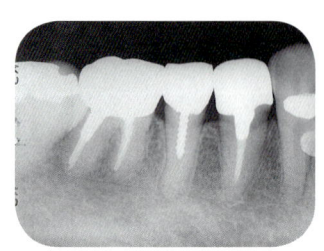

図42-1 リコール時（52歳）．5̅根尖にわずかな根尖病変が見える．4̅根尖と6̅遠心根根尖とを結んだ線と，5̅根尖との距離に注目（以下同じ）．

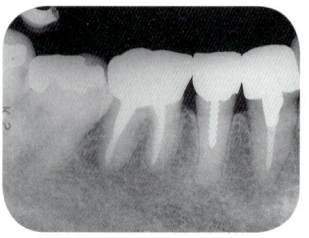

図42-2 リコール時（56歳）．根尖病変が大きくなっている．

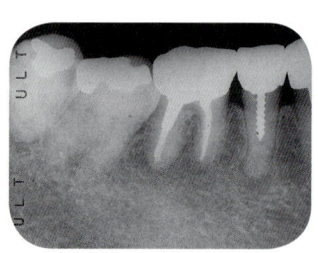

図42-3 リコール時（59歳）．病変はさらに大きくなってきた．

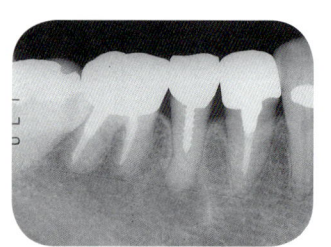

図42-4 再初診時（64歳）．根尖病変が急発し，膿瘍を形成している．'98.1.19.

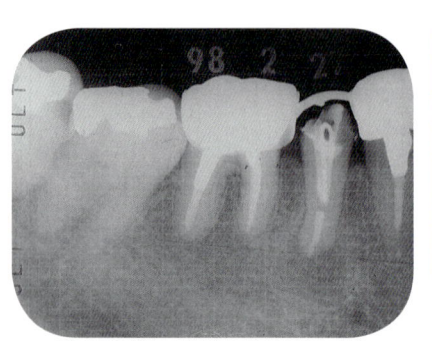

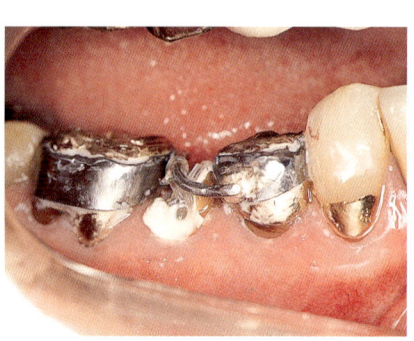

図42-5 MTM（挺出）開始時（'98.2.27.）．
図42-6 開始当日のMTM装置．

[挺出装置の模式図]

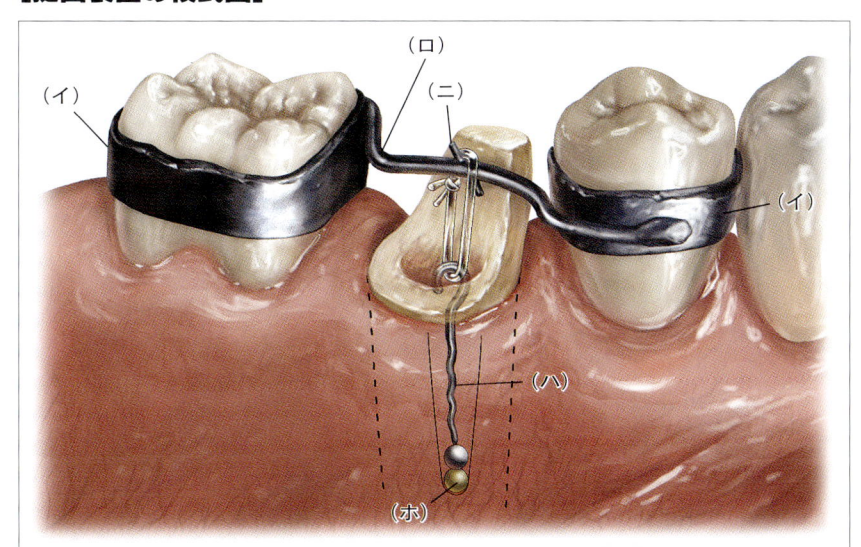

図 42-7a
① 6̄4̄ メタルクラウンに既製バンド(イ)を適合し，印象しバイトを添えてラボにだす．
② ラボで0.9mmコバルトクロム線(ロ)を対合歯にふれないできるだけ高い位置で「?」形のワイヤー(ハ)の真上を通るようにろう着．歯に当たりそうなら図のように斜めにして歯質を保存．エラスティックが滑りそうなら留め(ニ)をも，ろう着する．
③ ラボで製作中に「?」(ハ)を曲げ，根管内にビタペックス®を入れ脱脂綿で押さえ(ホ)，歯根と歯冠にセメント泥を流し，「?」を沈める．リテンションが少ないときは「?」の上部も沈める．
④ 弱く，ゆっくり引きたいならエラスティックスレッド，強く引きたいときはLas-O-threadを使っているが何でもよい．2週間で1mmをめどにする．根尖で判定．

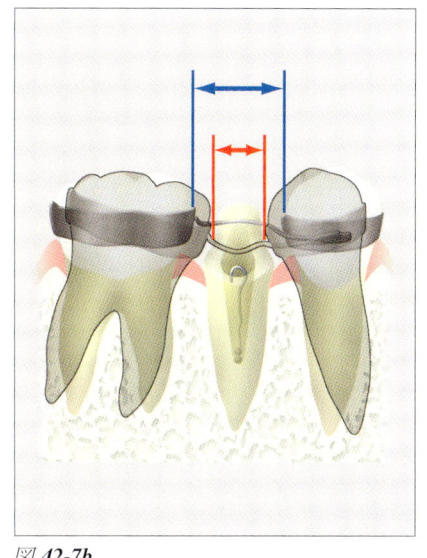

図 42-7b
5̄ は移動歯で，6̄4̄ は固定歯(移動のためのアンカレッジ)である．5̄ を引く力や咬合力により，6̄4̄ をつなぐワイヤーが曲がってくると，本来の幅の青矢印が赤矢印の幅になってくる．6̄4̄ のアンカレッジが動いてしまう．矯正の失敗である．

[装置と力系(メカニック)]

(イ)の矯正用バンドは1歯ごとに作ることもできるが，一揃いで買ったほうがいい．DBSでもできるが，臼歯では脱落が珍しくない．メタルクラウンやメタルボンドクラウンの場合は使えない．代わりにポンティック部に付けるなどの工夫が必要である．いつもいつもそれだと手間がかかる．0.9mm ワイヤーを歯面に沿って曲げて接着しても用は足りる．しかしプロの仕事として，スマートにチェアタイムを短くしたい．

(ロ)のコバルトクロムの0.9mm線を使用するのはろう着ができることと，これ以下の太さでは弱くて曲がるときがあるのではないかということである．もし曲がっていて以後それを治さないとすると，4̄ が 6̄ との引き合いに負けて 3̄ と 4̄ の間に隙間ができてくる．6̄ も咬合力に負けると近心傾斜してくる．

0.9mm コバルトクロム線が曲がるということは，図42-7b のように 6̄4̄ 間が狭くなることである．すなわち 4̄ または 6̄ を傾斜させる力を与え続けることである．

アンカレッジは文字どおり錨を下ろすことで，不動なのが望ましい．したがって装置は強引に装着してねじれて入っていると，そのように 6̄4̄ に矯正力を与えることになる．以下，どの矯正装置でも同じことが言える．すんなりパッシブに入れてやる．

装着するセメントはケタック(3M，エスペ社，ドイツ)にしている．バンドが外れていても歯に付いているので，う蝕になりにくい．従来の燐酸亜鉛セメントだとバンド側にセメントが残る．まんべんなくセメントを行き渡らすためには，たっぷりと周囲に塗り，咬合面にも盛り上げて指で押し込む．ペリオのおそれがあるときは歯肉縁上1mm間隙をあけて清掃できるようにする．

力とその副作用の対策は2歯対1歯の差と，挺出と圧下の力の差があるから，挺出力でアンカレッジが沈むなどの変化は起こらないことになっている．

241

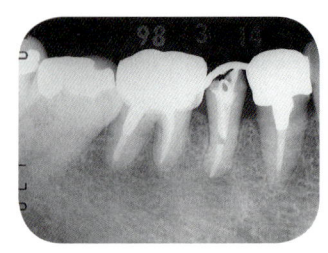

症例 42-43

図 **42-8** MTM 開始後 2 週目（'98.3.14.）.

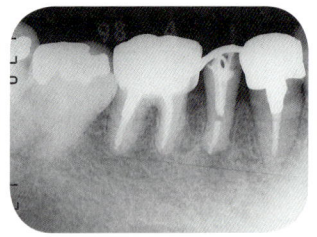

図 **42-9** MTM 開始後 1 か月の動的処置完了時（'98.4.1.）.

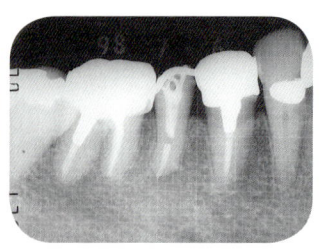

図 **42-10** 保定終了時（'98.7.6.）.

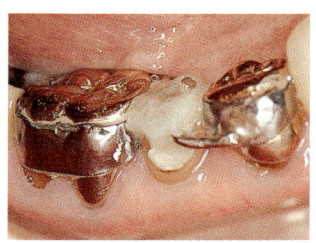

図 **42-11** 保定終了直前の装置．動的処置終了時に即時重合レジンで固着してある．

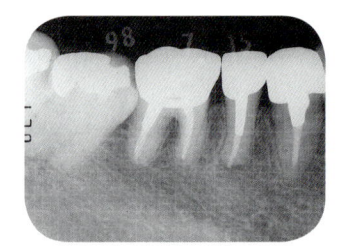

図 **42-12** 5̲補綴終了時（'98.7.15.）.

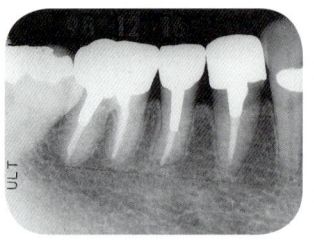

図 **42-13** 補綴後 5 か月（'98.12.16.）.

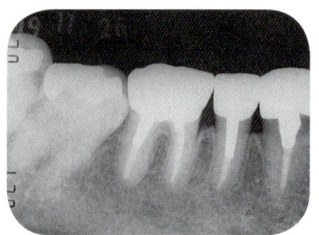

図 **42-14** 補綴後 1 年 4 か月（'99.11.26.）.

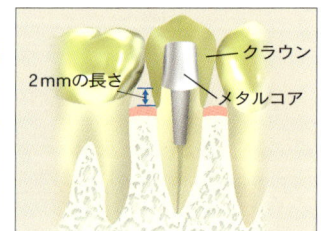

図 **42-15** メタルクラウンがメタルコアのみを包むのでなく，挺出した歯質を 2 mm 以上包んで維持力を増し破折を防ぐ．

そのためにも挺出歯の挺出方向を定める(ニ)の留めの位置が大切である．5̲に対しては歯軸方向で挺出しやすく，6̲ 4̲に対しても歯軸方向で傾斜させないようにする．どうしても挺出歯が傾斜して挺出してくるようなら(ニ)の留めからの引く方向を変える．コバルトクロム線にバーで傷をつけた所に結紮線を巻きつけ，新しい留めを作ったりすることも多い．

意外に早く(ハ)の「？」形のワイヤーにコバルトクロム線がぶつかることがある．「？」形ワイヤーを深く埋めておく．臨床歯冠が短くて，このおそれがあるときはニッケルチタンのクロージングコイルスプリングの長さの短い強い力のものを用意し，一端を根管深くにセメントで固着する．一端を結紮線でコバルトクロム線に掛け少しずつ引く．面倒ではないが費用がかかる．

挺出が終わったら，そのままの位置で根面にはケタックを流し，即時重合レジンで装置ごと固着し 3 か月待つ．

[挺出状態の考察]

根尖病変の急発にはだいぶ懲りたとみえて，根尖病変の治癒状態を観察していくことになったので，同時に挺出処置も調べてみた．その方法はエックス線像上で 4̲と 6̲遠心根の根尖を結ぶ線を 5 H の鉛筆で書き入れ，その線と 5̲の根尖との距離で判定する．この方法の正確さは信頼できるものである[1]．

リコール時のエックス線像（図 42-1～3）を見ると，5̲の根尖の位置は 4̲と 6̲の根尖を結んだ線の下方にあり，52～59 歳の 7 年間にわたりほとんど変化していない．ところが根尖病変の急発時には線上にあり，歯は 1 mm 程度エロンゲイションしている．ここに一次性咬合性外傷の萌芽を見ることができる．挺出後には線の上方に位置し，その後の変化は前述のようにごく少ないようである．

挺出後の支台歯形成は，挺出で得られた歯質を最低 2 mm 以上の長さに歯軸とできるだけテーパーをつけずに削合し，削合面の延長上にメタルコアを製作する．患者にはこのようにして「タガをはめて丈夫にする」と説明している（図 42-15）．術者側から言うと，最低 2 mm は歯質を利用できるように挺出するということである．安全をみて 1 mm 余分に出しておくことを勧める．以上はブリッジの支台ではなく，単冠のケースとして記述している．

第5章 治療

●インプラント埋入のため，MTM（挺出）で歯肉退縮を治療する（治療中）

[症例43]
患者：61歳，女性
初診：2005年8月2日

主訴：3｜がぐらぐらしてきた．インプラントを埋めたい

[MTMによる歯肉の増加]

3｜破折を放置しておいたため，炎症とともに歯槽骨の吸収，歯肉の退縮をまねいている．このまま抜歯すると著しい歯肉の退縮により難症例になりやすい．そこで抜歯予定の3｜をゆっくり挺出して歯肉を増加させた．

> インプラントの成功には骨量とともに，健全な歯肉の存在が必須である．挺出はこのために役立つ．

[初診時]（図43-1〜3）．'05.8.11.

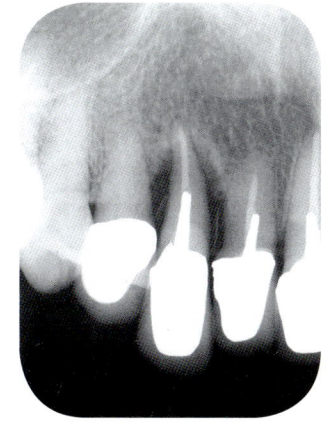

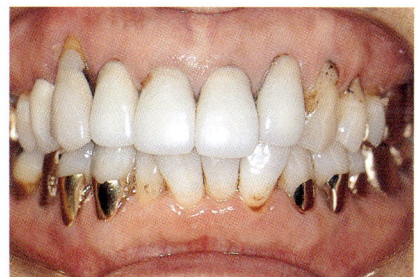

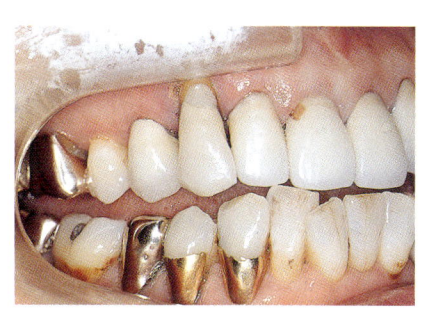

図43-1 骨吸収とエロンゲイションが認められる．

図43-2 3｜は切端，舌面を削合している．

図43-3 口角鉤が重なり肝心の部分が見にくいかもしれない．

[MTMの装置]（図43-4, 5）

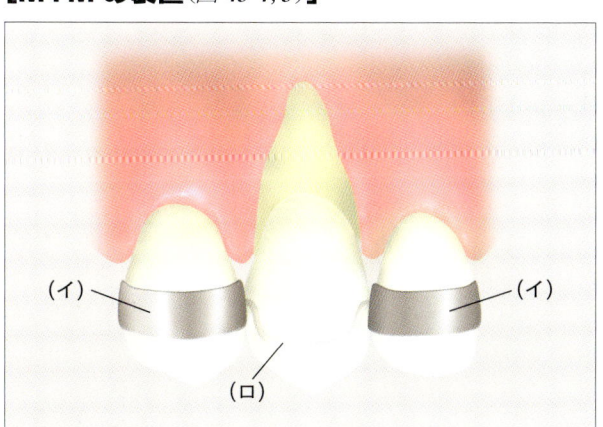

図43-4 （唇側）矯正バンド（イ）に0.9mm，コバルトクロム線（ロ）をろう着して，4 2｜のメタルボンドクラウンにセメント合着する．最初は3｜の舌面に引っかかりをつけて引き，最後には残根状態にして牽引する．審美性のため，即時重合レジンでマスキングした．

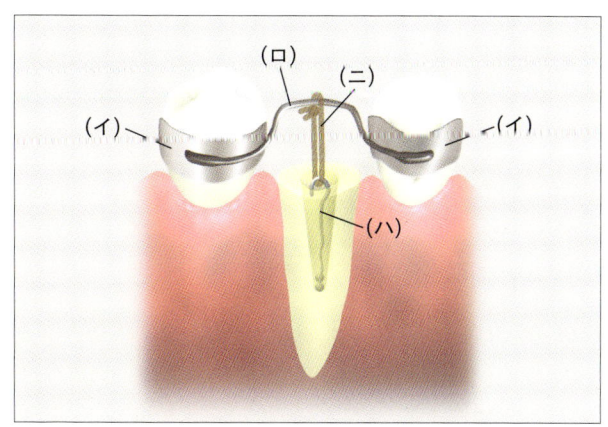

図43-5 （舌側）残根に「？」形のワイヤー（ハ）を埋め込み，リングレット（ニ）で挺出させる．

症例43-44

[MTMの経過（図43-6〜12）]

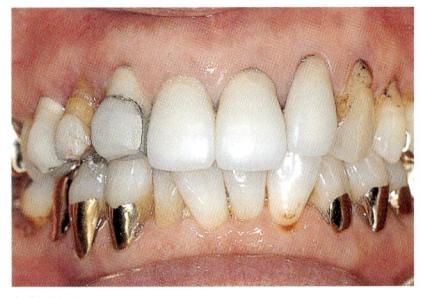

図43-6

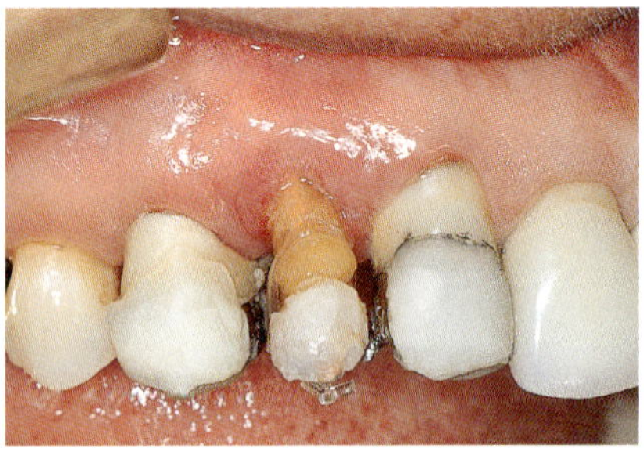

図43-7

▶図43-8　MTM開始後2か月．'05.10.22. 歯根だけが挺出しているようであるが，歯肉も改善されている．歯周靱帯が付着している所しか引けていない．エックス線像では骨との付着はないようであり，指で抜ける状態であるが，なおゆっくり引く．

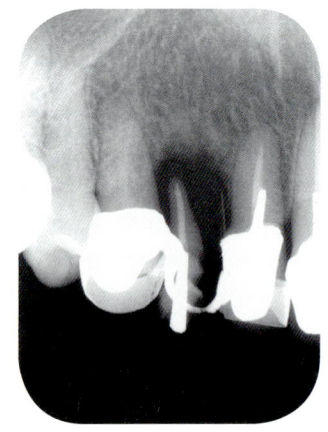

図43-8

[矯正開始後3か月]

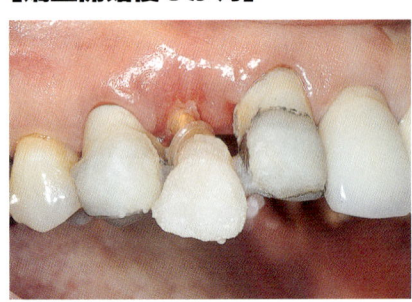

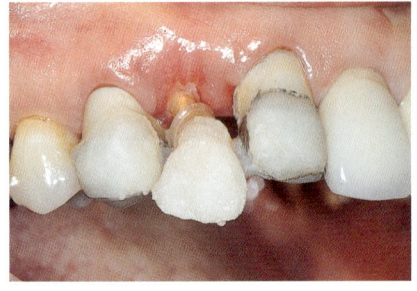

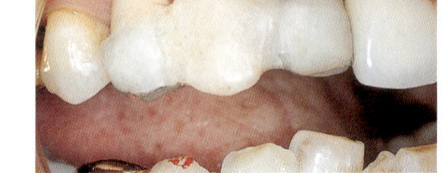

[矯正開始後5か月]

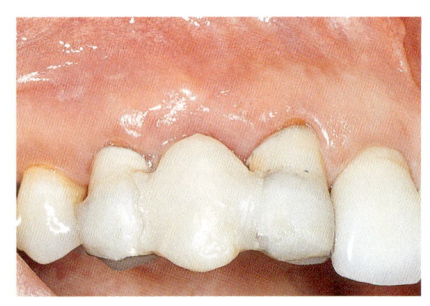

11|12

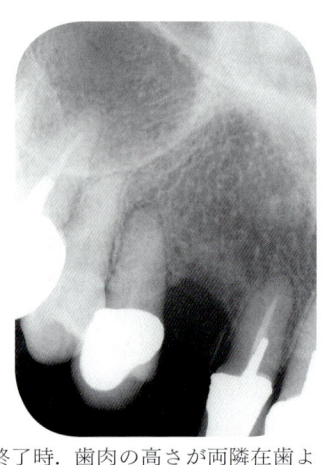

▶図43-11, 12　矯正開始後5か月．'06.1.16. MTM終了時．歯肉の高さが両隣在歯より増加したかたちに改善されている．

◀図43-9, 10　'05.11.11. 図43-9は来院した時で，マスキングした人工歯が挺出されすぎている．同日に図43-10のようになお引き続き引いて，かつ歯肉の成熟を待つかたちに調整した．

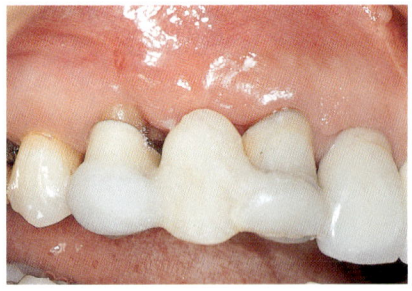

9/10

[まとめと考察]

　歯根で歯肉や骨を引っぱるわけだ．しっかり結合していれば強く引ける．歯肉や骨もできやすい．しかしこの症例のように，炎症があると結合がルーズになりやすい．そのときは消炎に努め，ごく弱く引く．最後は根尖部の小片になっても，それを固定するようにして引く．また歯肉は歯根面を覆うように増殖しようともするから，これも利用できる．外科処置で苦労するより，よほど楽に歯肉を増加させることができる．この後，骨量が少ないので予後を考えた処置が必要となる．

図43-13　インプラントを埋入し，二次オペ待ち．初診時より改善してきた歯肉の高さはほぼ保たれている．インプラント埋入後，唇側歯頸部に結合組織移植を行い唇側膨隆を図った．

●短期間での審美改善の訴えに MTM（挺出による歯肉増生）を行った症例

[症例44]

患者：26歳，女性
初診：1996年8月20日

主訴：|1 の出っ歯を11月9日の結婚式までに治したい

既往歴：以前に矯正治療をしようとしたが，踏み切れなかった．
初診時所見：|1 が唇側に前突しており，低位である．

3 2 1|2 3 は近心に傾斜して，|1 と |2 の間のスペースが狭く，上顎正中が左に偏位している．
1|2 3 の歯根は近接している．

[初診時]

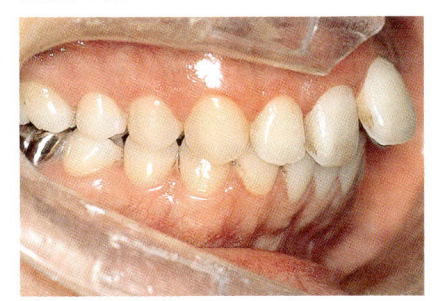

図 44-1a 初診時右側．

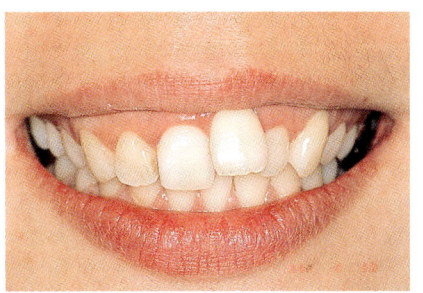

図 44-1b 初診時正面．|1 は前突とともに歯肉のラインの不整に注目．上顎の狭窄にともない前歯の近心傾斜がみられる．

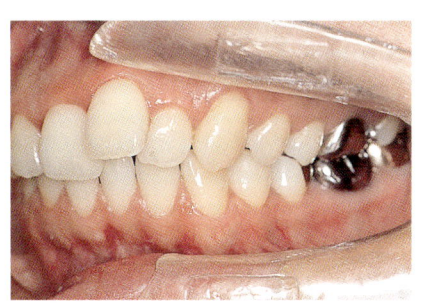

図 44-1c 初診時左側．

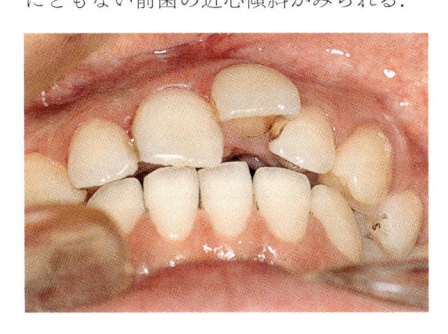

図 44-1d 初診時オーバージェット．|1 と |2 が近心傾斜して |1 が入るべきスペースが狭い．

[問題点]

① 治療期間が3か月もないので，いちばん美しく仕上がる全顎矯正はできない．
② |1 だけを補綴で治すと歯頸線の凸凹が残るし，1|1 の対称性には欠けるので気持ちよく笑えない．
③ |1 を抜歯して補綴を試みると抜歯窩の凹みが目立つ．欠損部は長いポンティックや歯肉色つきポンティックとなる．
④ 外科的に凹みを治す方法も良いが，それをメインに据えるのは後あとの予知性が人により違うし，時間が制限されているので，なによりアクシデントが怖い．
⑤ |1 の出っ歯だけでなく，|1 が配列できる近遠心スペースが少ない．これをどう繕うか？ |2 を |1 にするにはスペースが大きすぎる．前歯6歯削合は侵襲が大きい．

症例44

[参考症例A] ●歯頸線に注目

患者：20代，女性　　　　　　　　　　　　　　初診：1975年11月

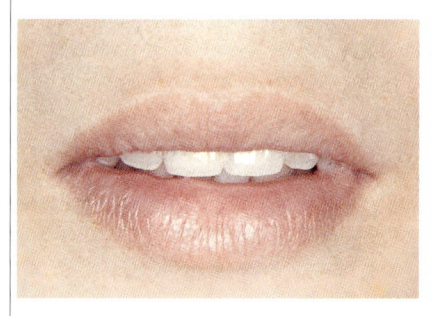

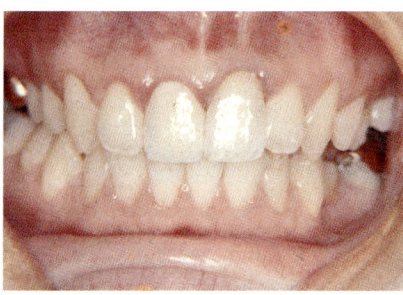

a|b

図**A-1a, b**　笑ったとき歯頸線がよく見える人は，|1の歯頸線のゆがみ(|1の長さ)が目立ってしまう．切端のラインだけでなく，歯頸部や歯肉のラインが審美上問題になる．

[参考症例B] ●自然に見えること

患者：20代，女性　　　　　　　　　　　　　　初診：1978年6月

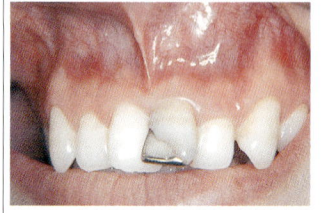

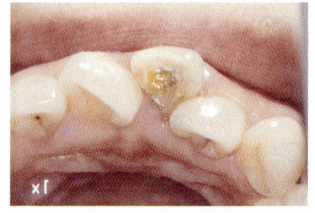

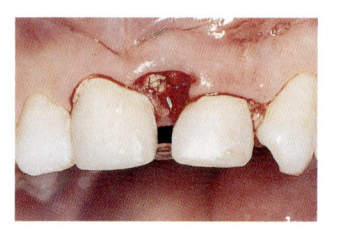

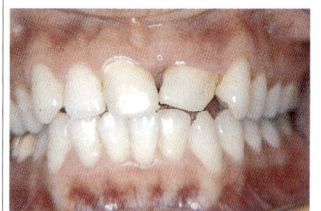

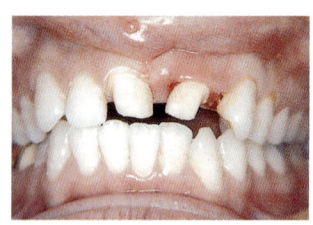

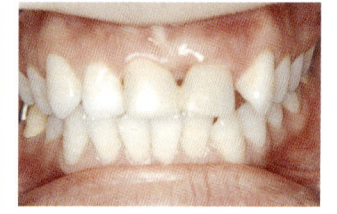

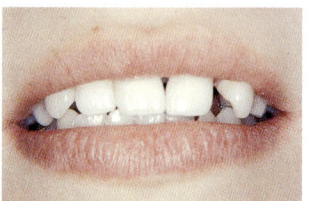

a	b	c
d	e	f
g		

図**B-1a～g**　|1が保存不可能で抜歯した(図**B-1a～c**)．|2を|1に見せるように計画した．このままでは|2が異常に大きくなるのでMTMを行った(図**B-1d, e**)．MTM，|2の歯肉切除と補綴で改善を図るが，まだ不満が残る結果となった．

[治療選択肢としてのMTM(挺出)効果の検討]

MTM(挺出)は，臨床歯冠を延長させる効果と，挺出により歯肉・歯槽骨を増生させて歯周環境を整える効果がある．後者は歯列とともに歯肉も整えるから審美改善効果が高くなる．増生された歯肉，骨の組織が役に立つ．

抜歯すると，歯肉，骨が急速に退縮してしまう．

歯肉のラインが低位にあると退縮がさらに目立ちやすい．これに対してはMTM(挺出)でカバーできる．さらに骨補填材やCTG結合組織移植も行ったほうが良いと提案した．

近遠心幅の不足は①|1②の3歯，2①|1②の4歯，または3＋3の6歯の補綴のどれかで行う．多数歯のほうが正中が合ってきて自然に見える率が高いと

[装置(図44-2a)と装置の模式図(図44-2b)]

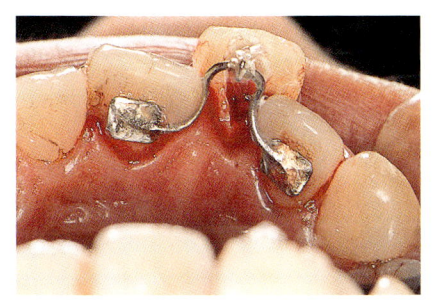

図44-2a　MTMの装置．

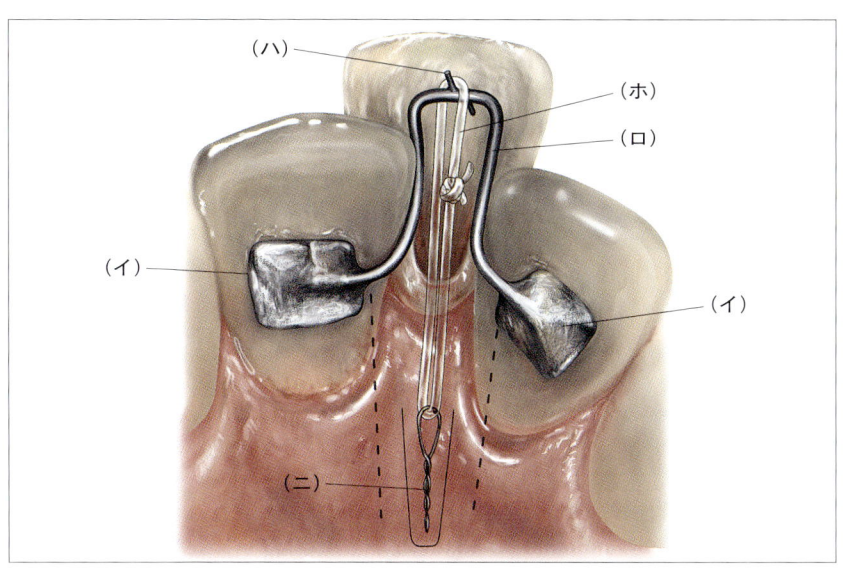

図44-2b　装置の模式図．
①間接法模型上で，ブラケットベース(イ)上に0.9mmコバルトクロム線(ロ)を，咬合を妨げない，唇側から見えない範囲でできるだけ切端寄りにろう着する．エラスティックの滑り止め(ハ)もつけておく．
②1｜根管内に深く「コバヤシフック」のような結紮線(ニ)を埋め込み，歯質を落としてエラスティック(ホ)がかかりやすいようにして引く．
③歯肉の増生を妨げる歯質は血行を考えて十分に落とすが，落としすぎて歯肉のコラップスをまねかないために，常に「朝顔のツルを巻きつかせる」ように歯肉を支える部分を残すようにする．

伝えた．患者は3歯を選んだ．｜2を｜1に見せる方法は，正中のゆがみを強調してしまう．マイナスを説明する参考症例を2例示した(図A-1a, b, B-1a〜g)．

[MTMの治療経過]

'96. 8. 31.　｜1 MTM 開始
　　　　　　｜1 抜髄根管充填(ビタペックス®)

9. 5〜9. 30.　MTMの装置(図44-2a, b)をセットし1週ごとにLas-U-threadを代え，｜1の歯冠をしだいにスリム化しながら5回の調節を行った(図44-3a〜d, 4a〜c)．

10. 7.　1｜2抜髄・根管充填し，完成した形の①1｜②暫間ブリッジをセット
　　　　｜1抜歯後，ハイドロオキシアパタイトのinterpore200(テトラポット形のHAで，効果は通常のHAと大差ない)を埋入し，その上に結合組織の移植片を置き，歯肉の陥凹防止とともにさらなる歯肉増生を図る(図44-4, 5)．

11. 6.　(挙式3日前)①｜1②セット(図44-6)．

'98. 8. 28.　2年9か月後のリコール時に資料採得(図44-7〜9)．｜1有根ポンティックを覆う歯肉の審美性は保たれている．

[考察]

〈審美改善について〉

審美改善とは，その人のステータスを改善することであろう．単にお化粧のし方を変えるような手法ではなく，健康美，若さ，ステータスを示すものだと考える．抜歯後は抜歯直後からの大きな退縮とそれに続く経年的な退縮が起こる．低位の位置異常歯を抜歯し，隣在歯の欠損部歯間乳頭まですっかり退縮してしまうのは，若さの欠落の形態となることである．これを予防できる患者の喜びは大きい．

症例44-45

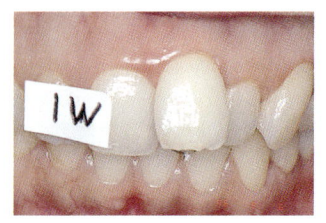

図 **44-3a** MTM開始1週後．'96.9.6．

図 **44-3b** 同2週後．'96.9.13．

図 **44-3c** 同3週後．'96.9.21．

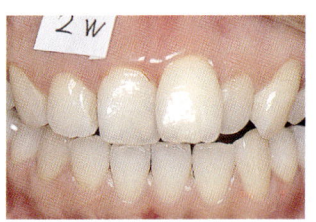

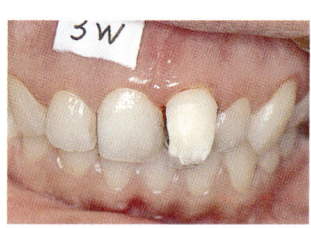

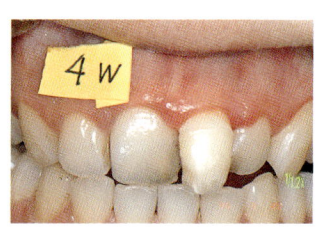

図 **44-3d** 4週間の挺出により歯肉の増生が認められる（'96.9.30.）．さらに挺出を続け増生を図る．

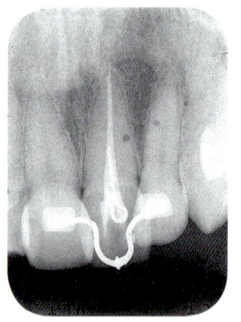

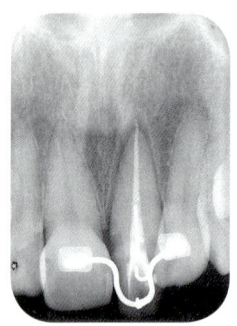

図 **44-4a**

図 **44-4b**

図 **44-4c**

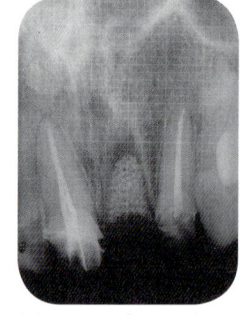

図 **44-4d** 軽圧で埋入させたHAP（ハイドロオキシアパタイト顆粒）が認められる（'96.10.16.）．

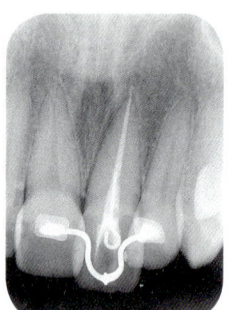

図 **44-4a〜c** 進行状態や，|1 の歯根が 1| や |2 に当たっていないかなど検討する．

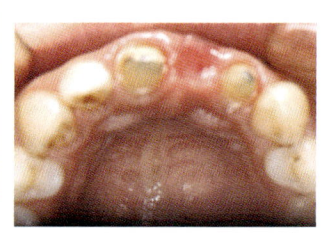

図 **44-5** 挺出による歯肉の増生とCTG（connective tissue graft）により唇側にも豊隆を保っている欠損部を示す（'96.11.6.）．

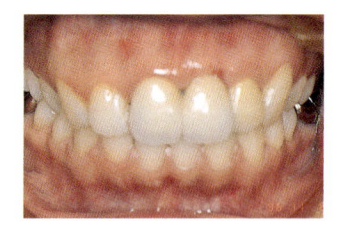

図 **44-6** 補綴終了時（'96.11.6.）．3歯だけの処置なので歯幅には少々無理がある．

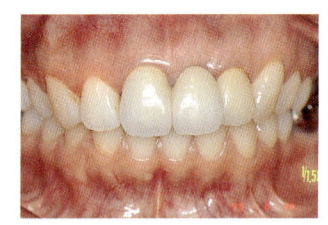

図 **44-7** 2年9か月後のリコール時．歯肉の水平性は保たれている．

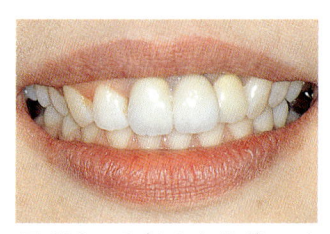

図 **44-8** 2年9か月後のリコール時のスマイル．

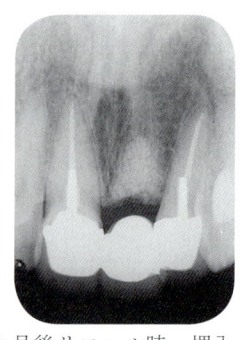

図 **44-9** 2年9か月後リコール時．埋入したHAPは組織に馴染んで安定している．

〈術式について〉

　骨が吸収しないためには，まず十分な歯肉（に支えられる血流）が必要である．ハイドロオキシアパタイトのどれがいいかという悩みは枝葉である．

　挺出にともなって歯根についている歯肉は引っ張られて伸びてくる．この状態を保って組織の増加するのを待つ．挺出して広くなった歯根膜腔は一定の幅になるよう生体が修復を急ぐ．修復より挺出スピードが早いと歯だけ挺出する．

　また歯周病罹患歯や移植歯，長期にわたる埋伏歯のように歯と歯根膜組織との結合がルーズであると，挺出にともなって歯肉・骨がついてこない．歯だけ出てくる（関連症例参照：症例15．|3 の強制萌出）．

　十分に歯肉・骨を増生しようという目標ならば，歯頸部が露出しないように途中休みながら引く．歯根の細くなった部分を引いても増生にはあまり結びつかない．

　挺出による組織の増生は予知性に富むから，近年ますます多方面に利用されてきている．

第5章 治療

●上顎前歯の審美改善に補綴，エンド，ペリオ，矯正の処置が必要であった症例

[症例45]
患者：49歳，女性
初診：1991年1月12日

主訴：1年前に入れた$\underline{1}$の差し歯が大きすぎる．入れてから出血するし，下の前歯が内側へ入っていくのが気になる

審美改善に挺出処置が必須のケースがあることを示すための症例提示である．

[術前]

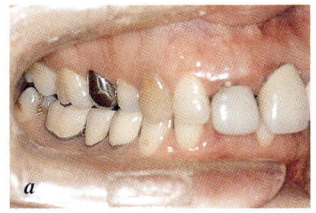

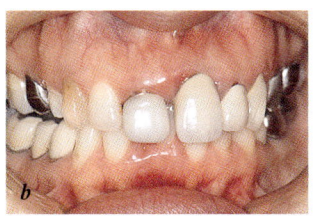

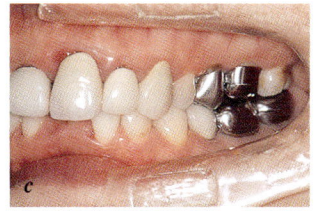

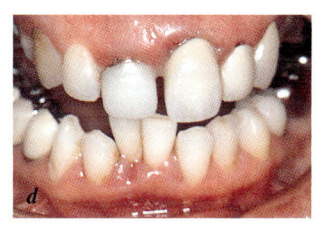

図45-1a～d 初診時．$\underline{1}$が大きく，$1\underline{\ }$が小さい．歯頚線が凹凸，前突である．

図45-2a～c 初診時．前突で口唇閉鎖が上手にできない．オトガイ筋の過剰な活動が必要となっている．

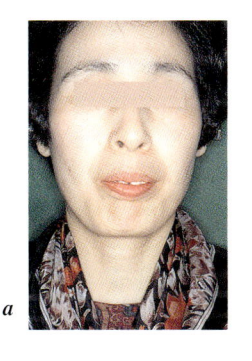

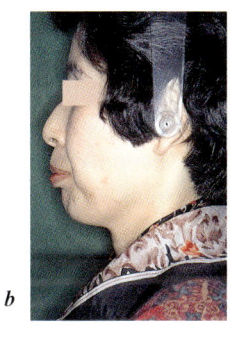

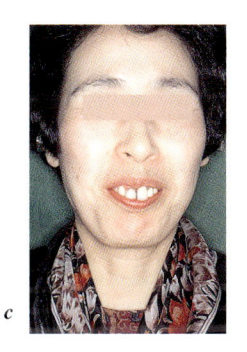

[初診時の審美性の問題点]

審美性の改善については，口腔内と顔貌の両面から要望をきく．
患者は$\underline{1}$の大きさを問題にしているが，顔貌を見ると上顎前突で口を閉じること，気持ち良く笑うことが障害されている．まずこの治療を図ることが基本的に求められている．つぎに歯の配列が左右対称になるように，切端と歯肉のラインが自然に見えるようにすることである．

[治療選択肢の検討]

審美改善の処置は，臨床各科の処置を統合して行うのが最適な場合が多い．歯肉のラインを増減するには外科処置で切り取り，矯正の挺出処置で増加できる．ペリオやエンドは完治させるのが望ましいが，予後不安なときはどうするかを検討しておく必要がある．症例では$\underline{1}$のエンドの予後が予測できなかった．
また矯正治療でどの程度まで形態を改善しておくかも問題である．レベリングとアライメント，オーバージェットの減少は必須である．上下正中の一致，$\frac{3}{3}$，$\frac{6}{6}$をⅠ級にすることの希望はなかった．そのためには抜歯が必要となり，2年以上の年月を要する．

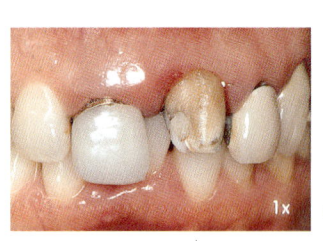

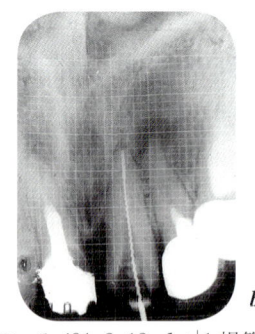

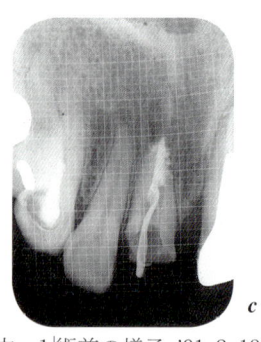

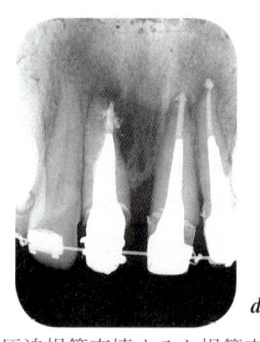

症例45

図 **45-3a〜d** *a*：1̲は異常にのびだしている．'91.2.13. *b*：1̲根管治療中．1̲術前の様子．'91.2.13. *c*：圧迫根管充填すると根管充填剤が溢出した．'91.6.15. *d*：上顎矯正開始時．1̲メタルコア装着後の様子を示す．'91.8.24.

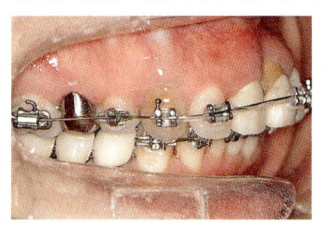

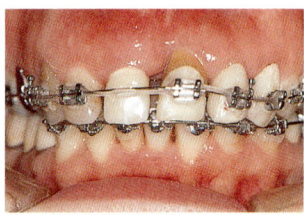

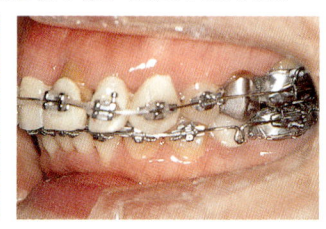

4a|4b|4c

図 **45-4a〜c** 1̲は観察中のため矯正装置がついていない．1̲は挺出のためブラケットを歯頸部寄りにしてある．'91.8.24.

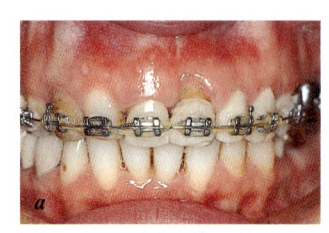

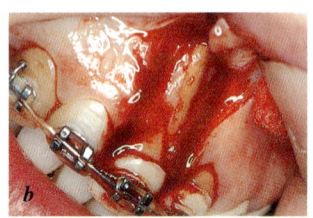

図 **45-5a, b** 矯正終了時．'92.1.10. 1̲を矯正装置で固定しフラップをあけた．

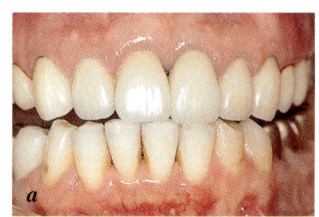

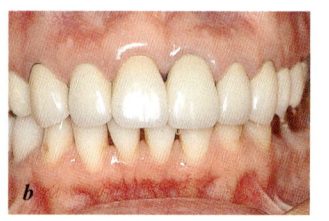

図 **45-6a, b** *a*：術後5年目．'97.11.12. *b*：術後6年目．'98.11.7.

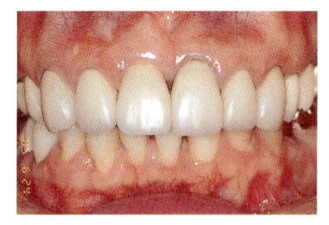

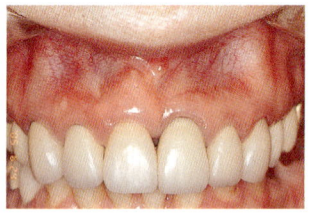

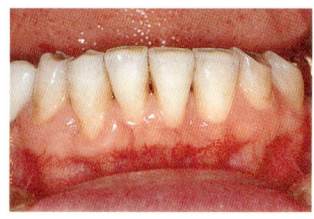

7a|7b|7c

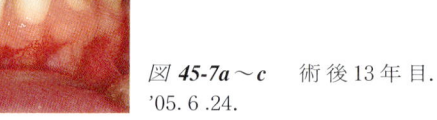

図 **45-7a〜c** 術後13年目．'05.6.24.

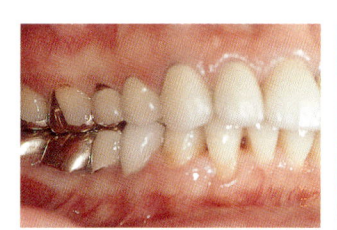

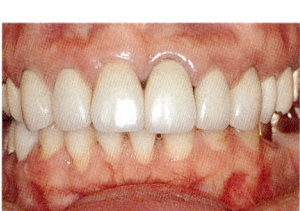

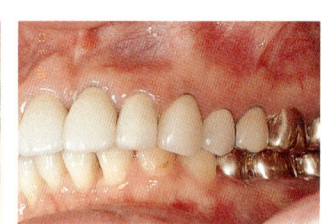

8a|8b|8c

図 **45-8a〜c** 術後14年目．'06.3.22.

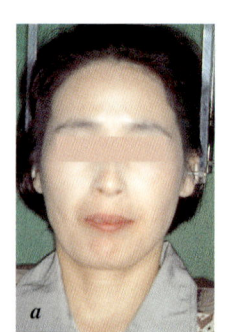

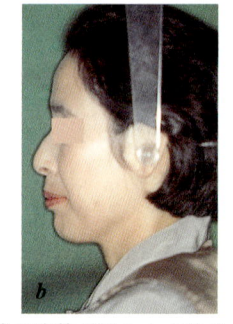

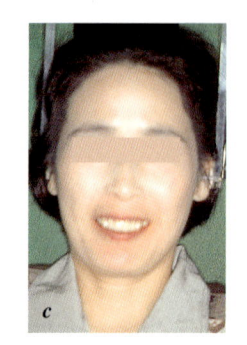

図 **45-9a〜c** 術後の顔貌の改善が明らかである．

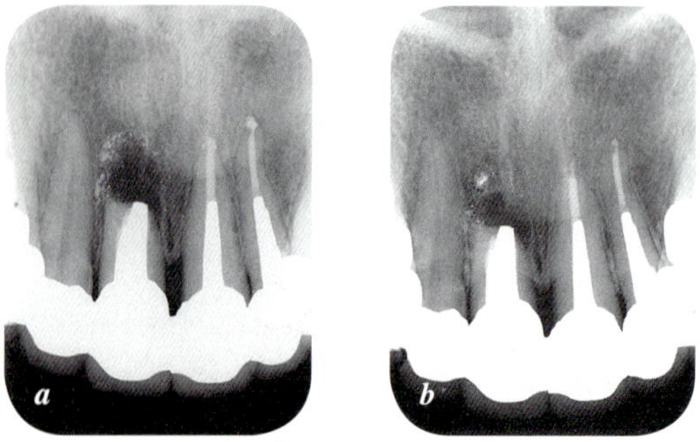

図 **45-10a, b** *a*：3̲+3̲補綴完了時，1̲歯根端切除後6か月．*b*：歯根端切除後14年目．'06.3.21.

以上を勘案した治療計画は①エンド，ペリオは可能なかぎり治療し，つぎに②矯正で$\overline{2\ 1}$のクラウディングを治し，③オーバージェットを上顎前歯の舌側移動で少なくするようにする．移動のためのスペースは$\overline{4＋4}$の補綴が必要であるから，補綴をするときにできるだけ歯幅を減じてスペースを得るようにする．④最後に補綴治療をして審美の改善の完成とするのであるが，それまでに歯，および歯肉の位置を治しておくということである．

[治療経過]

'91.1.12.よりペリオの治療は問題なく進行したが，$\underline{1}$のエンド・ペリオ合併症は'91.5.8.の初期治療中に膿瘍形成を起こして，予後不安を思わせた．図45-3aのように$\underline{1}$はエロンゲイションを続けているようである．どの歯のエンドも不備であるが，とくに$\underline{1}$はう蝕も深く，根管も圧迫根管充填すると，根管充填剤が側壁からはみ出した．一応キャストコアまで製作し，理想形のテンポラリークラウンを装着して最終処置は矯正治療後とした（図45-3a〜d）．

矯正治療は'91.5.25.に下顎に$\overline{6＋6}$のフルボンド，バンドを装着し.016″ナイチノールでレベリングを開始し'91.8.10.には.017″×.025″のSSのアイデアルアーチを装着した．'91.10.30.に下顎歯舌側に各歯ごとにボンディングしたリテーナーを装着した．上顎は'91.8.10.に同様の装置で開始した．最初のワイヤーは.014″ナイチノールであった．

図45-4に示したように$\underline{1|}$には矯正装置を装着していない．予後を観察している．$\underline{|1}$はブラケットを歯頚部寄りに付けて挺出を図っている．

図45-5aは上顎の装置のリムーブ直前の様子である．フリーにしてあった$\underline{1|}$は矯正開始後もさらにエロンゲイションを続けたので，ブラケットを付けて固定したかたちとなっている．$\underline{|1}$は矯正により挺出してきているが，歯肉の増加は期待したほどではない．$\underline{1|1}$には歯周炎と$\underline{1|}$の根尖部の炎症が一緒になって波及し，悪影響を及ぼしていたと思われる．

矯正終了後$\underline{1|}$の再治療を開始した．フラップをあけてみると根尖に炎症が残り，$\underline{1|}$唇側の骨はほとんどなかった．抜歯も検討したが非抜歯のほうが歯頚部の審美性が保たれやすいと思われたので，歯根端切除してから残すことにした．予後を考えて補綴で連結固定した．'92.7.13.に$\overline{3＋3}$の補綴を完了した．

図45-6a, bは'97.11.12.の術後5年と，'98.11.7.の6年である．図45-7a〜cは'05.6.24.の13年後，図45-8a〜cは'06.3.22.の14年後の審美性を示した．美しさは保たれている．上顎前歯の近遠心歯幅はやや狭いが，患者は審美性に満足している．

顔貌も改善され，明るく笑ってくれる（図45-9a〜c）．問題の$\underline{1|}$の経過観察の記録は'92.1.10.の歯根端切除直後から最近の'06.3.21.までたくさんあるが，根尖の骨透過像は小さくなり続けている．もうあまり心配はないのではないかと思っている（図45-10a, b）．

[まとめと考察]

審美性の基準は時代とともに変わる．現在は白い歯，ピンクの歯肉がきれいに並んでいるのを美しいというであろう．年齢相応だから多少のブラックトライアングルは仕方がない，歯周炎がなくなったのだから歯根露出の審美性ぐらい我慢しなさいという状態を，受け入れる人と受け入れない人がいる．審美性は人により変わる．

患者の要望があれば，それに沿うようにできるだけのサービスをさせてもらうのが良いと思う．そのためには総合的処置が必要であり，挺出が役立つことを示した．

矯正をどこまで適用するかについても，人により異なる．この症例は全部の歯に装置を付ける全顎矯正ではあるが，既述のようにMTM並みのやさしさ，期間，費用である．これが気に入っている．抜歯していないというのも賛成である．もちろん抜歯してもらいたいという人に絶対反対したりはしない．

ちなみに歯根端切除を先に行っておいたらどうだったか？　利点も確かにでてくるが，そうすることで15年後の歯周組織がより簡単に手に入ったかどうか，なんともいえない．

症例46

● 重度の歯周炎で抜歯となった上顎大臼歯の欠損部に，自家歯牙移植をした後の挺出処置の可能性

[症例46]
患者：42歳，女性

初診：1991年2月2日
主訴：7 6 が噛むと痛い

この症例提示の目的は，挺出処置の可能性，限界を知ることである．

[術前資料]

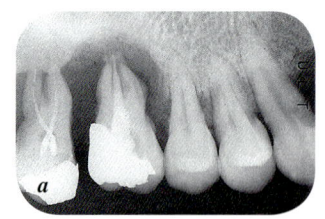

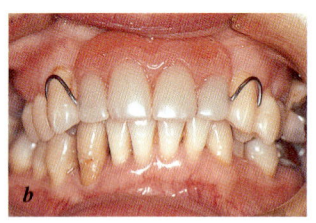

図 46-1a, b　'91.2.2．
図 46-1a　7 6 は抜歯適用である．
図 46-1b　右上に 6 がわずかに見えている．歯肉が大きく退縮して歯根が露出している．

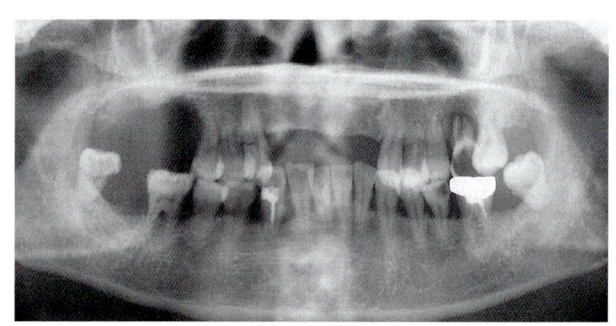

図 46-2　'91.2.14．7 6 は抜歯してある．ほかにもう蝕，歯周炎，欠損が認められる．

[初診より治療計画まで]

7 6 咬合痛が主訴であるが，全顎にわたり中等度から重度に進行した歯周炎があり，欠損には可撤性のワイヤークラスプの義歯を装着している．7 6 抜歯後に 8 を移植するのは全顎の処置の一つとして行った（図 46-1a, b，図 46-2）．

7 6 は抜歯しかない．15年前はやっとインプラントを始めた頃で，サイナスリフトの治療選択肢はまだもっていない．7 6 抜歯後，6 の対合歯として延長ブリッジより歯の移植ができれば咬合の力になる．8 は大きなう蝕があり，歯根が短くドナーとして適当ではないが，使わなければ抜歯が適用になるから，表現は適切でないかもしれないが，だめでもともとという気持ちで開始することになった（図 46-3a, b）．

[8 の移植]

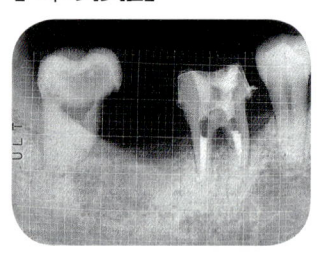

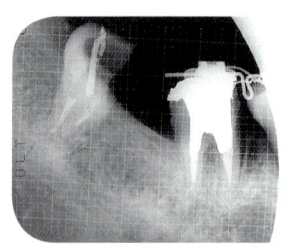

8 は歯頚部からのう蝕が大きく広がり，近心面の歯根長が短い．これが後に悪影響を及ぼした（図 46-3a, b）．

3a 3b

図 46-3a, b　8 の術前．
図 46-3a　8 は近心面歯頚部歯肉縁下からのう蝕が大きく広がっている．'91.3.22．
図 46-3b　移植前に抜髄，根管充填をした．歯根は短く，近心面がう蝕のためさらに短くなっている．'91.8.20．

第 5 章 治 療

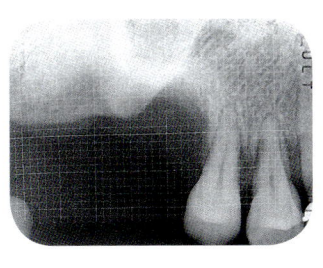

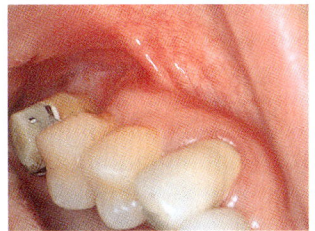

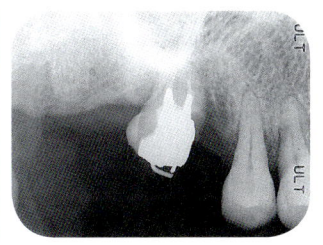

図 46-4a ７６|抜歯後 1 か月. '91.3.22.
図 46-4b '92.5.6.
図 46-4c '92.6.5.

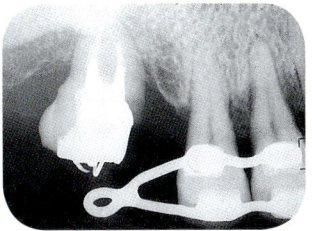

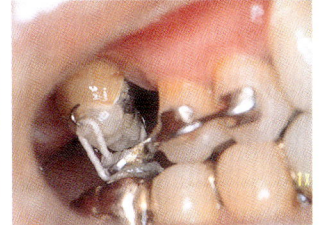

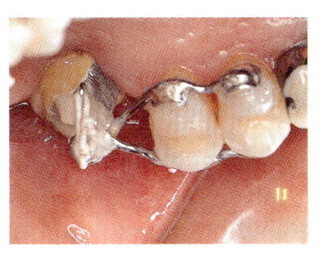

図 46-5a 移植後 2 か月で歯頸部より 2 mm ぐらいの 4 壁性骨欠損が生じている. 弱々しいが骨吸収は落ち着いてきたようにみえる.
図 46-5b, c 装置の頬面と舌面. 歯肉もやや退縮している.

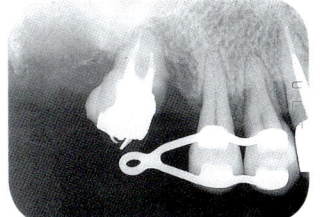

図 46-6a 移植後 10 か月. 牽引開始後 1 か月. '92.8.12.
図 46-6b 牽引開始後 2 か月. '92.9.9. 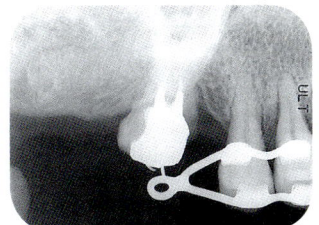
図 46-6c 2 か月目の歯肉の状態. 歯肉も引かれているが, 歯冠が露出してくるスピードが早いのが気になる. '92.9.9. 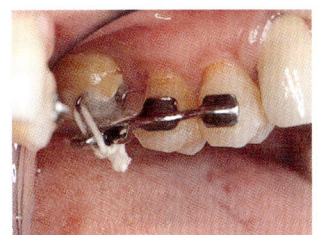
図 46-6d 牽引開始後 8 か月, 矯正完了時. '93.3.3. 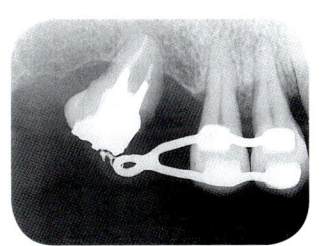

'91.2.2. の初診日に痛いと訴える７６|を抜歯し, 1 か月後に骨量を診査した(図 46-4a). もっと待ったほうが良いと思ったので 8 か月後の '91.9.10. に８|を６|の部位に移植した. 口腔の天井に移植した感覚であった. 生着後挺出すれば機能を果たせると思っていた. 頬側にはまったく付着歯肉がなかったので付着歯肉をつくる手術をした. 図 46-4b, c は移植後 7 か月目の移植歯で, 歯肉縁に合わせて埋入してある.

[MTM (挺出処置)]

移植後 2 か月経過観察をして, '92.7.2. に挺出を開始した. 装置は５４|の頬舌面に接着された 0.9 mm コバルトクロム線に, いちばん弱く引け, すぐ力が弱くなるエラスティックスレッドで引く. 移植歯の頬舌に付けたフックから引いている.

挺出を開始すると, コバルトクロムのヘリクルと移植歯との距離が短くなってくる. 2 か月目ぐらいまでは, 骨もついてくるか？ と思われた. しかしそれ以後, 歯肉はやや歯冠に追従して増加してくるが, 骨がついてこない. 骨の盛り上がりや凹部が平坦化してくるのがみられない. 成熟が進むのがわかるくらいである. これ以上挺出を続けても歯冠歯根比が悪くなるばかりなので, 矯正完了とした(図 46-6a〜d).

矯正完了した位置で即時重合レジンを用いて固定し, 3 か月経過観察した(図 46-7a〜c).

補綴後は図 46-8a〜c である. 少しだけ噛めるようにしてある. やや遠心に引いて６|と咬合できるよう

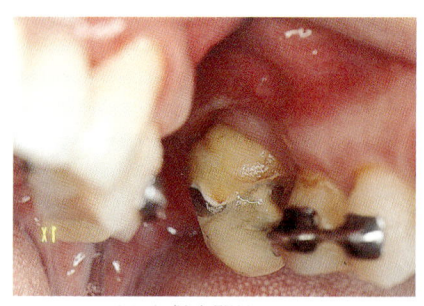

症例46

図46-7a 頬面.保定開始後3か月.'93.6.26. 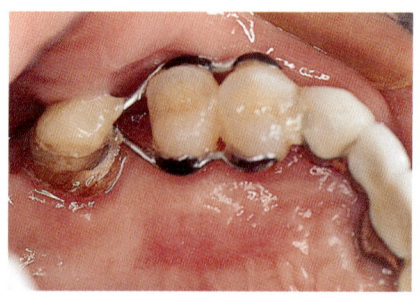
図46-7b 咬合面.保定開始後4か月.'93.7.23. 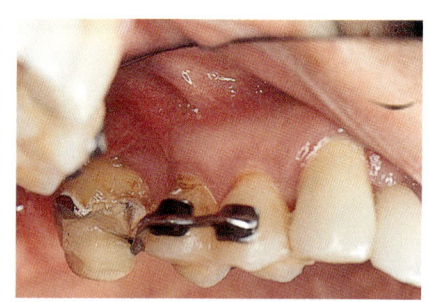
図46-7c 頬側面.'93.7.23.

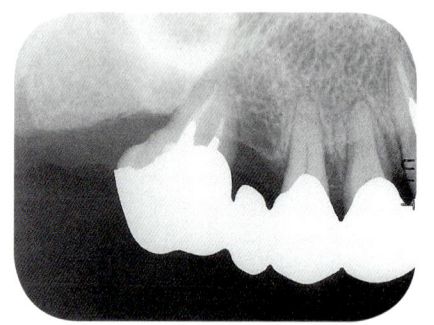

図46-8a 補綴終了時.'93.9.14.
図46-8b 補綴後6年.'99.4.28. 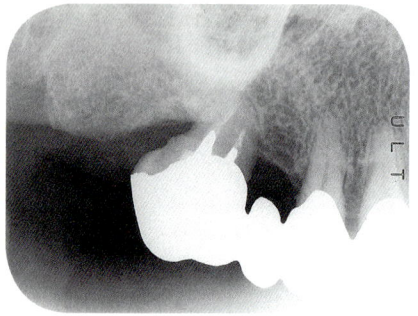
図46-8c 補綴後8年.'01.1.15. 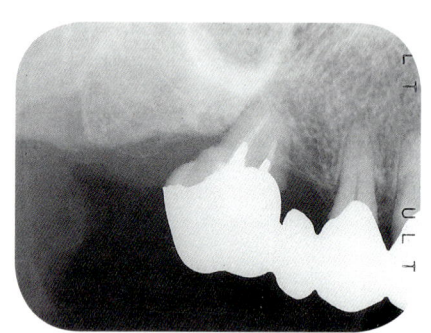

にしたが,独立して機能を果たすのはとても無理なので連結固定した.連結固定は最初からの治療方針であったが,移植歯に力がないので咬合をあまくし,５４|に負担をかけるかたちになっている.以後8年間のリコール時のエックス線像を図46-8a〜cに示した.歯周組織は落ち着いて,移植歯も多少ではあるが咬合の戦力となっている.

[まとめと考察]

抜いて捨てるより移植したほうが良いとはいっても,移植にともなう犠牲もはらうわけだから,懸命にやっている.その割には症例7の結果とはだいぶ差がある.

懸命にやってもインプラントでは失敗する.しかし自家歯牙移植歯では失敗しない.何とかなる.挺出も失敗しない.戦力になる.このような思い込みが苦戦した原因であろう.もし挺出の矯正力をルーティンな力で引いたら,すぐ抜けてきたと思われる.図46-6bから図46-6dに至る期間には,移植歯を引かなくても抜け落ちてくるような感じの時があった.

もっと良い結果を得るには,以下のようにすれば良かったであろう.各条件は重複している.

①挺出に過度のはたらきを期待するのは無理である.歯根の短い|8に図46-1bの歯肉のない部分をつくらせるのは無理であった.

②７６|を挺出して歯肉をつくらせることができれば,また違ってきたかもしれない.

③歯根が太くて長い大根のような形であれば有利であるが,アイスクリームコーンのようだと,挺出させて引く面積が急速に少なくなる.

④以上のような解剖的条件とともに,術前矯正をして歯根膜の活性を高めておくほうが良かった.

⑤咬合力を味方につけて,移植歯の咀嚼により歯周組織をつくり上げていくような状況が望ましいが,それが最初から期待できないなら適応症とはいえない.連結予定といっても,お荷物になって連結されるのと頼りになるのとでは大きな違いがある.この点をあまくみたのも大きな反省点である.

II 歯周治療と矯正治療との関連性

　挺出の治療ができるようになった．挺出をすると歯周ポケットが浅くなる方向に向かう．歯周病の罹患部が少なくなっていく．ところで挺出のつぎはMTMを学習するのだが，MTMからは小規模ではあるが，まさに矯正治療である．今度は歯周炎があるときに矯正をすると，歯周炎が増悪する．歯科医師が歯の寿命を短くするのはよくない．

　そこで歯周治療と矯正治療の関連性を確かめておいてからMTMに進むことにしよう．

　歯周病には罹患していないときでも，矯正治療をしておくことは後に歯周治療を行うときにはおおいに助かる．もっとも歯周組織や全体の咬合の長持ちに配慮した矯正をしておくということである．歯周病に罹患した後は，歯周病の進行に従って矯正治療のやり方を考慮していく．

II-1 矯正治療時にはつねに歯周病を疑ってみる⟶歯周ポケットをなくしてから矯正を始めるのが正攻法

　歯周病に罹患していると疑ってみる．良質な矯正治療を目指すなら，この方針が勧められる．まず診査をして矯正治療が安全な範囲を探る．健全歯の矯正治療でも後遺症を残す可能性をもつ．歯周病罹患歯はもう一つ危険因子が増えるだけであるが，その因子の影響は大きい．

　歯周病罹患歯は健全歯とは違うかたちの矯正の悪影響がある．歯根てなく骨の吸収である．歯根周囲の骨のほうがカルシウム含有構造を失っていき，炎症による骨吸収が進む．多少の根尖の吸収より歯頚部の辺縁骨が吸収するほうが歯の維持という点では悪影響が大きい．進行が早く，歯のlongevityの問題が生ずる．

　歯根周囲は嫌気環境の軟組織となり，歯周ポケットとよばれ歯周病原性菌の温床となる．歯は骨と結ばれていた靭帯がゆるみ，溶けてなくなっていくから動揺を増す．歯周病が進行中では骨吸収に便乗して歯は動きやすい．圧迫側は過剰に骨を吸収させ，牽引側は骨ができなくて，広くなった軟組織中への炎症の波及が大きくなる．

　歯周病の進行が停止し組織が再構築中であると，弱い力で圧迫側が早く移動し，牽引側は引っ張られて広がった歯根膜幅を正常に戻そうと骨をつくり始める．歯周病患者に対する効率的な矯正移動の狙いめであるが，本当にそうであるかは診査で確かめる．

　診査にはいろいろな手段がある．**自覚症状**は参考程度で，あてにはできない．**歯周ポケットの測定**はよく用いられるが，難しいうえにどう判定するか経験が必要とされる．患者の清掃可能なポケットの深さは3mm位までである．それ以上のとくに深い歯周ポケットは炎症の症状がなくても，ひそやかに進行していると考えたほうがよい．だから**歯周ポケットをなくしてから矯正を始める**のが正攻法である．

　矯正処置のなかでも挺出移動はポケットが浅くなりつつあるからその点は良いとされるが，一般的に歯の移動は一種の外傷であるから，炎症を拡大するおそれがある．

　歯周治療が終了して歯周組織の再構築中は，歯周ポケットの測定で組織を壊したくない．したがって，あまり歯周ポケット測定に頼ってはいけない期間（3か月程度）がある．

　細菌検査は最近多用されている．さらに頼りになっていくと思われる．

　動揺度は精密に測定できるペリオテストを使い始めてから，診査の戦力になった．矯正中の歯周組織の様子も推量できる．炎症や外傷が進むとペリオテスト値は大きくなる．だからできるだけ動揺度を少なくし，さらに動揺度を増やさないようにペリオテストで測りながら歯の移動を行う．

　動揺を増やさないで動かすなどとは，およそ無理な話ではあるが，成長期の歯牙移動と違って，動揺の限界を超えると咬合の機能に耐えられなくなる例がある．いくら移動を中止して待ってみても，固定してみても動揺が止まらなくなる．抜歯を通告しなければならない深刻な状態である．

　動揺度を増やさないためには弱い持続的な矯正

力を用いる．また最初から咬合力を排除した装置を使ったりする方法や，咬合でアクシデントが起こりそうな症例では，部分的に連結しておいたりする．

　炎症の状況を正確につかむことが，いちばん勧められる．発赤・腫脹は一応のメルクマールである．こればかりに頼ると，歯周炎を見逃す場合がある．患者の清掃が良くなると，これがペリオか？と思ってしまうほど歯肉はきれいになってしまう．歯肉に騙されることがないようにしたい．ペリオを診査するのではなく，患者の清掃努力を診査しては見誤ってしまう．騙されるのは根分岐部病変，幅が狭くて顕在化しにくい骨縁下ポケット，歯肉の深部まで接触している歯根の近接などである．なかでもルートトランクの短くなっている状態での根分岐部病変は，治療可能の期間が短いから要注意である．

　炎症の進行性はプローブでポケット内面をさわり，**出血**するかどうかで診査できる．生体がまだ細菌と戦っている最中かどうかがわかる．現在進行形というわけである．

　歯肉が線維性になるとそれも少なくなるから，その場合は根部歯肉を連続的に圧迫していって滲出液をみる．深いところからの出血はいけない．膿瘍形成してくるかもしれない．こうなると，一気に骨がなくなる．圧迫による膿汁様滲出液がみられるときも，まず歯周治療が必要である．前述のように目立った炎症がなくても深いポケットは矯正不可と考える．

　エックス線撮影も勧められるが，矯正可か不可かの範囲が広すぎる．決定的ではない．経験がいる．経験を補うには時間をおいて同じ方向で再撮影し，注意深く再診断するのがいい．

II-2　歯周病罹患歯の矯正治療

　歯周治療により破壊された歯周組織が修復期に入ったと思われたら，なるべく早く矯正治療にとりかかり，良い形態をつくるようにしている．

i　歯根の3/4は健全な歯根膜が残っているケース

　エックス線像で見て，歯根の3/4は健全な歯を矯正するとき．1/4の骨が喪失している．水平時に1/4だが，一部深い所があるというのは，いちばん深い所を基準に分類する．3/4あれば部分床義歯で鉤歯の資格があるように，通常のエッジワイズ装置の応用で問題はない．軽い持続的な力が勧められるが，メカニックに大きな変化を考える必要はない．

　この3/4が健全な歯根膜を有している状態でいちばん大切なことは，まず術者がはっきり診断でき，治療にとりかかることである．1/4を占める歯周炎を治すことである．見逃がさない，放置しないことである．同時に歯周炎を増悪させ，歯周治療を難しくさせる不正咬合を治しておくことである．

　この時期が治すラストチャンスなのだ．患者にもそのように伝える義務がある．歯科医師以上に歯に関しての知識が豊かな患者は少ない．患者が危機に陥っていることを知らないのは，歯科医師が伝えないからだ．つぎの歯根膜量1/2の世界に入ると，抜歯の選択肢を提案する術者は多い．調子の良い義歯を目指して，早めの抜歯を勧める歯科医師の指導者もいた．

　3/4では患者は咬合に関して機能的な不満はまだない．歯科医師の提案を受け入れたがらないであろうが，それは患者自身のために間違いである．この歯科医師と(治療を勧める歯科医師と)患者との温度差は1/2の歯根膜，1/3の歯根膜と歯周病の進行が進むにつれ変わってくる．1/2はもちろん，1/3でも「グラグラを治して噛めるようにしてほしい」と機能回復を訴える．もう歯の保存は無理なのに，抜歯を拒否する．今度は患者が機能の崩壊を認識しているから，温度差は逆転して治療を希望する．しかしこの時期を失すると，機能回復が難しくなる．可撤性義歯になってくる．抜歯して義歯を入れても審美性は治るが，咀嚼機能には疑問符がつく．インプラント治療にも限度がある．不正咬合があると，もともと噛めないのだから咬合機能の崩壊が早い．早く治すことだ．

　結論は「この時期に矯正処置を併用して機能回復を図る」ということである．

ii 歯根の健全な歯根膜が1/2に近づいている症例

歯根の健全な部分が1/2に近づくと，「不正咬合にはエッジワイズの使用が効果的である」という原則が崩れてくる．1/2を過ぎるとはっきりと，エッジワイズのメカニックは通用しないと思ったほうが良い．通常では問題ないはずのアンカレッジが，弱すぎて牽引力に負けて傾斜しやすく挺出しやすくなるから，ただちに外傷を受けやすくなり動揺が大きくなる．

大学歯周病科での経験を記すと，スペースクロージングアーチにより下顎前歯を遠心に引こうとした．すると1/2以下の歯根膜しかないアンカレッジの大小臼歯，犬歯計10歯が，将棋倒しに前のめりになった．「これで噛めますか？」「お陰さまで」と会話したのを覚えている．用心しながら噛んでくれたのだろう．

残存歯周組織が1/2以下と少なくなった矯正治療では，エッジワイズのメカニックにとらわれることなく，歯根膜の量，現在の動揺度，弱くても炎症の残り具合，歯冠歯根比などを勘案してメカニックを推定し，一段も二段も少ない矯正力から応用してみる．最高速で月1mmの移動だが，早すぎる移動には動揺がおさまるまで待って(骨のできる期間をおいて)，再びトライする．なるべく傾斜させないで，傾斜したら直立させてからトライする．残存骨が少なくなるほど，圧下しながら移動させるという感覚が良い．咬合機能を温存しながら(QOLを保ちながら)矯正を進めるということである．歯周病が進行しても歯の保存，longevityを図り，機能回復をするということである．このような治療をした*症例48*を提示した．

iii 歯根の1/3しか健全な歯根膜がないとき

歯根の1/3しか健全な歯根膜がないとき．1/3の状態で傾斜していたら，さらに傾斜して抜歯に至るか，ただ存在するだけで機能を果たしていない歯となるから，保存するならアップライトしておく．連結が必要な場合も多くなる．傾斜を治さずただ連結しておけばよいというのは次善の策で，全体として生理的な機能が弱い．歯軸に沿った咬合の圧迫が生理的であり，快適さをもたらす．新陳代謝を促し，安定化させる．

歯周病が進行して残存歯槽骨が歯根の1/3に近づいても，矯正は可能である．年齢も絶対的禁忌ではない．

治療のイメージが湧かないなら，*症例12*を参照されたい．1/3の少ない歯根膜のときには，それなりの最適の矯正力を適用する．「.012″ラウンドナイチノールのアップライトスプリングの世界」である．これで歯根の平行性と咬合の方向の垂直圧を得られる．歯槽骨の水平性にも挑戦できる．*症例12*の治療後，患者は「こんなに噛めるとは思わなかった」と言ってくれた．減弱した歯でも快適さを楽しめている．

同じ症例で上顎前歯の矯正をしているが，矯正力は5g，10gの世界である．そんな歯は抜いてしまえという意見もあろうが，そのような歯を上手に使っている人は数多い．義歯やインプラントを嫌う人も多い．患者が自分の歯を残す希望ならば，喜んでくれる処置である．さらに高齢社会になっていくのだから必要な治療でもある．

II-3 矯正治療，歯周治療における咬合の視点

矯正治療も歯周治療も同じ"咬合"の視点をもつべきだ(第3章「診査・診断」III コンセプト③：P.182)．

歯周病が発症していない成長期やヤングアダルトの頃は，咬合改善が矯正治療で効果的に行われる時期である．この歯周病に侵されていない時期の良質な矯正治療が，歯周治療に良い影響を及ぼしている．歯周環境を整えておくことで歯周病原性菌と戦うとき，まともに渡り合える．歯周病を予防し治療を効果的にし，予後を良いものにする助けになる．この時期が矯正と歯周病との関連性が深い時期であるといえる．"咬合"を整えているからである．良質な矯正治療の結果，咬合は審美性と機能的咬合が達成されている．

症例47-48

症例提示

●ブラッシングをよく実行し，抜歯や歯周外科はしないで行う歯周治療の症例

[症例47]
患者：43歳，男性
初診：1992年7月6日
主訴：左の奥歯がグラグラして噛めない（転居により，紹介されて来院）

この症例は歯周治療における危険な賭けの失敗例を示している．

[術前]

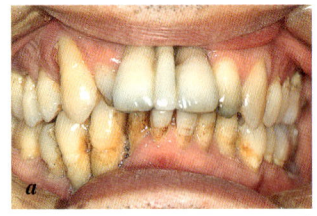

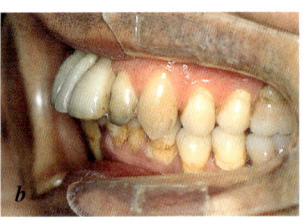

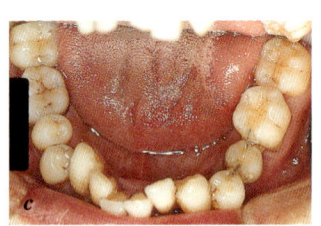

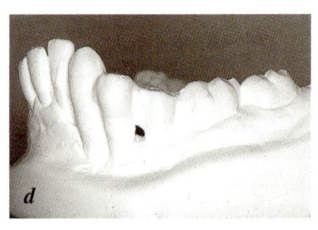

図47-1a〜d　初診時の口腔内（a〜c）と下顎模型の左側面（d）．
　ブラッシングが熱心に続けられているので，一見歯肉は健康に見える．しかし，上顎前歯のフレアリングと下顎前歯の挺出による咬合平面の乱れが目立つ．

[術前]

[抜歯後]

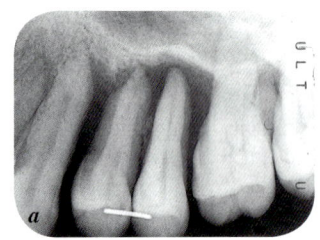

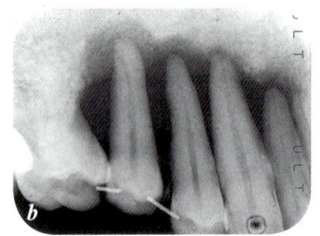

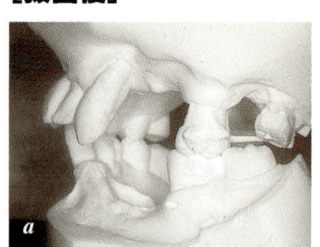

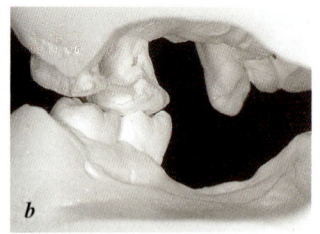

図47-2a, b　初診時の④⑤, ②③④⑤⑥のエックス線像を見ると，すでに骨による支持は失われており，固定用のワイヤーにより脱落を防いでいるが，治るわけではなく外傷が続く状態になっている．

図47-3a, b　抜歯後の左側の模型の頬側面（a）と舌面（b）．
　抜歯後には著しい骨吸収像がみられる．このようにならない治療方針が望まれる．

[問題点]

　ブラッシングをよく実行するのは歯周治療の正攻法の第一歩である．これで歯周病原性菌を除去できて，抜歯や歯周外科をしないで治療できる例がある．かつてマスコミにもよく取り上げられた．歯周治療は宗教ではないが，咬合を治せば治る，ブラッシングだけで治しているなど，信じて譲らない歯科医師がいる．

　図47-1を見ると，歯はピカピカ光るほど磨かれており，歯肉も一見ピンク色で問題はなさそうにみえる．う蝕もなく，歯の健康優良児で表彰された人も多い．

　しかし4mm以上の深い歯周ポケットにはブラッシングによる清掃効果が及びにくくなり，歯周炎が進行する．この症例のように骨吸収が進んでグラグラして噛めなくなる．

[考察]

　上顎前歯はフレアリングして矯正治療を受けたが，治しきれないで 1|1 だけ補綴で固定してある．下顎前歯はクラウディングになり，特有の咬合平面となっている（図 *47-1b～d*）．歯周外科で治療できる段階も通り過ぎると，抜歯しかなくなる．抜かなくても歯が抜けてくるのがわかっているから，これを避けるためにワイヤーで固定しておく（図 *47-2a, b*）．すると，またしばらく維持できるが，炎症が深部に側方部に拡大し，やがて固定したまま脱落する．取れた後は図 *47-3a, b* に示したように無残な組織の欠損が残り，後処置に悩むことになる．なくなった組織が自然に再生することはない．われわれはトカゲではないからである．

　何を信じて治療してもいいが，危険な賭けのような治療は患者に迷惑をかける．歯科医師だから病態を知っているはずだが，「歯無しにならない話」をした後に「ときどき膿むのは仕方がない」などと言うのは間違いである．この患者も相当な知識人だが，「抜きたくない」とがんばっていた．

　なぜいつまでも，わかりきったことを書くのか？歯周炎があるのに矯正という外傷を与え，さてどうなるか，危険な賭けを試みるケースを防ぐためである．矯正装置で固定してあっても，ブラッシングをよく実行しても，悲惨な状態になる事実を歯周治療の症例で示した．

● 7 (21) | (67) / 21 | 1 2 3 4 5 欠損で残存歯は中等度から重度歯周炎とともに不正咬合がある高齢者に，矯正治療，インプラントを適用して機能的咬合を達成した症例（不正咬合は，全顎矯正が必要な重度のクラウディングである）

[症例48]

患者：62歳，男性
初診：2001年12月17日

主訴：噛んだときに痛い．うどんも十分に食べられない．何とかピーナッツも食べたい

多数歯の欠損があり，残存歯も中等度から重度進行性歯周炎で機能的咬合が崩壊していると，残存歯の不正咬合の治療は困難さを増す．その条件下での機能的咬合達成のための矯正治療を検討する．

[術前]

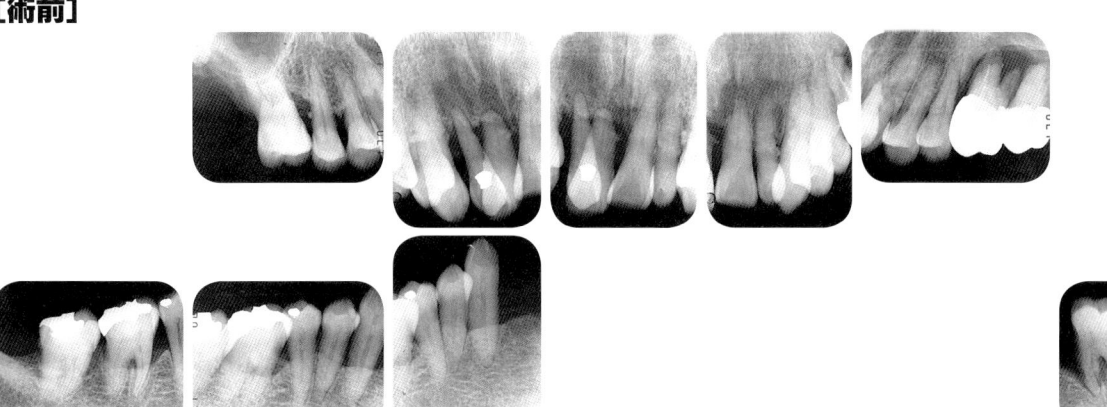

図 *48-1a*　初診時．進行した歯周病で歯槽骨レベルの低下が認められる．

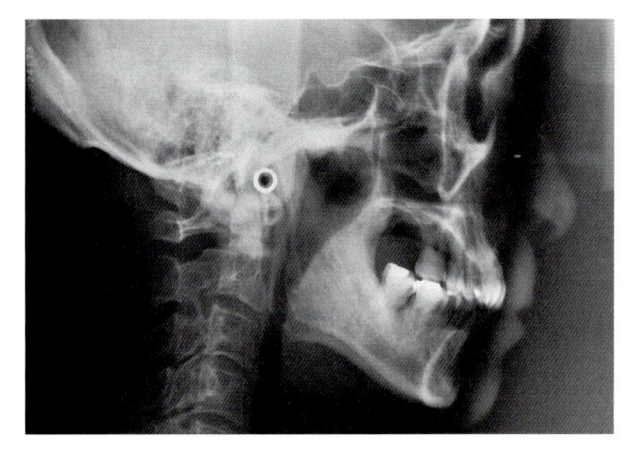

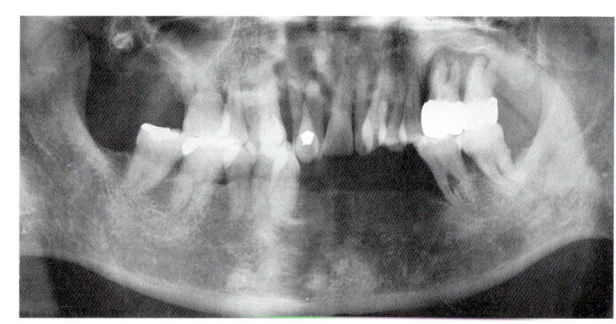

症例48

図48-1b 初診時．|6 7 は保存不可能なので抜歯となるから，すれ違い咬合の一歩手前の咬合崩壊である．

◀図48-3 セファロではアングルⅢ級の側貌が認められる．

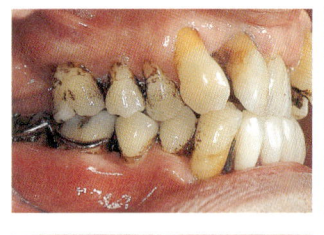

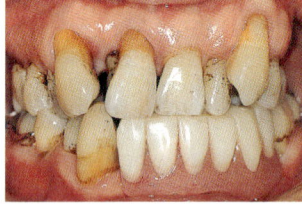

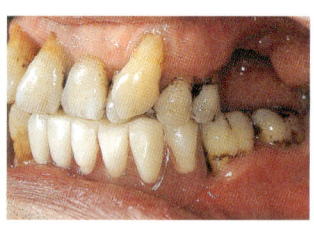

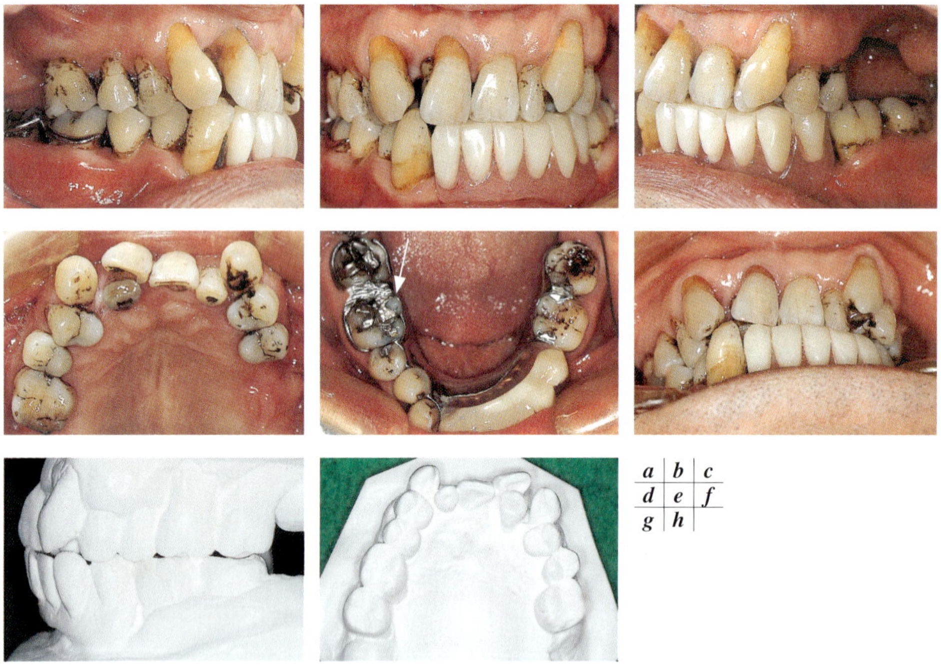

図48-2a〜h 歯周の炎症と，著しい不正咬合が見られる（a〜f）．
図48-2c 歯周の炎症でエロンゲイションしていた|6 7 を抜歯したので，前歯が噛み込んでいる（オーバーバイトがついている）．
図48-2e 金属床義歯のレストのみが咬合しないように削合中の図がみえる（|6|：矢印）．
図48-2g 下顎金属床義歯を装着すると，咬合面レストのみが咬合接触する．前歯部が浮き上がっているのがわかる．この不安定な咬合接触が噛めない主因であった．

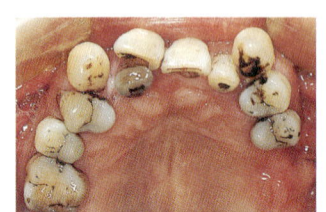

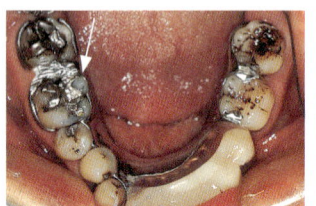

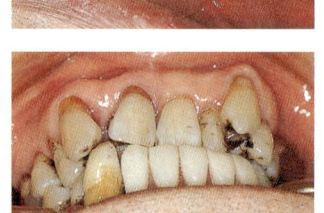

a	b	c
d	e	f
g	h	

[初診から治療計画まで]

　世界に冠たる研究者にはふさわしくない口腔の健康状態であった．不自由をかけて申しわけないと思った．不正咬合が咬合崩壊の一因であるが，主因ではない．歯科に通院し欠損の補綴のためには自費の金属床を入れているのに，うどんが噛めないと訴える．朝晩は良いが，昼は勤務先だから食べるものがないのは困ると言われる．胸にこたえる．さりとて安易な機能回復処置は二次性外傷を増す．うどんが噛めない原因は，|6 7 が下顎の金属床の咬合面レストに乗り上げていることが主因であった．咬合面レストで噛める（？）わけだ．しかし患者は|6 7 の悪い歯を噛みしめては噛まない．だから，もうどこでも噛めない．

　図48-2a〜fには初診時の応急処置のあとがみられる．|6 7 は抜歯し，|6|の咬合面レストを調整して右でも左でも咬合面が当たるようにした像が見える．

　つぎは治療方針である．

　中等度から重度進行中の歯周炎は早急に治さねば欠損を増す．機能咬合の確定のためには，このコラップスした咬合を再建することが急務である．噛める所を探して噛んでいたから，噛む所がつぎつぎとなくなり，すれ違い咬合に向かって一直線に崩壊が進行している．これを防ぐには，7|6 にセントリック

ストップを作って左右で噛めるようにすることである．サイナスリフトをともなうインプラントは時間とリスクがかかる．

あと1年で定年退官したら，以前からの希望どおり田舎に引っ越す予定だという．「ひどい歯だから入れ歯でもいいと思ったけれど，『治す方法があるというなら退職金で建てる家の一部屋が減ったっていいじゃないの』と家内が言うもんだから」と．また胸にこたえた．

下顎の欠損部にはインプラントを埋入する．矯正治療で上顎前歯の著しい叢生を改善する．1|と2|は重なり合っており，抜歯後の欠損部には，3|を自家歯牙移植する．反対咬合の傾向があるから6|5を遠心に送って前歯の叢生を解消する．こうすると7|6で噛める所を作ることになる．

［歯周治療の経過］

1か月後の初期治療時に測定したプロービングチャート（図48-4）は，測定ミスで1|が3mmから10mmに増加しただけで，あとは変わらなかった．患者の責任範囲である歯肉縁上の管理は満点に近く，術者の行う縁下の状態は完治とはいえない．

|6 7，6 5 4 3|，|7 6 とたてつづけに F. ope. をエムドゲイン®併用で行い，その後'02.2.18.に下顎のインプラント埋入を行って，抗生剤の投与が連続になるようにした（図48-5a, b）．

図48-4 '02.1.11. プロービングチャート．

図48-5a～c '02.1.15. |6 7 F. ope.
図48-5a |6 7 舌側の根分岐部．
図48-5b |6 近心面．インフラボニーポケットには吸収性HAを埋入した．
図48-5c |6 7 頬側．

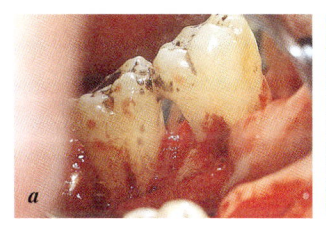

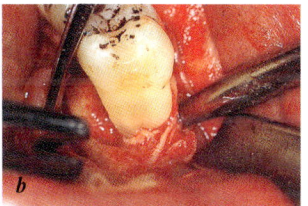

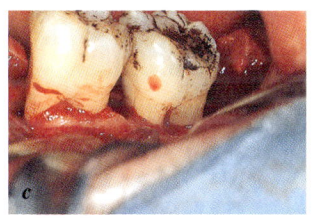

単根歯は SRP を行った．以後，歯周病は月2回のメインテナンスで問題は生じなかった．

［矯正治療］

・進行した歯周病罹患歯の治療方針の検討

図48-3 のセファログラムのプロファイルに不満を訴えることは終始まったくなかった．審美改善の要望がないのだから，何を目標にどう矯正するのかという検討が必要である．

図48-2d に示したクラウディングの不正咬合の治療計画を立てるとき，全部健全歯で7|6 7 欠損がないなら4|4を便宜抜去して並べるかもしれない．エッジワイズ装置が適用される．歯の審美改善がなされ，アンテリアガイダンスができ上がる．

症例には欠損がある．歯周炎を治療した後に，歯根長1/3を切る，骨の水平的吸収がある．この条件は矯正治療方針の決定的な条件となる．すなわち，7 (1)(6 7)は欠損となる．2|は大きくは歯根を動かせないとなると2|は抜歯となる．

つぎに残存骨レベルが歯根長1/2に達した歯は，抵抗中心がほとんど根尖近くにある．通常は抵抗中心が歯根1/3付近にあるから，歯を水平に引くと，

症例48

歯冠は引いた方向へ動き，歯根は抵抗中心を境に反対側に動く．ところが歯根長1/3では歯根尖まで引かれた方向に動く．挺出移動と同じである．抜歯する方向である．この条件をふまえて，できる範囲内で矯正することになる．歯根長1/2でも，安全を考えて同様に考えておいたほうがよい．アクシデントが怖いし，歯が移動を始めて動きやすくなると，抜け出るような動きをする．

もし根尖まで抜け出した状態になったら，固定して圧下の矯正をする必要が生ずる．実際にはこれは不可能である．通常，圧下をするアンカレッジが得られない．期間がかかる．できたとしても再移動がほとんど不可能となる．したがって全体の矯正移動を再検討しなければならなくなる．

通常のエッジワイズ装置を使って歯に力が集中したら，簡単に根尖が抜け出た状態になる．弱い歯だけでなく，装置に角線が入っているときには歯根尖を直接揺さぶる．健全歯なら根尖部が吸収するが，残存歯根長が短ければ，いつの間にか抜けていたというケースになりやすい．アーチワイヤーで連続固定されているから，危険性がわからない．**根尖1/2まで骨吸収している歯には，ルーティンなエッジワイズの使用法は避けたほうがいいといえる．**抜け出た状態を1か月放置したら完全にアウトだ．早くみつけ動揺を避けて圧下を図り，安静状態を保つ．危ないと思ったら週に1度の来院にする．

以上，歯根長の1/2の歯の対応を学んだ．症例では歯根長1/2の歯が5 4 3|2 3で歯根長1/2プラスαの骨吸収のおそれのあるのは6|1 4 5である．いちばん深い所を見逃さないようにするとわかる．図48-1aでみるように6|近心からの根分岐部病変の広がり具合，|3歯根と近接している|4の近心面の骨縁下ポケット，1|近心，|5遠心歯根面の回復程度である．

要は1歯ごとに違う歯周組織を勘案して，1歯ずつMTMをするつもりで移動させる．

〈矯正治療の経過〉

この症例の矯正治療の目的は，

① 7|6 7 欠損を少しでも解消するために6|5の遠心移動を行ってセントリックストップを増す．そのためには8|8にインプラントアンカレッジを埋入しておく．
② 6|5のクラウディングを治す．

歯の移動の注意点としては，各歯の移動距離を最小にする．移動中に外傷を増さないように(動揺を大きくしないように)する．移動中のQOLを保つようにする．

歯周治療が完了したので，図48-6，7a〜eのように'02.3.1.に6 5 4 3|，1か月後に6 5 4|にDBSを接着した．上下とも.012″ナイチノールワイヤーを使用してレベリングしている．アップライトされ咬合が挙上されながら，咬頭嵌合が生理的状態になることを期待する．1歯ずつ並べるMTMの感覚である．6 5 4|が並んでから3|にDBSを接着する．つぎに6|遠心移動を図って7|とのセントリックストップをつくるために，8 7|の欠損部位に外科用チタンピンを埋入する．右側で噛めるようになって|5が咬合外傷になる危険性が減少してから，左側の矯正治療を開始する．

ブラケットポジショニングは3|が1|に移植予定なので歯頚部寄りになっている．他は通常どおりとした．右側が主咀嚼側なので，まずここで生理的に噛めるようにしようと考えた．噛める所を探して噛み込むのを防ぎたい．.018″スロットに.012″ワイヤーが入っているので規制が少なく，自然にまかせているようなものである．無理に押したり引いたりしなくても歯は頬舌圧の中央(ニュートラルゾーン)に並ぼうとする．咬合面を安定した形にすれば自然にそこで噛む．そのように期待して噛みやすいように動かしているつもりである．患者には，痛みをともなわずに噛める範囲のものを，よく噛んで食べるように伝えてある．療養指導である．

歯周治療により歯周病原性菌は影をひそめ，歯周組織は再建に向かっている．矯正力が20g以下の圧であれば血流を阻害しないから，再建方向を加速する．まあそこまでは言い切れないとしても，吹けば飛ぶような弱いワイヤーでも，いい形に規制してく

れる．いい方向を向くことは確かである．
　比較的正常な右下顎臼歯を並べ，それに右上顎臼歯部を合わせ，次いで3̄を加える．6̄はインプラントアンカレッジに弱く引かれている．最終的に3̄が歯列内に入って噛めるのを目指している．

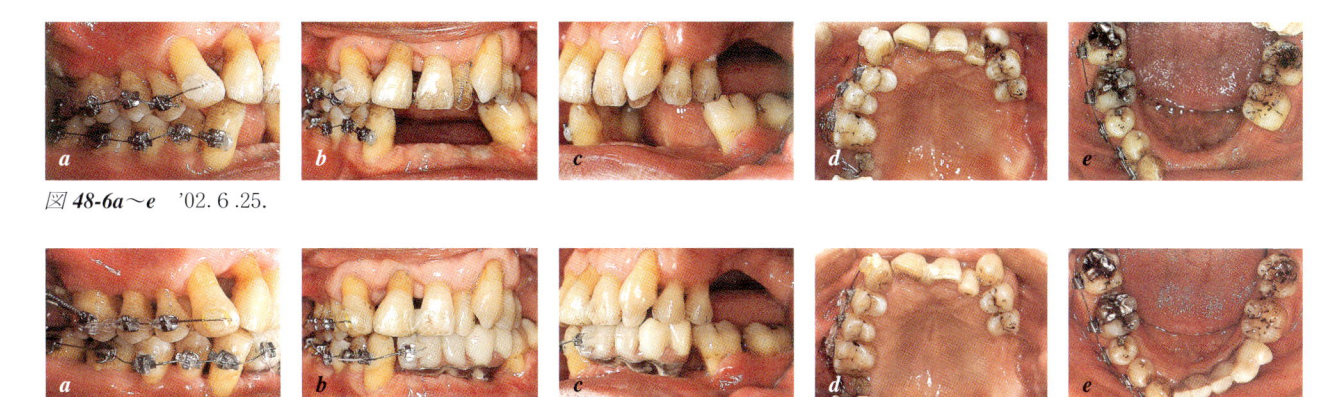

図 *48-6a〜e*　'02.6.25.

図 *48-7a〜e*　'02.7.12.

'02.3.1.
　6̄543と654̄にDBSを付け，.012″ナイチノールワイヤーで矯正治療開始．

'02.6.25.
　.012″ナイチノールワイヤーがしばしば破折し，.014″ナイチノールに代えても破折していた．5̄/5がトラウマ状になり，5̄の上下動が認められた．一時，5̄DBSをリムーブし，5̄が当たらないようにして移動を図る（図 *48-6a〜e*）．

'02.7.12.
　下顎前歯インプラントの上部構造から2̄にDBSを付け，.012″ナイチノールで右下顎歯のコントロールを開始．
　6̄をニッケルチタンコイルスプリングで遠心に100gの力で引き，同時に54̄をリングレットで6̄から弱く引く．患者は「案外早く動くものですね」「よく噛めるようになった」と言ってくれた．
　6̄と7̄の咬合面がコンタクトしているのを示し，7̄の隆線を越えるまで続けると説明（図 *48-7a〜e*）．

図 *48-8a〜e*　'02.8.26.

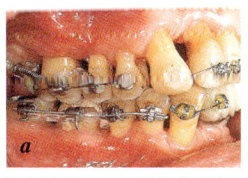

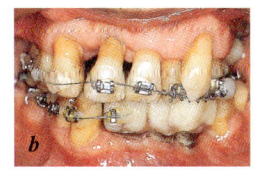

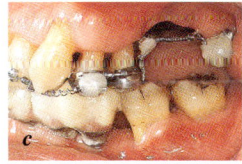

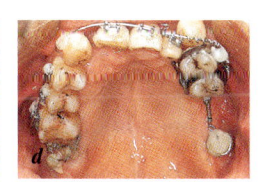

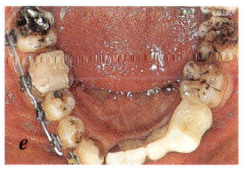

'02.7.18.
　6̄のコイルスプリングを舌側からも100g追加，計200gにして654̄もリングレットで同時に牽引．
　5̄をまだ強く噛むと上下動をする．咬合調整で動揺を減じておく．

'02.8.12.
　5̄に外傷が集中しないように45̄にGMDを装着して，5̄の遠心移動を開始．3̄1̄|1̄2̄4̄にはブラケットを付けて.012″ラウンドナイチノールをセット，1̄は抜歯予定なので挺出を図る．2̄，4̄の間にオー

263

症例48

プンコイルで50gを $\overline{4|}$ にかける．$\overline{|3}$ は $\overline{|8}$ のインプラントから50gで引く．力を正確に適用したいときにはコイルスプリングを使っている．

$\overline{7654|}$ は，.017″×.025″のナイチノールでレベリング．上顎が弱いうちに少し強引に動かす（図 **48-8a～e**）．

必要に応じて部分的に矯正装置を装着してきたが，矯正治療開始後5か月で装置が全部装着された．矯正治療を開始するに際し，歯周炎が治癒しているか，咬合がどうかを確かめるためにパノラマとデンタルのエックス線写真を撮影した（図 **48-9a**, **b**, **10**）．

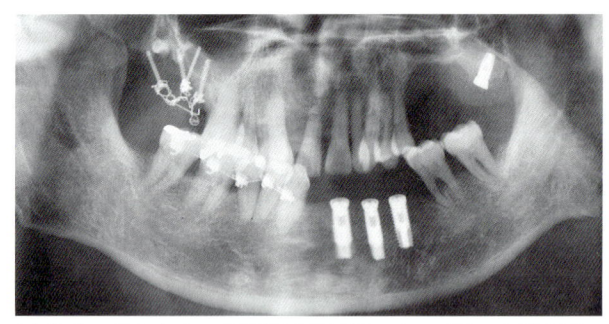

図 **48-9a** '02.4.9．歯周治療終了後，インプラント埋入時．

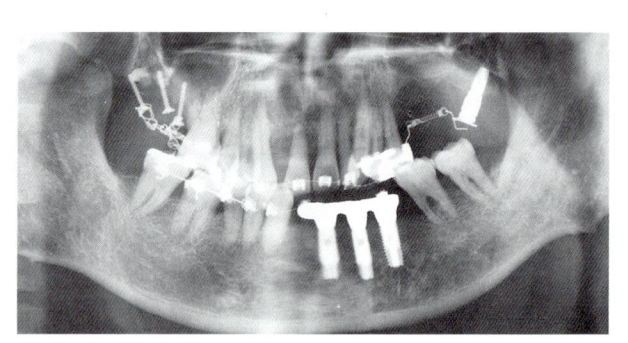

図 **48-10** '02.8.26．

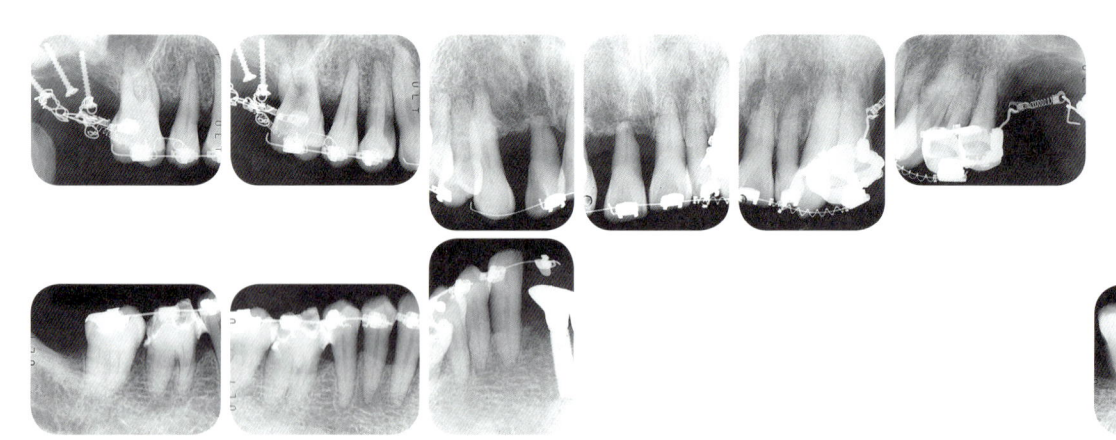

図 **48-9b** 歯周炎は快方に向かっている．

矯正装置が全部装着されている．骨質が弱い $\overline{8|}$ に埋入した外科用チタンピンのインプラントは1本リムーブされている．$\overline{6|5}$ の遠心移動による咬合接触が認められる．

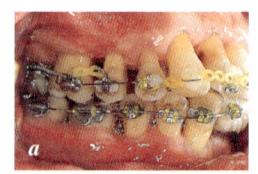

図 **48-11a～e** '02.10.24．

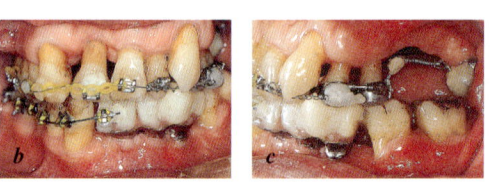

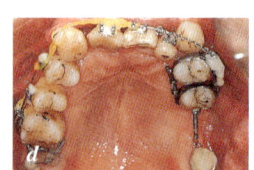

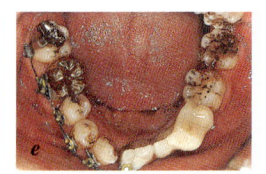

第5章 治療

$\overline{6543}$は.016″×.022″ナイチノールにして，$\overline{6}$にアップライトスプリングを追加し，図**48-12**のパノラマエックス線写真を撮影してルートパラレリングの必要性を見ている．

一段と$\overline{6|5}$の遠心移動が図られ，患者は「左右でしっかり噛める」と評価してくれた．$\overline{67}$の近心傾斜はインプラントで支えられるので傾斜はそのままとした．

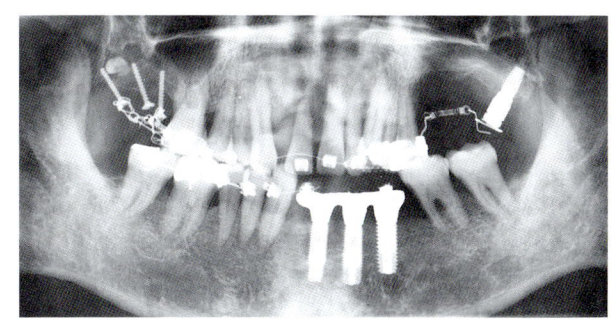

図**48-12** '02.9.27．エックス線像上，歯周組織の改善が認められる．

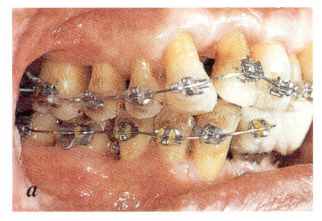

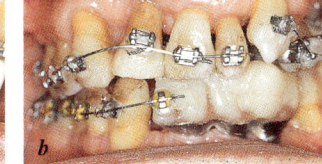

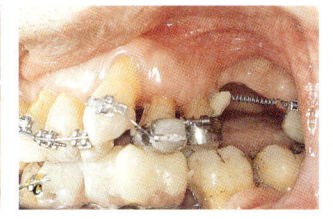

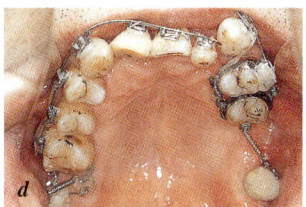

図**48-13a～d** '02.11.25．

$\underline{2}$，$\underline{4}$の間にオープンコイルで$\underline{3}$の入るスペースをつくる．

左上顎歯の根近接が十分に開放されるに従って，しみる，磨けていないという問題がでてきた．歯科衛生士によるクリーニング，PMTCを強化し，再SRPを繰り返し，どうしても磨けない$\underline{4}$の近心根凹部はレジン充填をした．

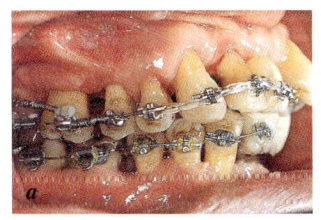

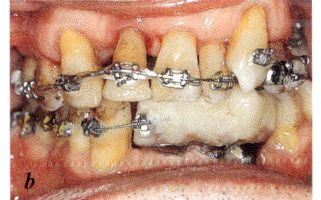

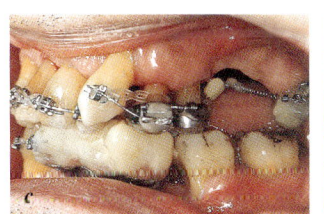

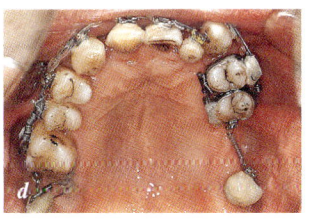

図**48-14a～d** '03.1.6．

$\underline{5}$の遠心移動はGMDで押している．$\underline{5}$の動揺を増さないためGMDで$\underline{45}$を一体化したまま移動させている．動揺をPT値で測定し，大きくなったら負担を軽減してやる．

$\underline{45}$の外傷が原因で$\underline{6}$を緊急に咬合調整した．この頃に「上顎の再SRPを月2回行うこと」と記したメモが残っている．

咬合性外傷を起こしたときには移動スピードを緩める．または中止する．動揺の少ない歯と連結などを行う．緊急では咬合調整をする．

図**48-15**にPT値のメモを示した．

症例48

上顎	2/3	(2003)				2	25	6	12		37	14	17	10	29	12	
	11/25	動揺度				5	12	18	11		19	25	23	10	21	29	
	8/12					2	3	6	12		14	5	9	3	5	4	
	日付	部位	8	7	6	5	4	3	2	1	1	2	3	4	5	6	7	8
下顎	8/12			10	9	16	25	28			インプラント				6	11	
	11/25			6	4	25	39	10			3	-1	4		10	3	
	2/3	動揺度		12	13	9	14	5							9	3	

図 **48-15** PT値のメモ．数値が10代までは問題なしとする．20代は要注意．30代になったら必ず治療を開始する．40代は緊急処置が必要．

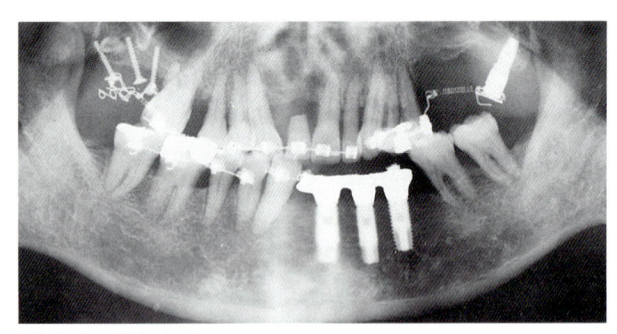

図 **48-16** '03. 4. 1 .

PT値により各歯ごとにいろいろな処置をする．歯の移動をまずしようとするが，傾斜させない，動揺を増さないためにリングレットの引く歯を変えたり，とくに咬合性外傷が心配な歯にはワイヤーを補強してルーズに弱いものどうしを固定したりする（図48-13の4|5など）．チマチマした著者の性格がそのような移動をさせるのかもしれない．歯周組織が回復してくると，あまり気を使わなくてもよくなってくる．動揺しても回復力がついてくる．

なんと，3|を抜歯して1|に移植する計画は中止して，1|にインプラントを埋入するよう患者の要望があった．費用より，1本でも歯を保存することが希望であった．

1|の挺出により骨の水平化ができたので，歯根を切断した．6|5 はさらに遠心移動した．|5は十分注意深く遠心移動しているが，|5遠心の骨がともなわずトラウマになりやすい．限界かもしれない（図48-16）．

1|に4mm径の長さ15mmのインプラント埋入．3|1にサイドワインダー（既製のアップライトスプリング）を付けて歯根のアップライトを図る（図48-17a〜e）．

図 **48-17a〜e** '03. 5 .19.

8|のインプラントアンカレッジをリムーブした．6|を遠心移動してできた間隙に⑥6⑤のブリッジをセット．

以後，微調整を繰り返して'03.10. 6 .に装置をリムーブした．

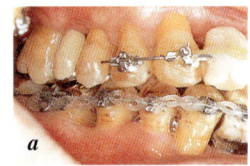

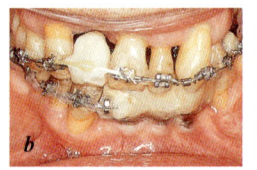

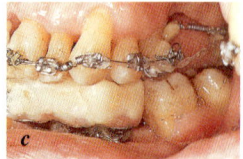

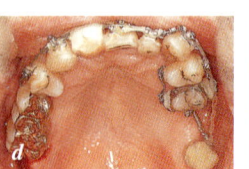

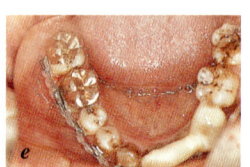

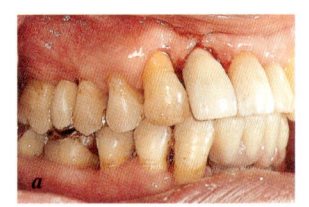

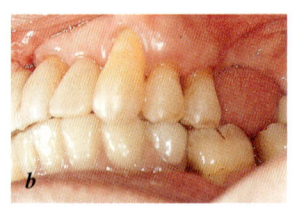

図 **48-18a, b** '03.10.14. 装置のリムーブ時．

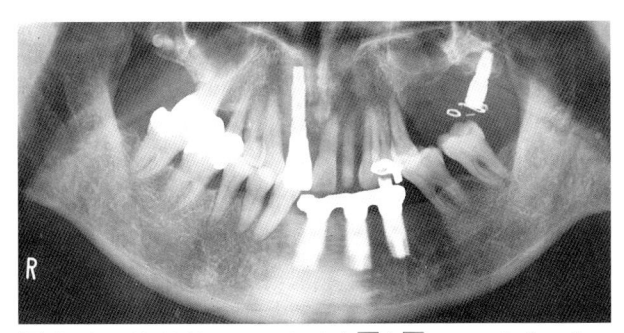

図 **48-19** '03.11.20. MTM により 7| と |6 のセントリックストップが得られた. |8 のインプラントアンカレッジはそのままにしてある.

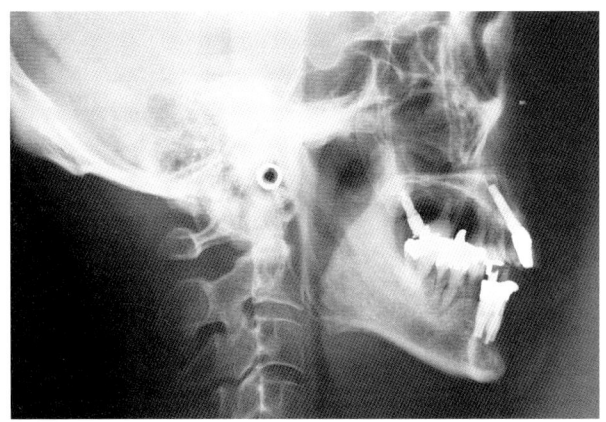

図 **48-20** '03.10.14. 下顎下縁, 下顎後縁(上行枝)の左右のバランス(下顎位の安定性)の改善がみられる.

[考察とまとめ]

この症例で何をしようとしたかというと,

「まず快適な咬合を妨げているものを除き, つぎに安定した(垂直圧を支える)セントリックストップをつくり上げ, それらのバランス(左右差, ガイド, など)を図る. 高齢でも歯は動くから, 治療中もQOL を損ねないよう徐々に動かす」ということである. 歯根の平行性を唱えながら 6| の傾斜が残っているのが気になる.

アンカレッジとして使える 1| もあることだし, 一度, SS の角線でレベリングすればずっと見栄えよくできあがるが, そういう気は起きなかった. 骨とは垂直であるので, これで通常のメインテナンスを続ければ十分リテインすると思われる.

定年退官が過ぎて, 遠路, 夫人の運転で来院されたが, 「いつまでも私だけに手をかけてもらうわけにはいかない」と, 去って行かれた. |6 7| 欠損が気になる. 最後の資料も尻切れトンボで気になるが, うんぬんするのはもう患者には関係ないことであろう.

「歯周炎による咬合崩壊の矯正治療」と一口に言うが, その現場は記述したように右往左往で恥ずかしい. しかし, また同様の患者が来院したら, 蓄えたハウツーを頼りにもっと迷うことと思われる. 咬合崩壊がもう一段階前時点での余裕をもった治療を, プロらしくスマートにやることが勧められる.

"Simple is Best" ということで, 他の治療選択肢を選択することができたであろう. 4本のインプラントをさらに何本か増やす方法である. そのような治療方針をまったく否定してはいない.

自家歯牙移植の中止を患者が申し出たので, 1| にインプラントを植立した. このことから考えると, やはり自分の歯を助け, 術中も QOL を保とうとした治療方針が良かったのではないかと思われる.

初診時には緊急処置が必要なほどの咬合崩壊をまねいていたのは, 大きな仕事を抱えておられたからであろう. 「大事な講義に行くから, 見栄えのことはいいから, しゃべれるようにしてほしい」と言われたことがあった. 「『磨けない所が決まっていることがわかってきたので, その検査用紙をください』と言われたから, 今後も渡せるように 　　　」という歯科衛生士のメモがある. 矯正治療開始後, 歯が動くのが早いと言ってくれた. 見分ける目も鋭いものがある.

成人は形態だけでなく, 機能をも維持しようとする. よく噛めるように誘導すれば, より移動効果が上がる. 下顎のインプラントの暫間の上部構造は斜面を作って咬合を誘導した. そのように噛んでもらえた.

すばらしい患者さんであった. いろいろ教えていただいた. 出会えたことを感謝している. 大学歯周病科で矯正の技術移転がうまく伝わらなかったこと

症例48

を嘆いたら，教示にあずかった．「学習して，見学してトレーニングしても伝わらない．時間，器用さ，勘が必要」と言われた．専門の研究に関連する技術だそうだ．私の右往左往ぶりを許してくれていたのかもしれない．

追記：その後，転居先でメインテナンスを続けていただいている．そちらの主治医の先生に最近の資料を送っていただいた（図 **48-21**，**22**）．

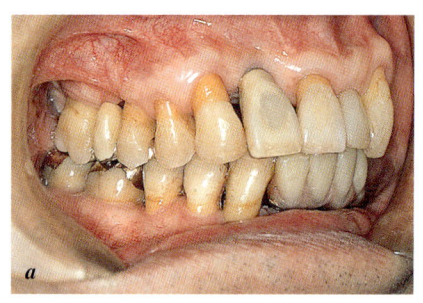

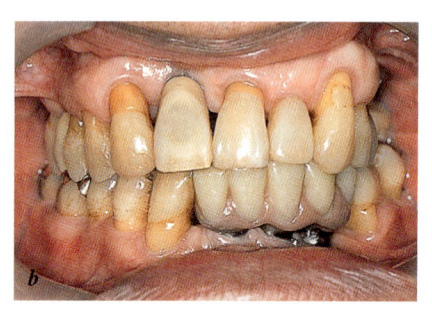

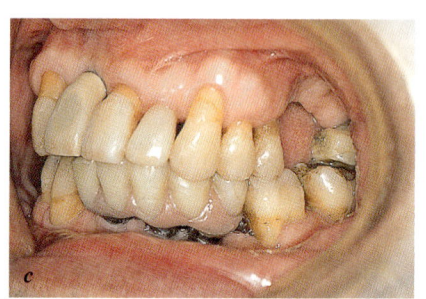

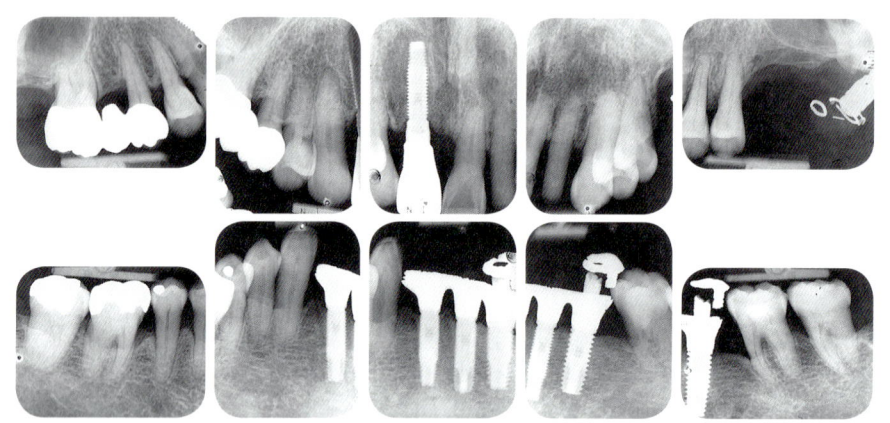

図 **48-21a〜c**

図 **48-22** 術後2年，メインテナンスは継続されている．

III 改良型ホーレーリテーナーを用いた前歯のフレアリングの改善

[はじめに]

著者が非常勤講師を務めていた大学歯周病科診療室の隅に，患者のスタディモデルが保管されていた．それを見ると，90％以上のスタディモデルに上顎や上下顎前歯のフレアリングがみられた．flare とは「スカートなどを朝顔形に広げること」と辞書にある．中等度から重度に進行した歯周病のためにこのような不正咬合が進行してくることがある．歯の動揺から始まって，通常の咬合圧や舌圧などにも負けて，病的な歯牙移動が進行してくるわけである．これを治すためには以下の1〜4が必要である．

〈病的に進行した歯牙移動を治すには〉

| 1．歯周治療 |
| 2．矯正治療 |
| 3．補綴治療（欠損や永久固定が必要な症例，審美改善を補綴で行う症例に対して） |
| 4．1〜3をまとめる咬合治療のハウツー |

すなわち歯周治療の一環として咬合治療が必要となってくる．

フレアリングの症例は天然歯の不正咬合なのだから，矯正治療が必要である．歯の移動をすることにより咬合をどう治していくか——である．これは，補綴物をどのように作り上げて咬合を再構築するかという咬合治療とは視点が違う．

適正な歯周治療により，フレアリングしていた歯が元の位置に戻り始めることもよくある．しかし，病的移動したものが全部完治するのはまれである．この不正咬合形態を治さないほうが良いという人はまずいない．にもかかわらず敬遠されてきたのは，大学の縦割り教育の影響が大きい．熟達の方には迷惑であろうが，明日からの診療に役立つように，重複をいとわず基本的なことを積み上げるかたちで書いてみる．

III-1 なぜ改良型ホーレーリテーナーを使うのか？

指導的立場にある臨床家でも，必要なはずの矯正治療を用いていない例がみられる．まして限られた保険診療報酬のなかで診療形態を変えていくには，大きな努力がいる．この壁を乗り越えるには，いきなり矯正用のブラケットを接着して矯正移動を体験していくより，日常診療の延長線上にある術式を活用して開始するのが賢明な方法の一つであろう．

ホーレーのリテーナーについては「III-6 改良型ホーレーリテーナーの設計」の項(p.288)に記述した．*症例7* は改良型ホーレーリテーナーの治療例である．一言で言えば，可撤性義歯の一種であると思ってしまえばよい．一般臨床歯科医は義歯を入れて，「はて，具合はどうかな？」と診断する能力をもっている．

矯正専門医は理想的咬合形態を作り上げた後に，ホーレーのリテーナーを装着して咬合を安定させ，後戻りを防ぐ．同様に歯周病の進行とともに上顎の歯が動揺を示し，フレアリングや凹凸を起こしてくるなら，ホーレーのリテーナーを装着して動揺を安定させ，フレアリングの進行を止めることができる．オクルーザルスプリントと思えばよい．

つぎに改良型ホーレーリテーナーを使ってフレアリングを治すことができる．咬合挙上用の棚を付ければ咬合高径が上がり，上顎前歯が下顎前歯に突き上げられるのを防げる．同時に臼歯の傾斜歯のアップライトが容易になる．このリテーナーの形態はアンテリアバイトプレーンと思えばよい．だからこの装置は筋をリラックスさせ，崩壊してきた咬合を再建しやすい，治療しやすいかたちに導いてくれる．

この改良型ホーレーリテーナーを自分のものにすることにより，得られるものは大きい．

さらに改良型ホーレーリテーナについてまとめてみる．

i 咬合治療を理解し実践する感覚を得られる

一般臨床歯科医は総義歯製作で初めて，この咬合治療という壁に挑む人が多い．とまどったであろう．なにが足りないのかわからない．総義歯のハウツー

を知らないと思いがちだ．それもあるが，「咬合」の理解が必要である．

改良型ホーレーリテーナーは咬合をダイレクトに治す．これで一口腔単位の治療で何を治したら，患者がどう反応したかを知ることができる．形態を治したら，どう機能が変わったかを推察できるようになる．

ii 可撤性装置のノウハウを学べる

アマルガム，インレーからロングスパンのブリッジまで固定性装置に慣れていると，可撤性装置が本当に必要になったときは，iと同様にとまどう．今まで治療をしてきたが，患者との協力態勢を築けていなかったのかと初めて気づいたりする．

さらに可撤性装置特有の問題のなかに身を置けるようになる．問題は患者各自で異なる．どこまで耐えるかも異なる．どこまで面倒をみることができるかもわかるようになる．二次性咬合性外傷の治療のハウツーにつながる感覚である．固定装置より清掃が容易で，治療の中断にも対応しやすい．

iii 咬合挙上板の使用により咬合力の大きさ，影響を知る

中心位の存在を実感するようになる．どう咬合したいかも推察できるようになる．このiiiの効果が大きい．このiiiの効果が大きいと聞いて，おおいに共感した人は一般臨床歯科医としての基本的実力をもっておられる．さらに伸びる．半信半疑の方は挙上板を使って咬合（まず咬合形態）を見て，患者はどう噛んでいるか，から理解する．すんなり治ったのは成功例である．やがて，なにが自分に必要であるかがわかる．大きな飛躍のチャンスである．

iv 教科書的な記述ではなく，著者流の使い方の詳述である

こうやりましょうということであるから，白紙から出発進行しやすく，戦力になるのではないかと思われる．大きな違いは，咬合面を太いワイヤーが横切らない形になっていることである．今はこのサーカムフェレンシャルタイプ（ベッグタイプ）のリテーナーを使っている術者は多い．

ホーレーのリテーナーは古典的ともいえる装置で，種々の成書[35-38]に各種の記述がある．

III-2 フレアリングの原因

原因が取り除かれれば予後は良い．最初はそのような成功しやすい症例を選びたい．主因は「歯周の炎症」である．これを取り除くと歯周組織が再建に向かう———その時期が矯正治療の出番である．

炎症の消退のためには清掃習慣の確立，SRPなどの歯周初期治療が不可欠である．SRPが終わっていても4mm以上の深いポケットが残っているときは，アクセスフラップをあけて清掃しておく．

炎症のつぎは力のバランスである．歯周炎のため通常の力にも負けて，歯の位置を変えたのがフレアリングの原因である．まず前歯自身の二次性咬合性外傷が原因となる．さらに臼歯群が弱くなったために咬合高径を支えられなくなり，前歯群に力が及んで前歯がフレアリングしてくる．

臼歯が二次性の咬合性外傷から立ち直り，フレアリングしている前歯を舌側に牽引しても，その力に負けないならば（臼歯がアンカレッジとして作用するならば）矯正は成功しやすい．

つぎには，ぐっと「ワルの程度」が下がり，原因というより症状の増悪を煽る「増悪因子」に注目する．

〈フレアリングの増悪因子〉

- 舌癖
- 口唇の形状による良否
- 悪習癖の有無
- 口呼吸の程度
- 発音の仕方　など

フレアリングの増悪因子は，前歯を前方に煽る（押しだす）はたらきをしているものという共通点をもつ．これに関連して口あきや口臭も現れてくる．治りやすいものもあるが，対応が難しいものもある．これが医療というものである．物作りの補綴だけが歯科ではない．口腔科医として役割を果たすべきで

ある．

　歯周治療後に残っている咬合崩壊に対して，そのままメインテナンスに移行するケースもあるだろうが，咬合を再建するならばどうするのが最適かという見方をする．つねに補綴だけで再建するのではなく，矯正を適用する方法も考慮する．**咬合治療のハウツー**である．

III-3　前歯部の咬合崩壊を学習する

　フレアリングの原因がわかった．主因は歯周病．その治療法は，わかっている．

　つぎは，歯周病につづいて起こった咬合崩壊．前歯部の咬合崩壊の治療法という視点での教育は少なかった．咬合崩壊を補綴でどう治すかはわかっている．しかし治療時の侵襲が大きい，不可逆処置がつきまとうなどが難点である．

　一方，矯正で治す方法がある．自前の歯が残るMIの処置である．これは改良型ホーレーリテーナーを用いてできる．その詳細を検討する前に，歯周病による咬合崩壊の全体像を理解しておきたい．

i　歯周病による咬合崩壊とは

　咬合崩壊していない基本形として個性正常咬合の形態と機能を想定する．当然，幅がある．

　形態的には前後（前突や反対咬合），左右（交叉咬合やシザーズバイト），上下（開咬や過蓋咬合）の不正があろうし，これにクラウディングや転位歯もあるかもしれない．しかしもう成長・発育も終わり，この形態はそれなりに安定した形となっている．ホメオスタシス（生体恒常性）もはたらいている．その形態に咀嚼システムが上手にはたらいて機能を発揮している．幼少の頃からの機能であるから，よほどのことがないかぎり不満は発しない．もし「治せ」と訴えているのなら，矯正患者として対応を考える．——成人矯正も外科矯正も可能である．

　「成人の咬合崩壊とは，個性正常咬合の形態，機能が治療を必要とする状態に陥ったことをいう」と考える．アバウトではあるが，これでどの程度まで治すかを決めている．

　この咬合崩壊を放置すれば慢性的に進行する．ときに急性化もする．歯周炎も前歯のフレアリングも進行性である．これを止めたい．止めた後は，できるなら元に戻したい．歯周病では再生療法を行う．フレアリングは元に戻す矯正（「復元矯正」）をする．これがリーズナブルである．「復元矯正」の目標は個性正常咬合に戻すのを基本とする．前歯のフレアリングは体質や遺伝ではなく，主因は歯周病の進行である．

　まず第一は炎症による腫れが歯の位置を変える．健全な（歯周靭帯がゆるんでいない）方向に歯が引かれる．前歯自身の歯周炎による移動である．歯が動揺してくると，少しの圧力でも動き始める（二次性咬合性外傷）．両方の大，小臼歯が同様に二次性外傷を受けて正常な咬合高径を支えられなくなると（咬合が崩壊してくると），上顎前歯は下顎前歯に突き上げられて（臼歯が受けるべき強い力を受けるようになって）フレアリングやスペースを生じる．この咬合の崩壊がつぎの主因である．この力は強いから，前歯が十分に健康でもフレアリングは始まってくる．さらに舌突出癖など，いくつかの増悪因子がある．歯周病が治ったら咬み合わせも治したい．

　以上，きちんと最初に説明しておく．歯周治療時には清掃習慣を説明するように，悪い間は強く噛まないようにというような，噛み方の療養指導を治療の段階ごとにずっと続ける．医患協力してやっていくようにする．

ii　進行した歯周炎があるときの前歯部の咬合形態の考察

　病態や治療法の概要を早く会得するために，前歯部の咬合形態をみて参考にしてみる．改良型ホーレーリテーナーとの関連も考えてみる．歯周炎が進行してくると，前歯部は典型的なフレアリングを示すものもあるが，種々な原因でフレアリングを示さない症例もある．咬合の異常が前歯部にどのように出現しているのか．これを示す**参考症例**を，A〜Lと12症例集めた．順に見てみる．

症例提示

[参考症例A：症例49]

患者：32歳11か月，男性
初診：1970年9月

主訴：他医に総義歯にしたらどうかと言われたが，何とか入れ歯にしないでできないか

[術前]

図49-1a〜e

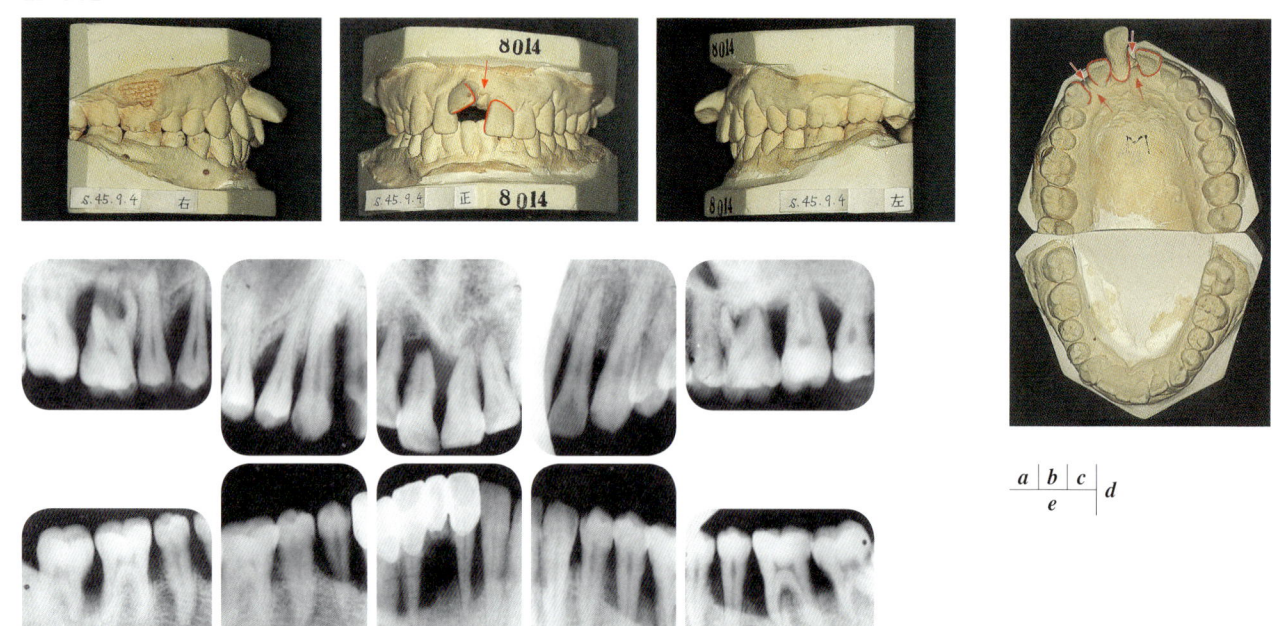

　まだあまり矯正治療を手がけていない36年前（1970年）の症例である．1|のフレアリングが目立つ（図49-1a〜d；矢印）．全顎の歯周炎の進行にともなってだんだん出てきて，上唇と下唇の間にはさまったこのような形で経過している．ということは，1|以外はまだ「下唇が上顎前歯切端1/3を遠心に押さえている」という通常の状態を保っているということである．全体の咬合はフレアリングする前には個性正常咬合だったと推定される．

　おそらく右側が噛みやすかったので，咬合高径も右側が低くなり，フレアリングも右側が進行し，下顎正中も右側に偏位しているのであろう．左右差のある咬合である．臼歯の歯周炎で咬合高径が低くなり，前歯のフレアリングを起こしている．前突とスペースを生じている（図49-1a〜e）．

　矯正治療をするならば，改良型ホーレーリテーナーを使用できる．まず，保存不能な1|は抜歯し，前歯のフレアリングを戻す．それと同時に咬合の形態も改善したい．咬合挙上面をつけて中心位を再現するようにする．そのときに左右側の臼歯の咬合高径を見てみる．

　上下フルアーチスプリントにより治療されたから，MTMを行えば上顎前歯は金属隙がなくなり正常な歯幅となったであろう．噛める所を探して噛んでいただろうから，中心位の異常のあるときや，左右の咬合平面が水平性を欠くというようなことがあるかもしれない．それならば改良型ホーレーリテーナーの咬合挙上板で診断でき，治療の際にも役立ったであろう．36年間のうちの途中経過であるが，図49-2a〜dに治療後を示した．

第 5 章 治療

[術後]

$$\frac{a}{b\,|\,c\,|\,d}$$

図49-2a〜d　メインテナンス時（5年1か月後）. 治療の予後は問題なく経過している.

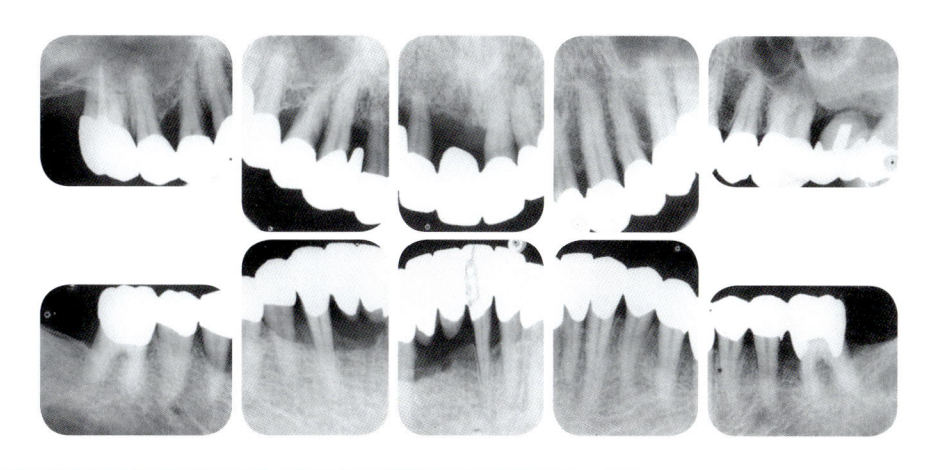

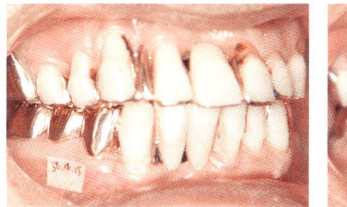

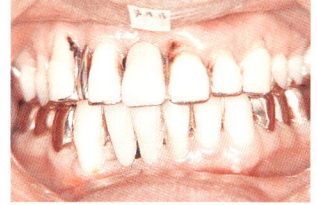

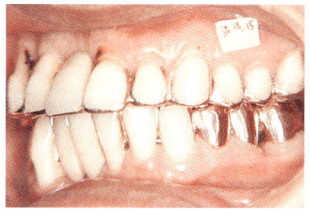

[参考症例B：既述の症例28]

　参考症例Aと違って既述のように噛みしめて噛んでいる. これは炎症がある歯がなくなるスピードを早める. だから部位特異性を示すペリオのような像を呈する. しかし臼歯に噛める歯があるうちは快適に（？）噛めている.「噛み始めはちょっと痛いけれど, すぐ痛くなくなって噛むのに不自由はしない」と患者は言っていた. 通常は挺出した状態を保っている. 噛み始めると上下の動揺に応じて圧下され, 同時接触して咀嚼できる. 側方圧による移動が少ない分, 咬合高径が低くなる率も低いだろう. 前歯の歯周炎が進んでいなければ, フレアリングは比較的に少ない.

　以上をふまえて治療方針を立てる. $\underline{3+3}$ の前歯は連結固定して鉤歯とし, 臼歯は可撤義歯とした.

　参考症例AもBも咬合性外傷をさけるよう療養指導する. 指導により治る例もあるし, 治療がやりやすくなる.

　咬合治療の適応症は噛みたいが噛めないという機能障害を治療する症例である. 噛めないと, つぎの症例のように精神的にまいってパニックにまでなる.

$$a\,|\,b$$

図B-1a, b　既述の右側に加え, 左側のエックス線像を並べた. 部位特異性のある歯周病のようである. 歯周炎の歯が十分に使われている像である.

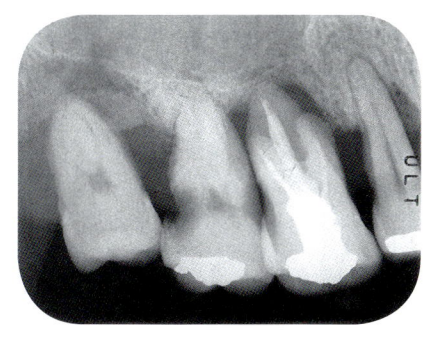

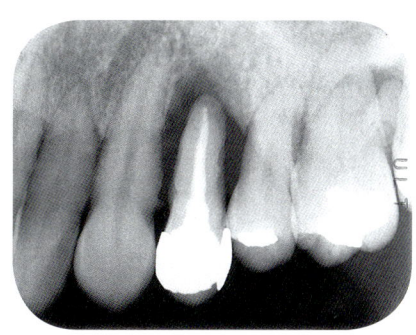

273

症例50-51

[参考症例C：症例50]
患者：55歳，女性（農業に従事）
所見：急性の咬合崩壊である．前歯にフレアリングがあったが，半年前に他医にて治療を受けた．不十分な歯周治療のまま自費の補綴治療でフレアリング形態を治し，機能回復した

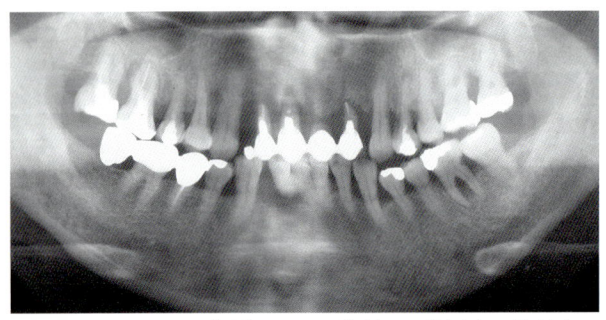

図50-1　'91.3.26. 全顎にわたる進行した歯周炎が進行中である．

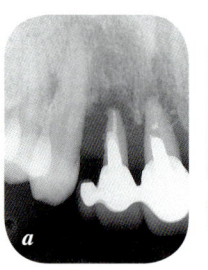

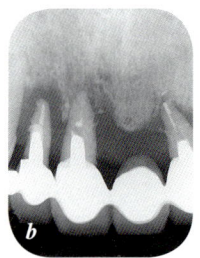

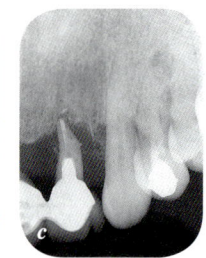

図50-2a〜c　'91.3.26. 半年前の前医の治療はおそらく|1の歯周炎の進行とフレアリングであろう．悪い歯を抜歯して連結部を作れば束の間の機能回復は得られるが，経営権を切り売りしているようなものであろう．

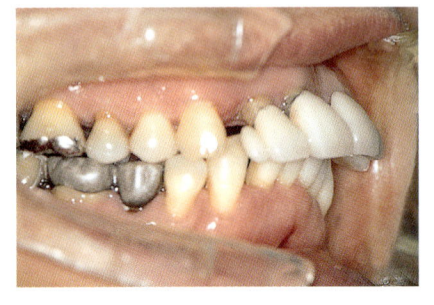

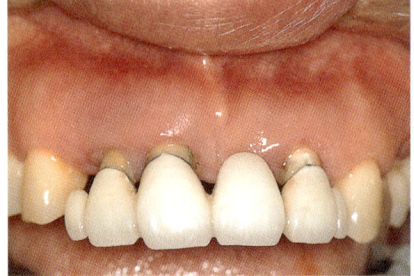

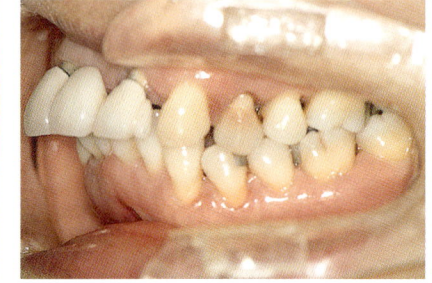

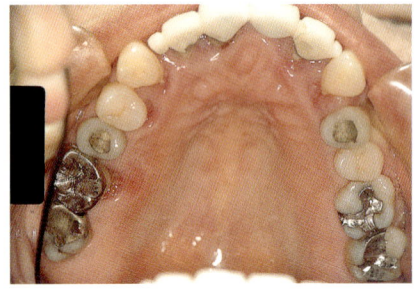

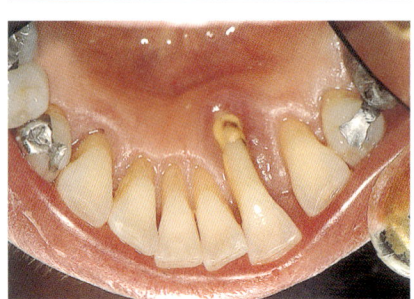

a	b	c
d	e	

図50-3a〜e　'91.4.15. 上顎前歯は補綴して改善したものであろうが，前歯のフレアリングが著明である．|2もほとんど抜けかかっている．

初診時：

再びフレアリングが始まった．前歯は臼歯が咬合できないほど挺出し，噛まなくても何をしてもグラグラする前歯にぶつかる．"CO（習慣性咬合位）が不安定"の状態を通り過ぎて，どこでも噛めない．COを失ったわけだ．田植えの忙しい時なのに，仕事がなにも手につかない．診療室で「お父さん（夫）に悪い」を大声で繰り返す異常な精神状態であった．臼歯の咬合機能が失われていることがいちばんの問題点の咬合崩壊である（図50-1, 2a〜c, 3a〜e）．

治療：

緊急処置として臼歯部に即時重合レジンを筆積みしてセントリックストップを回復し，錯乱状態を脱した．後に，歯周治療と全顎のマルチブラケットによる矯正治療の後，補綴治療を行った．

矯正治療：

ここまで進行した咬合崩壊の治療は，改良型ホーレーリテーナーよりマルチブラケットのほうがやりやすい．暫間的に獲得した咬合位を保ちながら，歯周治療を行う．症例48のように歯周炎が進んでい

るから，歯ごとに外傷に対する問題点があり，歯の移動も個別的に，しかも部分的に連結固定も兼ねながら行う必要がある．可撤性ではウォッチングしていくことに限界がある．

まとめ：

「お父さんに悪い」というのは，「忙しいのに私は手伝えない」ということと，自費で治したばかりなのにまた，だめになった．今度は大丈夫だろうかなど，いろいろな思いがあるのであろう．緊急処置後，歯周治療をしてから矯正治療をした．その途中，「もう大丈夫だからはずしてほしい」と言う．矯正治療は一部やり残して終了とした．

その後，歯の清掃が十分でない時，「またあの時のようになるのは困る」と言うと，切り札のように効いた．それから3年程してメインテナンスの時，「中途で終わった所をやり直してほしい」と言われた．改めて咬合不全のショックの大きさを感じさせられた．

[参考症例D：*症例 51*]

患者：50歳，女性
初診：1988年3月30日
所見：歯周病が進行しており，フレアリングしている前歯でスプーンを噛んで歯が抜けた（図 *51-1a, b*）．このようなアクシデントを予測できない噛み方を続けていた．すなわち，習慣性咬合位が不安定な噛み方をしていた

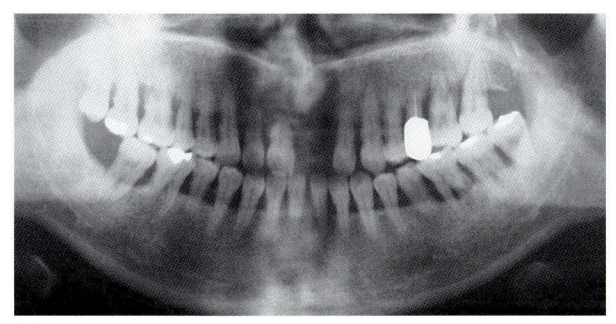

図 *51-1a* '88.3.30.

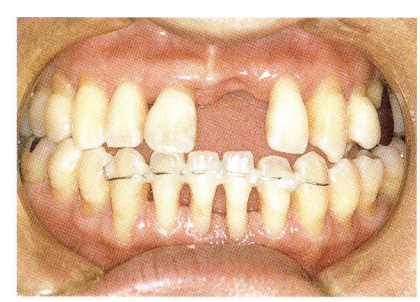

図 *51-1b* '88.7.6．上顎前歯はフレアリングしている．全顎にわたる歯周炎で，骨吸収が進んでいる．臼歯もオープンバイトを示している．下顎前歯の動揺が大きいのでバルカン固定をしてある．

習慣性咬合位（CO）の不安定にはいろいろなケースがある．噛む方向を変えて噛む．同じ所に噛み込んではいるが，右から噛み込んだり左から噛み込んだりする．これは健全歯でもやっている人がいる．歯ざわりを楽しんでいるのだろう．無意識にやっている．ME機器で運動軌跡を調べるとよくわかる．

強く噛んだり，さんざん噛んだときに痛みを感ずると，噛む位置を無意識のうちに近心や側方にずらして噛む．あちこちで噛む．スプーンだって噛んでしまうわけだ．笑ってすませる問題ではなく，下顎の機能運動を治す必要がある．逃げて噛んでいたのが，機能運動の効果を失って噛む習慣がなくなり，噛まずに飲み込む習慣を身につけたりする．

問題はホーレーのリテーナー使用のうんぬんではなく，このままでは矯正治療そのものが開始できない．石膏模型で調べてみると，使い慣れた咬頭嵌合位をきっちり再現できる．

また舌癖が強く，まったく噛まずに飲み込む習慣の人もいる．前歯のオーバーバイトが浅いか，オープンバイトになっていることが多い．この症例も一見そのように見える．しかしどうも違うようだ．やはり咬合位が安定していない噛み方のように思えた．

そこで改良型のホーレーリテーナーも使って，咬頭嵌合位で噛む習慣に戻そうとした（図 *51-2a, b*）．

症例51-52

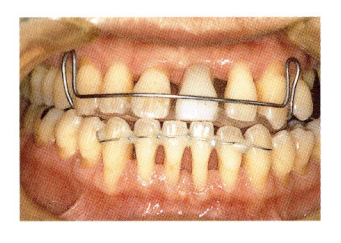

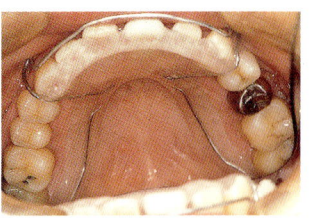

図 51-2a, b　'88.6.29. 上顎に改良型ホーレーリテーナーを装着して咬合の安定を図り，前歯には咬合挙上板を付け，筋のリラックスと中心位を確立しようとしている．6 5 4|4 5 6 の床縁は歯周治療のためにあけてある．

3か月後に今度はフォークを噛んで1|は亜脱臼，|1は抜歯となった．緊急に下顎にマルチブラケットを付け，暫間固定を兼ねながら咬合調整を繰り返して，咬頭嵌合位で噛むようにしようとしている．

この後ようやく，極端に逃げて噛むのではなく咬頭嵌合位で噛むようになり，前歯のフレアリングの程度が確定できた．なぜ前歯のアクシデントが起こったかも患者は理解し，治療に踏みだせた．

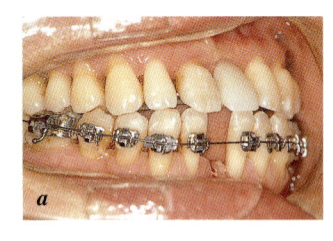

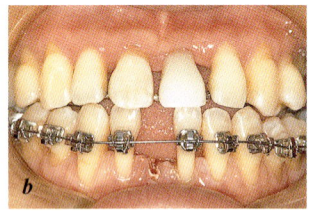

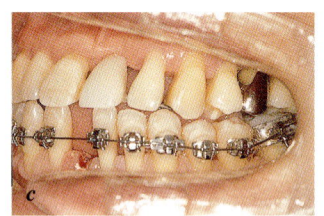

図 51-3a～c　'88.9.16. 図51-2から3か月経過している．咬合状態は改善されていない．下顎を矯正装置で連結固定してアクシデントに備え，咬合の安定を図ろうとしている．

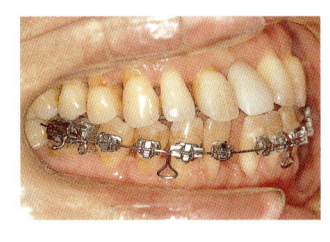

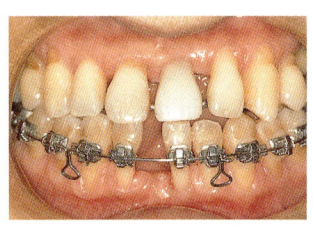

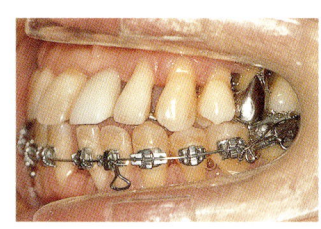

図 51-4a～c　'89.1.11. 下顎は|1抜歯スペースのクロージングを行いながら臼歯部の咬頭嵌合を作っている．

上顎は日中は話しにくいということで可撤装置の使用時間が短いが，はずしたときの早期接触は教えてくれるので，咬合調整を行う．上顎の歯は下顎の歯に誘導されて噛み込んでいく．本人も噛めるようになってきたという評価があった．

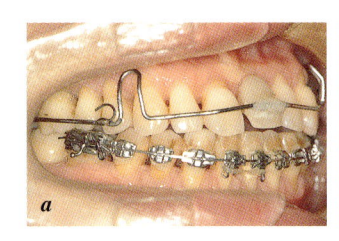

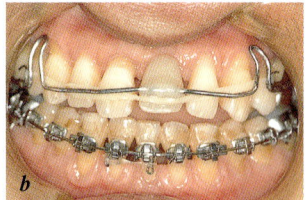

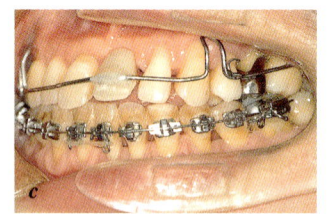

図 51-5a～c　'89.6.27. 下顎はまとまってきたので.017″×.025″のSSを装着し強く固定．下顎に引き続き噛み込めるよう改良型ホーレーリテーナーを装着．|1にポンティックを付け，エラスティックを使用，フレアリングをまとめている．

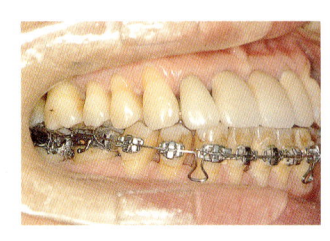

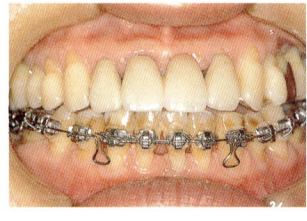

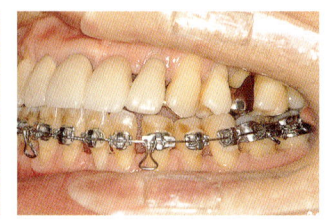

図 51-6a～c　'89.12.12. 臼歯の咬合接触が完成した時点で，上顎前歯の欠損補綴，矯正保定装置，審美回復を兼ねて補綴処置を行った．

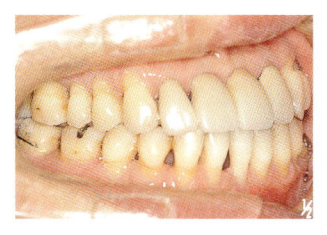

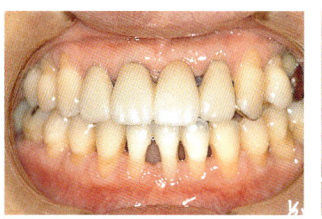

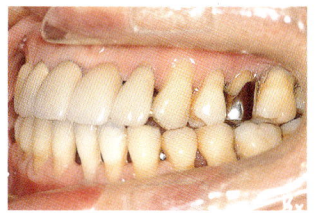

図 51-7a〜c　'90.4.27. 図はリムーブした所である.

　歯周治療に関しては，ここまで矯正治療ができる程度の歯周処置であった．患者は歯周病の本格的治療に入る前にあわただしく転居していかれた．本人も心残りだったようである．最初の咬合状態にともなうアクシデントや，歯をいたわって噛んでいるつもりがそうでなかったなど，歯周病に対して良かったこと，悪かったことがよくわかってきているようであった．

　基本的処置としてプラークコントロール，エンドやペリオを行ってから補綴に向かうのが正攻法であるが，咬合の安定がまず大切である．咬合の安定をまったく失うということは大変なことである．フレアリングしているというだけでも，その歯だけが悪いわけではなく，咬合崩壊の一つの表れである．

　咬合機能の安定が得られたところで(QOL が取り戻されたところで)，たとえば右側の分岐部病変に挑戦するというような歯周治療が期待される．咬み合わせが原因で崩壊するのか！—というおそれは今度はよくよくわかり，治療に協力も得られるであろう．

まとめ：

　この症例は怖い症例である．通常外傷を生ずるのはオーバーバイトが深く噛み込んでいるとか，咬合の終末位が不正咬合の歯に収束しているなど，外傷のターゲットがわかる例が多い．しかしこの症例はオープンバイトを示している．しかも，外傷のアクシデントが起こっている．治療の対象とすべきオープンバイトである．

　ただ単に形態的にオープンバイトを治したところで，機能がついてくるとは限らない．噛むようになるとは限らない．元の形態に戻ったりもするだろうし，いろいろなことが起こる．しっかり噛めないことは悲しいことである．不安定な可撤義歯を使っている人は「食物を丸飲みにできる」ことで対応していたりする．

　咬合を安定させる治療に改良型ホーレーリテーナーを使っている．咬合の安定化を保ちながら，前歯のフレアリングを治しているという例を示した．

[参考症例 E：*症例 52*]

患者：44歳，女性
所見：咬合崩壊の問題点は**参考症例 D**(*症例 51*)と同じであった．すなわち習慣性咬合位(CO)の異常である

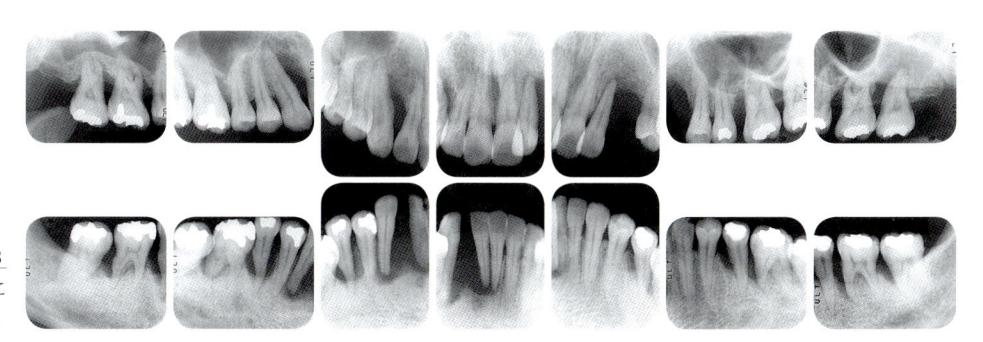

図 52-1　'91.6.4. 初診時. |3 から脱落している．欠損部には可撤性義歯を使用している．

症例52-53

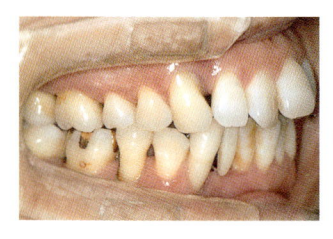

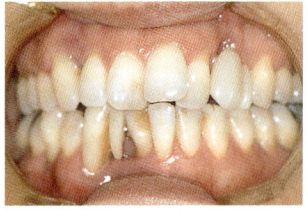

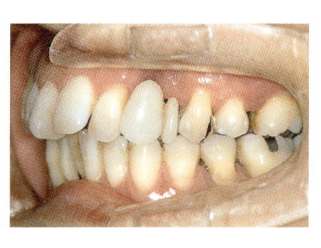

|a|b|c|
図 52-2a〜c　'91.6.4．初診時．外傷の影響が大きいため進行した歯周炎なのであるが，口腔清掃状態が比較的良好なので深刻さが少ないように感じられる．|3 欠損のため 2 1|1 2 は右側に移動しクラウディングとなっている．

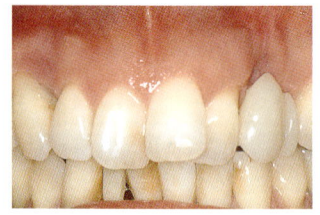

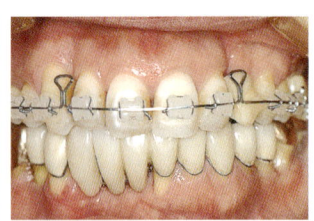

|a|b|
図 52-3a, b　a：術前．b：術中，.016″×.022″のクロージングアーチで矯正中．|1 をタイイングプライヤーで結紮したら「痛い」と訴えた．経過不良を恐れ，歯内療法と変色予防処置をした．

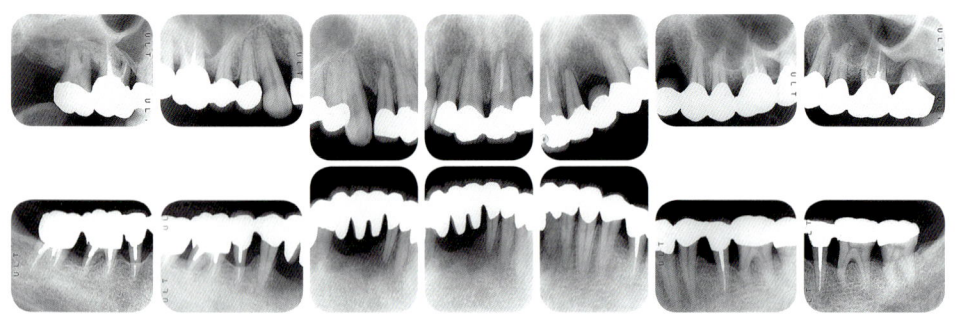

図 52-4　'93.4.26.

　中等度から重度の歯周炎であるが，噛むには何ら問題はなく噛めるという．ところが |3 から歯周病で抜けてきている．早いタッピングをしてもらうと犬歯の唇面，舌面と自在に下顎を前後，左右に振り動かして噛み砕く．犬歯が臼歯並みの強い力の側方圧を受けている．犬歯から抜けるのも無理はない．なるほど犬歯は頼りになるから，標的にして噛める．前方運動でも側方運動でも当たる．噛める．改めて犬歯の能力を見直したが，万能ではない．通常でも補綴の治療で犬歯誘導かそれともグループファンクションドオクルージョンにしようかと，選択を考える．強い作業側の側方圧の分散を考えている．ヒトの咬合様式である．
　咀嚼システムは，ガイドに従って食物をフードテーブルに運び，つぎにリズミカルに咀嚼を楽します．これができないような歯の不快症状が現れると，噛む方向性や，最終の咬合接触位置を変えて対応する．結果的に歯を側方圧で揺さぶることになる．それも限界に近づくと，さらに咬合時の不快感を感じ

させない噛み方を試みる．その一つがこのケースのような噛み方であろう．
　臼磨をしないで咬頭嵌合位を忘れ，犬歯を中心に下顎歯を犬歯の前後に打ちつけるように噛んでいる．表現は悪いがイヌの噛み方に似ている．イヌは咬断ができるように全部の歯がピラミッド形（犬歯の形）になっている．ヘビは進化の過程で耳の骨をも関節に変え，大きく開口できるようにして獲物を飲み込んでいる．咀嚼はしない．われわれはヒトである．大和民族である．腸が白人より2 m長い．これを長所にするような咬合が望ましい．患者がもともとどのような噛み方であったのかはよくわからない．
　通常，垂直圧を受けている下顎前歯が，舌側面もギュッと噛まれていて抜けている．|3 がまず抜け，右で噛むようになった．今は右方，前後に揺すられる．すると図52-1 のように歯周炎の進行の差がでる．"炎症プラス外傷"である．咬合が問題であった．咬合の形態ではなく咬合の機能である．フレアリングは少ない．前歯は前歯の歯周炎に侵されていない

健康な歯周靱帯に引かれて位置を変えている．前歯のクラウディングの原因である(図52-2a～c)．

噛み方は療養指導により治った．「みんなこう噛んでいるんじゃないんですか」と言っていた．つやつやした見事な犬歯を持参して「なんとかなりませんか」とも言っていた．外科医夫人である．われわれは正確な情報発信が必要であろう．

上顎前歯のクラウディングは矯正で治療した．前歯のクラウディングは1歯ごとの近遠心移動が必要であるから，マルチブラケットにより矯正した(図52-3a, b)．ホーレーのリテーナーでもスプリングを唇側線にろう着したり床に埋め込んだりして1歯ごとに移動することもできるが，傾斜移動になり，手間がかかるうえに仕上がりが美しくない．

参考のために術後のエックス線像も示した．外傷の因子が取り除かれているから，通常よりよく治っている(図52-4)．

●難症例にみえる咬合異常(仮性Ⅲ級)由来の歯周病に対しMTMと咬合調整で改善した症例(大学病院)

[参考症例F：症例53]
患者：45歳，女性
初診：1986年ころ

主訴：装着したばかりの②1①のブリッジがぐらついて抜けてしまいそうである

大学歯周病科の症例である．歯周病科だから，実際の矯正治療は初体験の術者が行っている．「プロローグ」の症例のようにまとめてみる．

[術前]

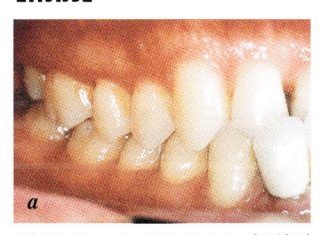

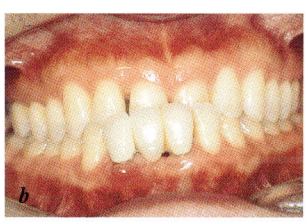

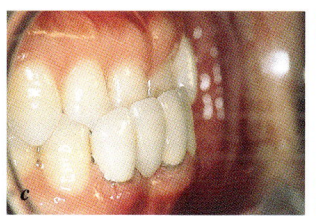

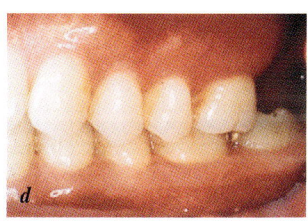

図53-1a～d　'89.10.26. 初診時．1を歯周病のため抜歯後のブリッジは，外傷を避けて前方に作られているが，舌圧により上顎前歯が前突してきて間隙をつくっているのに注意．また外傷が始まるということである．またブリッジが中心位の早期接触になるということである．臼歯部はしっかり噛んでいる．咬合高径は保たれている．

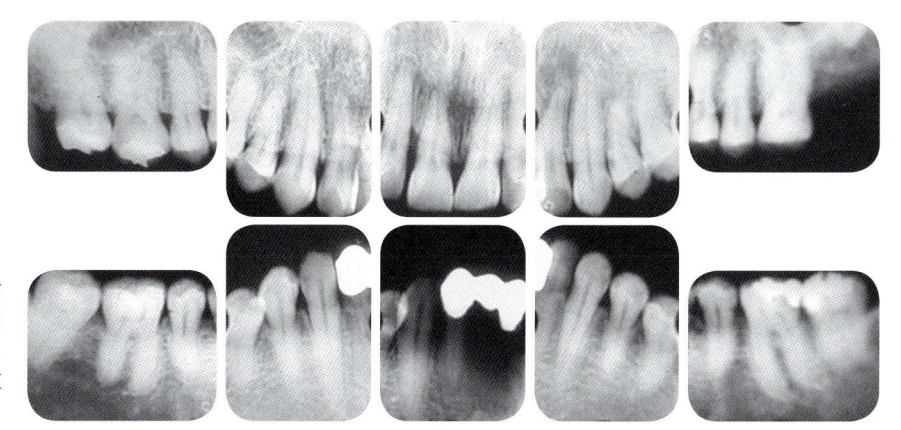

図53-2　下顎前歯のブリッジ以外の歯周病の進行はわずかである．右前に出して噛まざるをえないため，対角線にあたる7が外傷を被り歯周病のため抜歯され，欠損となっている．

症例53

[問題点]

①歯周病の顕著な歯は咬合性の外傷が加わっている（いた）歯は $\overline{2}\overline{1}|\overline{1}\overline{7}$ に限られている．歯周治療と同時に咬合性外傷を治療する必要がある．

②外傷歯（$\overline{1}$）を抜歯して外傷を避けるために，$\overline{2}\overline{1}|\overline{1}$ のブリッジを反対咬合を強調した形態に補綴しても，外傷性咬合という原因除去をしていないため治らない．外傷が生ずる原因は下顎の位置異常（CO≠CR）である．

③右前に下顎が出ざるをえない状況では，チールマンの対角線の法則で $\underline{7}$ が外傷に陥り，結局抜歯されている．

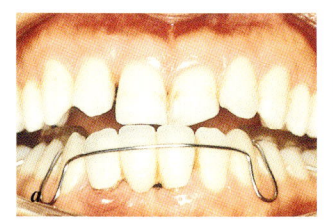

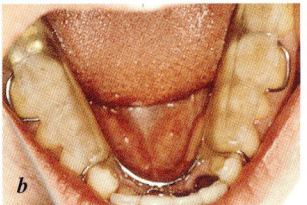

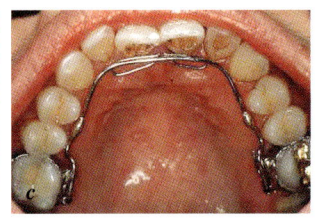

図 53-3a〜c '89.11.30.
図 53-3a 装置装着時正面．
図 53-3b ホーレーリテーナーにバイトプレーンが付いた下顎装置．
図 53-3c 上顎リンガルアーチ．

| a | b |

図 53-4a サホンビジトレーナーによる術前（上）と術後（下）の記録である．Bは開閉口のスピードで術後は大きくなって（早くなって）いるから機能的になったと一般的にいうが，意識が入るからあまりあてにならない．しかしAのタッピングの終末は一点に収束しているから，ICPが安定しているとは評価できるであろう（矢印）．

図 53-4b 術前（上）と術後（下）の左右の側頭筋前腹と咬筋の筋電図検査は，意識の入らない姿勢反射であり，互いに左右筋をコントロールとしているから正確である．術後は左右筋がわずかではあるが，対称の方向へ改善されつつあるといってよいであろう（矢印）．

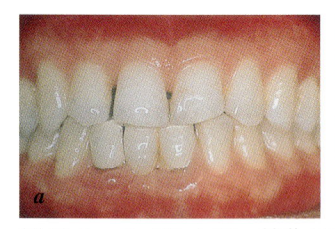

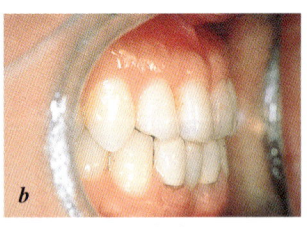

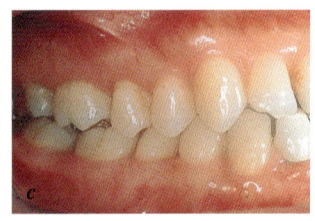

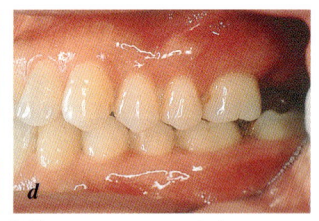

図 53-5a〜d '90.4.26. 被蓋が改善した直後は「噛めなくなってしまった」というくらいの咬合状態であったが，原則どおりの咬合調整で完了した．改善がわかる証拠を術前にとっておこうと考えたくらいのやさしい症例といえる．

[治療方針]

外傷のない状態で咬合する（生理的な筋肉位 CR で咬合する）ためには，仮性の下顎前突を示している下顎の位置（今咬合している右前方の CO の位置）を修正する必要がある．それには MTM が最適の処置である．

第 5 章　治 療

[MTM]

　治りやすい症例だから，好みの装置でよい．上顎前歯を唇側に押し，下顎前歯を舌側に押せれば顎も動いてくれるから治りやすい．ただ被蓋が改善するときの外傷を避けるためにバイトプレーンを併用する．咬合の機能を示す検査(図53-4a, b)もしておくと参考になる，と担当医に話した．

　担当医は上顎にリンガルアーチ，下顎にはホーレーのリテーナーにバイトプレーンがついている床装置を作った(図53-3a～c)．これで被蓋改善時の外傷は避けられるし，下顎位が正常に戻りやすい．

　まずホーレーのリテーナーを装着すると，**咬合挙上板がバイトプレーンの役目をする**[35]．すなわち，下顎はバイトプレーンを入れたときと同様に中心位に(この症例の場合，後方に)動いていく．それだけでも反対咬合のブリッジは治っていくが，少しずつループを締めていけば早く治ってくる．この装置はフルタイム装着され，短期間に被蓋改善した．右側はオープンバイト，左はどこで噛んでいいかわからない状態になったが，咬合調整で解決できた．通常は前歯の被蓋が変わったら少しずつバイトプレーン(咬合挙上板)を削去して薄くしていって，中心位におさまるように咬合調整する．この症例は一気にやっている．改善された咬合が本当に機能的に改善されている証拠は，図53-4a, b をみるとわかる．

[咬合崩壊の過程の考察]

　実際みてきたわけではないからあてにはならないが，大学歯周病科で「咬合の歴史」と称して咬合崩壊の過程について講義していたので推論してみる．

　5～6歳のころから永久歯萌出が始まり，歯の位置異常など何らかの原因で図53-6a のように逆被蓋になった．強く噛むと痛いので下顎を前に出して噛んでいた．扁桃腺が腫れて低位になった舌に，右方に押されたようなことがあったとすると，下顎が右側にでて，クリステンゼン現象で左側が挺出した状態になる．

　ここで図53-6c, d のように矯正治療が行われていれば，下顎の位置は後方で前歯だけ前方にある不正咬合だから，簡単に被蓋が改善したであろう．あるいは上顎の成長にともなって自然治癒したかもしれない．

　しかし本症例(症例53)はオーバーバイトが深い4歯の逆被蓋であった．7～9歳の本格的な上顎骨の前方成長にともない，下顎を前方位に位置づけて機能的な下顎前突をつくった．これを成人になるまでに治療しておかないと真性のⅢ級になるという話も聞いているが，機能を保ったまま43歳になった．

　1|の歯周病が始まり，噛むと痛いので顎を右前に出して噛まざるをえず，出せば出すほど|7の咬合性外傷(平衡側の咬頭で噛まざるをえない)が増す．自費のブリッジは下顎前突を目立たせるにもかかわらず，外傷を避けて前方に作ったが，唇圧を遮られた2 1|は舌圧を受けて前方傾斜を強め，また中心位での早期接触が開始された．またイタチごっこが始まったわけだ．

u	b
c	d

図 *53-6a, b*　上顎前突の顔貌なのに，口腔内は反対咬合の歯(|1|)があり，咬合性外傷を受けているのがわかる．
図 *53-6c*　矯正治療により正常被蓋となり，外傷の症状は認められなくなった．
図 *53-6d*　矯正治療後3年で上顎前突がはっきりしてきて，元の反対咬合の様子は1|1の歯根露出が気になる程度である．もし2 1|1 2がバイトの深い反対咬合で矯正治療もしなかったら，このような上顎の前方への成長にともなって下顎が機能的に前方位をとらされ，仮性のⅢ級になったかもしれない．

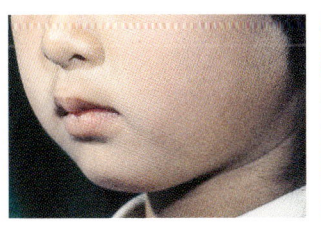

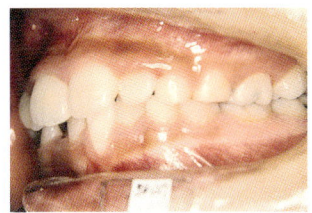

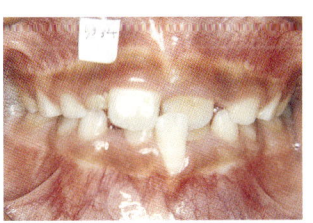

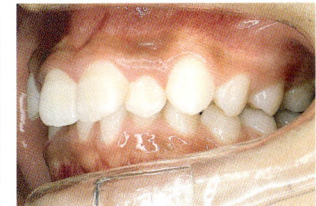

[まとめ]

- 咬合を理解するのに最適の症例である．
- 大学歯周病科に紹介するほどの難しい症例ではなく，治すルールを知れば見た目よりやさしい．
- 補綴でこの症例を治すのは，患者への侵襲がきわめて大きい．
- 仮性Ⅲ級の咬合形態が真性の下顎前突に移行する症例，異常機能だけが何歳になっても残っている症例，歯周病が進行して下顎位異常が顕著になる症例など，さまざまある．総合診断が必要である．
- 改良型ホーレーリテーナーは，咬合を安定させるはたらきと咬合挙上板がバイトプレーンの役割をするので，さまざまなMTMに有効に活用できる．これを示した実例である．

[参考症例G：既述の症例7]
患者：60歳，男性
所見：参考症例Fと同じ歯周病と仮性Ⅲ級の咬合

矯正はホーレーのリテーナーでもできたであろうが，1歯だけの微細な動きなので局所的なMTMで行った．

同様に既述の症例9, 症例38がCO≠CRでCRがCOの後方に位置している．両方とも改良型ホーレーリテーナーの適応症ではない．その理由は個性異常．$\overline{3}$が原因の下顎位の不正で，$\overline{7}$が抜歯となっている

正常咬合が崩壊したから治すという種類のやさしさがない．症例9は左右差のある咬合で咬合の不安定が大きすぎるから，可撤性装置ではかえって考慮点が多くなりすぎる．症例38は歯周病が進みすぎて，ホーレーのリテーナーでの移動には向かない．

[参考症例H：既述の症例13]
患者：47歳，女性
主訴：重度の歯周炎を大学病院歯周病科で治療中．著しい上顎前歯のフレアリングを治したいが，矯正すると抜けてしまうかもしれない．では，どう処置するかを決めかねている

矯正：改良型ホーレーリテーナーでも矯正可能であろうが，上顎前歯の前方への傾斜が著しいので唇側線による間欠的な力では滑りやすいこと，残存歯根膜量が少ないので，可撤性装置では患者が強いゴムをかけてみたなどの，予想外のトラブルに見舞われると抜けてしまうかもしれないことが危惧される．

術者が治療をコントロールしてできるだけ圧下を試みたい意図があったため，マルチブラケットでMTMを行った．

47歳という年齢でこれだけ進行した歯周病罹患歯が矯正適応なのか？　という見方もあるようだが，術後18年，前歯は問題なく経過している．

[参考症例I：既述の症例12]
患者：54歳，女性
主訴：結婚式があるので，早急にフレアリングしている前歯の審美改善をしたい
所見：中等度から重度進行の歯周炎で重症の歯が多い．審美改善のためにはスマイルライン，歯肉のラインをそろえる，$\overline{2}$抜歯後の歯冠の幅をそろえるなどの改善が必要である

1歯ごとの微細な移動なので，改良型ホーレーリテーナーの得意とするところではない．短期間に完成させるのも，患者まかせの部分がある装置なので不向きである．

比較的症状の軽い左側上下に強固なセントリックストップをつくっておいて，他はマルチブラケットにより矯正した．

[参考症例J：既述の症例8]
患者：46歳，女性
所見：歯周の炎症はコントロールされているが，病的移動の形態は上顎前歯のフレアリングに止まらず，全顎にわたる不正咬合である．残存歯歯根膜量が少ないので連結固定が必要であるが，このままでは固定性補綴の適応になりにくい

矯正：この症例に改良型ホーレーリテーナーを適応させるのは難しい．唇側線をどう設定していいか迷うほど，咬合平面がゆがんでいる(咬合の形態異常が進んでいる)．アンカレッジとなる臼歯も同様に形態異常が著しい．個性正常咬合はどうであったか，推定できない．アンカレッジとして臼歯を使用する以前に臼歯部の矯正治療が必要である．ここまで咬合崩壊が進むと，むしろ全顎を対象に考えたほうがやさしい．

全顎にブラケットを装着して歯列弓をまとめ，咬合を再建すると「もうこれで噛めるから」大臼歯部の補綴はなくてもいいと患者に言われた．

ここで**参考症例I**と**参考症例J**の前歯のフレアリングをみると，どことなく似ている点がある．まず臼歯が咬合崩壊しているから，前歯のオーバーバイトが深い．深くなっているなーと感じさせる深さである．もう一つ，左右差のある咬合なのだとわかる．上下正中が偏位している．歯周炎の進行した肉芽の圧力，ゆるんだ靱帯が，強い靱帯に引かれて動いている．このような症状は，ホーレーリテーナーの唇側線や，それに付属させたワイヤーが扱うには向かない．マルチブラケットのほうが簡単である．

[参考症例K：症例54]
患者：27歳，女性
初診：1977年

診断：早期発症型の急速進行性歯周炎で上顎前歯のフレアリングをともなっている．咬合接触位置は，アットランダムになっていた．
矯正：フレアリング前の咬合形態は個性正常咬合と思われる．改良型ホーレーリテーナーで上顎前歯のフレアリングを矯正．その後，歯周補綴を行った．

資料を見てみる．29年間の膨大なもののなかからピックアップした．歯周病は完治している．う蝕になって再治療した｜1をも提示してある．患者のプラークコントロールが抜群に良い．6｜のトンネリングが問題なく維持されている．現時点のエックス線診査は頼めばさせてくれるだろうが，もう必要性がない．

症例54

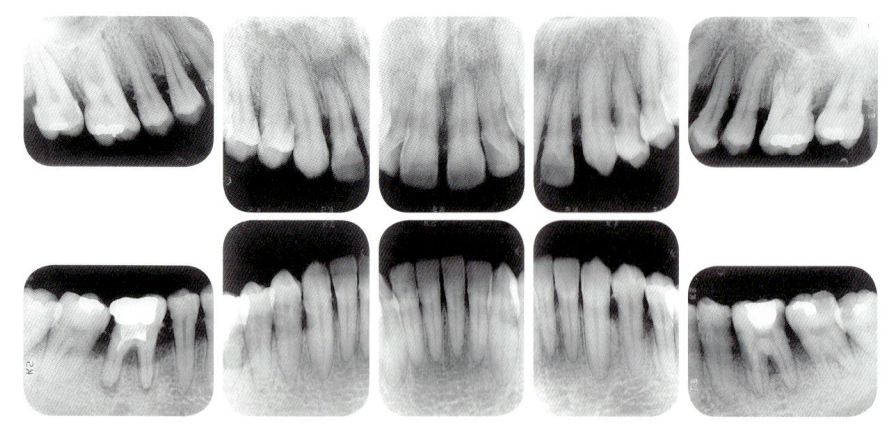

図**54-1** '77.6.10. 27歳ではあるが前歯，臼歯部の正常な接触点が失われ，臼歯は近心傾斜，前歯はフレアリングしている．正中も偏位している．あちこちに咬合性外傷像が見られる．う蝕も進行しているが，歯槽骨の吸収が著明にみられ，すでに根分岐部病変は3度(抜歯適応)である．

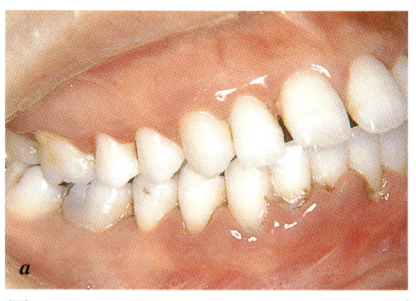

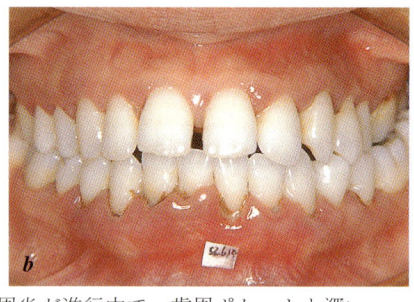

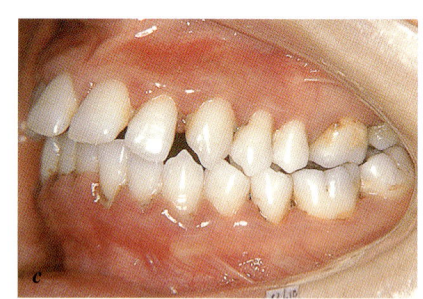

図**54-2a～c** '77.6.10. 出血をともなう歯周炎が進行中で，歯周ポケットも深い．

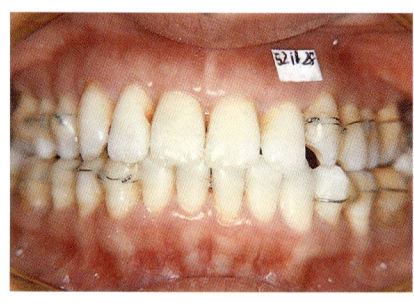

図**54-3** '77.11.28. 27歳．歯周治療の後，改良型ホーレーリテーナーを使用して前歯のMTMを行い，保定を兼ねて暫間固定を行っている．個性正常咬合に戻っている．

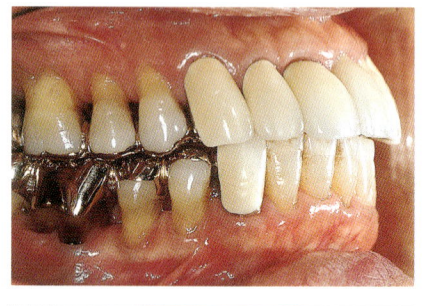

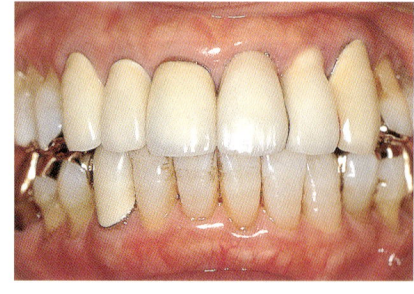

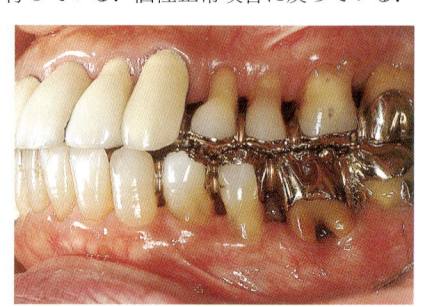

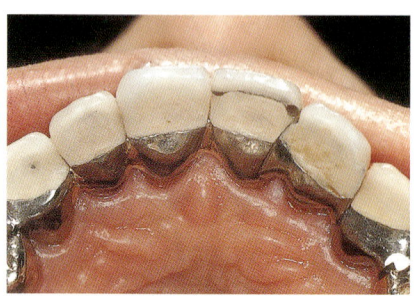

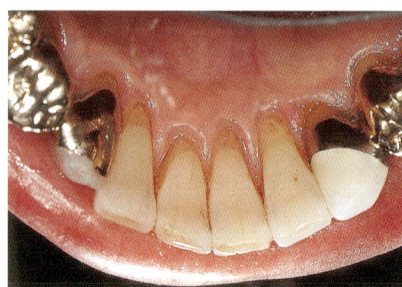

図**54-4a～f** '02.6.29. 52歳．術後25年，歯肉レベルは年ごとにわずかに退縮を続けているが，炎症はなく歯周炎は完治している．1̲歯頸部カリエスが定期健診の時に発見され，再治療した．清掃状態は前歯舌側，6̲のトルネリングをみても，まったく問題がない．

a	b	c
d	e	f

284

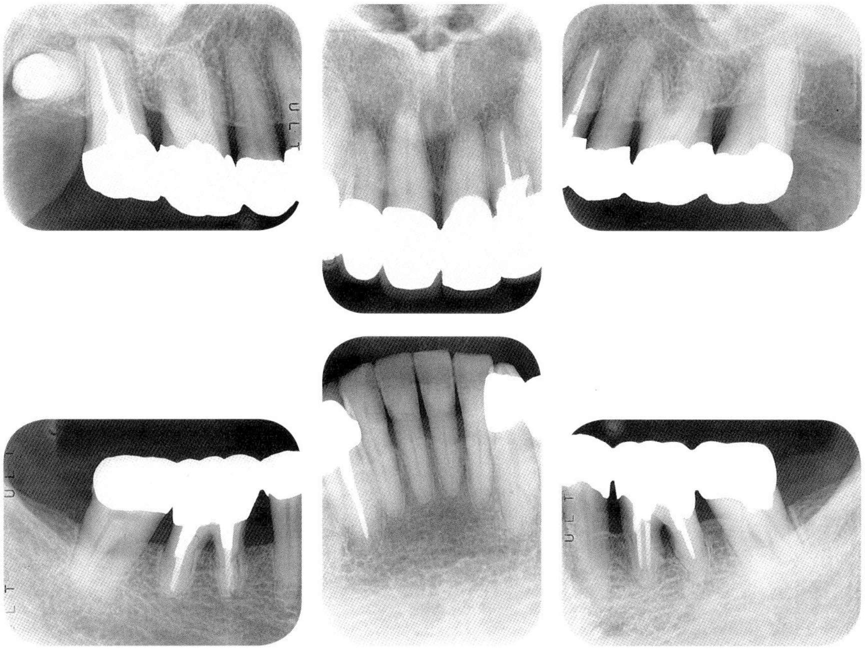

a	b	c
d	e	f

図 54-5a〜f '98.10.28. 48歳時の14枚法のなかからピックアップしたものを示した.

[まとめ]

20代で歯周病を発症し，宿主の感受性が高い患者に，歯周治療と咬合治療(MTM，歯周補綴)を行った. $\underline{1}$ は歯頸部にう蝕が発生したので再治療した. 6本のエンド，24本の補綴物は29年間問題なく過ごしている.

良好な予後の原因には，患者のプラークコントロール，メインテナンスへの協力が大きい．歯周治療はもちろんであるが，改良型ホーレーリテーナーを使用したMTMで中心位(筋肉位)に誘導でき，歯周補綴で咬合を安定させた効果も大きい．今日だったらもう少し歯周補綴を省略できるかもしれない．

(この症例は，「東京矯正歯科学会」シンポジウムに提出し，「日本歯科評論」1980年7月号[39]に掲載されている.)

[参考症例L：既述の症例6]

患者：39歳，男性

初診時：「治せるなら治療するが，歯石を取った後抜くだけなら帰る」と挑戦的

所見：中等度から重度の部位特異性歯周炎で，上顎前歯はフレアリングしている．臼歯部にも複数のスペースが存在する．$\overline{2}$ が先天性欠損なので，フレアリングの増悪因子が影響を及ぼしやすい

治療：歯周治療の後，改良型ホーレーリテーナーで上顎前歯のフレアリングを矯正．口唇閉鎖ができる頃，著しい口臭が消えた．臼歯部の咬合状態も改善されている．ホーレーリテーナーをそのまま20年間使い続け，改善された形態・機能は維持されている．

iii 改良型ホーレーリテーナーが適応となる咬合の崩壊

以上の症例のなかで改良型ホーレーリテーナーを用いた2症例に注目する．**参考症例K**（*症例54*）と**参考症例L**（*症例6*）である．だいたい，このような症例が歯周病によるフレアリングに対して改良型ホーレーリテーナーでの治しごろである．

この2症例のように歯周病罹患前の咬合状態は形態も機能も**個性正常咬合**だった，と推定される症例から始めるのがやりやすい．最初からとにかく100％の成功を目指す．

改良型ホーレーリテーナーの唇側線の矯正方向は唇舌方向だから，これで治る症例が良い．正中も一致しているか，一致していたと思われるケースが適応である．

1歯ごとの近遠心移動が主となる症例はブラケットを使用する方法が良い．繊細な，あるいは複雑な移動を要求される症例や歯根1/2以上歯槽骨吸収があって，動揺歯の固定効果も保ちながら歯を動かす症例では，可撤性装置では無理がともなう．

改良型ホーレーリテーナーの使用の意義は，この装置のもつ利便性，とくに咬合の安定をもたらすはたらきを体感できるのが勧められる点である．これで咬合の崩壊→再構成のフィーリングを体感できる．前歯がフレアリングしてくる咬合は，簡単にみえても実は著しい全顎の咬合の崩壊なのだ．これを治す意義は大きい．これをルーティンに治してそのつぎに，さらなる難症例にチャレンジする．

参考症例D（*症例51*）も，改良型ホーレーリテーナーを使っている．咬合の不安定なオープンバイトを治しているのではなく，咬合位が安定してからの前歯のフレアリング治療に用いている．

参考症例F（*症例53*）も改良型ホーレーリテーナーで治療できている．これは元に戻す矯正ではなく，新しく咬合をつくりあげる矯正である．しかし，生体が中心位に戻りたいと言っている方向への矯正である．改良型ホーレーリテーナーなら咬合を安定させ，また咬合をフリーにできるから使い勝手がいい．

改良型ホーレーリテーナーは歯周治療専用の装置ではない．さまざまに活用できる，MTMをやさしくする効果がある．以上は，いわば我流の使い方ともいえる．

Marks MH, Corn Hの「MTMのエンサイクロペディア」と称される本[14]では，改良型ホーレーリテーナーを使用して犬歯をアングルⅠ級に仕上げている．

犬歯がⅠ級になる目標を満たさなくても，患者が容認してくれる前歯の審美性，臼歯のスタビリティを獲得すれば咬合の崩壊は食い止められる．

Vanarsdall RLも犬歯をⅠ級にすることにこだわらない矯正を認めているし[13]，日本では「どの歯がガイドしてもいいのだ」という立場の指導者も多い．そのような症例も含め，咬合崩壊を食い止めるべきだと考える．

Ⅲ-4 舌突出癖，口唇の形態，口呼吸などのフレアリングの増悪因子の診断と治療

増悪因子は，初診時のチェアサイドで問題点を把握し，術前資料を採りコ・デンタルスタッフと協力して治療していく．このシステムが入りやすいし戦力になる．

増悪因子が加担してフレアリングしたのか，もともと上顎前突の形態なのか最初にチェアサイドで調べる．「高校生の頃にこのように前歯が出ていましたか？」と聞いてみる．上顎前突よりも歯と歯の隙間について聞くほうが，意外に正確な答えを得やすいときもある．これで患者は前歯の不正咬合の状況を認識する．

若い高校生の頃から上顎前突であったり，正中離開があったということなら，たとえ歯周病があっても病的移動の結果の不正咬合ではない可能性がある．すると，元に戻すやさしい矯正（「復元矯正」）ではなくなる．成長期に行う一口腔単位の矯正治療と同じ，理想的な咬合を目指した治療になる．難しさが違ってくる．

このような会話をしている間に，「サシスセソ」の

発音がリスプ音になっているかどうか耳を澄ます．発音記号で述べてみると，「S」であるべきなのに舌が関与して「θ」になっているということである．それを指摘したとき患者が不審な表情をしているならば，自分で発音してみせるのがよい．米国カリフォルニアでは「S」と「θ」の発音がおかしいと小学校教師になれないそうだが，日本ではアナウンサーにもなれるから，問題点をわかってもらうためにはっきり発音をしてみせて形態と発音機能を示し，矯正の治療目標の一つが正しい発音であることを理解してもらう．

発音に舌がどの程度関与しているかみておくことは，フレアリングの促進因子としての**舌の役割の大きさ**を知ることにつながる．

もともとオープンバイトがあって，「θ」の発音をしていたかもしれない．これは治りにくい．垂直のオープンバイトではなく，目立たないわずかな距離の水平的オープンバイトがあったのかどうかも確かめておく．もし存在していたなら，元のホリゾンタルオープンバイトのスペースまで前歯のフレアリングを戻したら，矯正治療終了ということである．歯周病のために獲得した発音の異常(本来は発語というべき)は治りやすい．トライしてみるのがよい．

発音と関連もするが，習癖の話に移る．舌が介在する発音は前歯に対する舌圧であるが，舌突出癖があると，その圧は強い．舌突出癖の治療には筋機能訓練(マイオファンクショナルセラピー，Myofunctional therapy：MFT)が必要である．幼少の頃からの舌突出癖は治りにくい．もともとヒトは舌が歯の代理をしていた幼少期があって，舌突出の潜在能力はだれにでもあるから，フレアリングしたために二次的に舌がはたらいてきているケースがある．これは治りやすい．

同時に口唇やオトガイ筋の形態・緊張の具合をみておく．口唇には前歯の突出を押さえる役目がある．上唇が上顎前歯の臨床歯冠の歯頸部2/3を押さえ，下唇が残りの切端1/3を押さえている．この後方への口唇圧を測定することは，筋機能訓練の効果判定に役立つ(図*5-1*)．頬(口唇)圧と舌圧の中央に歯が存在するわけだから，口唇圧が弱いと前歯のフレアリングの促進因子になる．

前歯が突出してくると開口が生じやすくなる．口呼吸癖があると拍車をかける．逆もまた真である．さらに違った菌の侵入をゆるすから，それによる歯肉の炎症が生ずる．これは歯周病を増悪させる．

成人では子どもと違って口呼吸癖は少なくなっているが，花粉症などで苦しむ人も多い．

目立たないようにしている開口や口呼吸癖を見抜くようにする．典型的な口呼吸症状を全部もっていなくてもわかる．口唇に注目する．「さりげなく少しだけ開いた口唇」「赤く肥大している口唇」「口唇のドライ，ウェットライン付近のカサカサしている口唇」などをみる．開口があるので，機能が刺激されやすくボテッと肥大してくる．唾液で余計にぬれ，乾き，が繰り返されて荒れてくる．突出した前歯が矯正されると口が閉じやすくなる．雑菌が入らなくなって特有の口臭が消える．口唇に張りがよみがえり，美しくなる．口輪筋で口を閉めれば，オトガイ筋を使って下唇を持ち上げて口を閉める必要がなくなるから，しかめっ面の顔をしなくてすむ．

以上の説明は患者の治そうという意欲を湧きたたす．口唇，舌の機能改善は，十分な治療効果が保証できないかもしれない．しかしトライする意義は大きい．

多種の測定器があるが，図*5-1*を勧める．(イ)(ロ)とも米国からの輸入品であるが(イ)(ロ)は自作可能であろう．(ロ)を市販しているはかりに取り付ければよい．

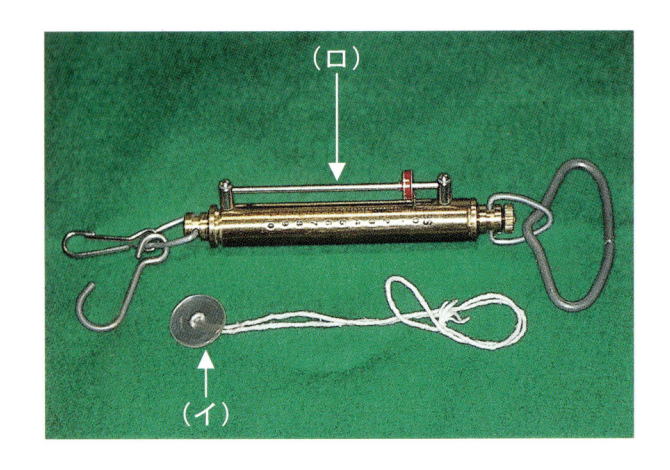

図 5-1　患者に上下口唇でボタンをくわえさせる(イ)．それを使って口唇圧を測定して最大値が残る形のバネばかり(ロ)．

III-5　可撤式装置の適応症

　適応症である患者を選ぶのが大切である．咬合崩壊からみた適応症などのほかに，可撤式の問題がある．ただ「前歯のフレアリングがある」だけでは適応症ではないかもしれない．医療効果の説明など良いことを並べたてても，それは必要性を言っただけだから一歩前進にすぎない．

　大切なのは，マイナス面をきちんと伝えて協力が得られるか確かめることだ．「可撤式装置は不快で成人は馴れにくい．装置を入れて喜んだ人はいない」「6時間がまんして入れていると，歯が動き始めて歯が痛くなってくる．そこで1時間はずすと元の位置に戻ってしまう．これでは歯を揺するだけでグラグラを増す」「食事，歯の清掃時以外は必ず入れておく」と説明する．いくら術者に意欲があっても，これが守れない人は術者が使用を促すかたちになり，失敗する．下手をすると金を返せなどと言われる．

　やってみようかなという協力的な態度の質問には「不快だけれど薬を飲むほど痛くない」「なるべく目立たなくするには，針金を取る装置にすることもできる」「後あと，夜だけ入れてグラグラの歯の安定を図る」「治療装置のなかでいちばん安い」というような説明をする．不快感のほかにも使用法，期間，保定，費用などに理解と協力が得られたら，つぎの段階に移る．

III-6　改良型ホーレーリテーナーの設計

　ホーレーリテーナーとは図5-2のように2つのクラスプとループをもった唇側線がレジン床に取り付けられた形である．通常上顎に用いられ，矯正後の歯列の保定に用いられるのが本来の用途である．

　この装置は歯列を舌側からレジン床で安定させ，クラスプと唇側線で前後からも安定を図っている．側方圧を軽減した形で，咬合面から垂直圧を受けられるようになっている．咬合圧が加わって咬合がより緊密になるわけだ．歯に咬合圧が加わらない形で(加わらない状態で矯正移動したいときには)，咬合挙上板が付いている形のリテーナーを製作すればよい．歯が並んで必要がなくなれば削り取る．

　矯正終了後，元に戻ろうとする歯の動きを阻み，歯列を一体化して安定させる．このはたらきを利用してフレアリングを治そうとするわけである．

　ホーレーリテーナーを作るには，上下顎のアルジネート印象を採り，設計を鉛筆で書き入れ，バイトを添えてラボに送ればよい．まず普通の歯科技工士ならすぐ作れる．使いやすいように細かい点はすり合わせが必要かもしれない．

　ホーレーのリテーナーを使って矯正治療するためには種々の形が考案されている．改良型ホーレーリテーナーと名付けられる．

i 床の大きさを「総義歯の後縁」から「無口蓋義歯」くらいにする

床は頑丈・安定なほうが良いには違いないが，咬合力にさらすわけではないから，図5-2bのように中央からa：bと半分くらいの幅で完成させる．「壊れた」と術者の作り方が悪いように言われたときは，「どんな時に壊れましたか？」と必ず聞く．口の中でならまず壊れない．満員電車の中でカバンの中に入れておいたから，などということである．

図5-2a ホーレーリテーナーの原型．
図5-2b 改良型ホーレーリテーナーの一つ．

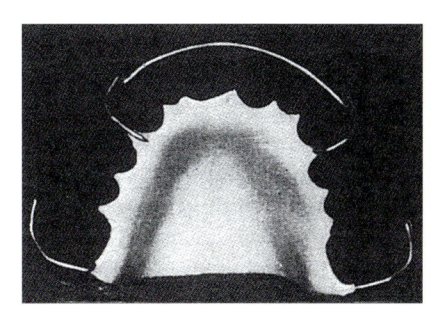

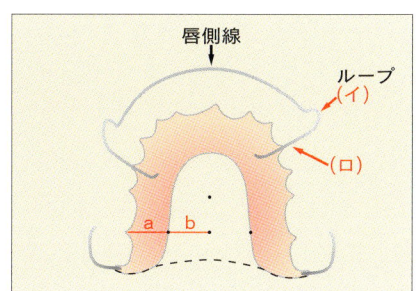

ii 唇側線の形を改良する

唇側線はループ（イ）が軟組織を圧迫しないように，異物感が最小になるように粘膜から1mm程度浮かす．唇側線が犬歯遠心から歯列を横切って床に入っていくと，咬合スペースの少ない人ではワイヤーを噛む（ロ）．不快を訴えられる．がまんする人は犬歯遠心面に噛み込んでスペースをつくってきたりする．そこでワイヤーを伸ばして図5-3のように後方から入るようにする．ここでもワイヤーの入るスペースがないときは，作業模型の最後臼歯遠心歯頚部をわずかに削って作る．ここまでの形はすでにポピュラーでサーカムフェレンシャルタイプ（囲繞形），またベッグタイプと呼ばれている．

あまりに唇側線が前後に長く，ガタガタと上下に揺れて安定が悪いなら，最大豊隆部の少し下を通してみる．さらに図5-3に点線で示したように，0.4mm程のワイヤー（イ）を唇側線にろう着して通してやれば安定する．ただしこれは壊れやすい．

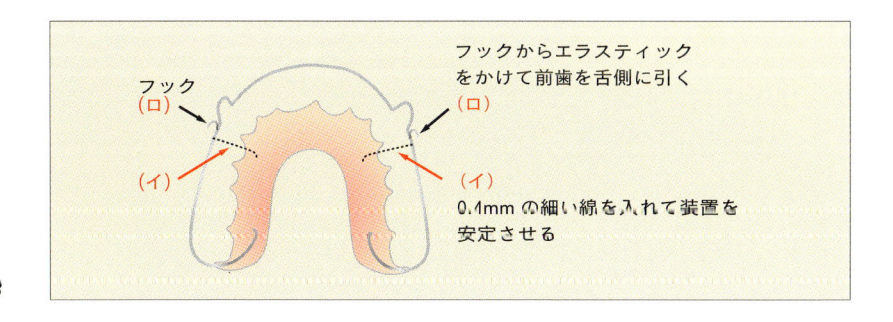

図5-3

iii 唇側線とともにエラスティックをも使えるようにしておくと便利である

唇側線のループ調節のじゃまにならない所で，左右対称の場所にフック（ロ）をろう着しておく．ここにゴムやリングレットを掛ける．唇側線は間欠的な力を使えるように曲げねばならないから，少々難しい．しかしエラスティックはさまざまな力の使い方ができるからやさしい．

iv 唇側線の目立つ部分を切り取る

図5-4のように唇側線の前歯部を切り取り，エラスティックを掛けるだけにしておくと，ワイヤーが目立たない装置となる．正式には前歯部にセラミックブラケットなどを付けるのだろうが，それほどていねいにした記憶はない．簡単に前歯唇面にエラス

ティックが歯頸部方向に滑らない程度に接着レジンを盛って代用している．審美的に良いし，簡便でわかりやすいのが利点である．ただし安定性に欠ける．臼歯の左右の安定性に頼ることになる．*症例 51* の使う時期が参考になる．ここまでくるともう通常の床矯正装置と変わらないともいえる．唇側線がないと，間違ってガンと噛んだとき，上顎前歯にひびく．前歯が治ってくる頃によくやってしまうので，患者に注意しておく．

しかし，使いやすさの判定はさまざまである．何年か後のリコール時に「リテーナーは使っておられますか？」と言うと，ただちにポケットから出してパチッとはめて見せる人がいる．やはりホーレーリテーナーの原形のもつ歯列への安定性，装置の頑丈さや簡便性が皆に愛される点なのであろう．

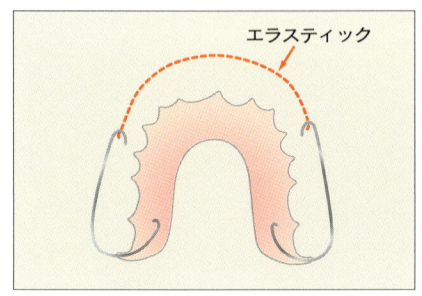

図 5-4　唇側線がなくなり審美的でスムースに治るようであるが，安定感に欠け，咬合挙上のメカニックがはたらかない．

V　実際には必要性に応じてであるが咬合挙上面を 3+3 に付ける

成長期の矯正では咬合挙上面を斜面にする症例もある．口腔内で行うほうが効率的である．挙上面をつける利点は絶大といえる．

さらなる改良形は多く考えられるが，著者が実際に使っているのはここまでである．床の外形と唇側線，クラスプの位置を模型に書き入れて設計は終了となる．

III-7　改良型ホーレーリテーナーの製作

製作は歯科技工士まかせで大丈夫のはずだが，矯正装置の製作を敬遠する風潮を聞いた．安価で普及してくれなくては困る．

作業時間と手間をかけずに正確に作るのが良い．以下は歯科技工士のために書いてみる．

1）上下模型を咬合させ，動かして上下咬合面間のスペースをみる．装置は咬合時に当たってはいけない．唇側線（異形型だったら正確には顔面側方線）の通る可能性を確かめる（なければ具合が悪い．トラブルになりそうなら歯科医師に相談してから始める）．でき上がったとき，レジン床が咬合したときに当たっているかどうかも確かめる．当たっていれば削去する．

2）上顎模型の舌側歯頸部の気泡などによる，不正確と思われる部分は修正する．修正した部分はマーキングしておくと，歯科医師に感謝される．舌側歯間乳頭部の整理を終えたら，2 mm 位のレジンアップをするから，ワックスでアンダーカットを埋め，ついでに石膏にワックスをしみ込ませて分離をよくしておく．分離剤だけでも大丈夫である．進行した歯周病のため歯根が出ていて，そこがアンダーカットになっているときはレジンアップを伸ばす．歯に当たってから 2 mm 伸ばす．

3）ワイヤーを曲げる．線鉤を曲げるのと同じ注意が必要である．切断部を曲げて床の厚みをとるところまでは同様である．中切歯と側切歯とのオフセットは歯科医師のオーダーによって作る．3+3 は理想形に作ると覚えておく．ただし，著しい前突のときの処置は後述する．

4）ワイヤーを模型に固着したら分離剤を塗り，サラサラの流動性レジンを作り，急いで床に埋入されるワイヤーの下部，歯間乳頭部になすりつけた後，一気に床全体に流し，厚みが一定になるようレジン液をつけた指でならす．床表面は必ず多少でも凹にして舌感をよくする．床外形は鋭利なバードパーカーで切る．完全に切れなくても，やっておくと後が楽になる．空気で加圧して完全硬化させる．

5）一晩模型に入れたまま放置して，レジンの変形を少なくしてから発熱，圧力を避けて研磨完成させる．よく見て，指でも触って針のような不快な部分がないのを確かめ，模型に入れたまま歯科に送る．

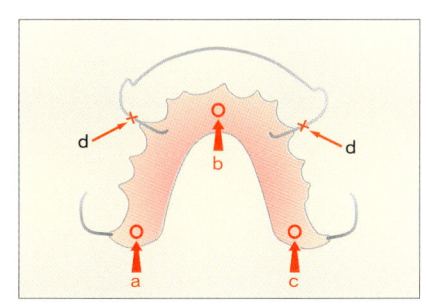

III-8 改良型ホーレーリテーナーのできばえを吟味する

装置がよくできていないと使い勝手が悪い．

i 装置がパッシブにすんなり入るか？

強く当たるところがあると，患者は不快で入れてくれない．弱い力でもその歯に矯正力が加わるわけだから，何日もたたない間に歯が移動して咬合の接触部が変わり，動揺を増す．1か月を過ぎると移動が確認される．意図的に矯正力を作用させたときと同じである．

装置が平行に入っていく感じで，図5-5のようにa, b, cと圧迫してもガタつかないのを確かめる．

唇側線がきつくてガタつきを消しているときがある．ひどいのはaやbの所が浮き上がったりしている．それが早くわかるようにするためには，依頼した歯科技工士に最初は唇側線を前歯唇面より1mm位離して作ってもらう．どっちみち唇側線はその日のうちに調節するのだから同じことだ．床の適合が悪ければリベースする．リベースは本当は難しい．できるだけ避ける．通常のリベースのように咬合圧で圧迫されて，適合がぴったりでき上がるわけではない．

歯の舌面とレジンとの接触面が歯を押しているようで気になるなら，レジンの面にPIP(Pressure Indicator Paste. 図5-6)を塗り，固い筆で掃いて装着してみて，強い接触部を落とす．弱い力の作用点を知る義歯の調整と同じである．ちなみにアクチバートル(FKO：図5-7a)の作用点のように強い圧の作用している部位を正確に知るには，図5-7bのように薄いブルーシートワックス®を圧接する．この上に火炎をかけても良い．そして噛ませる．アクチバートル(FKO)の作用点が浮かび上がる．これさえわかればアクチバートルが使える．

歯周病で臨床歯冠が長いケースでは，床のレジンアップの長さが長くならざるをえない．結果的に動揺歯の固定，矯正のアンカレッジの増強になる．歯周病も治ってきている時期でもあるから，無意識の

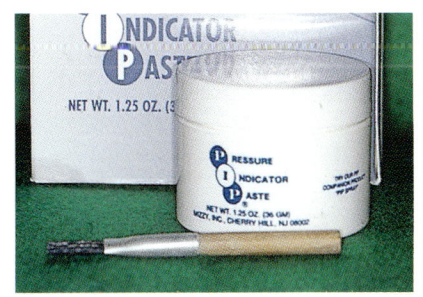

図5-5　a, b, cと順に圧迫して，ガタつきがないか確かめる．いろいろに噛んでもらってdのワイヤー歯に圧迫を加えないかチェックする．

図5-6　PIP(圧力指示ペースト．本来は可撤性の義歯の調整用ペースト．Mizzy, USA)．

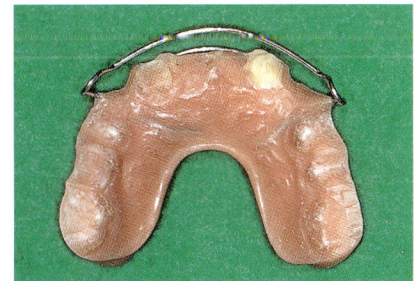

図5-7a　アクチバートル(FKO)の上顎粘膜面．|2 レジン添加や白歯咬合面に矯正力をコントロールしたあとがみられる．

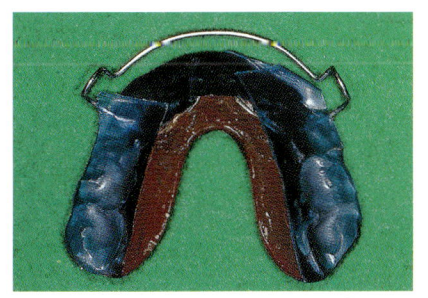

図5-7b　ブルーシートワックス®(ジーシー)を圧接して口腔内に入れ噛んでもらう．すると現在の作用点がわかる．

うちに強く噛むようになったりする．すると，床で固定されているので歯が上下の動揺をしているのに気づかないかもしれない．適切に噛む療養指導とともに，ていねいな咬合調整，リテーナー床縁の調整などが必要である．

横道にそれたが，本来のホーレーリテーナーは唇側線もパッシブに当てて，前後，左右がパッシブに保たれ，咬合面がポジティブに変わっていく装置である．まずこの状態になっているかどうか確かめる．

ii 噛んだときに装置が当たっていないか？

こう聞くと，がまん強い患者さんは「大丈夫です」などと答えてくれる．「ギュッ」と噛んだときに当たって装置が動くのは困る．つねにその動きをするから，装置はどこかをつねに押したり，または引いたりしてくれる．矯正ならぬ機能的矯悪装置と化する．

矯正を手掛けた人は，著者だけかもしれないが，サッカーでいえばオウンゴールのような，意に反する動きを経験し，「なんでこのような咬合状態になるの？！」という思いをしている．

つねに「装置は今なにをしようとしているか？」を気にかけておく必要がある．矯正を始めたらパーシャルデンチャーが上手になった，というのと根は同じである．不正咬合だから思いがけない所が床に当たっていたりするのである．図5-5の×印 *d* の所はあちこちで噛んで当たらないことを確かめる．空隙が少なくてどうしても当たるときには，ベッグタイプ，囲繞型のものにする．

iii 唇側線の形をみる

唇側線の形は図 *5-8a* のように理想の形態にしておくのが良いのか，図 *5-8b* のように現実の凹凸の形態に沿った形が良いのか？　前歯ばかりでなく後方歯部(矢印C)も凹凸をつけてあるほうが良いのか？

ご解答のとおり，図 *5-8a* の理想形が良い．ループを少しずつ締めていけば，理想形に仕上がることになる．図 *5-8a* の 1̄ は最初は舌側に移動していくが，やがて 1̄ や 2̄ の隣接面にもガイドされて，元の 1̄ の位置におさまる．

凹凸が多い図 *5-8b* に曲げると，ワイヤーが口唇に食い込まずに，ある程度まで歯が移動するには利がある．図 *5-8a* の理想形では唇側線の矢印BやCの部分が唇側に食い込み，潰瘍を作ったりする．矢印 *d* のループが長すぎて歯肉・頬移行部に炎症を起こしてくるのと同じである．だから，図 *5-8a* のように理想形であっても，最初は多少なりとも凹凸を緩和した図 *5-8b* の形態に似せて，曲げておく必要がある．

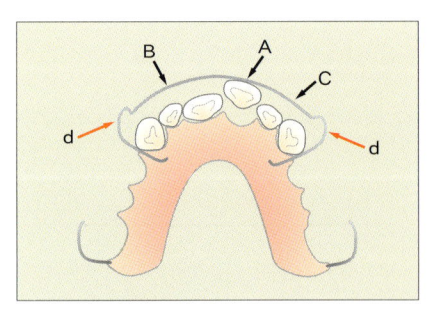

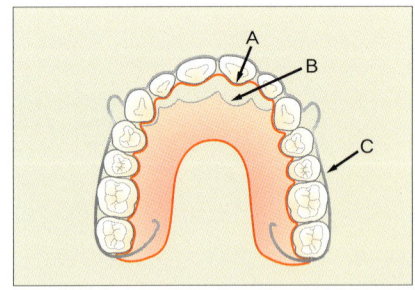

図 5-8-a, b

しかし凹凸のままで最後まで舌側移動させるわけではないから(途中でフレアリングの不正形態を治していくのだから)，凹凸を理想形に曲げ直す必要が生ずる．チェアサイドで曲げられるほどのテクニックは著者はもっていない．また印象を採って歯科技工士に曲げてもらう．これがまた面倒なので，理想形オンリーにしている．

第 5 章 治療

　MTM は成人のもつ社会性(話せる，笑える，コミュニケーションをとれる)を考慮しながら行っていきたい．また MTM は単純な作業，明解な作業目標でチェアタイムを最短にしたい．理想形の唇側線のループを，6〜10週ごとに左右同じに少しずつ締めていったら，完了となってそのままリテーナーとして使用したというようにしたい．

　しかしながら，いろいろなことが起こってくる．チェアサイドで*図 5-8a* のような理想形の口唇への食い込みを是正していたら，だんだん変になっていって，床の部分が歪んできた．やむなくラボに戻し床から唇側線を取り出し，再屈曲してもらったというようなことはザラにある．

　三次元の屈曲は難しい．その後に MTM に最適な間欠的な力を加えられるようにするには，何とかやさしい形にしてトライするほうが良い．矯正装置を2つ作る．矯正開始時の装置，最終過程からリテーナーまでと2つに分ける作戦がある．技工料金が増えるだけで，苦戦を強いられる悩みが少なくなる．

iv　唇側線の上下的位置にこだわる

　唇側線の位置は前歯の中央より切端寄りとされている．上顎前歯を遠心に引くとき，少しは圧下も加わるか，または代わりに挺出が加わるかの境目である．上顎前歯はフレアリングとともに挺出もしてきている．舌側移動だけだと根尖1/3の回転中心で回転し，長さが大きく見えるようになる．さらに矯正治療終了時には挺出している分も加わると，歯の長さばかり目立つので矯正したら変な形になった，と心の中で思われるだけでも具合が悪い．圧下を加えておきたい．だから豊隆を越えた切端寄りにワイヤーを位置させるわけだ．

　図 5-9 のように唇側線と下顎前歯切端を作用させると，圧下できるということになっている．しかしこの装置で圧下が上手にできたという症例は，残念ながら著者の記憶にない．前歯が後方に回転して歯冠が長くなるのを防いだけれど，長くなったという例が多い．

　もう一つやっかいな問題がある．上顎の総義歯の前歯部を強く噛むと，総義歯は後縁からはずれてきて困る．これと同じような現象が起きる．上顎前歯の唇側への傾斜が著しいと，唇側線が歯頸部へ滑る．そこでループを強く締めて，安定した矯正力を与えようとする．するとクラスプが浮いてくる．強く締める．というわけで鉤歯の挺出や外傷から，咬頭嵌合の状態が変化してくるのが怖い．うっすらとオープンバイトぎみになっていないだろうか？　前歯が圧下されているのかもしれないが，後方歯が挺出している場合が多い．ほんの少しの変化を読んで手を打つようにする．

　咬合治療のために咬合の安定性を損ね，一時的にでもマイナスの様相になるのはできるだけ避けたい．「先生，これを入れておくと歯が抜けないようで安心ですわ」「食事のときも入れておいていいんですか」というような患者との会話があるようだと，咬頭嵌合位の安定性やガイドのはたらきが戻ってきているのがうかがえる．

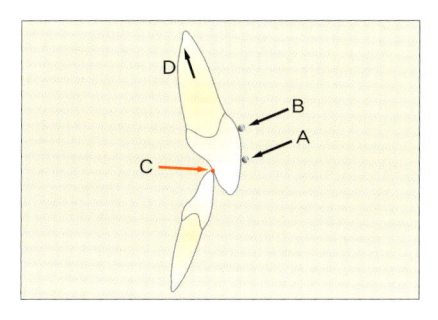

図 5-9　唇側線が B の方向より A のほうが圧下になる．C でも圧下を図る．

前歯の圧下と床の安定性の2つの問題を解決するにはどうするか？　上顎前歯唇面に接着レジンを盛って唇側線の滑り止めを作り，クラスプがはずれない程度の弱い力で圧下と安定性を図る．矯正は長期戦に持ち込むものがお勧めである．強い力で打ちのめすフィーリングではなく，いつの間にか治ってきたといわれるようにする．

ここまでくると，唇側線に付けたフックからエラスティックをかけ，弱い持続的な力で引くほうがやさしい（図5-10, 11）．滑り止めや，接着したブラケットへの力は測定もできるから予測がたちやすい．圧下が必要なら咬合挙上面をつけて積極的に噛んでもらう．この時は咬合挙上が目標ではないから，臼歯が咬合接触するかどうかぐらいの間隙を与える．すると，咬合挙上面のレジンが光るくらい噛んでくれる（図5-10-a）．

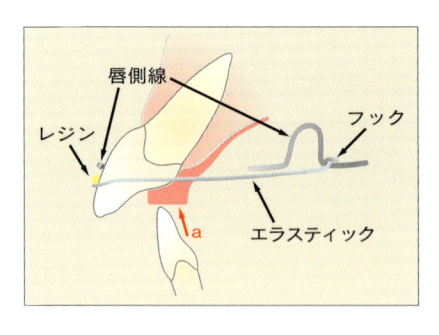

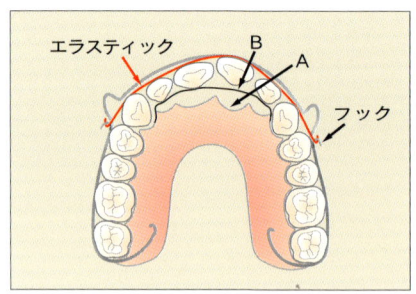

図5-10, 11

III-9　フレアリング症例に対する治療目標（1）

一般的な治療目標は，前歯部のフレアリングの改善である．さらなる欲張ったさまざまな治療目標は後述することにする．臼歯部は，前歯部移動のアンカレッジと考える．臼歯部も矯正移動を考えるのはさらなる欲張った目標の範囲に入る．アンカレッジとは辞書によれば「錨を下ろすこと」で，前歯を舌側に引いてもその位置に固定されているということである．それが成立する絶対の条件は荷重をかけられても錨のように動かないことで，具体的には臼歯の歯根が①炎症状態にない，②歯槽骨吸収が歯根の1/2以上ではないということである．個性正常咬合が崩れていないほうが，咬合によっても少しは固定されるから安心である．前歯は抜歯の適応症以外は矯正しても大丈夫である．

大学歯周病科に紹介していたような症例が，改良型ホーレーリテーナーの使用により，以下の目標を達成する．

1）フレアリングしていた上顎前歯が元に戻り，審美的配列となる．これで患者は「治癒した」という実感が得られる．この効果が大きい．また再発しないようにという大きな動機づけとなりうる．
2）前歯が咬合に参加し，咬合のガイドが再編される．こうなると前歯は，臼歯部をガイドして守ることになる．
3）開口や口あき，口呼吸，雑菌の侵入，嚥下方法，口腔周囲筋のはたらき，口臭などのフレアリングに関連した事柄が，緩和されたりなくなったり治りやすくなったりする．

III-10　改良型ホーレーリテーナーの一般的な使い方

i　装着当日の装置の調節

できばえをよく吟味して，改良型ホーレーリテーナーを装着する．唇側線をごく軽く上顎前歯に当て，移動予定歯の舌側レジンを紙1枚削って2週間様子をみる．装着当日，いちばん大切なのは患者が装置を受け入れてくれるかどうかである．装置は不快なうえに，入れていると「結構，痛い」というのは，受け入れ態勢の意欲を削ぐ．2週後精密にオーバージェットをノギスで測ると，矯正力を加えたわけでもないのに治っていることが多い．

上顎前歯は治る方向にはフリーに行けるが，悪く

なる方向へはパッシブに押さえてあるから，行きたくても行けない．進行は止まっているのだ．口あきを止めることや下唇で上顎前歯切端1/3を押さえるなどの療養指導も，治療のプラスになっている．何より歯周治療が成功していれば，歯は治る方向に行きたがっている．このように矯正は強引に力を加えるより，治ってくるのを助けていくのが理想的なのだ．

ところが，どうだったかと反省してみる．装着当日，「痛くないか？」と唇側線を調節して早く治そうと気がはやる．痛いからはずしたと患者が言うと，お説教をする．「装置をはずすとグラグラだけど大丈夫か？」と質問されて，そういうものだと答える．著者のやり方は力が強すぎ，慌てすぎであった．少しぐらい反省しても，この傾向はなかなか治らなかった．

ii 調節力（矯正力）にこだわる

調節は数週間ごとに1か月に1mm移動するくらいの弱い力をなるべく持続的にかけるようにする．持続的にはエラスティック等でかけ，間欠的にかけるのなら唇側線を活性化する（曲げる）——これですべてを語っているようなら，矯正なんかやさしいものであろう．

一般的な移動の話をすると，力が弱すぎては動かないし，強すぎて穿下性吸収（undermining resorption）を起こすと，急ブレーキがかかったように動かなくなる．こうなってしまったら力を弱めてまたガクッと動きだすまで，がまんして待つ．1か月以上かかることはざらにある．アンキローシスで全然動かないので初めて，移動不可能な歯だとわかることもあるし，少し動いてからアンキローシスになることもある．とくに成人は，危いと思ったらごく弱い力で開始して，精密に動きを測定すれば良い．

しかし，フレアリングしている歯の意図的移動は，動くか？ ではなく動きすぎないか，動揺度が大きくなりすぎないかを心配すべきである．MTMはいつでも止められるようにQOLを保った状態にしておく．

矯正力が加わるように調節した直後，痛いと言うようなら相当力が強いと思って良い．通常は力が加わり始めて6時間位すると歯が痛み始める．すると可撤性の装置の場合は，患者が装置をはずしてしまう傾向がある．鎮痛薬を飲むほどではないが3日くらいこの痛みは続き，やがて気にならなくなる．この山を上手に乗り越えられるような戦略を考える必要がある．そこでつぎのように言っておく．

「歯が動き始めるのには6時間もかかるが，そこではずすとあっという間に戻ってしまう．また一からやり直しになる．何回もこれを繰り返すと，行きつ戻りつで骨がなくなる．戻らぬようになるには，動ききった状態を骨ができるまで保っておくのだ」というような説明をすることにしている．最初にこの装置を入れる前から言っておく．これができない人は，矯正をやらないか固定式でやる．可撤式だと簡単にはずして矯正中止になることがあるが，固定式だとさすがに自分で装置をむしり取る人はあまりいない．

iii 矯正治療中の安定性を保つ

「グイグイ」と動かして，どうということなく完了したというケースももっているが，やはり危い．矯正治療中に安全性を保つ方法を知っておきたい．

歯槽骨吸収が歯根1/4〜1/3位なら，炎症に気をつけていれば抜歯には至らないだろうが，いろいろな術者がいるから，必ずしも保証はできない．1/2〜2/3が吸収により失われているケースでは，炎症よりも矯正力を含む外傷に留意する．歯槽骨がなくなると，歯冠は安定しているように見えていても，歯の移動の抵抗中心はほとんど根尖付近であるから，歯は**根こそぎ**動くことになる．通常の矯正治療の歯冠が動くフィーリングではない．

実際の矯正治療を開始時から検討してみる．

図5-12では|1だけに矯正力をかけている．**矯正力は10g位で動く．動かなかったら20gに増す**．歯周病に罹患していない歯でも，最初の1か月，とくに2週間位はこうするのが良いが，とくにフレアリングしている歯周病罹患歯はルーティンにやること

にする．歯周病による外傷は進行中だった．その力の逆の方向に加圧しようとしている．歯周の炎症は沈静させたと思っているが，予想に反し「アレレ」という経験はだれでももっているだろう．矯正までさせてくれる患者さんの期待を裏切ることは，医院の発展や向上，経営の芽を摘み取ることだ．

こうしてようやく初期の安定性を保って出発したら，その後も動揺度を増さないよう，アクシデントに遭わないように進行する．**凹凸のフレアリングをまず同じレベルにする**．飛び出ている|1 の舌側のレジンだけを削って動かす．他のフレアリングしている歯はパッシブに当てて咬合の安定を図る．これが唇側へ動くのは力が強すぎるからだ．必要悪ではない．ノギスで精密に測れば，1週間で1日分の移動量が算出できる．1か月最大でも1mmの移動計画とすると，1日0.033mmである．

このように移動させると，|1 は図 5-12 の **b～d** のレジン縁に沿って並ぶ．

あとは紙1枚レジンを削って，一列に並んだまま舌側移動させる．これには早く前歯を一体化して外傷から守る，機能回復を図るという目的がある．下唇が早く上顎前歯の舌面を押さなくなれば外傷は少なく，口あきは少なくなるなどが生じてくる．

接触点がついても（隣接面のスペースがなくなっても），オーバージェットが残っている（理想的なAの線まで移動してこない）なら，もともと前歯にクラウディングがあったのだ．クラウディングは歯周病にとって，プラーク停滞を起こす好ましくない形態である．

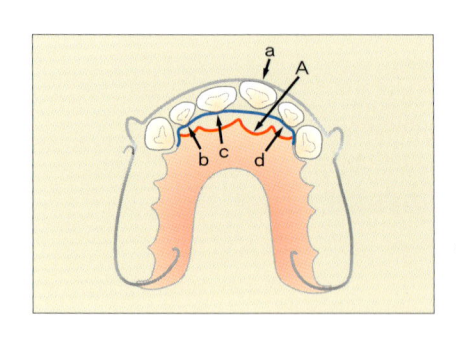

図 5-12 Aが最終の目的ではあるが，最初はとび出している|1 だけに力を加える（a）．2 1|2 は b～d とレジンに当て，安定を図る．やがて|1 は b～d の線（青線）に並ぶ．それからつぎの移動に移る．

元に戻す「復元矯正」を目指しているのだが，これは治しておきたい．そこで図 5-13 のように 2 1| 間の**隣接面の形（A―B）を，調和のとれた（C―D の）形**に削って舌側移動を続ける．再発しやすいローテーションを早期から時間をかけて治して，安定した形で終了させるというやり方である．終了したときは**隣接面が安定性**を保っている．

歯の切削は審美性だけでなく，生理的な形態の獲得，つまり歯の longevity のために行うのだと患者に説明しておく責任がある．切削量が少々なら隣接面を手動で落とす器具を使う．省エネを図るなら電動式（図 5-14）もある．45°以上のローテーションがあるならタービンを使う（図 5-15）手段に頼るのだが，ホーレーリテーナーを使う範囲を超えてくる．切削面は接着レジンをしみ込ませて（レジン含浸層），人工エナメル質にしておく．ここまでの矯正移動ならば，術後は舌面から固定していけば良い．

さらなる修正が必要なほどのクラウディングも珍しくはない．クラウディングが著しい例である．この解決にはさらに範囲の広い矯正移動や，補綴に頼って幅を縮小した前装冠などを装着するようになる．抜髄まで必要になるかもしれない．いずれにしろ元に戻す矯正から，さらなる修正を患者に望まれたときの手段である．こうなると，術後はクラウン形態の補綴に頼ることになる．**歯の移動後の安定性**，すなわち後戻りの防止の方法が決まってくる．

図5-13 隣接面はただスペースを得るためA—Bのように切削するのではなく，C—Dのように一線に並んだときに安定した形になるようにする．
図5-14a 切削量により4段階の厚みが使える．
図5-14b 切削後はフッ素塗布，レジン含浸層を作る．
図5-15 さらに切削して抜髄までしてクラウディングを治す道がある．それを解説した書[45]．

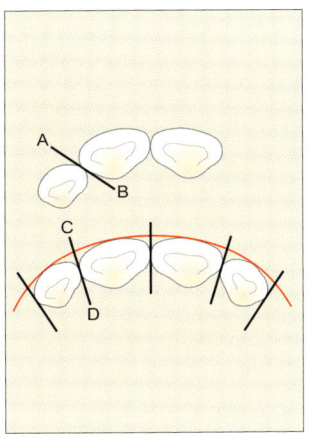

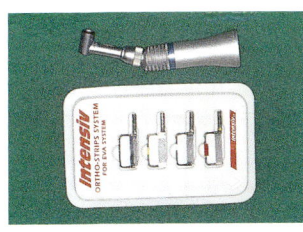

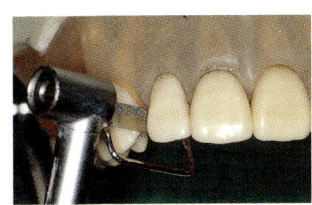

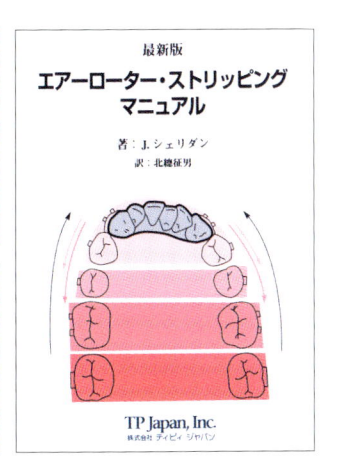

iv 上顎臼歯，下顎の歯はどうするか

上顎前歯のフレアリングが治る間，上顎臼歯はアンカレッジとして錨の役を（前歯を引く力で近心に移動しないはたらきを）期待している．無事，役を果たして元の個性正常咬合に戻れば良い．しかし上顎臼歯部にも術前に頬側へのフレアリングや，近遠心にスペーシングを生じている症例がある（図5-16a；矢印）．この形態の異常は前歯のフレアリング治療時に，まとめて治してしまいたい．

図5-16aの|4の移動は，図5-16bに示したように前歯のAと同様に|4はBと押す．レジンの床がつぶれることはないから同様の歯が複数あっても，同時に押して一線に並べる．スペースは1mm位削って移動距離（移動スピード）をコントロールする．

1，2歯の不正咬合をまとめるまでは割合スムースに動く．つぎに前歯は一塊となって移動する．やがて前歯のスペースがなくなり，|4を押すようになる．

図5-16a 上顎前歯および|4にもフレアリングとスペーシングが認められる．

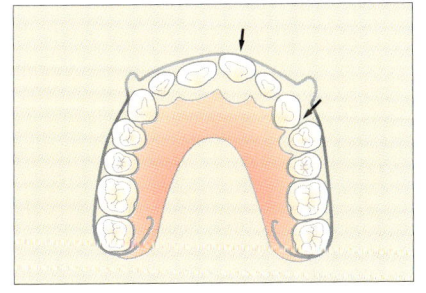

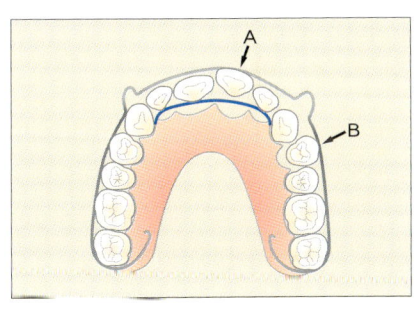

早く前後方向のスペースをまとめたいなら，図5-17のように臼歯の舌面の床に接する部分の近心半分を削って，臼歯が近心の方向に動けるようにする．すると唇側線やエラスティックの力は，臼歯を近心に引くことになる．床は全部の臼歯を近心に動かしている床と変わり，臼歯の頬舌幅は保たれたまま，近遠心には急速に改善する．本当にそのように削れているかどうかは，床を後方に押して後方に動けることを確かめれば良い．臼歯が前方にきてもよい症例に用いられる．

すべての歯は形態的にきれいに並べようとしているだけではない．とくに臼歯は歯根を垂直に立ち上がらせ，垂直圧が加わる形態に並べようとしている．MTMはこの視点が大切である．上顎は頬側唇側にフレアーする例が多いが，レジン床にレジンを貼布して，頬側に押したり，レジン床縁を中心に頬舌的なアップライトを図ることもできる．ブラケットを併用して臼歯のアップライトをし，垂直性を保ちな

がらホーレーリテーナーで近心移動を図るなど，意図的な移動を計画することもできる．

　下顎の歯は上顎の歯が治るにつれ，治る傾向を示す．下顎前歯は上顎前歯のフレアリングが治ってくるに従って舌側方向に押さえ込まれる．強い力が加わることがあっても上顎はリテーナーにより守られるが，下顎は上顎の理想形に準ずる形にたたかれ，押さえ込まれる．臼歯はまずワイドセントリックが是正されていき，個性正常咬合のときの咬頭嵌合に向かう（「復元矯正」）．意図的にさらなる理想的な咬頭嵌合を目指すのは，欲張った治療目標を目指す矯正となる．いったい下顎にどんなことが起こっているかは，この改良型ホーレーリテーナーで矯正した*症例6*を見てみるとわかる．上顎の臼歯のクラウディング，スペーシングが治まると，下顎は矯正したわけではないのに歯列が改良されている（*図6-1d, e*と*図6-4d, e*を比較）．

　上顎リテーナーを使い続けたので，形態も保たれている．

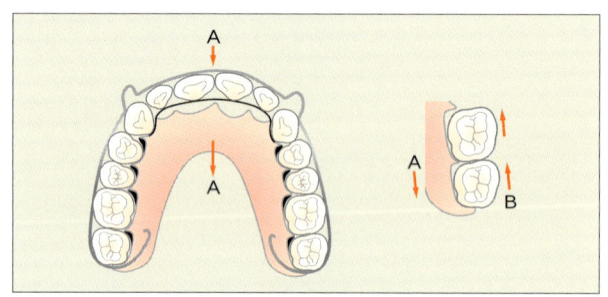

図5-17 前歯の舌側と，白歯は床の近心を除去する（黒で示す）．白歯の近心半分を削ってあるので各歯ともBの方向に動く．

V　矯正移動しても後戻りが起きてくる

　「起きてくることがある」と言いたいが，そんなものではない．対応策は，治療計画作成のときから決めておく．

　後戻り防止のためには，**使用したリテーナーをそのまま長く使う**という手段がある．これが成功するためには，フレアリングの原因がすべて押さえ込まれていなければならない．歯周病の完治，二次外傷が起きてこない，増悪因子が押さえ込まれているためには，患者の協力が欠かせない．その一環としてリテーナー使用の煩わしさをいとわないならば，成功である．*症例6*で実例を示した．

　この方法はMIで医療費の負担も少ないという利点がある．咬合の再建には果てしない学習が必要であり，実施時にはチェアタイムがかかるから，術者は赤字にならない配慮も必要になる．

　どのような咬合にしたら完治といえるのかという問題がある．これについては患者ごとに個別的であり，完成度にも幅がありすぎ，単純明解な一本道はない．わからないながらも，上顎前歯フレアリングの咬合に関する最低限のチェックはしておきたい．

　「前歯がグラグラしている」という訴えがない．軽いタッピングでかすかに当たっている．フレミタスがない．ギュッと噛むと咬合が抜ける．というくらいのチェックポイントをパスしておく．咬合が抜けるとは，咬みしめたときの圧を臼歯，顆頭が負担するということである．前歯舌面のタッピング時の接触部より歯頚部寄りの歯質を削合してやると，実現する．ブルーシートワックス®などを使用して，唇面を押さえながら強く噛めば，当たりがわかる．前歯の咬合は「ガイドはするが強い咬合の当たりは避ける」という咬み合わせにするということである．この咬合調整はフレアリングしている歯ではやりにくい．またはできない．上顎前歯の前方傾斜度，上下前歯の咬み合う角度（インターインサイザルアングル）が適切なら，やりやすい．

　安定した個性正常咬合の形態，機能を取り戻せたなら，リテーナーの使用は早く終わりにしたい．当然である．このためには，歯周病でいう**暫間固定**（矯正治療では保定装置）を使用する．

　装置にはツイストワイヤーを上顎前歯舌面にパッシブに適合するように曲げて，接着させる方法がある．矯正専門医がよく行う．フルタイム装着となるし，ワイヤーは後戻りを防ぐ強さと，応力が加わったとき元に戻す弾力をもっている．矯正移動した形態が機能的にフィットしているときに効果的である．睡眠中の歯ぎしりなどが不安なら，ホーレーリテー

ナーも夜間併用すれば良い．

　固定をさらに強くする方法はいくらでも考えられる．さらに径の大きいワイヤーやメタルメッシュの使用，鋳造舌面板の接着，全部鋳造冠と補綴的には強固にできる．しかし矯正の後戻りの防止だけならば，多少の試行錯誤で装置を決定でき，永久固定は必要ないことが多い．どんな強力な補綴的な固定を行っても，歯周炎になればグラグラになる道を進む．外傷も加わる．補綴が大がかりになっていれば，そのための失敗も加わる．したがって歯周炎を押さえ込むために強い固定を用いるのは，安心を増したことにはなりにくい．歯周炎が顕在化しにくくなる．

　歯根2/3まで歯槽骨が吸収していて，歯周炎が治っても咬合力に耐えないときには，補綴による**永久的な連結固定**が必要になる．この固定が矯正の保定を兼ねて一石二鳥である（*症例54*）．しかしながら，連結したから成功するとは限らない．

III-11　改良型ホーレーリテーナーのアドバンスな使い方と，その治療目標（2）

　ホーレーリテーナーがルーティンに使えるようになるということは，歯の移動にともなう咬合の安定化を体験することでもある．ただ形態的に歯を並べたというだけでなく，「歯の移動によって機能的な回復が得られた」という実感である．補綴でも綿密な咬合調整後に同様の経験が得られただろう．

　C_4の残根を挺出移動によりよみがえらせるのは，う蝕治療の臨床を変える起爆剤である．歯周治療の後に矯正移動を併用して咬合を再建しようとするのは，さらに大きく臨床を変える起爆剤なのだ．さらに咬合の改善にホーレーリテーナーが役立つかみてみる．

i　上顎ホーレーリテーナーに（咬合）挙上面を作る（*図5-18*）

　ルーティンなホーレーリテーナーの適合を確かめた後に $\overline{3+3}$ の舌側に即時重合レジンを筆積みする．硬化前に軽く噛み込み，できた下顎歯の圧痕を目標に棚を作る．バイトプレーンを作る要領である．臼

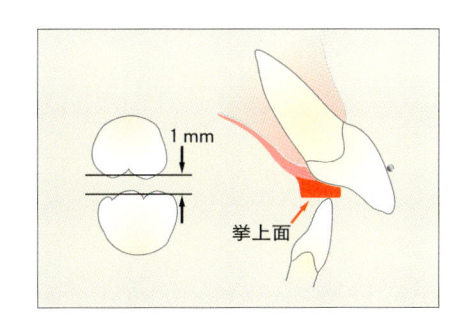

図5-18

歯に1mmはスペースできる厚さで，下顎前歯が棚の後方に落ち込まないよう後方の範囲を定め，そのなかで運動しても均一に当たるよう作る．

　棚を作ったホーレーリテーナーの使用により，つぎのような治療が期待できる．

1）棚をつけても，フレアリングの治療にはまったく問題は生じない．下顎前歯のフレアリングを同時に治すときには，圧下が期待できる．
　　過蓋咬合の症例では長期の使用で外傷を予防できる．
2）棚により咬合がフリーになるので，バイトプレーンを装着したときと同様の変化が起こってくる．筋の安静化，下顎が中心位に戻る傾向である．これは好ましい治療の情報である．
　　棚により前歯部は圧下され，臼歯部はフリーとなるから挺出の傾向に向かう．これは臼歯部咬合崩壊から前歯への外傷を生じたのと逆方向の，好ましい変化である．
3）棚による咬合がフリーな状況を治療に活用できる．この使用法が多彩であり，実に効果的である．
　　自然挺出，意図的挺出は，床と唇側線のクリップ効果（頬舌側を少々豊隆下に入れてやる）でできる．
　　さらにブラケット併用による移動が効果的である．病的な傾斜歯がアップライトされ，失われた咬合高径を回復することができる．歯周病の初期病変を完治する目的で歯槽骨を水平化することもできる．
　　さらにクロスバイト，シザーズバイトの歯の

歯列内への誘導には外傷を避けうる利がある．
全顎的な歯槽性の移動にも有用である．

ここまでくると，改良型ホーレーリテーナーは全体の矯正をやりやすくする装置，やさしくする装置，トラブルを回避する装置，などの意味合いで使われている．臼歯がフリーになっていれば，アップライトして挺出してきている歯が咬合でたたかれ，戻され，動揺が増加するということが少なく，歯の移動がしやすくやさしくなる．間違ってガンと噛んでも，前歯は唇側線で異常にグラつかない．

より難症例へ挑戦するときでも，改良型ホーレーリテーナーの有用性は頼りになる．

文献[38]をみると，いかにバイトプレーンが多用されているかがわかる．

ⅱ　挙上面を斜面にしたホーレーリテーナー

斜面にすると(図5-19a, b)，下顎前歯は斜面を滑って前上方向に位置づけられる．同時に下顎も近心に動く．上顎は斜面を後方に押される．ホーレーリテーナーの床の近心を削っておけば(図5-17)，床が遠心にいくから上顎前歯は唇側線により舌側に引かれることになる．咬合をフリーにできる効果を保持している点は棚のときと同じである．

このメカニックが適応となるフレアリング症例は少ない．上顎には利があるが下顎前歯の外傷，下顎の位置の変化が問題になってしまう．

成長期の矯正に適応症がある．下顎が劣成長のため上顎前突になっているときに用いる．

治療目標がだいぶ違うが，関節円板の前方転位がある顎関節症で，このメカニックを利用できる．

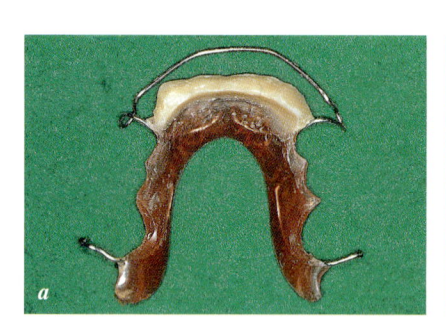

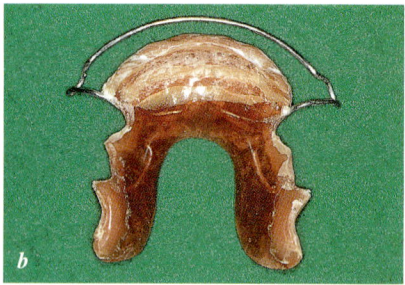

図5-19a　使用済みの矯正床．前歯に斜面板がついている．斜面を押す力は6|6の近心のクラスプにより6|6の遠心移動を起こす．そのためには床が遠心に動けるようにする．このようにして床に機能的はたらきを与える．
図5-19b　同様な使用済みの矯正床．前歯には5回の斜面板用レジンを追加したあとがみえる．それだけ下顎は前方に誘導されたことを示す．

[まとめ]

改良型ホーレーリテーナーは，歯周病による咬合崩壊をやさしく安全に治療できる．その経験は咬合治療の経験として貴重なものである．

進行性の審美障害をMIで治せることは，望ましい治療選択肢を得たということである．臼歯の咬合をフリーにして，どのような矯正治療に挑戦できるかは，さらなる治療目標の達成につながる．

Ⅳ 歯牙移動を考慮した下顎智歯の治療法

Ⅳ-1 なぜ下顎智歯を取り上げるのか？

「もし智歯があったならば」という提案をしたい．その視点が大きく臨床を変えるはずである．

i 下顎智歯の矯正治療について

1) MTMをまとめて理解するのに，まことにわかりやすい題材である．

智歯1歯のMTMで終了するケースから，全顎矯正を完成させる一駒となるケースまでみることができる．

矯正畑オンリーのMTMと，一般歯科臨床畑のMTMまでみることができる．

2) 智歯のMTMは一般臨床歯科医の治療目標を達成するための矯正治療（矯正処置）であることが，よく理解できる．全顎の矯正治療というと審美改善が大きな目標であるが，智歯の矯正はlongevity,機能改善を目標にしている咀嚼障害治療である．

3) 智歯のMTMは頻度が高い．著者の手がけた臨床例のなかから代表的なMTMの症例をピックアップしてみた．すると，その30％以上が智歯がらみであった．

4) 術者側が智歯の矯正治療を治療選択肢として用いているか否かが，医院の格差を決定する要因の一つである．智歯はただ抜歯するというワンパターンの処置に比べ，MTMを行うと医療効果の改善を目指せる症例が多い．

5) 智歯の症例は多様性に富み，難易度もさまざまである．矯正処置の難易をはじめ，予防や歯周治療，新しい補綴処置に対応した難易がある．

これをふまえ，どこまでMTMを治療選択肢に取り込むかを考慮するのに最適である．

6) 智歯の治療計画はペリオを勘定にいれなくてすむので，少しだけ単純にできる．

比較的ではあるが，智歯自身のペリオ罹患が少ない．少なくとも遅いといえる．

これには歯根，ときには歯冠までが豊富な歯槽骨，歯肉に囲まれている環境や，咬合性外傷にさらされにくいことが利点となっているのだろう．結果的にペリオには罹っていないのだから…，という有利な治療選択肢を利用することができる．

以上1)～6)の理由でMTMをともなう智歯治療を提示するのだが，高齢社会における歯の重要性，歯科医師増加による治療可能時間の増加などは，従来の処置を見直す追い風になっている．

下顎第二大臼歯は咬合のキーツースの一つである．日本人の平均でいちばん早く喪失する歯である．その喪失に少なからず智歯がかかわっている．

矯正治療を行うことは不快さ，治療期間，医療費というようなマイナス面をもつ．しかしlongevityや機能にプラスするとなると，一時のがまんはしましょうという患者もいる．視点を変えれば，これを習得することが低迷歯科界を救う起爆剤の一つと言えるかもしれない．

いずれにしても，この治療法の説明もせずにワンパターンの処置しかしないのでは，説明責任を欠いているのではないだろうか．

Ⅳ-2 下顎智歯の矯正治療

i 成長期における智歯の早期の抜歯はできるだけ避ける

成長期の外科侵襲はインプラント植立やアンキローシスの歯の存在と同様に，その部位の成長，発育を妨げる．だから智歯を含め，永久歯の抜歯は避けたい．

矯正治療をするならできるだけ非抜歯治療を行い，どうしても具合が悪いときだけ抜歯する．

とくに便宜抜去した症例では智歯の萌出のスペースができやすいから，埋伏智歯でもMTMで機能を得ることができる例がある．*症例55*は23歳の女性で智歯の抜歯を希望している．全顎の矯正治療のために$\frac{4|4}{4|4}$を抜歯してあるので，まず右側の智歯を救うことにした(*図55-1*).

矯正装置は*図55-2*のように，.016″×.022″のSSのアップライトスプリングで行った．*図55-3,4*はリムーブ後である．ちなみに左側の智歯は本人の希望

[症例55]
患者：23歳，女性
初診：2001年5月27日
主訴：智歯の抜歯

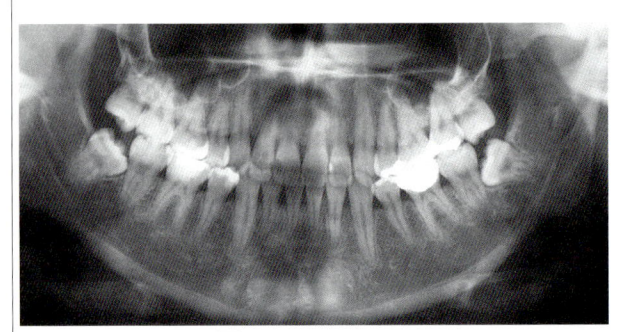

図 55-1　'01.5.27. 8̄下顎智歯の埋伏をMTMで治療した．

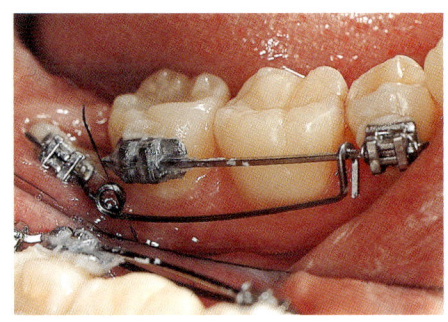

図 55-2　'02.6.17.

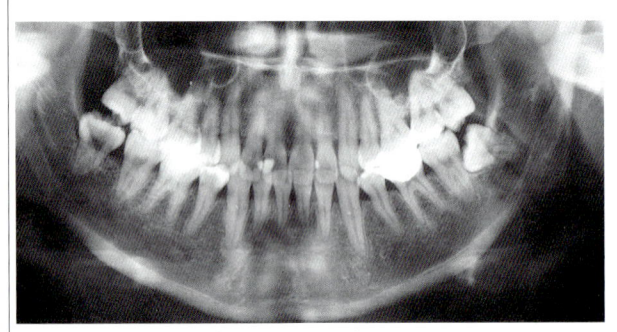

図 55-3　'3.4.11. 装置リムーブ時．

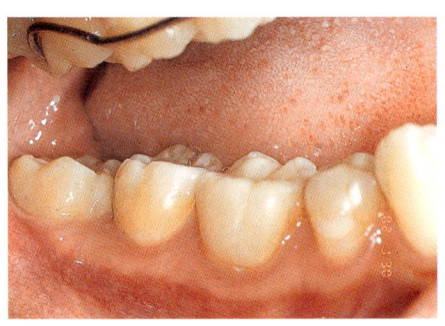

図 55-4　'03.7.30.

で他院で抜歯された．

ii　成人の智歯の保存を図る

　下顎智歯はその萌出位置からう蝕，歯冠周囲炎に罹りやすく，咬合接触がないから役に立たない不要な歯であるなど，不当な扱いを受けやすい．しかし口腔清掃法の改善を行えば，他の歯と同様 longevity を図ることが可能である．そのような人が少なからずいる．

　またほとんどの歯が重度のペリオに侵されていても，十分な骨に囲まれ，外傷にもさらされなかった智歯が健全歯として活用できる例がある．

　かつて下顎智歯は「見つけしだい抜歯する」という治療方針だった時があった．それが「問題がないかぎりできるだけ抜かない．う蝕になっても簡単な方法で治療しておく」とされるようになって久しい．

iii　欠損症例における智歯の矯正移動

　第二大臼歯の欠損ならば，その位置に智歯を矯正移動させれば有髄歯で機能回復できる（既述症例3）．他部位の欠損でも，アンカレッジを強化するなど矯正装置を大きくしていけば同様に可能である．エッジワイズシステムの部分的使用から全顎の使用までの技術を習得すれば可能性は大きくなる．

　7̄6̄欠損症例ではセントリックストップが減少しているので，咬合力が残存歯に外傷性にはたらいてしまうケースがある．MTMにより智歯を利用すれば，生理的な力になるようにできる．既述症例6は智歯の利用により遊離端義歯をまぬがれた例である．

　下顎第一大臼歯が欠損して第二大臼歯が近心傾斜していると，智歯を抜歯して欠損補綴前のMTMを行うことが勧められる．しかし欠損があるのに，まず智歯の抜歯をルーティンにしましょうと決める理

由はない．智歯を保存して咬合が構築できないかをまず考える．

歯の移動にはいろいろな悪条件があるが，歯槽堤幅が歯根幅より狭い所へでも移動できる例がある（*症例 66*）．

成人の大臼歯部は，小臼歯部よりも皮質骨様にガチガチになっているイメージをもちやすいが，逆のほうが多い．とくに海綿骨は若年時とは異なる．骨がスカスカでインプラントは難しくても，移植歯は軟く受け止め咬合の機能を果たすことが可能になる．歯の移動もできる．

骨質や，智歯の劣形の度合いなど検討すべき要因は多くあるものの，矯正移動で得られる咬合は MI で，移植のように歯髄がなくならないし，補綴修復による侵襲がない．

全顎矯正によって智歯の活用が図られる．全顎矯正とは一口腔単位の矯正であり，成長期に患者の審美改善に用いる手段として有用であるが，それだけではない．歯の機能改善や，歯の longevity のために有効である．だから全顎矯正治療を行うことにより患者の共感を得ることができる．既述の *症例 10, 11, 14* のように，$\overline{6}$ の欠損の治療に $\overline{8\ 7}$ の近心移動を行って $\overline{7\ 6}$ の位置にもってきて，永年的に使用できる．意図的に $\overline{6}|\overline{6}$ 欠損として $\overline{8\ 7}|\overline{7\ 8}$ を近心にもってくることも可能である．審美性も当然重視されるが，治療目標は一般臨床歯科医が MTM を行うときと同じである．

iv 欠損症例における智歯の移植

欠損部に智歯を移植するつもりならば，MTM を加えることによりやさしくできる．挺出させるだけで歯根破折を防ぎ，抜きやすくなるし，移植部に根付きやすくなる．

歯髄までは今のところ保存できないが，歯根膜が健全なら，歯周病で抜歯したあとに移植しても機能してくれる．この場合，移植部に骨が少ないから移植すると深く埋入されるが，また MTM でごくゆっくり挺出させれば骨ができてくる（既述の *症例 7, 46*）．

v 埋伏智歯のケース

埋伏智歯は放置しておいても症状を現さない例もあるが，大丈夫だと言い切れる例は少ない．時限爆弾が破裂したようになるのは困るから，処置しておくことになる．

埋伏智歯は MTM の対象となる例が多い．半埋伏，完全埋伏どちらでも MTM で抜歯しやすくできる．智歯の埋伏のボリュームを少なくしていくと，抜歯創が小さくできる．挺出やアップライトを試みれば，歯は動揺が増し，第二大臼歯とのアンダーカットを解消する方向に修正できる．

これは抜歯時の侵襲軽減と，同時に第二大臼歯遠心の歯肉，歯槽骨の再生を図ることができる．これで，第二大臼歯の歯周環境が改善できる．

同様に第二大臼歯の遠心の歯周病の予防を考慮して行った智歯の MTM をみると，歯周病に抵抗性のある環境になっていることがわかる（*症例 58*）．

特筆すべきは抜歯しなければならない智歯が，第二大臼歯の欠損部の位置に矯正移動して，機能を果たせるということである．*症例 56* は $\overline{7}|$ の抜歯後に，水平埋伏していた $\overline{8}|$ を $\overline{7}|$ の位置に移動したケースである．

健康な埋伏智歯の矯正そのものは，咬合治療の矯正処置だけで解決できる（*症例 55* で記述した）．これにう蝕や歯冠周囲炎があると，難しい対応に迫られる．通常埋伏していると，経過観察というより外科処置に傾いていく．これが放置された状態はいわゆるブークトラップであろう蝕や歯周炎が発生してくる．いつ，どのように処置しておくのか決めておくことが大切である．

症例 59 は $|\overline{7}$ がう蝕で $|\overline{8}$ が水平埋伏しているので，$|\overline{7\ 8}$ 同時に抜歯を勧められたが，なんとかならないかという主訴で来院した．矯正にう蝕と歯周炎が関連した症例である．移植のためのドナーとなりうるケースで，こうなると一石二鳥の処置になる．完全埋伏歯はインプラントアンカレッジで起こせば，トラブルを回避することが可能になる．

IV-3　まとめ

　智歯が正常に萌出して咬合に参加していれば，まったく問題がない．位置異常があれば，矯正すればよい．清掃が問題なのは，学習してもらって改善する．どの歯でも同じ問題をもっている．清掃できることは何の処置を行うにも，基本的に必要である．

　矯正移動をできるかぎり取り入れていく立場なら，欠損が存在するときは矯正移動を検討してみる．つぎに移植，つぎに矯正治療プラス移植の可能性を検討する．

　やむをえず抜歯する場合でも，MTMを併用した処置を評価してくれる患者は多い．

　以上，MTMを併用した治療の有用性を述べた．実行するにはさまざまな条件をクリアしなければならないが，一方，審美性，安全性，機能性，永続性というような付加価値をつけることもできる．そのような臨床例を示す．

症例提示

●下顎の埋伏智歯を矯正治療後に抜歯した症例

[症例56]
患者：21歳，女性
主訴：他の歯の治療中に「智歯はどうするか」相談
初診：1977年6月3日

[治療経過]

　'77.6.3.の治療中に「智歯はどうしたいか」を聞いた．図56-1aをみると7̄が押されている．7̄遠心歯頚部のう蝕や特発性吸収（Idiopathic resorption）の説明をしたが，「抜くのは怖い」と見送られた．

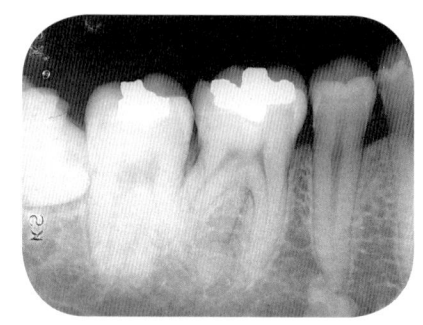

　1年たった'78.10.3.には水平埋伏智歯になってしまった．これをそのまま抜くよりも，MTMをしてから抜きたいということになった（図56-1b〜d）．

　この矯正は付着歯肉がない，顎間距離が狭い，不

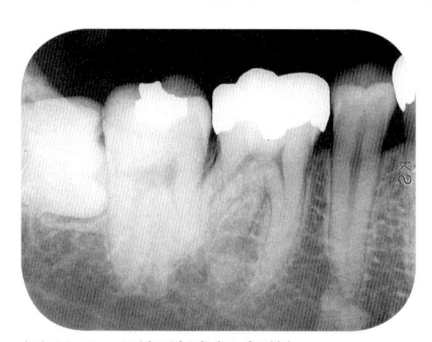

図56-1a　初診時．

図56-1b　再初診時（1年後）． 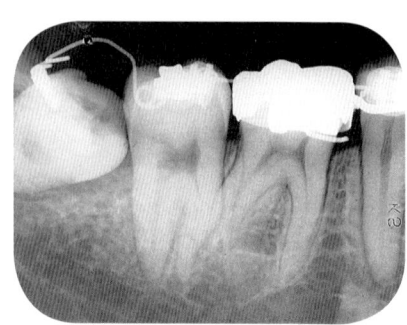　　図56-1c　MTM． 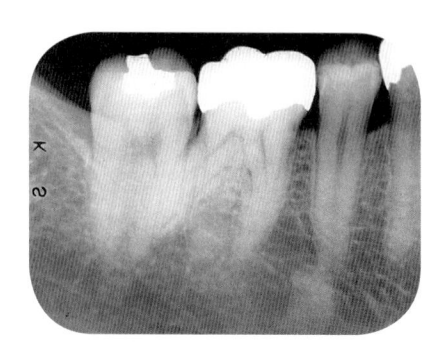　　図56-1d　術後．

潔になりやすい，という制約があるので，普通のMTMより難しい．装置は8|が見えているときはフックをつけ，8|を遠心に押すだけである．完全埋伏しているときは直接ピンを打ち込む．アンカレッジは図56-2a, bのように3歯程度DBSを接着し，さらにリンガルアーチで加強固定している．8|の装置は即時重合レジンでカバーして，軟組織を障害しないように，装置が取れないようにしている．

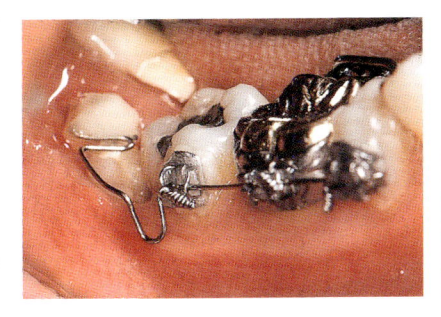

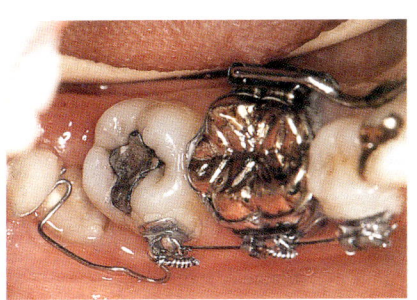

図56-2a, b　3本の歯をアンカレッジにして8|を遠心に送っている．

　患者は智歯の抜歯のことは後あとまで記憶している．それだけつらい体験だったのであろう．このMTMなら，MTMは覚えているが，抜歯のときはどうだったのかは忘れている．それだけ楽に抜ける．治りが良いということである．

[考察]
　成人で智歯がらみの疾患をもっている人は多い．深部のう蝕，清掃できないプラークトラップ，7|遠心の骨欠損をともなう歯周炎，7|がしみたり，いつの間にか抜歯適用となる特発性吸収などである．そうなってからの処置はリスクが大きい．
　この症例でも，抜歯するなら図56-1aかそれ以前が良かった．しかし，萌出方向は予測できないとされている．挺出をしてから抜歯する方法は，自家歯牙移植では市民権を得ている．
　この症例を治療した30年前ではこのような若い人に行うことが多かった．やがて歯周治療の一環として行う例が増えたが，不潔になりやすい点で不満が残った．また，うまくいったことを目で確かめ，エックス線像でも骨が改善されているのがわかっても，プロービングすると一点だけ深くプローブが入る例が複数例あった．7mm入ったりする．出血はなく，いわゆるサイレントの歯周ポケットである．そこだけキュレッタージしても治らない．ということで，7|遠心の歯周ポケット改善のためには，8|のアップライトは適用していない．

● 8|8の埋伏歯をMTMすることにより歯肉，骨の増生を図り，歯周環境を改善した症例

[症例57]
患者：20歳，女性
主訴：悪いところを全部最善の方法で治療したい
初診：1978年12月9日

[治療方針]
　図57-1a, bの傾斜して埋伏している8|8は，ただちには抜歯しないでまず挺出・アップライトして歯肉と骨の増生を図り，7|7遠心側の歯周環境の改善をする．このMTMにより8|8の抜歯は限りなく容易になるから，7|7への侵襲が最小になる．約28年後も抜歯部位の歯周環境は良好である．

症例57-58

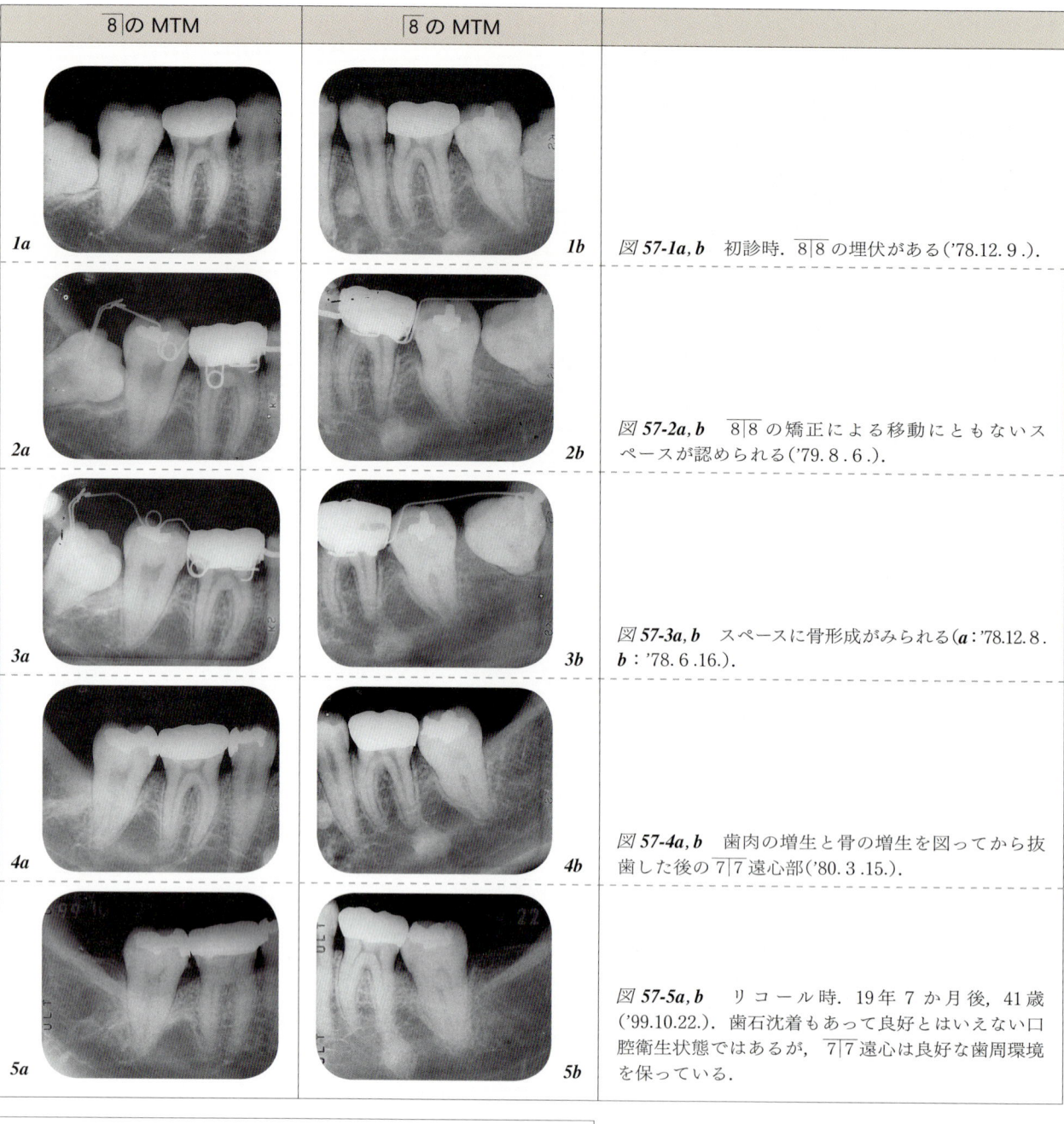

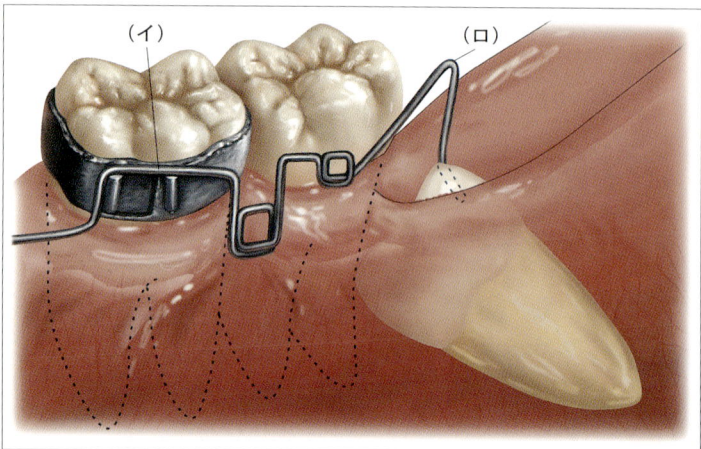

8̄ の MTM	8̲ の MTM	
1a	1b	図 57-1a, b　初診時．8̄|8̲ の埋伏がある（'78.12.9.）．
2a	2b	図 57-2a, b　8̄|8̲ の矯正による移動にともないスペースが認められる（'79.8.6.）．
3a	3b	図 57-3a, b　スペースに骨形成がみられる（a：'78.12.8. b：'78.6.16.）．
4a	4b	図 57-4a, b　歯肉の増生と骨の増生を図ってから抜歯した後の 7̄|7̲ 遠心部（'80.3.15.）．
5a	5b	図 57-5a, b　リコール時．19年7か月後，41歳（'99.10.22.）．歯石沈着もあって良好とはいえない口腔衛生状態ではあるが，7̄|7̲ 遠心は良好な歯周環境を保っている．

図 57-6　埋伏智歯矯正の装置の模式図．
①炎症が起こりやすい 7̄ は避け 6̄ にリンガルアーチ（イ）を作り，弾性が持続するように0.5mm のステンレススチール線（ロ）を長く使って屈曲し，リンガルアーチにろう着する．
② 8̄ 上部の付着歯肉を開いて歯質にトンネルを開け，（ロ）の先端を埋入し，接着レジンで固定する．
③（ロ）を 7̄ 遠心面から遠ざけるように，後上方にアクチベートしていく．
④形状記憶合金，インプラントアンカレッジなどが使えない何年も前のことなので，おおよそ上記のようにしたように記憶している．

● 7| 抜歯後の欠損部に水平埋伏智歯を矯正移動させた症例

[症例58]
患者：27歳，女性　　　　　　　　　　　　　初診：2003年1月10日
主訴：|6 欠損の治療

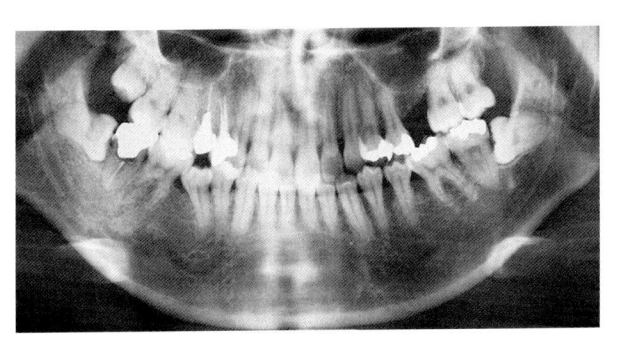

図 58-1　'03.1.10. 初診時.

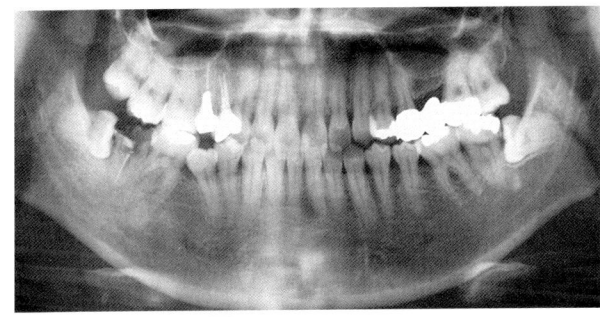

図 58-2　'04.2.13. 7|残根抜歯前に挺出処置をしている.

[治療の経過と考察]

治療すべき箇所が多いが，まず主訴の|6の欠損を治療した．左側で噛めるようになる前に7|のクラウンが脱落してきた（図58-1）．

7|の残根はただちに抜歯すると，抜歯窩の壁は歯肉がなくなる．頬舌壁も下がり，7 6|の間は根近接があるので歯周環境が悪くなる．そこでまず抜歯前に7|の挺出を行った．十分に挺出して抜歯したのだ

が，抜歯後の治癒が非常に長引いた．図58-1 の7|近心壁の歯周ポケットをみてもわかるように，27歳という若さに安心しなくて良かったと思った．喫煙のせいかもしれない．7|抜歯後，8|を7|の位置にもっていきたい．同時に5|が1歯のオープンバイトで，このままではさらに圧下を続けるようなので，リテインするかどうかは不明であるが，挺出を試みた（図58-2）．

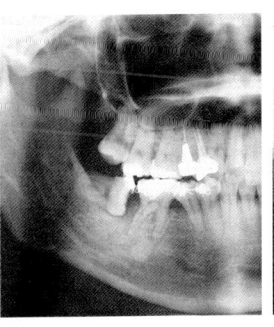

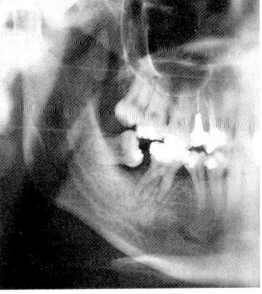

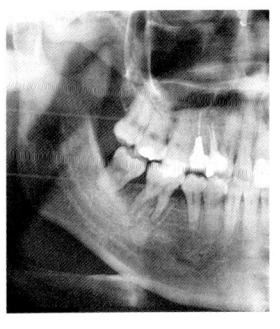

図 58-3a　8|を近心移動中．咬合接触を得たところ．
図 58-3b　'04.11.30. 8|アップライト開始.
図 58-3c　'05.6.14.

8|の歯体移動が大きな距離として残るのは大変なので，まず近心に引いた．これは5|の移動スペース獲得のためにもなる（図58-3a）．

8|のアップライトを開始した．すると間もなく7|

の咬頭との干渉が起こった．そこで下顎神経管を意識しながら8|近心の骨削除を行い，歯根が歯槽骨中に沈みやすい状況をつくってから，8|に圧下力を加えながら直立させる矯正の力系を用いた（図58-3b）．

症例58-59

'04.5.17. 8|と6|の相反移動で5|の移動スペースも獲得中(図 *58-4a*).

'04.9.27. 5|をレベリングしてさらに8|を引く(図 *58-4b*).

'04.10.25. 8|ブラケットに遠心からアーチワイヤー(.016″×.022″SS)を入れる.図 *58-4e* のように曲げておき,近心端を下げるようにすると8|は圧下される.そのとき8|が近心傾斜,近心回転を強めないように曲げを与えておく(図 *58-4c, d*).

'05.3.25. 圧下ができたら8|のレベリングを続ける.ホリゾンタルループが曲げ込まれているのには理由がある.マイルドな力で作用するように,曲げたワイヤーの永久変型が少なくなるようにするためである.ワイヤーを8|に結紮したときに起こる,急激に元に戻される力によって変形が起こりやすい(図 *58-4e*).

'05.6.14. リムーブ前(*f*)と後(*g*)である(図 *58-4f, g*).術後のエックス線像を示した(図 *58-3c*).

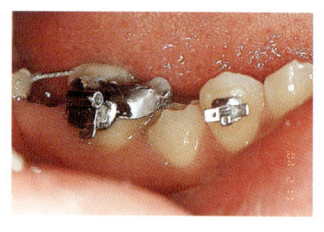

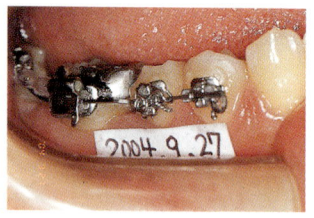

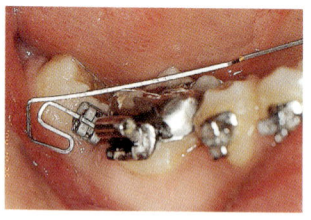

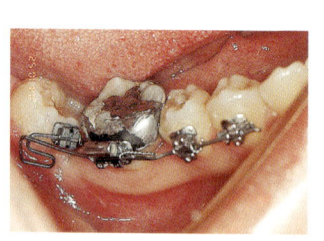

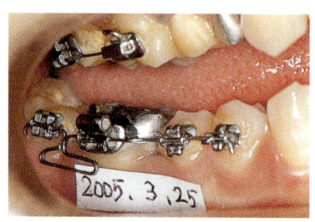

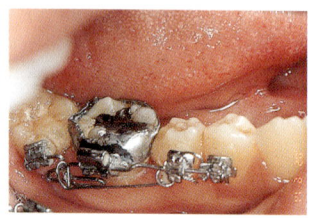

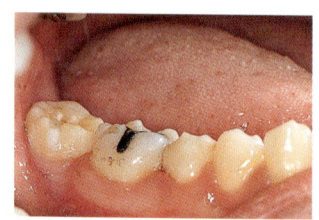

| a | b | c | d |
| e | f | g |

図 58-4a〜g

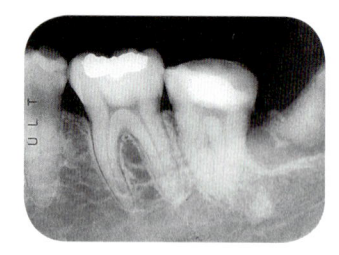

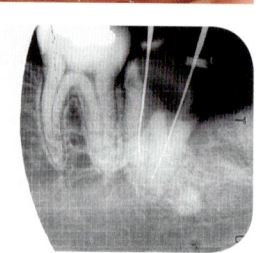

5a|5b

図 *58-5a* '05.7.26.
図 *58-5b* '05.10.12.

'05.10.12. 8|横位埋伏歯の抜歯後(図 *58-5a, b*).
8|抜歯後,7|は抜髄が必要となった.
8|の動的治療期間は1年4か月であった.改めて見てみると5|のアップライトが足りない.
7 8|の間に食物がはさまるという訴えがあった.しかし,8|は矯正しないで抜歯してしまいたいという.8|は注意して抜歯したし,8|抜歯後は7|の歯髄の保存に気をつけた.しかし,3か月後には抜髄となった(図 *58-5a, b*).図 *58-5b* の状態をみると,想像していたこととはいえ予後が不安である.すぐにはどうこうはないにしても,7|遠心の骨レベルの低いこと,失活歯の20年後の歯根破折のおそれはMTMをして7|の代わりに8|を使えれば避けられた.

改めて,もっとMTMを活用した治療が求められる.もっとうまく説明すべきだった.そうならば矯正はいやだとは言わないかもしれない.喫煙もやめてくれたかもしれない.

●う蝕，歯周炎が関連した欠損症例における埋伏智歯の矯正治療

[症例59]

患者：33歳，男性
初診：1999年3月9日

主訴：7̅ 8̅の抜歯の回避

[治療経過]

7̅ C₄で抜歯適応である．8̅は埋伏歯である．「7̅ 8̅を抜歯する」という前医の治療方針に不満で来院した．7̅も同様な状態にあり，7̅|7̅を抜歯して8̅|8̅を矯正で近心移動させて，7̅|7̅の位置にもってくることにした．

6̅|6̅の舌側をリンガルアーチで加強固定してアンカレッジを作り，8̅|8̅を牽引する．7̅の抜歯窩は治癒が遷延している．8̅|8̅の歯周組織に違いは見当たらない．

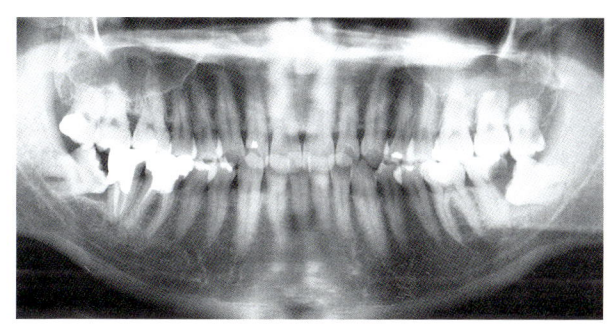

図 59-1 '99.3.20.

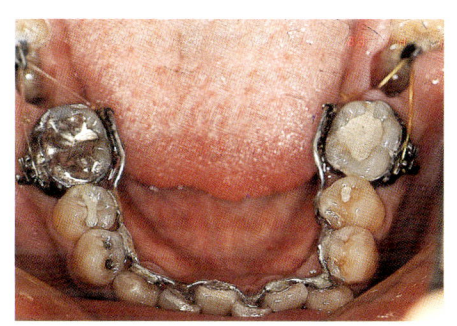

図 59-2 '99.4.9. 8̅抜歯後，新鮮な抜歯窩に向かって矯正移動を開始した．

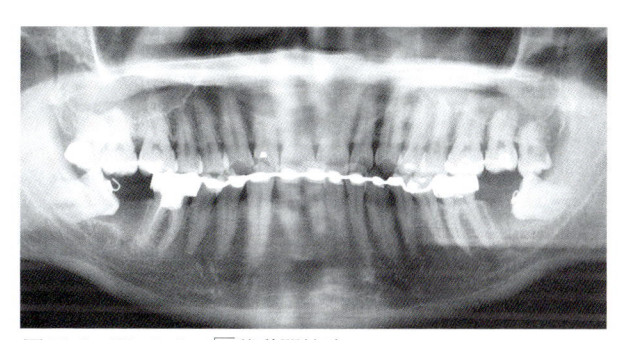

図 59-3 '99.4.9. 8̅移動開始時.

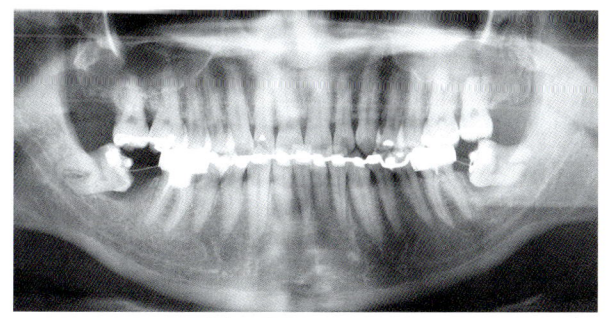

図 59-4 '99.8.2. 8̅より8̅のほうがよく動いている．8̅|8̅を抜歯して咬合性外傷を少しでも軽減している．8̅の動きが良い．いま反省してみると，この時点で8̅が歯周炎に罹患していることに気づくべきであった．

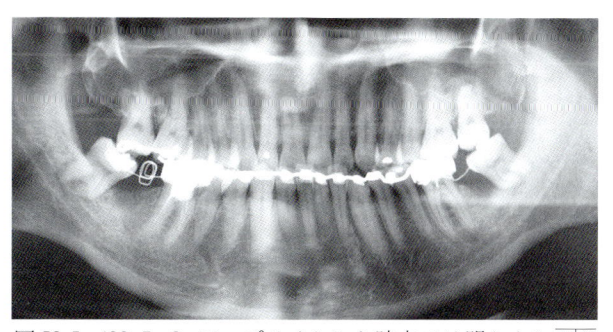

図 59-5 '00.5.6. アップライトした時点では明らかに8̅|8̅近心の歯周組織の付着位置には差がある．

症例59-60

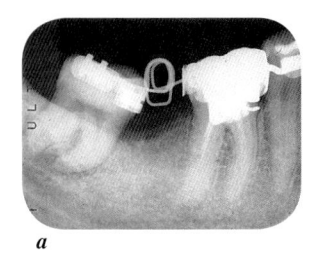

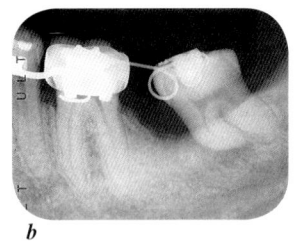

図 *59-6a*, *b*　'00.8.26.
図 *59-6a*　8⃣は角線で近心移動中.
図 *59-6b*　8⃣は歯周治療後丸線で矯正治療を再開したところ.

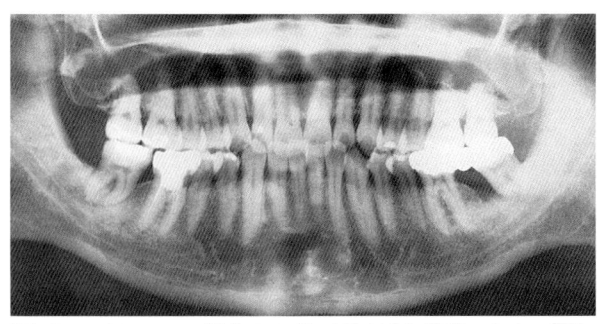

図 *59-7*　'01.11.8. 術後3か月. 8⃣は近心移動したが，7⃣欠損はブリッジとなっている.

　8⃣の歯周炎がはっきりしてからは，歯周治療とともにバイトプレーンを強化した．'00.2.12. には動揺が大きくなり，咬合調整をして8⃣は暫間固定をして移動を中止し，歯周治療を行っている．患者はローアングルで咬合力が強く，1日20本の喫煙も悪影響を及ぼしている．ブラッシング指導をしても改善がはかどっていない．'00.7.29.（5か月後）に矯正治療を再開した．8⃣はその6週後，再び動揺が大きくなったので矯正治療を中止してブリッジとした．8⃣は'01.8.25（動的治療期間2年7か月）に装置をリムーブした．図 *59-7* は術後3か月である．まだ矯正装置の部分の炎症が治っていない．カルテの記録ではしばしばブラッシングの指導が行われているのだが，歯肉に炎症がある．

[考察：歯周炎を軽くみてはいけない]

　右側は完結できたのに，なぜ左側はブリッジになってしまったのか．やはり人には言いたくないような失敗がある．まず初診時「抜かずに治してほしい」という主訴に喜びすぎた．勇みたちすぎた．抜かないためにはこうしましょうという説明に実に素直にうなずいてくれた．う蝕はあったが患者は治そうとしていた．歯周病はなかった．どうもここで患者を信頼し，共感し，成功を確信したふしがある．

　ブラッシングはⅠ型（頰面側を主に磨く型）で8⃣|8⃣を清掃する習慣はなかった．プラークと喫煙で治癒が遅れているのだから，治るのを待つか，治らない原因を除去すべきだった．

　ところが，いつも若年者によく行っているような「抜歯後の新鮮な血流の豊富な中に移動させれば，早く動かすことができる」という方式をとった（図 *59-2, 3*）．抜歯して牽引用のフックを付けたら，いったん縫合するとか，症例 *58* のように挺出してから抜歯すれば良かった．牽引力が強いことはなかった．図 *59-4* の8⃣の反応が普通であろう．8⃣は早く動き，汚染された中に歯根の近心面を長く置きすぎた．さらに近心面が咬合で圧入されたと思われる．この近心面への付着を障害させるような処置が，歯周炎につながった原因と思われる．

　以後は矯正移動の方法などをいろいろ試みても，移動させることがマイナスになると判断したので，矯正治療を中断した．5年後には，8⃣はフラップをあけて歯周外科を行っている．治癒しているとは思うが，反省点が多い．一方，8⃣は同様の悪条件のなかで完結している．しかも動きが鈍く，最後には強い力で引いたりした．患者は背丈は低く下顎骨も小さいが，顎関節の顆頭は大きく，皮質骨は厚く緻密で下顎管の上に8⃣が載っているように8⃣の周囲は狭い．けっして歯の移動の条件が良いわけではない．それでも歯周炎に罹患することもなく移動完了している．

　移動のテクニック，外傷の対策も必要であるが，とくに「**歯周炎を軽くみてはいけない**」という教訓を得た．

V やさしいMTM

この項で扱うのは一般臨床歯科医が得意とする「う蝕から欠損対策の道」, いわば一次外傷の予防, 治療の道である. 「補綴前矯正」でもある. 小さいMTMから全顎矯正までという大小はあっても, 同じ目標を目指して進む一本道である. わかりやすい.

一般歯科臨床の分野は保険診療で制限が多いが, 成人矯正の分野には制限はない. 良質の医療を提供できる.

V-1 やさしいMTMを探す

やさしいMTMから手掛けて100％の成功で進みたい. まず, やさしい「補綴前矯正」である.

このMTMが成功すると, う蝕・歯周病の原因である細菌の除去が可能になる. 「MTMをやらないと清掃不可能な補綴物になってしまう. きちんと治して長持ちするようにしたい」と患者に提案した症例から始めたい.

症例提示

● 患者が勝手に診療を中断した. テンポラリークラウンがはずれて, 歯は異常な位置に移動した状態で再来院した. どうするか

[症例60]

7┐のテンポラリークラウンが脱落し, 7┐に近心傾斜と圧下が起きて歯冠・歯根が近接した (図60-1a). この改善のためのMTMを提案し治療の得失, 期間・費用について理解を得た. MTM以外の方法では良質の医療とはいえない. 治療経過は図60-1a〜eに示した. 術式は模式図に示した (図60-2).

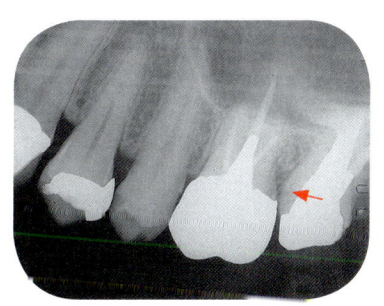

患者:35歳, 女性

図60-1a 7┐のテンポラリークラウンが脱落したまま放置されたため, 隣接面が清掃困難な箇所になっている. 食片圧入されると, 接触点が歯間乳頭より低いのでフロスでも取れない (矢印).

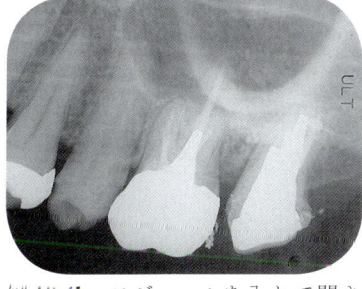

図60-1b セジュールを入れて開き始めてから6週後. テンポラリークラウンにレジンで留めてあるリガチャーワイヤーが見える.

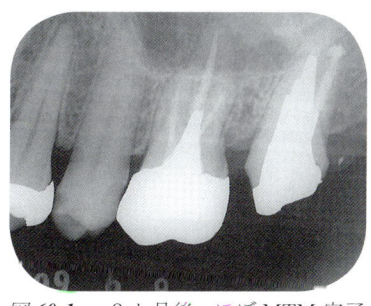

図60-1c 3か月後. ほぼMTM完了時である.

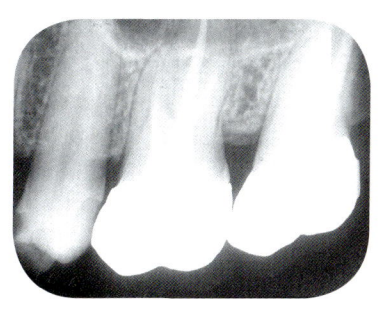

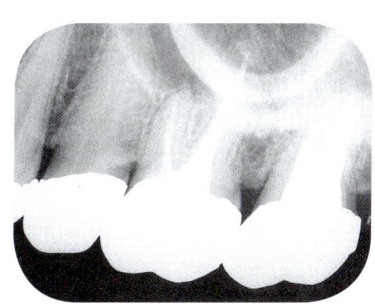

図60-1d MTM完了時 (3か月後). マージンが明示できて良質の補綴が可能になる. 歯周環境が改善されプラークコントロールができる.

図60-1e 4年9か月後, 歯周環境は安定している.

症例60

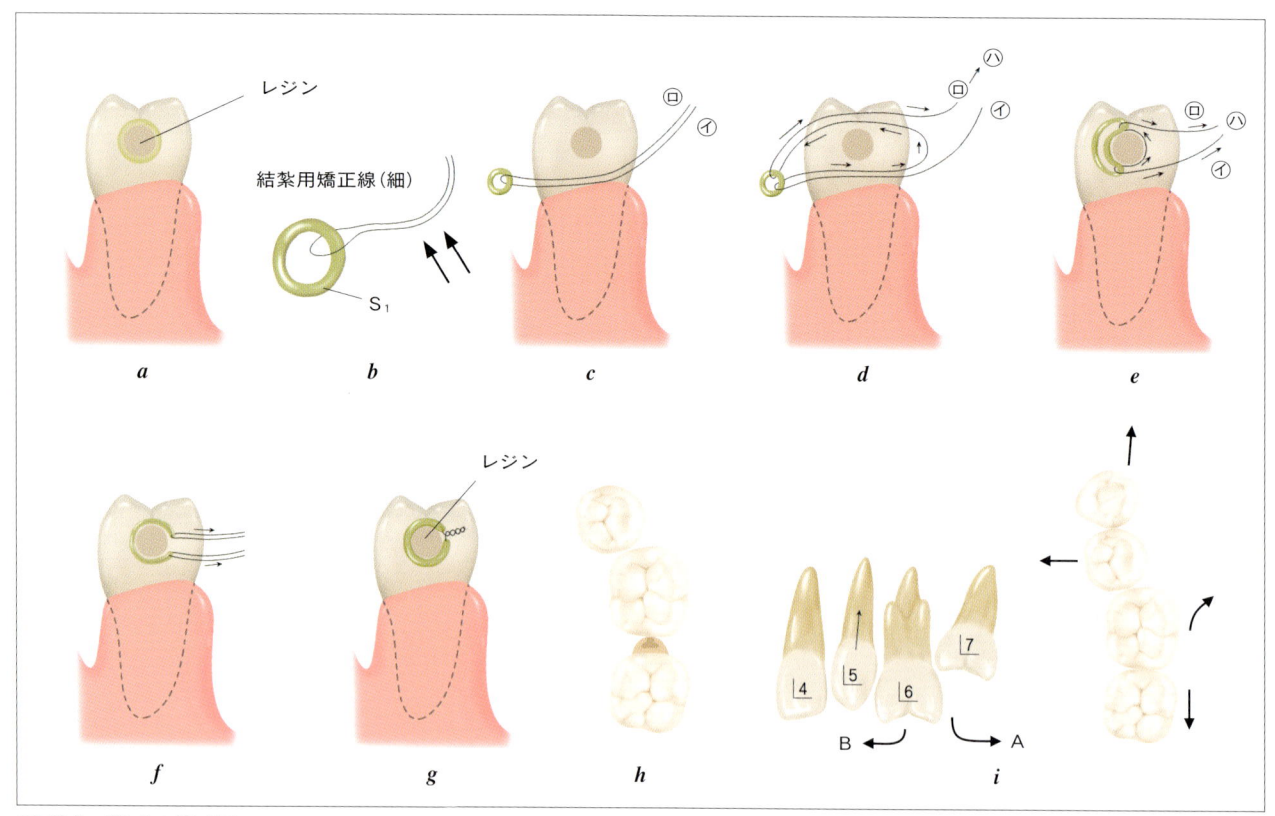

図 60-2 術式の模式図.
a 矯正臨床では矯正用の金属帯環（バンド）がきつくて隣接面に入らないときに，間隙（スペース）を埋めるためモジュールを（専用鉗子を使って）歯間部にはめ込み，歯間離開を図る．開いてくると落ちてしまい再び閉まってしまうので，歯間離開距離を保持しておきたい一般歯科臨床では，一部を接着レジンで留めておくと良い．2, 3日で開いてくるから接触点再形成には4メタレジンを薄く流し，ユニファストを盛っていく．
b 接触点が（テンポラリークラウンであるときや，歯肉縁下にあるなど）理想的な形，位置でないと，モジュールがかかりにくい．このようなときはモジュールに細い金属の結紮線を通して，歯間部を通過しやすいように曲げておく（矢印）．
c 接触点の下を通過させる．
d ㋑は抜けないように保持しておいて，㋺を接触点の上を越えてモジュールを通し，㋩の方向に引くと矢印のようにメタルワイヤーが接触点を中心にしまってくる．
e, f ㋑㋺を㋩の方向に引くほど強く離開されるから，矯正力が調節できる．
g 取れないようにねじったワイヤーを即時重合レジンで留めておく．
h モジュールの効果で歯が移動して間隙があいてくるが，もっと間隙が開いたほうがよいときにはレジンを添加して接触点を作り，再度モジュールを入れる．鳩尾形を彫り込んでからレジンを添加すると，レジンがうまく固定できる．
i モジュールはAとBのように50%ずつの力を移動歯とアンカレッジの歯に加えるから，反作用に留意する．とくにコンタクトに異常のあるときは側方に移動してしまうから元に戻らないときがある．そのおそれのある箇所は近遠心の位置変化が生じないよう，あらかじめ固定しておく．

[考察]

　簡単すぎるようなMTMであるが，立派な歯根の近接の治療である．エッジワイズ装置の部分使用でももちろんできる．しかし，これでもできる．この方法は簡単，安価，早い．効果は同じである．7̲移動の反作用で4̲5̲6̲が近心に移動しないように固定しておくなど，配慮する．移動してしまってから7̲で戻そうとしても7̲が動いてしまう．「挺出」の移動と違ってMTMは小さくても立派な矯正だから，つねにアンカレッジの移動に気をつける．

　挺出も矯正の一種であるが，移動方向をさえぎる壁（歯槽骨）がないという特徴がある．この点がアンカレッジを考慮する矯正移動と異なる．

　ブロークンコンタクトがある，骨植が弱い，咬頭嵌合が緊密でなく歯が動きやすい，噛む力が弱い，矯正期間が長い，矯正力が強いなどがアンカレッジのロスを起こす因子である．

[歯根の近接]

歯根の近接があると，接触している歯根間にミクロの汚染が進み，患者が不快感を訴える．汚染していても訴えがないなら，気づかせることができていない術者のプラークコントロールの指導能力を疑ったほうが良い．汚染が続けば，う蝕になったり歯周病を発症する．歯根を清掃しようとしても，歯周治療の有力な武器であるキュレットが入らないから清掃困難である．このような形態的な不備（プラークの溜まり場＝プラークトラップ）をなくす必要がある．それにはしばしば歯牙移動が有効である．

清掃性の確立（クリーンナビリティ）のための歯牙移動を行っている症例は，クラウディング（*症例14*），傾斜歯（*症例2*），埋伏智歯（*症例56, 57*），歯，歯根の近接（*症例70*）など，多い．矯正以外の他の分野のどの症例でも，クリーンナビリティを目指している．

[難易度を中心に術式の評価をする]

この症例はいちばんやさしい症例とした．一般的なMTMのやさしさの条件を十分に持ち合わせている．そのうえ，この症例に特徴的なやさしさの条件もあわせてもっている．

1 ）まず一般的な条件の一つとして，**MTMの効果**（予防・治療・再発防止のための効果）**が鮮明で，患者の協力が得られやすいからやさしい**（補綴目的だけの治療では説得力に欠ける）．

2 ）**元の位置に戻すだけの矯正**はやさしい．患者のもっている個性正常咬合状態が歯の移動位置を受け入れてくれる．元の位置に戻すのではなく，（理想咬合を目指して）新しい位置に動かす矯正治療は難しい．クラウディングが多い症例や，下顎位の不正がある症例はこの方法では禁忌である．

3 ）少数歯を，少量だけ，短期間（6か月以内）で移動できる矯正はやさしい．

→ 7̲ 1歯を正常な接触点が回復できるように2～3mmだけ移動させる．S₁を入れると1週間で1mm動く．これを3週間安定させる．トラブルがあったとしても3か月はかからない．従来のMTMの範囲内であり，やさしい．

4 ）**矯正治療における力系**がやさしい．動かしたい歯が動きやすくて，動かしたくない歯が動きにくい．歯が移動したい方向にじゃまするものがなくて動きやすく，動いてもらいたくない方向の歯の固定（アンカレッジ）ががっちりと動かない傾向が強い．

5 ）**術式が単純でわかりやすく，実行可能なのでやさしいといえる．**

→ 歯の移動というと躊躇するかもしれないが，一般臨床歯科医ならば，この程度の処置はすぐできる．なされなかったのは情報が足りなかったのであろう．

6 ）**矯正治療終了後に補綴処置が必要な例では，矯正がやさしくなりやすい．**クラウンを予定しているのであれば，歯の移動中に咬合調整が可能である．動きやすい咬頭傾斜を与えたり，削合をして外傷をさけられる．移動後はクラウンにより接触点，咬頭嵌合を回復できる．これは矯正の保定を兼ねている．結論として，補綴前矯正で前述の1 ）～5 ）の条件をもっているものはやさしいといえる．

→ もし 7̲ が有髄歯ならばS₁では治らないかもしれない．S₁を入れると，強い力で遠心移動と同時に挺出するから（歯根尖1/3付近を中心に回転移動するから）強い外傷性咬合を受け動揺してくる．ハイトプレーンが緊急に必要となるかもしれない．天然歯では削合も十分にはできない．すなわちエッジワイズ装置の部分使用による矯正治療を適用することになる．

7 ）**移動歯は骨植がよく，炎症がないという条件が必要である．**S₁を入れるのは，強い力が加わりやすく外傷を受けやすいからである．

- -

やさしいMTMの定義は少数歯を小量，短期間（6か月以内）で治せる小矯正とされている[40]．そこで本書で1歯だけの矯正をしている症例を取り上げ，治療期間の順に並べてみた（表**5-2**）．

表 5-2

治療期間	歯の種別	歯の移動の種類	症例番号
2か月	2|1	2歯同時に挺出	症例49
2か月	1|1	2歯の圧下	症例62
3か月	|1	1歯の挺出	症例45
3か月	|5	1歯の挺出	症例1
3か月	|7	1歯のアップライト	症例60
5か月	2|	1歯の回転	症例4
5か月	7|	1歯のアップライト	症例2
5か月	3|	1歯の舌側移動クロスバイト	症例7
6か月	|6	1歯のアップライト	症例20
7か月	8,|8	1歯の強制萌出	症例57
7か月	|8	1歯の強制萌出	症例56
9か月	|7	1歯のアップライト	症例61
11か月	|8	1歯の強制萌出	症例6
11か月	|7,|8	2歯同時大臼歯近心移動	症例66
1年	|5	1歯のクロスバイト	症例70
1年	|8	1歯の強制萌出	症例56
1年1か月	|7	1歯の圧下	症例5
1年2か月	8|,|8	1歯の近心歯体移動	症例3
1年2か月	|8	1歯の近心傾斜移動	症例69
1年4か月	|5	1歯の頰側移動クロスバイト	症例24
1年6か月で中止	|8	1歯の埋伏歯のアップライトと近心移動	症例59
1年7か月	|7	1歯の圧下	症例69
2年7か月	|8	1歯の埋伏歯のアップライトと近心移動	症例59
4年10か月	|7	1歯の強制萌出	症例63

歯が動くスピードは1か月1mm位だから6か月なら6mm位動くことになる．その範囲内のMTMをみてみる．これがやさしい矯正というわけだ．

挺出は2〜3か月でできている．アップライトや回転もやさしい．術後補綴が必要だから，それが保定にもなっている．

|6欠損放置による|7の近心傾斜の治療の症例は，6か月以内で終了する（ことになっている）．MTMの仲間に入っている．歯周病によるフレアリング治療の症例とともにMTMの代表的な症例とされている．しかし表5-2の|6欠損放置の症例61は9か月かかっている．著者は自分の未熟さを正当化するつもりはないが，多少時間をかけても失敗を回避するほうがいいと思っている．時間内に仕上げようと無理をするより，堂々と時間をかける．症例38の補綴のやり直しと同じだと思っている．時間を問題にするなら，治療目標に沿った省力化や改善を考えていきたい．症例を提示してみる．

● 10年間|6欠損を放置しておいたため生じた，|7近心傾斜をはじめとする咬合の形態異常を，|8抜歯後|7の整直（アップライト）と上顎のレベリングで治療した症例

[症例61]　　　　　　　　　　　　　　　　初診：1986年10月3日
患者：33歳，女性　　　　　　　　　　　　主訴：う蝕の治療，|6欠損の補綴

第 5 章 治療

[術前]

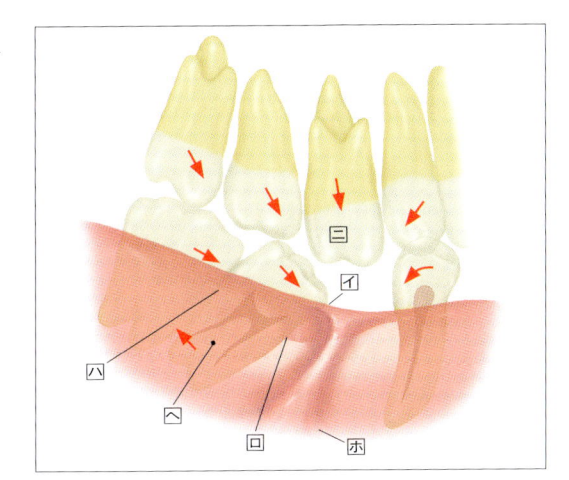

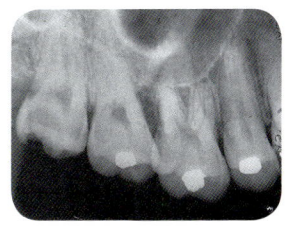

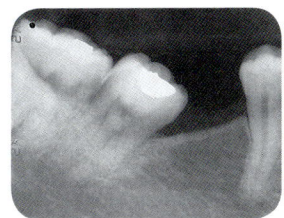

図 61-1 術前の咬合不全の模式図．
・7̄ピラミッド状の臨床歯冠
・歯肉に隠れる7̄近心傾斜面 イ ロ
・8̄7̄歯根近接 ハ
・挺出した6̄ ニ
・小帯異常 ホ
・7̄回転中心 ヘ（矢印の方向に回転する）
図 61-2, 3 術前 8̄7̄6̄5̄, 8̄7̄・5̄.

[矯正治療開始後]

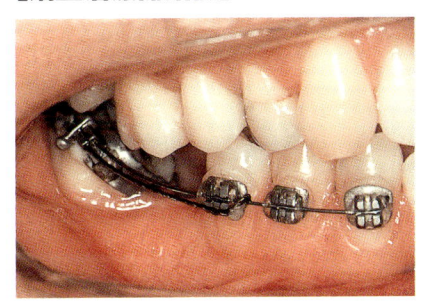

図 61-4 下顎矯正治療開始後1か月．5̄4̄3̄ブラケットはパッシブにつけられている．.016″丸線に7̄のダブルチューブよりツイストフレックスのアップライトスプリングが追加されている（'87.6.26.）．

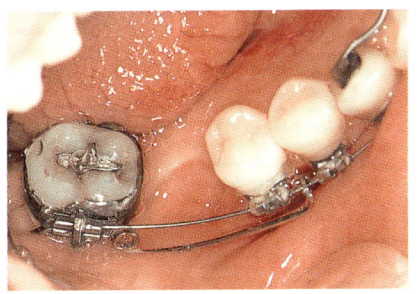

図 61-5 アップライトスプリングを.016″×.022″に変更．3+3舌側の固定装置が見える（'87.7.24.）．

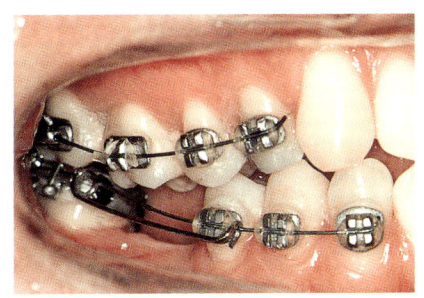

図 61-6 上顎に DBS セット．この後，下顎は⑦6̄⑤のテンポラリーブリッジとして6̄の圧下を開始（'87.11.9.）．

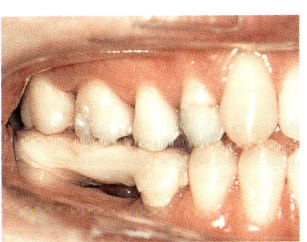

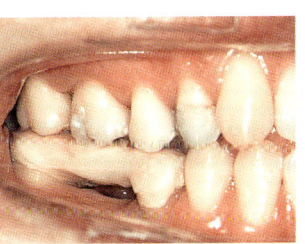

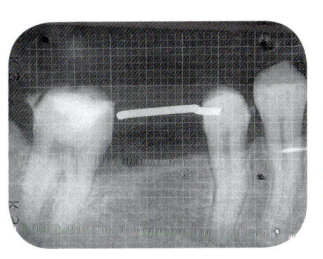

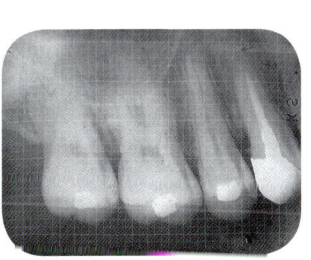

図 61-7 矯正治療完了時（動的期間9か月，'88.2.22）．
図 61-8 矯正治療完了後1か月の⑦6̄⑤．
図 61-9 矯正治療完了後1か月の7̄6̄5̄4̄．
図 61-10 リコール時⑦6̄⑤（12年後）．FGG の様子がみえる．
図 61-11 リコール時⑦6̄⑤．
図 61-12 リコール時（12年後）の正面．正中は一致し，左右のバランスはとれているが，オーバーバイトが少なく咬合接触があまく，クロスバイトのところもある貧弱なアンテリアガイダンスである．

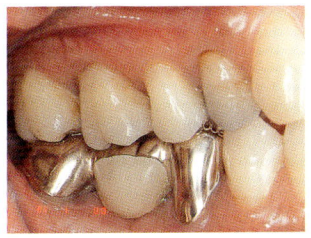

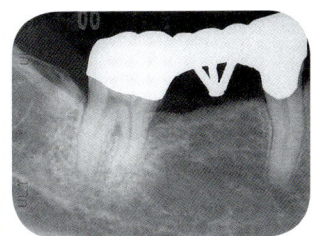

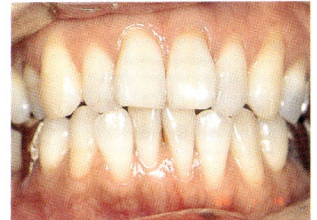

315

症例61

[問題点]
① 6̄ 欠損放置のために起こる咬合不全は，欠損部に隣在歯や対合歯の歯冠が移動してくるかたちとなり進行性である．補綴修復の困難さが増していき，歯周環境が悪くなっていく．
② 補綴修復のためにはブリッジの支台歯の平行性を得る必要がある．6̄ を頂点とする上顎の歯の咬合平面の乱れを治すことが必要．
③ 8̄ 7̄ の歯冠，歯根の近接，傾斜している 7̄ の近心のポケットが清掃を困難にし，歯周環境を悪化させる．

[治療方針]
6̄ 欠損放置による咬合不全は，補綴修復，歯周環境，両方の面から不利なので MTM を行ってから補綴処置をする．

矯正は 6̄ 欠損部に 8̄ 7̄ を近心移動する方法ではなく，8̄ を抜歯して 7̄ をアップライトするやさしい矯正処置とした(図 61-1～3)．

術前には通常の検査のほかに，前後のセファログラムと，筋電図検査(姿勢反射による咀嚼筋の状態)を記録しておいた．

治療経過：
'87. 5 .28. 7̄ 5 4 3 の頰側ブラケット装置(.016″のナイチノールの丸線装置)と 3̄←3 までの舌側の固定装置をセット．
 6 .26. 7̄ のダブルチューブの一方に，.016″×.022″ツイストフレックスのアップライトスプリングを追加装着(図 61-4)．
 7 .24. 移動のための組織変化が起きてきていると思われるので，剛性の強い 7̄ .016″×.022″のアップライトスプリングに代える(図 61-5)．
 (8月は患者の都合で来院せず)
 9 .25. エックス線像で十分直立しているので，7̄ アップライトは完了とする．7̄ 6 5 4 のレベリングを開始．
 (10月来院せず)
 11. 9. 7̄ 6 5 4 .017″×.025″SS の角線でレベリング(図 61-6)．7̄ 6̄ 5̄ 暫間ブリッジの咬合面を平坦にして 6̄ だけ咬合するようにして圧下を図る(図 61-7)．
 12.21. 6̄ 圧下のための線の屈曲を行う．
'88. 1 .25. 同上
 2 .25. 7̄ 6 5 4 装置除去(図 61-7～9)．
 矯正治療完了(動的期間 9 か月)．
'00. 1 .19. リコール(12年後．図 61-10～12)．異常は認めなかった．

[考察]
〈MTM の必要性について〉

う蝕は治させても，傾斜歯の矯正治療には合意しない患者がいる．その場合には下記のような必要性を説明する(必要性が少ないなら説得する必要もない)．
① この咬合不全はう蝕と同じように進行性で自然に治ることはなく，重篤度を増す．すると治療には手間がかかるようになる(7̄ のアンキローシス，位置異常歯の深部のう蝕など)．
② 進行すると咬合機能への影響がで始める(片側噛み，肩凝り，下顎位や TMJ の変化など)．
③ 矯正治療をしていない図 61-3 の 7̄ と，してある図 61-8 の 7̄ では，ブリッジの支台としての適応性が違うから，ブリッジのできばえに差がでてくる(強く噛めるか，長くもつか，トラブルがでやすいかに違いがでる)．
④ 7̄ 近心の歯肉切除をして支台歯としての維持力を高めようとしても，歯髄に影響がでやすい．切除した歯肉は年月がたつと，また水平性を取り戻すから，歯周ポケットの再発となる．

要するに，患者にとっても(歯科医師にとっても)**咬合不全の形態のままブリッジにするメリットは少ないのである．**

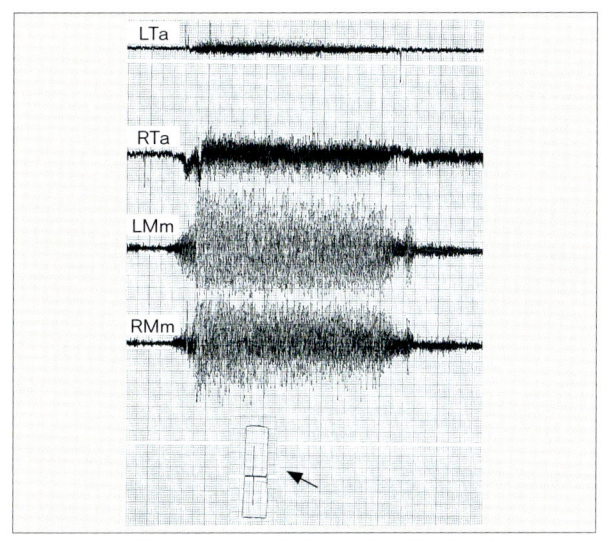

図 **61-13** 初診時の EMG. 咀嚼力が弱いだろうと思われたので，キャリブレーション（矢印）を大きくして計測した．予想に反して咬筋はよく使われてバランスも良いが，やはり顎を左に動かしてよく使うようで，右側頭筋前腹の放電が大きい．

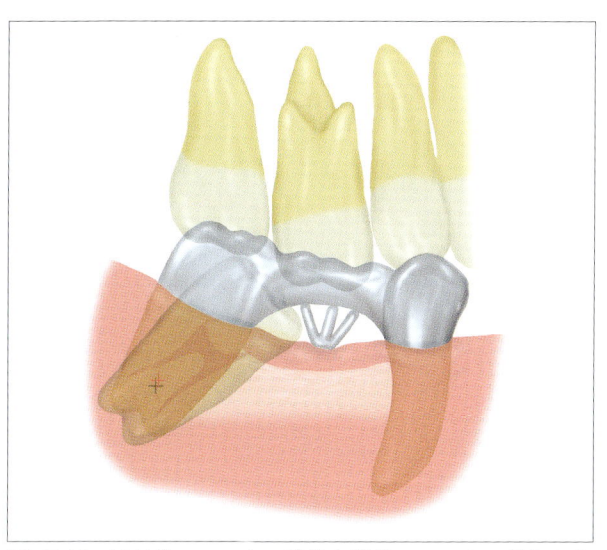

図 **61-14** 12年後のエックス線像と術前のエックス線像とを $\overline{5|}$ を基準に重ね合わせた，アップライト後の模式図．

表 **61-1** 最適な歯牙移動に必要な力[41].

	短い歯根	平均的歯根	長い歯根
下顎前歯	50〜 55g	55〜 65g	65〜 70g
上顎側切歯	60〜 65	65〜 70	70〜 80
上顎中切歯	65〜 75	75〜 85	85〜 95
下顎小臼歯	70〜 80	80〜 90	90〜100
下顎犬歯	85〜 95	95〜110	110〜130
上顎小臼歯（単根）	85〜100	100〜115	115〜135
上顎小臼歯（複根）	100〜110	120〜130	130〜140
上顎犬歯	105〜115	115〜130	130〜170
上顎第一大臼歯	230〜250	250〜270	270〜320
下顎第一大臼歯	280〜300	300〜320	320〜360

表 **61-2** 歯の動きやすさの順位[42].

①小さな歯の挺出	⑧犬歯の遠心歯体移動
②大きな歯の挺出	⑨前歯の舌側歯体移動
③前歯の唇舌傾斜ならびに近遠心傾斜	⑩臼歯の遠心傾斜
④犬歯の遠心傾斜	⑪犬歯の近心歯体移動
⑤臼歯の近心傾斜	⑫臼歯の近心歯体移動
⑥臼歯の頬舌側傾斜	⑬前歯の圧下
⑦前歯の近遠心歯体移動	⑭臼歯の遠心歯体移動
	⑮臼歯の圧下

〈術式の留意点〉

治療経過をみるとすんなりと終わって予後も良いようだが，いつもこうなるとは限らない．これだけの咬合不全があるのだから咬合の機能がどうなのか，またトラブルなどに対処できるよう術前に調べておくのが良いであろう．アンテリアガイダンスの貧弱な咬合形態の割には，筋電図で筋のはたらきが良いのがわかった（図 **61-13**）．これにより左右にぶれさせなければ，新しい咬合になれやすく，咬合の力を矯正治療に利用することもできると予測した．

本来，下顎大臼歯はいちばん動きにくく（表 **61-1**），しかも近心より遠心に動かすのが大変（表 **61-2**）である．しかしこの症例の遠心移動は，歯根が近接している（$\overline{8\ 7|}$ 間に緻密な皮質骨が少ない）状態の $\overline{8|}$ を抜歯して，抜歯窩に骨ができてくる成長期のような場所に動かすのだから，移動は容易である．この条件があてはまらないときは（がっちりした皮質骨があるときは），動きにくい矯正になる．

また，どうしてもわれわれ一般臨床歯科医は動かす目的の歯に気をとられやすい．その力系で何が起きているのか（アンカレッジの移動がないか）に配慮できれば，プラス効果のみの MTM になる．

矯正力のかけ方の違いをみてみる．よく行われるようにオープンコイルで $\overline{7|}$ を押すときには，力の

反作用でまず $\overline{543}$，さらには $\overline{3\mid3}$ が近心傾斜やオープンバイトになってこないか注意する．またバイトが浅かったり，フレアリングの傾向があったり，舌癖があったりするとアンカレッジのロスになりやすい．

本症例ではアンテリアガイダンスが弱い点を懸念してオープンコイルではなく，最初からアップライトスプリングで始めた．

アップライトスプリングを用いると，$\overline{7\mid}$ の歯冠は遠心に移動すると同時に，アップライトスプリングを持ち上げて主線にかける分だけ挺出もする．このイメージがわかる模式図を図 **61-14** に示してみた．回転中心で回る傾斜移動が主であるが，その中心が少し挺出している．この変化は下顎が元の位置に戻るのだから好ましいはずだが，トラブルのもとになることもある．ハイアングルの症例では $\overline{7\mid}$ の挺出の影響がでて，下顎の時計回りの回転が起こったり，左側に逃げて噛むことによる $\overline{7\mid}$ のさらなる挺出が起きたりする．咬合力が弱いとどこまでも挺出をゆるし，困ったことに $\overline{543}$ のオープンバイトが目立ってきて，$\overline{7\mid}$ の動揺が止まらなくなることがある．以上，オープンコイルとアップライトスプリングの害となる部分について述べた．

本来，メインアーチが入っていると（よぶんな動きを抑える主線を入れてあると），過度の挺出，動揺を止めるはずである．角線でも止まらず根尖までゆさぶるようになると，いくら咬合調整してもブリッジの支台として役立たなくなる．

本症例では，ひどいハイアングルではなかったが，アンテリアガイダンスが弱いため，$\overline{7\mid}$ がガイドしたりしないよう挺出量と，左右のブレをコントロールする必要があった．これが主線（アーチワイヤー）を入れた理由（わけ）である．挺出量が一度に増すと前述の症状がでるおそれがあるため，下顎の矯正治療を終えてから，上顎にとりかかった．上下顎同時だと，$\overline{6\mid}$ の圧下の反作用で $\overline{7\mid}$ の挺出が起こり，$\overline{7\mid}$ のアップライトとぶつかって外傷を与え合うことになるからである．幸い噛んでくることは筋電図でわかっていたので，ブリッジの咬合面をバイトプレーン状に作り，$\overline{6\mid}$ を噛みたいように噛ませて，下顎の位置決めをして MTM を終えた．

V-2　まとめ

MTM の目標は補綴・歯周環境の形態的整備である．しかし，それによって機能的歯列の改善を目指すのがさらに大きな目標となってくる．

$\overline{6\mid}$ 欠損の長期間の放置は，咬合機能異常の原因の左右のバランス不全を生じている．しかし，患者はそれに生体反応として順応している部分もある．術者はこれをふまえて，どのように MTM を進めていくか決定する必要がある．それにはいつでも機能異常，アンカレッジのロスに手を打てる力系と装置にしておくことである．

さらに次世代の MTM も治療選択肢として考慮される．以下のようである．

1）$\overline{8\mid}$ をさらに遠心にアップライトして，$\overline{7\mid}$ もそれに続く．つぎに $\overline{8\mid}$ を $\overline{6\mid}$ の欠損部位に自家歯牙移植する．$\overline{8\mid}$ は補綴が必要になるが，$\overline{75\mid}$ は必要がなくなる．すると $\overline{75\mid}$ に精密な矯正移動で咬頭嵌合をつくる必要が生ずる．

2）$\overline{87\mid}$ を $\overline{76\mid}$ の位置に矯正移動する．全顎矯正ではよく行われる（症例 *10, 11, 14*）．これも，精密な矯正移動が必要となる．

3）上記 1）2）の移動にインプラントアンカレッジの使用が許されるなら可能性，やさしさが大幅に改善される．全顎矯正でなければできない程の移動が部分矯正で可能になる（症例 *18, 41, 66*）．

4）最初に欠損部の $\overline{6\mid}$ に補綴用インプラントを埋入し，$\overline{87\mid}$ は $\overline{6\mid}$ インプラントをアンカレッジとして MTM をする．矯正はアンカレッジが好位置にあり強固なので，やさしくなる．症例 *23* と同じ術式である．

VI 一般歯科臨床における MTM
―部分矯正から全顎矯正へ

やさしい MTM だけでは，歯の移動範囲に限度がある．これを感じるようになる．正確な歯牙移動，MI の処置など歯の移動が良質の医療に結びつくためには，矯正の道を進むしかない．エッジワイズ法の習得が必要になってくる．まず基本的なところから始める．

VI-1 なぜマルチブラケット装置を使うのか？

なぜブラケットやチューブを装着して矯正をするのか？　それは「狙った位置に歯をもっていける」からである．狙った位置が単純に得られるならば，マルチブラケットを使用しなくても良い．臨床歯冠長を得るだけの挺出移動がこれに当たる．

しかし狙う位置が三次元の理想的位置であるならば，使ったほうが良い．やさしい症例はもっとやさしくなる．難しい症例では，それなりの対策がたてやすい．

ブラケットなしで，ただ押したり引いたりするだけの歯の移動は，挺出をともなった傾斜移動である．歯を真っすぐに立てて(アップライトして)並べるのが矯正の原則であり，そのときに挺出させると外傷を受けるようになるか，挺出歯を避けて噛んで不安定な咬合になる．だから双方を避けるために，ブラケットとワイヤーで悪い動きを規制して，一定の動きの範囲内で移動を図る．矯正治療の経験に関係なく，理想的な位置についてはだれでも知っている．あとはそこに到達するためのハウツーである．

VI-2 エッジワイズシステムの MTM への応用

自分の臨床で全顎の(1口腔単位の)矯正治療を行うならば，エッジワイズのシステムが推奨される．

MTM ならばエッジワイズシステムの部分使用が勧められる．1歯，数歯，多数歯の部分矯正である．

エッジワイズシステムの情報は得られやすくなっている．いろいろな流派があるが根は一つだから，ストレートアーチワイヤー法のようなやさしい方法をまず身につけるのが良いだろう．

書物でわかっても実地指導を受けないと，うまくいかなくてやめたくなるかもしれない．もちろん本も読まないで矯正を始めるのは，羅針盤なしで海洋に出航するようなものだ．

ここで問題になるのは，エッジワイズシステムを使いこなすのは非常に難しいということである．専門的な教育を受けても，5年はかかると聞いている．最初の治療方針，装置が決まったらもう大丈夫だというものではない．毎回の来院時のハウツーが大切である．大学矯正科で毎月の治療過程を検討する際に，助教授クラスでも不適切な処置がみつかる場合があると聞く．

部分矯正でも同じように難しい点がある．エッジワイズ法を使えば歯の移動がやさしくなるからといって，安易に行うのは危うい．

エッジワイズの基本が身についたら，MTM を目標にするということでつぎの2冊の本がお勧めである．16年前に出版された『成人対応の歯周矯正治療』(東京臨床出版)[29]は新潟大学の矯正科と歯周病科の教官たちによって書かれた．ペンシルヴァニア大学の卒後教育の流れを汲んだ正統派の本である．

その3年後(1993年)に新潟大学の同じグループによって"Atlas of Orthodontics"が翻訳された．『成人矯正歯科アトラス』(西村書店)[30]である．歯周と矯正にまたがる症例を治療するのに役立つ．この分野で「どうしたらよいか？」と迷ったときには，多数の掲載症例を参考にできる．エンサイクロペディアなのだ．これもペンシルヴァニア大学の卒後教育の教科書の役目も担っている本である．

この本が出版されたのは，著者が大学歯周病科でMTM 症例の講義を担当してから8年目であった．「(この本が上梓されたので)私の役目は終了した」と教授に話すと，「まだだ」と言う．もっとやさしく解説し矯正治療を手がけやすくする，アドバンスな症例よりも基本的な失敗の少ない症例を選べるようにすることが必要である．目標は「咬合治療の実際」な

のだ，と．以下，そのような視点で記述する．

VI-3　マルチブラケットを使用したMTM

　ストレートアーチワイヤーの使用によるエッジワイズ法のあらましを習得できただろうか．実習まで終わったとして，つぎに全顎矯正の症例に向かうのは，矯正専門医になるつもりがないなら，ひとまず止めたほうが良い．一般臨床歯科医なら，自分の治療選択肢を実行できるように，マルチブラケット法の使い方を学ぶことにしたい．

　マルチブラケットを使用すると，どのような世界に入っていけるか知りたい．十分矯正治療に熟達して矯正専門医になるのも良いが，一般歯科臨床の咬合治療に熟達するのもエキサイティングである．

　厳密な区分があるわけではないが，エッジワイズを使用して全顎矯正を行うときは全部の歯の三次元移動である．そうやって**新しい咬合の理想形を目指している**．成人を対象とした全顎矯正でも同じである．

　部分的に装着するマルチブラケット法は，個性正常咬合が崩壊している部分を歯の移動で正常に戻す．部分的に補綴処置を行うのと同じである．咀嚼障害を訴える患者に，矯正を用いて噛める機能を取り戻す．**現在の個性正常咬合を目指す矯正**である．昔からMTMとよんでいる．エッジワイズ装置の部分使用といっても目標が違う．

　これをふまえてエッジワイズを学習する．前述の文献29〜32のエッジワイズ法（マルチブラケット法）の紹介部分を読む．さらに矯正のダイジェスト本を漁る必要はない．『現代歯科矯正学』[43]を読む．4章と7章はスキップしても他を全部読めばエッジワイズの基本的知識は十分である．これは単にMTMができるということではなく，Graber TMの言う「応用生物学者」になろうということである．このレベルに比べれば本書のマルチブラケットに関する以下のページは初心者向けである．

〈MTMの装置を作ってみる〉

　MTMの装置は1〜6歯位（1/3顎単位）のブラケットを着ける例が多い．だんだんブラケットが多

表 5-3　アーチワイヤー．

ニッケルチタン(NiTi)	ステンレススチール(SS)
㋑.014″ラウンド	ⓐ.016″ラウンド
㋺.016″ラウンド	ⓑ.018″ラウンド
㋩.016″×.022″レクト	ⓒ.016″×.022″レクト
	(ⓓ.017″×.025″レクト)

くなっても，前述のように一本道である．

　できるだけ正確にブラケットを装着し（正確なブラケットポジショニング），全顎用のワイヤーをその部位だけ切り取って使う．咬合でぶつかるなら避ける工夫をする．近遠心に抜け出たワイヤーは専用のプライヤーで曲げ，抜けないよう，痛みを与えないようにしておく．ここで，ごく簡単なMTMまでしかやらない予定の人に，基本のハウツーを示す．

装置と力系の基本のハウツー

ⅰ）アーチワイヤー

　MTMのために全顎矯正を簡単に利用してみる．

①全顎矯正のためにはブリッジははずし，本来あった歯の解剖形態のプロビジョナルクラウンをセットして，各歯ごとにブラケット，チューブの装置が着くようにする（しかし，MTMのときは戦略的に手抜きすることもできる）．

②アーチを作るためワイヤーを曲げるのは難しいから，ストレートアーチ用のエッジワイズのブラケットチューブ（たとえばバリ，シンプレクス，.018スロット，大臼歯まで1症例分：トミーインターナショナル社，またはオームコジャパン サイブロン・デンタル社，と注文）と，最小限度のアーチワイヤー（表5-3）を用意する．大臼歯は咬合でよく破損するので，既製の大臼歯バンドのキット（トミーインターナショナル）でやったほうが良い．

　ワイヤーは全部重ねてみて同じ形であることを確認する．日本人用の幅広の形がいい．

③ブラケット，バンドを所定の位置に取り付け，ワイヤーを装着する．

④まず形状記憶合金のNiTi（表5-3）の㋑を1か月以上程度長く入れて，移動のための組織変化が起こってから㋺㋩に進む．このアーチワイヤーの形

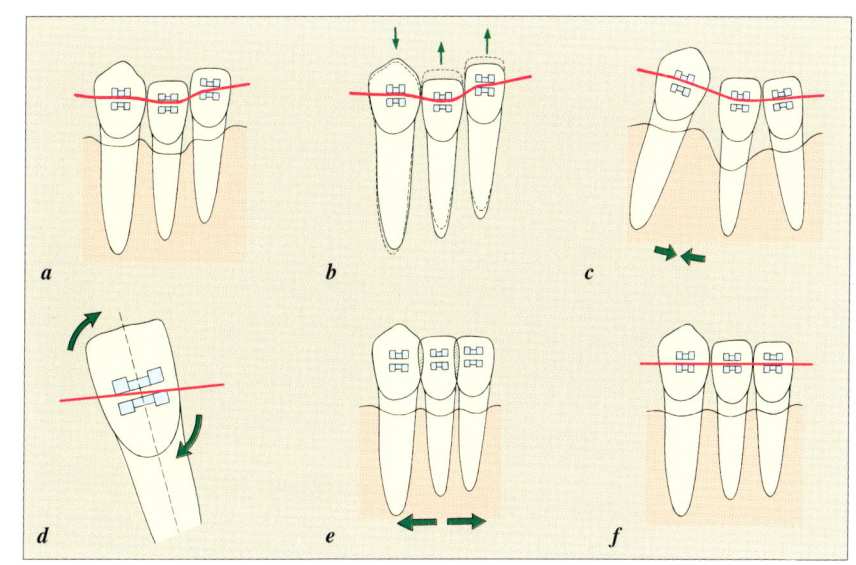

図 5-20-1

のように歯が並ぶ．エラスティック，コイルスプリングなどを用いるときは，ワイヤーの剛性が強くて歪みにくいステンレススチール（SS：ⓐ～ⓓ）に代える．

これで全顎矯正の相当部分まで利用できるであろう．部分矯正ならアーチワイヤーの必要部分だけ切り取って使うわけだ．

ii) 実際の使い方

【図 5-20-1a】の水平的凹凸の不正は，アーチワイヤーの細い丸線から1か月ごと程度の期間をおいて太い角線まで順次に入れていくと，【図 5-20-1b】のように圧下か挺出が起き，やがて【図 5-20-1f】のように一線上に並ぶ．ブラケットの位置を間違って装着してあると，そのとおりに凹凸に仕上がる（線が太くなるにつれ，はっきりしてくるから気がついたときに正しい位置に着け直せば良い．修正するべきブラケットの新しい位置の縦，横の線を鉛筆で歯面に書き入れ，そのとおりに再接着する）．

【図 5-20-1c】の2|のような近（遠）心傾斜は同様にアーチワイヤーをいれると，【図 5-20-1d】のようにアップライトしてくる．逆に歯軸に対して曲がって着けると，歯は曲がっている状態に配列される（歯根の平行性はパノラマエックス線撮影をすると，すぐわかる．断層の撮影が不十分なら，デンタルで正法線

撮影をする）．水平と垂直にさえ気を配ってブラケット・チューブを装着すれば，丸線だけで歯冠は水平と垂直的に正しく並んでくる．各歯冠ごとの細かい傾斜，頬（唇）舌的位置は，ブラケット・チューブに細工してあるからストレートな丸線を入れるだけで達成される（ストレートアーチ用装置の利点）．

【図 5-20-1e】の2|のように頬（唇）舌的な不正も，スペースをつくった後に2|がアーチワイヤーに入るようになれば，一線に並んで【図 5-20-1f】のように配列できる．

【図 5-20-1c, e】のようにスペースを閉じたり開いたりする必要があるときは，ナイチノールではエラスティックの牽引力で線が曲がり，曲がったように配列してくるから剛性の高いステンレススチール（表5-3，SS，ⓐ～ⓓ）に代える．これも太いほうが安定するが，ブラケットスロットとの摩擦が大きくなり，すべり（移動）が遅くなったり大きな力が必要になったりする．弱い力で線が曲がらないように行う．

歯周をみると歯冠が一線に並ぶにつれて，骨頂も一線となる傾向をみせる．ここで【図 5-20-1c】の2|のように骨の病変があるときはブラケットを歯周が改善する戦略的な位置につけて，骨の水平化を図り，歯冠は後に咬合調整することができる．大きく削るには失活歯で補綴が必要となる．これに似た各種の治療ができる．しかし，まず矯正移動の限界を知っ

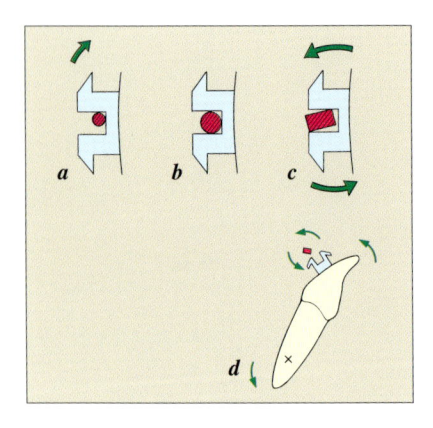

図 5-20-2

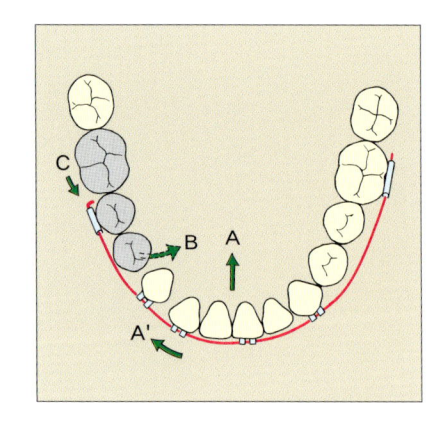

図 5-20-3

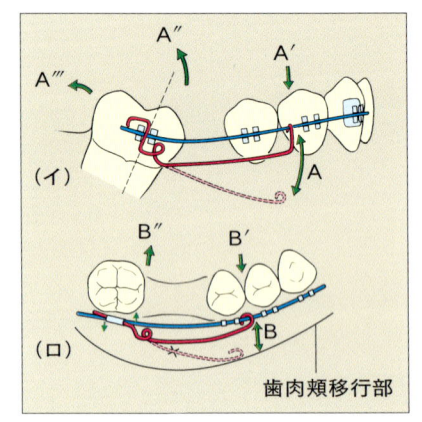

図 5-20-4

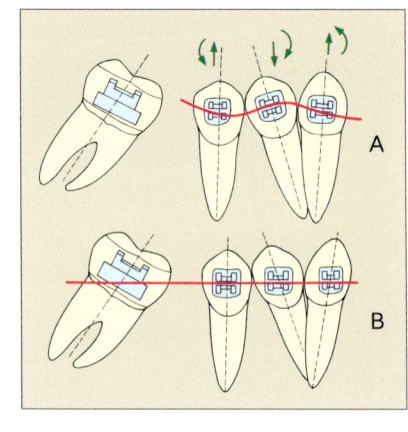

図 5-20-5

てから，最小限に不可逆的処置をするべきだ．

【図 5-20-2】：剛性の少ない（弾性のある）ナイチノールのラウンド（表 5-3，㋑㋺）は，スロットのなかで遊びがあり，大きい凹凸を効果的に移動させて配列できる．ステンレススチールの .018″ラウンド【図 5-20-2b】は .018″スロットにいっぱいに入って，歯列を安定させられる．スロットに角線を入れると【図 5-20-2c, d】のようにトルク（ねじれ）がはたらいて，丸線ではできなかった歯根尖の移動ができるようにブラケット・チューブに細工がしてある（これも装置の利点）．最初の凹凸をおおまかに治して，歯冠を並べ，根尖を揃えるという順序である．

【図 5-20-3】：症例 9 の図 9-16 の模式図でブラケットを着けるとすると，ブリッジは戦略的にはずさずにひとまずポンティックにチューブを着けるだけで開始できる．症例と同様の力系すなわち，主としてAと引くとスロットにはアーチワイヤーが入っているから，スペースに向かって傾斜することが少な

く，傾斜しても修正されながら移動する．左側に比べ右側はスペースが 2 か所あり，アーチワイヤーの剛性が弱いと（凹凸を治したナイチノールワイヤーのままだと）A，B，Cの力でアーチ（歯列弓）が凹に歪んでくることもあるので，SS のアーチワイヤーで支える必要があるかもしれない．滑りのいいラウンドワイヤーで矯正移動が進んで，被蓋が改善されると下顎前歯の歯冠は舌側移動したが，根尖は術前より唇側に出て，触診すると指先でふれるかもしれない．そこで角線を使うと【図 5-20-2c, d】のようにトルクがかかって，生理的形態になっていく．トルクをきかせて根尖を動かせるのは，歯根長 3/4 が健全な歯までである．ほかにも歯周病罹患歯にはエッジワイズの法則が通用しない例があるから注意されたい（第 5 章Ⅱ参照）．

【図 5-20-4】： $\overline{7|}$ のアップライトの力系を考える．Aのようにアップライトスプリングをセクショナルアーチにかけると，$\overline{|543|}$ には圧下力（A'）と $\overline{7|}$ には

アップライトする力（A″）が加わる．咬合面からみると，アップライトスプリングは歯肉頬移行部から斜め上に上げてかけるから，そのぶん 5 4 3|が頬側 B′|7|が舌側 B″に押され，かつ回転する．したがってBの補償分を×印でワイヤーを曲げておいて，B′B″の方向に動かないようにしておく．

もし|7|にセクショナルアーチがないと挺出を防止できないから，A″の方向に挺出が起こってくる．症例により，このメカニックを使ったりする．

【図5-20-5】：5 4 3|にAのようにブラケットを理想的な位置に着け，直線のワイヤーを入れると矢印のように動いてくる．

MTMでは固定歯として動かさなくてもいいときには，Bのように矯正力が加わらない位置に着けることがある．フルサイズの角線で 5 4 3|の歯の移動は起きにくくなる．アンカレッジとして力が強くなる．

いろんなテクニックがあるから，最終的に治療目標が達成されればどれでも良いが，危なくなく，やさしく正確に治すようにしたい．

それには再度治療目標を確認し，それに沿った矯正をする．そのためには「どのブラケットを選び，どのワイヤーを，どう使い…うんぬん」というハウツーも大切だ．山に登るときの一つの登山ルートの解説である．全顎矯正に，宗教の宗派のような数多くのやり方がある．それに熟達すると全顎矯正に役立つ．MTMにも少しぐらいは役立つ．

だから，やはりMTMのためのマルチブラケットの矯正システムをどう使うかは学習する必要がある．全顎矯正の一部を切り取ったものではないからだ．全顎矯正との相違点である．全顎矯正と同様なところは深く知る．違う点は要領よく切り抜ける．

Ⅵ-4　エッジワイズシステムから深く学ぶべきもの

歯の移動にいちばん適している装置のエッジワイズシステムをMTMに適用したい．いつでも全顎の装置ではなく，①必要最小限の装置でMIを図りたい．これで動かしたい歯を②どう動かすか，③その間に押したり，また引いたりするのに使っている

表 5-4
① MTMの装置の設計
② 移動歯に関する問題
③ 固定（アンカレッジ）について
④ 治療結果の判定，咬頭嵌合の緊密さ，快適に使え違和感がない歯周環境の良好さが得られているか
⑤ 治療後の位置の保定と歯の longevity が期待できるか

他の歯は変な位置に傾斜したりしないだろうか，④MTMが終わった後，満足できる結果に終わっているか，⑤後あとの問題は生じてこないだろうか．これらの心配事は表 5-4 の①〜⑤に関係する問題である．

表 5-4 の①〜⑤のイメージを湧かせるために，症例61，図61-1 の模式図を例に挙げてみる．|6欠損で|7|の近心傾斜を治す症例である．ブリッジ製作を予定している．治療目標は通常の全顎矯正のときのようにきれいに上下歯列が並び，7|/7|の咬頭嵌合が緊密にでき上がっていることではない．矯正治療だけを紹介したときの的はずれなでき上がりである．これでは|7|近心の圧下された歯周ポケットを手術して，ブリッジのために|7|の咬合面を削り取ることになる．

|7|のMTMの治療目標に沿った矯正は，矯正が進むにつれ支台歯の平行性が得られ，歯周ポケットが浅くなって歯周環境が改善されていく．治療期間の半分で事情があって矯正中止となることもある．一方は，「この程度まで改善できてますよ」と言えるが，他方は何と説明するのか？　これが目標が違うということである．

通常のブリッジでも④⑤は予測できる．MTMが進むとブリッジには垂直圧が加わるかたちになっていくからか，治療目標に近づいていくことになる．MTMの最中に|7|がグラグラになったりしないか？　これが②の問題である．歯の移動のハウツーに関しては，エッジワイズシステムとまったく同じ学習が必要である．矯正力のかけ方，当然存在している下顎位の影響，成人で年齢による適応性，歯周病との関連，咬合とのバランスなどである．全顎矯正でも，移動の開始時には急激に力を加えるのではなく，弱い力で1か月程レベリングする．歯周組織が矯正力

に対応できるための準備期間である．成人ではこれを長くとる．その弱い力で動くなら続ける．これ以外，移動のハウツーはさまざまである．

まったく同じ学習が，アンカレッジを受けもっている歯にも問われる．③である．固定歯は全顎矯正とはまったく違うと思ったほうが良い．全顎矯正では全部の歯が大小はあるが，三次元に移動して全体の咬合をつくる．MTM ではもうでき上がっている個性正常咬合に合わせる．矯正移動するべき歯のみが動いて個性正常咬合の形態に溶け込み，個性正常咬合のもっていた機能を発揮する．これが MTM のあるべき姿である．

固定源の歯は動いてはいけない．しかし規模の大小はあれ，動いてくる可能性は常にある．アンカレッジが弱小で動きやすい装置の設計であると，もう最初から危うい．アンカレッジがロスしているかどうか診断できる，これをどう救うかの緊急対策ができるようでありたい．これは難しい．経験もいる．だから，③アンカレッジのあり方を基準に①装置を考え，②歯を動かしていくことが勧められる．

アンカレッジについて，さらに学習してみる．

VI-5　MTM の固定準備（アンカレッジ，プレパレーション）

MTM で動かしたい歯を動かしたい場所に移動できた．──これは成功．では，それを動かした固定歯（アンカレッジ）はどうなっているのか？　元の位置にあるか？　個性正常咬合を維持しているか？　維持していないとすると，どうなっているのか？
①延び出して強く噛まれている（外傷），
②咬合があまくなっている（オープン），
③前後左右のどちらかにずれている（側方圧），
④正中がずれていたり反対側の歯の咬合が①②③のような変化があって，全体的にみて元どおりではない（下顎位の変化がある），
⑤いずれとも言えないが，元の咬合と微妙に違う（①〜④が関連）．以上のような変化があってカッコ内の状態を治す必要が生ずる．待っていて（様子をみていて）治るなら，まあ良かったといえる．

イメージが湧かない？　それでは例の*症例61*，6̄｜欠損放置の模式図をイメージする．普通7̄｜が近心傾斜してきていて，｜5̄ は遠心傾斜してくる．｜4̄3̄ もその傾向というのが多い．欠損部に集まってくるわけだ．すると MTM は 7̄・5̄4̄3̄｜にブラケットとチューブを接着して，.014″ラウンドのナイチノールを入れる．6̄｜にオープンコイルを入れる．前も後も同時に治る．一石二鳥である．1か月後にオープンコイルを入れるべきだ？　ほとんどパッシブに入れておく．欠損に倒れ込まれるのは避けたい．スペーサーを入れれば，すぐアクチベートできる．こうしておくと，7̄｜か｜5̄ の傾斜が直立されるから（アップライトされるから）咬合で当たる．動揺が大きくなってくる．前述の①（外傷が起きている）である．装置を噛んで壊してくる人に著明である．もう早々に .016″に代えて頑丈にしているかもしれない．

矯正が続くと，この傾向がさらに著明になる．この変化は元に戻りつつあるわけで，正解である．7̄5̄｜を噛みしめて噛まない人は，｜4̄3̄ は少々咬合の当たりが弱くなっている．②（オープンになっている）である．咬合の力が弱い人は，7̄5̄｜を噛み込まないからオープンが明らかに出る．移動中の歯を痛めないよう，ソーッと噛まないようにしている人もオープンになりやすい．ハイアングル，バイトが浅いケースでは全体的にオープンになりやすい．少しオープンになると，持ち前の舌癖が顕著になる例がある．定着すると治りにくい．月1回の来院だから，少し見逃すと「アッ」ということになる．筋電図検査などをしておくと，どのように噛んでいるかがわかる．

7̄・5̄4̄3̄｜は，各歯とも適正位置にブラケット・チューブが着けられている．どれも移動しやすい．月日がたって移動しやすさが進んでいる．すると MTM の部分矯正の弱さがでてくる．全顎矯正なら頬舌圧の中央に並びたがっている歯列に，歯列弓の長さのワイヤーが入っているから，歯列はまとまる傾向に向かうが，6̄・5̄4̄3̄｜の全顎用を部分的に切り取ったワイヤーでは，部分的だから安定性に欠ける．③側方圧に弱い．これを治したいが，難しい．ワイヤー内に安定したアンカレッジがないからであ

図 5-21　.016″×.022″ の SS を(イ)のようになるべく 7̄ 寄りでテントベンド(テントのような曲げ)を入れて 7̄ を圧下するようにし，SS は強いが永久変形しやすいので(ロ)のように曲げて弱い力が長くつづくようにして 7̄ のチューブに入れる．すると 7̄ には(ヘ)の力とともに(ニ)と(ホ)の力が加わる．(ホ)には骨の壁があるが，(ニ)にはないので歯冠は(ニ)の遠心に行く．遠心に行かない程度に(ハ)のワイヤーを引いて曲げて止めておく(シンチバック)．すると 5̄4̄ は(ト)のように引かれるから，7̄ のアップライトを続けながらアンカレッジロスが治る方向に動きだす．

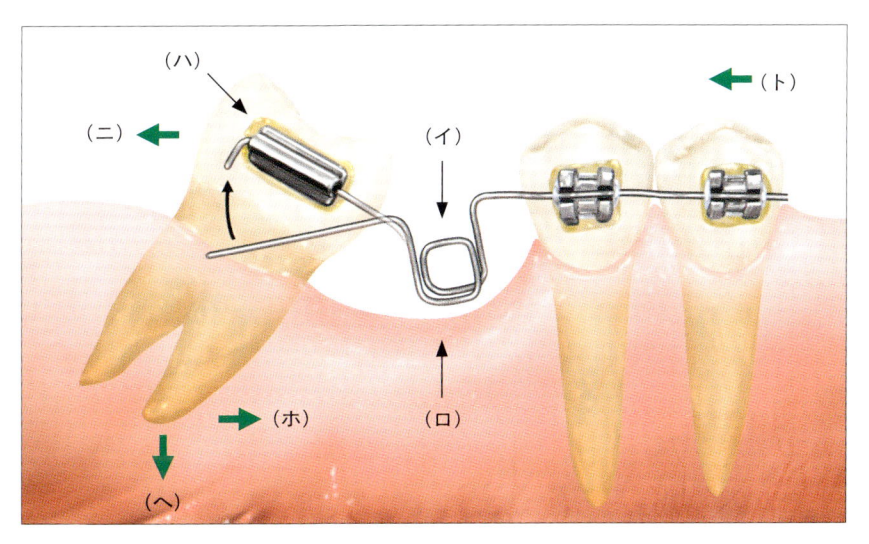

る．これを防ぐために，リンガルアーチなどを入れて安定を図っているわけだ．

　さらに矯正治療が進んで 5̄4̄3̄ の遠心傾斜が治ってからも，まだ 7̄ のアップライトが治っていない．だいたい，7̄ のほうが強いからこうなる．すると 3̄ が近心に押され，正中も左へ寄ってくる．気づいたときは遅いことが多い．咬合圧が強いと 7̄ を強く噛み込むから，そのつど近心傾斜を起こし，これがオープンコイルを押してアンカレッジをロスする．この動きをあおる．7̄ を治すべき 5̄4̄3̄ が動きだしたわけだ．④のアンカレッジロスである．著者は以上全部をたびたび学習させられて，砂を噛むような思いをした．

　これらの変化が矯正後も残ってしまうのは，まことに良くない．矯正期間中に手を打たねばならない．動いたのがわかるのでは遅いから，精緻な動揺度を測るわけだ．アンカレッジロスを防ぐには，7̄ を圧下するベンドを与える．当然 SS(ステンレススチール)のワイヤーに代える．7̄ の咬合面を削る．これらの処理よりも何よりもアンカレッジを強化しておくべきだったが，アンカレッジロスが起こった今となっては間に合わない．それなら矯正のメカニックを変えるという手段がある(図 5-21 参照)．また文献 44 の症例も参考になる．

　以上，アンカレッジロスが起こる傾向と対策を学習した．症例 61 の 5̄4̄3̄ のアンカレッジロスを考えてみた．強く噛む例を示した．ローアングルの人は強く噛む．症例 70 にアンカレッジロスの実例がある．

　弱い力，逃げて噛む人には 7̄ の挺出やそれにともなうオープンバイト，下顎の時計回りの回転が現実に起こりうる不快事項で，矯正治療後に残るおそれは十分にある．対策のための診断，治療方針が必要である．矯正診断のいろはであるが，症例 70 と 15 の顎態の違いがハイ／ローアングルの違いである．

　アンカレッジロスをはじめ，生体が想定外の不正咬合に対しては，生体は必死で咀嚼システムをはたらかせて対応しようとする．それは必ずしも不正咬合を治す方向ではない．それでも QOL を保とうとする方向である．悪いときにはそのはたらきが加わって奇妙な咬合になってくる．矯正が治りにくくなってしまう，ぬかるみに落ち込んだわけだ．だれでも悩むことであるが，学習して上手に通り抜けたい．

VI-6　アンカレッジを強化する方法

　アンカレッジを強化する方法を考えてみる．矯正移動は，船の動きにたとえられる．船を引き合う(また，押し合う)動きと似ているところがある．大船は小船に勝つ．三艘つないでおくと一艘に勝つ．勝つことはわかるが，勝ったほうが絶対に動かないわけではない．天然歯のアンカレッジといっても動くものだということである．

もう一つ，骨の壁の有無から，挺出と圧下，傾斜移動と歯体移動の動きの違いがアンカレッジに利用できる．アンカレッジの強化に用いる手段を順に列記する．

① 表 *61-1*, *2* に記載されているように歯の種類，歯根の大小によりアンカレッジ（動きにくさ）が異なるのを利用する．移動を考えるときの基本である．

② アンカレッジとして使えるように（動きにくくするために）1：3，1：5 と戦えるようにする．さらにブラケット間を 8 の字結紮でつなぐ．前述の船をつないだようなものである．全顎矯正では少々動きを止める感覚で使われる．

③ .022″ のスロットに .022″ の角線を入れ，（フルサイズの動きにくさを利用して）そのままパッシブに接着する．接着させると一体化して強いアンカレッジとなる．接着した全部の歯が歯体移動しないとアンカレッジが動かない．強い．MTM でよく使う手段である（*症例 3* 参照）．

④ リンガルアーチ，（*症例 11, 15, 22, 39* 参照）トランスパラタルバー（*症例 23*），ナンスのホールディングアーチ，リップバンパー．以上は全顎矯正のときに目的に応じてよく用いられる．MTM には装置本来の目的と同時に，アンカレッジの加強固定に用いられる．本来の目的と同時に，この装置のいずれも左右側を安定化させる．対称性を保たせるなど咬合の安定に利用できるから，その意味でも使用が勧められる．①～④は矯正治療として市民権を得ている．強化法である．

⑤ これは我流であるが，簡単，超強力，審美的にも許容範囲のものであり，多用している（*症例 3, 5, 17, 70*）．装置はアルジネートで歯の印象をとってラボに出す．アンカレッジとして使いたい歯全部にブラケットベースを適合させ，屈曲した 0.9mm コバルトクロム線をベースにろう着する．あとは口腔内にもっていって歯の舌面に接着するだけである．

症例 3 は，$\overline{8|}$ を $\overline{7|}$ 欠損部にもってくるために $\overline{5+7}$ まで舌側面を 0.9mm 線で固定した．当然ビクともしなかった．$\overline{|7}$ の接着がはずれたが，そこはタービンで 0.9mm 線を削り落として，残りをそのまま使った．*症例 5* は $\overline{|7}$ の圧下に $\overline{|3\ 4\ 5\ 6}$ の頰舌側に 0.9mm 線を接着し，$\overline{|7}$ の圧下力 300g を出した．*症例 17* は再生療法をしたばかりのデリケートな症例なので，よく清掃できるように，$\overline{|7\ 6\ 5}$ の頰側を選び 0.9mm 線で固定し，移動歯に対して適正な弱い力だけが加わるかたちにして，$\overline{8|}$ の近心移動をした．*症例 70* は $\overline{|7}$ の遠心移動のために $\overline{6+7}$ まで 0.9mm 線のアンカレッジを使ったが，アンカレッジロスが起きた．この装置でも万能ではなかった．

⑥ インプラントアンカレッジ

不動のアンカレッジで効果は大きい．

最初は外科用チタンピンを我流で使用した．咬合力の加わる所は不可であった．確実性を求めて，離断骨を接合するチタンミニプレート（*症例 66*）や，SAS（スケレタルアンカレッジシステム）を使った（*症例 18*）．動かないアンカレッジの効果は，今さら述べるまでもなくすばらしい．

⑦ インプラント

補綴用のインプラントも同時にアンカレッジとしての能力をもつ．*症例 49* では，C_4 残根がインプラントに即時負荷することでアンカレッジを得てよみがえり，そのインプラントはそのまま補綴用に用いられ，19 年経過している（*症例 49*：*図 49-3a～f*）．

以上⑤⑥⑦はアンカレッジとして有用であり，MTM に限りない可能性を与えてくれる．

蛇足であるが，成長期の小児に，インプラントはもちろんであるが，インプラントアンカレッジを多用して害を与えることは厳に慎まなければならない！　と言っておきたい．

症例提示

●補綴用インプラントを矯正のためのアンカレッジとして用いた症例(P.272参照)

[参考症例：既述の*症例49*]

患者：49歳（初診時：32歳11か月），男性

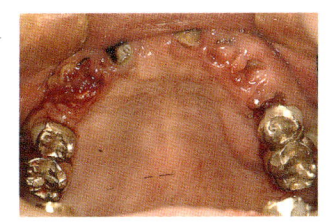

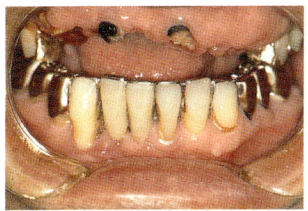

初診：1970年9月

再診：1987年7月

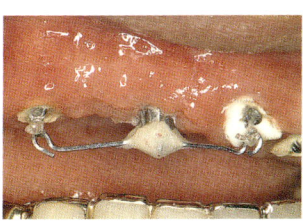

全顎にわたり歯周補綴を行ったこの症例は，初診後16年10か月の'87.7.（49歳）に著しいカリエスで再来院した（図 **49-3a, b**）．なお歯の保存を希望されたので，残根の保存に苦慮してインプラントを植立した．植立直後に「やじろべえ」のように即時負荷をかけて C_4 残存を助けた（図 **49-3c, d**）．'00.12.25.（63歳）の図 **49-3e, f** をみると，$\underline{1|}$ のインプラントにはインプラント周囲炎の手術跡がみられるが，機能を果たしている．'06年現在，初診後35年経過したが（68歳），インプラントおよび残根は機能している．

図 **49-3a, b** 上顎は C_4 の残根状態の歯が目立つ．
図 **49-3c, d** 残根を救うため，補綴用インプラントを埋入して即時負荷をかけ，矯正のアンカレッジとして用いた．
図 **49-3e, f** 初診後35年目のインプラントと，挺出した残根．

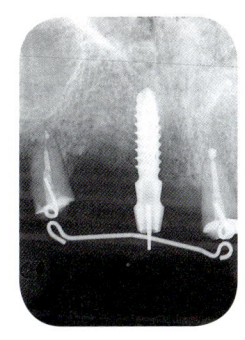

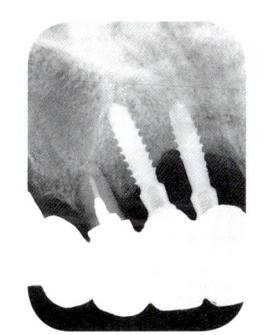

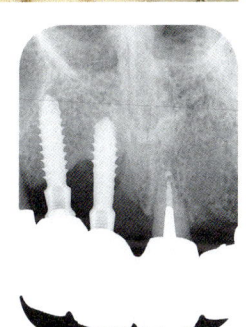

欠損補綴にインプラントが応用できると，矯正処置を併用してワンランク上の健康志向の治療が目指せる．欠損部のインプラントでセントリックストップが回復できるだけでなく，従来は予想しえなかったさまざまな矯正処置が可能になってきた（*症例 23, 41*）．

VI-7　MTM の至適矯正力

移動する歯にどのくらいの力をかけたならば，矯正移動が効率的に行われるか？　これは先人によりたびたび検討されている．歯種によって力の大小があり，同じ歯種でも歯根の大小により力の大小が決まってくる（表 **61-1**）．すなわち1cm²当たり80g[8]，また100g[9]といわれている．

MTM では，各症例により異なる力が用いられる．1）5g，10gから，20gまでのもの，2）150gまで，3）300g，4）500g以上，と症例により異なる．咬合圧を利用する場合は1kg以上まであるであろう．

症例62

1) 5〜20gの力が至適矯正力となるケースは歯周炎が関連して動きやすいとき，歯周炎などにより，残存歯根膜量が通常の1/3位にまで減少しているときに適用される．

　炎症の影響を恐れて動かしている場合は別であるが，歯周炎の完治後の歯根膜量の少ない歯の移動では，小さい力だが健全歯と同質な力を適用していると考えている．その力に対する歯の反応も，正常な歯根膜量の歯の反応と実によく似ている．

　歯根膜が根尖1/3しかない歯は，歯根膜量が約1/10近くに減少しているから矯正力も1/10位で良い．成長期に1cm²当たり90gの力が至適矯正力とすると5g，10gの力で開始して，血管が圧迫されて血流が十分でなくなる20gは超えないようにする．臨床の現場の感覚とよく合う．この力の適用は挺出，アップライトに止まらず，近遠心移動，圧下でも同じである．*症例62*では圧下をしている．*症例12*では，残存歯根膜量が根尖1/3程度の歯に対し，5g，10gの力で引いたり（3+3），.012″ナイチノールワイヤーでアップライトしている（6 5 4|に10〜20g位の力）．*症例62*は 1|1 の圧下であるが，20g程度で圧下されている．

2) 150gの力は，成人矯正を扱うMTMでは無理をしないという条件として，通常上限と考えたい．成人対象であるから，通常150g以下として移動を図りたい．

3) 大臼歯の圧下には300g位の力が必要である．今までこの力が簡単にだせなかったので，大臼歯の圧下や遠心移動が回避されてきた．今日ではインプラントアンカレッジでつくりだせる．*症例5*のように |7 なら，0.9mm線2本のアンカレッジ，*症例18*のように 7/7 しか咬合しない異常なオープンバイトにはSAS（インプラントアンカレッジ）を用いて行われる．

4) 強い力も必要なケースがある．完全埋伏歯には歯根膜細胞が正常の機能を失っているケースが多い．通常のように矯正移動してくれても異常があったりする（*症例16*参照）．アンキローシスも多い．しかしアンキローシスだと思っても，強い力を加えると動く例がある．以下，弱い力と強い力の症例を示す．

●全顎の治療の一環として 1|1 の圧下を行った症例

[症例62]
患者：70歳，男性

初診：2002年1月18日
主訴：悪い所を治したい

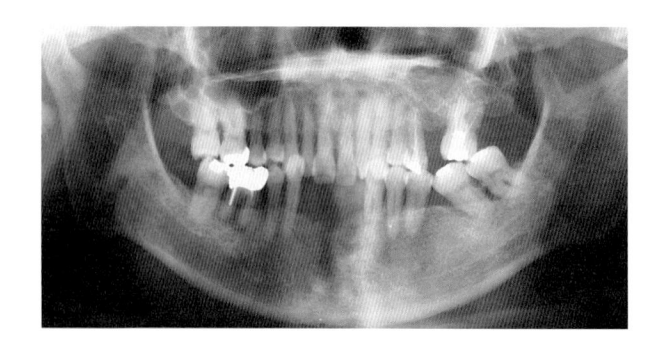

図62-1 '02.1.18．下顎前歯は若い頃，歯並びが悪いのを治してほしいと訴えたとき，抜歯して義歯を入れられた．同級生のTは口を覗き込んで前歯を見て，「こりゃ，ひどい」と言ったが，本当にひどいのは 6|1 5 7 / 7 8 の歯周病と，欠損で噛めないことである．治療としては歯周炎の進行を止め，どこの部位でも垂直圧が加わる方向で噛めるようにすることである．

第 5 章 治療

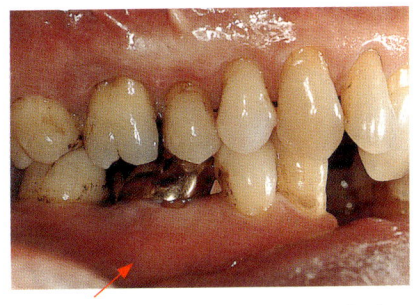

|2a|2b|2c|
|2d|2e|

図 62-2a〜e　'02.1.28．歯の清掃は良好だが，6̄は膿瘍形成で発赤しており(a；矢印)，1|1 はセントリックストップがないため，垂れ下がっている(b, d)．5̄ 7̄/7̄ 8̄ には深い歯周ポケットがある(c)．欠損は可撤性義歯が装着されているが，ほとんど機能していない(e)．

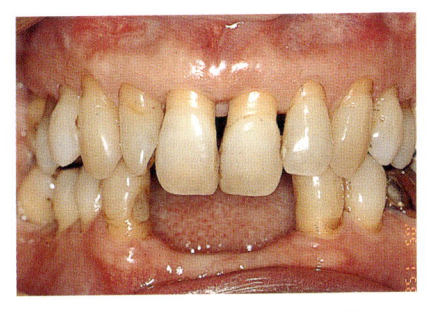

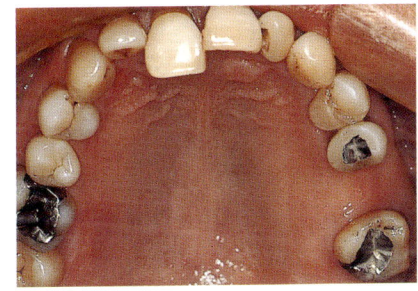

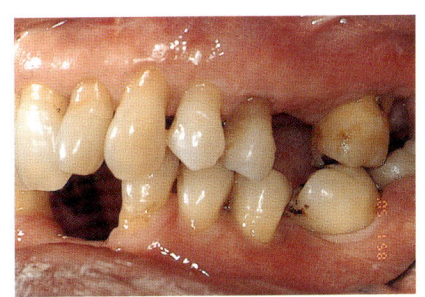

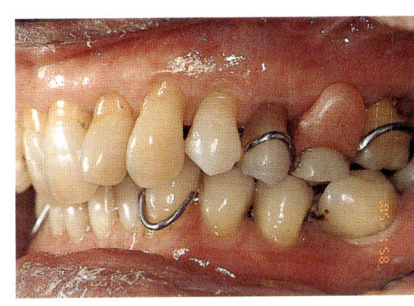

|3a|3b|3c|

図 62-3a〜c　'02.1.18．エックス線像をみると，1|1 は根尖1/3を越えて歯周ポケットが深い(a)．5̄ 7̄/7̄ 8̄ も同様に根尖近くまで骨欠損があり，抜歯も考えられるが，7̄ 遠心根のみは抜根し，7̄ は戦略的に抜歯した．

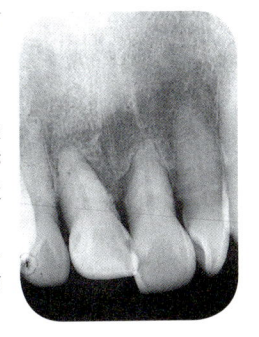

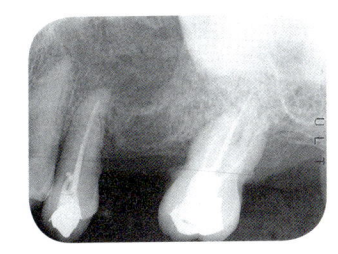

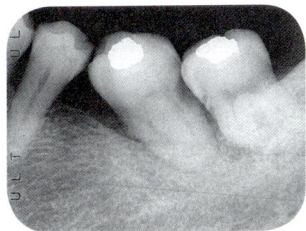

|4a|4b|4c|

図 62-4a〜c　a：'03.3.3．b：'02.2.1．c：'05.9.12．3+3 に DBS を接着して 1|1 の圧下を図った．.014″ ナイチノールを装着した．2か月後の'02.4.3．には 2 1|1 の舌面板を接着して MTM は終了している．図 62-4c は術後2年．

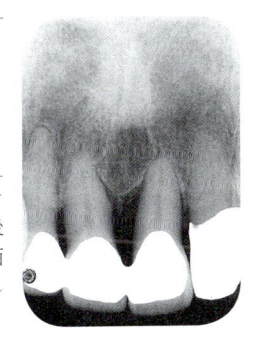

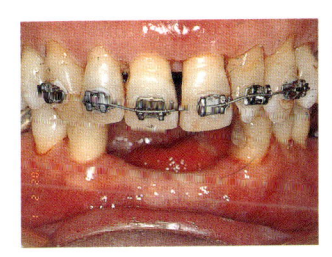

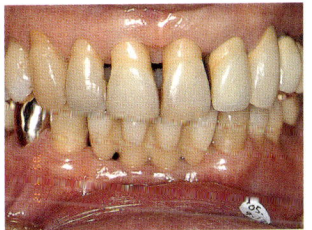

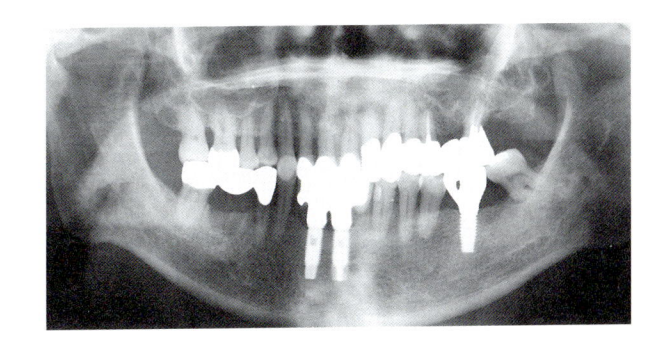

図 62-5　'03.3.3．補綴完了時で，垂直圧が加わり，骨が水平になってきている．

329

症例62-64

[考察とまとめ]

緊急処置がつぎつぎに必要，というほどには悪くない．患者はよく清掃し，治療も受けている．しかし問題点は，①歯周炎が完治していなくて進行中である，②快適に咀嚼していくと崩れていく咬合状態である，③1|1は対合歯がないに等しいから，長期にわたって5～7mmは伸び出している．根尖を見るとわかる．伸びきった歯根膜を徐々に戻してやる必要性がある．

問題はあと一つ，④治し方である．高齢で，進行した難しい歯周病の治療と，残存歯に負担をかけない咬合治療がなされるかという問題である．これができないと崩壊が進む．

遠方からの来院なので11回で完了した．MIの処置である．1|1は圧下により数年前の状態に戻った．舌側も磨けるようになったから，今後さらに安定していくだろう．

● 7|完全埋伏歯のMTMにインプラントをアンカレッジとして挺出させ，咬合を再構築した症例

[症例63]
患者：36歳，女性

初診：1987年7月30日
主訴：悪いところは全部治したい

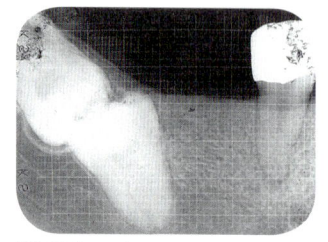

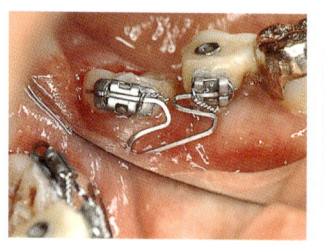

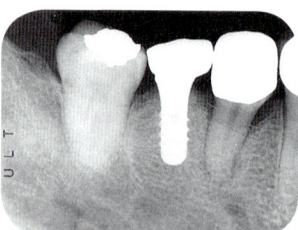

図63-1a～d
a：'88.12.26. 6|欠損，8 7|は埋伏している．
b：'92.3.16. 6|にインプラント埋入して7|をMTM中．
c：'93.4.16. 萌出してきた7|をさらにMTM．
d：'97.9.29. 術後．

- 6|にITI充実形φ4.0mm×8.0mmのインプラントを埋入し，7|のMTMを図った．試行錯誤しているうちに，今までやったことのないほどの強い力でやっと動くことを知った．500g以上の力をかけた．4年10か月かかった．
- 萌出させた7|は，13年間大過なくし過ごしている．
- この症例を経験して，今まで「アンキローシスを起こしていて動かない」とあきらめていた症例はアンカレッジの限界であきらめたのであって，強い力なら動いたのかもしれないと気づいた．
- しかし，その後同様に強引に引いても動かない症例を経験したので，必ずしも強い力であれば動くわけではなく，強い力が適応な症例があるということである．

VII 部分矯正から全顎矯正までのMTMの症例

包括歯科治療の一環としてのMTMの処置は，これからが本番である．もう解説は必要ないだろうから，これまで著者が経験してきた症例についてありのままに書くことにする．

患者にとってもっといい方法があれば今までの治療のやり方はすぐ変える．そうやって，さんざん迷ってきたが，MTMだけはやめなかった．やはり臨床に必要なのである．

以下の症例提示は，伝えたいことをクローズアップしている．全容を伝える紙数の余裕はもうない．

- MTMをするのに歯の移動スペースがないケースがある．抜歯してスペースをつくる代わりに，歯の隣接面を削去して移動スペースをつくる．このテーマで2症例を提示する．

症例提示

● 2̄ の一次外傷歯のMTMによる治療（治療中の症例）

[症例64]　　　　　　　　　　　初診：2005年12月22日
患者：56歳，女性　　　　　　　主訴：悪いところは全部治す

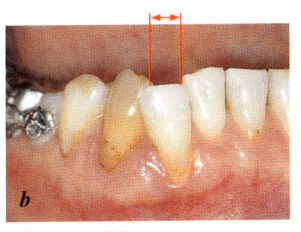

図 **64-1a** '05.12.22. 2̄ が噛むと痛いとの訴え．
図 **64-1b** '06.1.10. 2̄ が舌側に入るスペースが足りない．

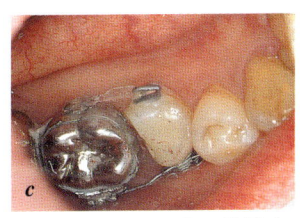

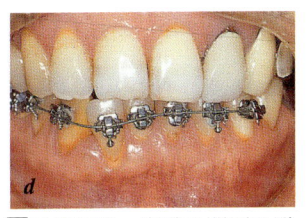

図 **64-1c** '05.12.22. 治療中の 5̄ は根近接，歯髄の問題を避けうる範囲で削合し，頰舌側から牽引．
図 **64-1d** '06.1.10. 下顎の歯をストリッピングしてある．

2̄ のクロスバイトが一次外傷を受け，だいぶ進行している．MTMで舌側移動させたいが，移動スペース（矢印部）が足りない．

移動スペースを得るため，治療中の 5̄ をはじめ，4̄|3̄ の近遠心面をストリッピングする．.014″ナイチノールを入れたら1か月で被蓋改善された．

メインアーチを.016″×.022″ヒートアクチベーテットワイヤーに代え，アライメントを続けた（図 **64-1e**）．図 **64-1f** は装置をリムーブしたところである．最終的に根面カバーが必要になるかもしれない．

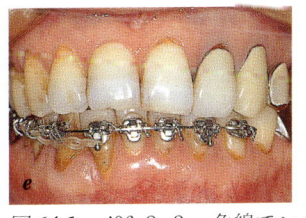

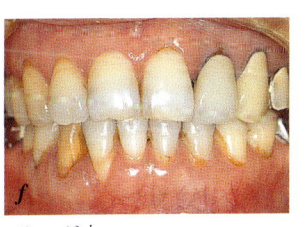

図 **64-1e** '06.3.3. 角線でレベリング中．
図 **64-1f** '06.4.27. リムーブ時．

症例65

● 中等度から重度歯周炎（根分岐部病変，骨縁下ポケット）とそれにともなう咬合崩壊に，歯周治療（歯周外科，歯根切除，再生療法）と全顎矯正を行った症例

[症例65]
患者：51歳7か月，女性
主訴：全体の治療を検査から始めたい

初診：1997年4月11日
既往歴：23年前に 6｜⑤6⑦／76｜6 の補綴治療までを行った．その後，他医にかかっていた．

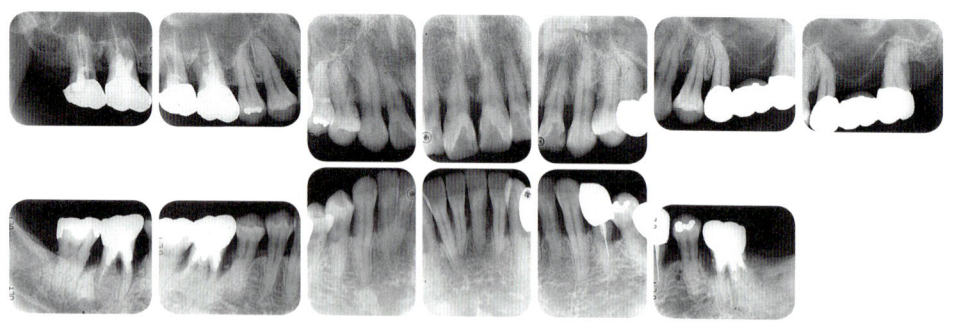

[術前]

65-1a
65-1b

図 65-1a, b 初診時．
|7 は根尖まで骨がなく抜歯．4|5 は再生療法でもたせたい．すると全体の治療計画がやさしくなる．

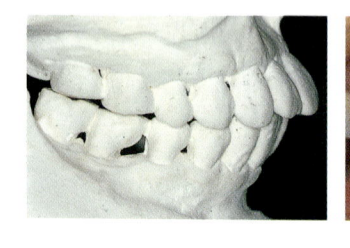

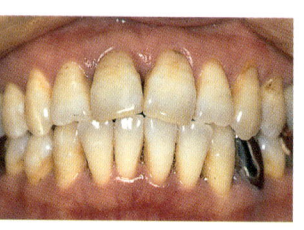

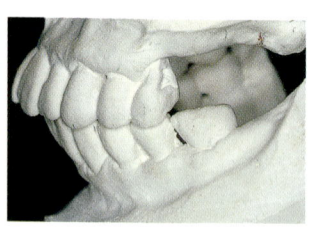

a | b | c

図 65-2a〜c 上下顎前歯が前突している．

[診断および治療方針]

成人性歯周炎と二次性咬合性外傷による不正咬合形態と診断される．歯周病の完治後は外傷に抵抗性のある咬合形態を矯正治療により獲得する．その目標は①臼歯の近心傾斜歯はアップライト，②|6抜根部は矯正により閉鎖，③|8にインプラントアンカレッジを埋入し，|345を遠心移動して|6の対咬歯を作る，④オーバージェット解消のためのスペースは Air-Rotor Stripping：ARS により獲得する[45]．こ の ARS は MTM にとって非常に有用である．

抜歯部位：歯周治療のために|7抜歯，|6近心根抜根．矯正治療のためには抜歯は避けた．

使用した装置：エッジワイズ装置，インプラントアンカレッジ

動的治療期間：26か月

保定期間：期限なし

保定装置：上下顎可撤性装置（ベッグタイプ），インプラントアンカレッジ

第 5 章　治療

[治療経過]

　1年2か月の歯周治療後，全顎のエッジワイズ装置と 8̲ 部にチタニウムマイクロプレートを埋入してアンカレッジとした．上顎は骨吸収が進んでいたので1/3顎ずつ20〜60gの力でレベリングを開始した．インプラントアンカレッジは同側の牽引と，パラタルバーにより反対側の加強固定に用いた．18か月後から歯冠のストリッピングを加えて .016″×.022″ SSのクロージングを用いて上顎前歯の後方移動を図った．下顎は通常のスライディングメカニックで 6̲ 抜根部を閉鎖し，ユーティリティアーチを併用して，Speeの湾曲を修正した．

[術後]

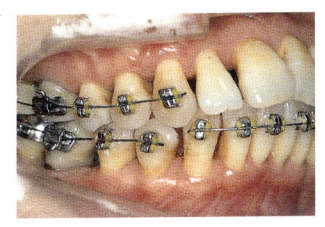

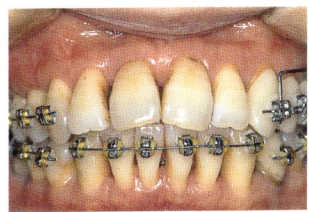

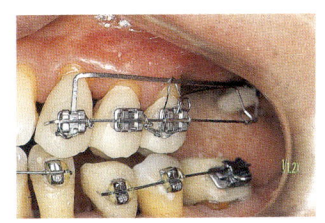

図 65-3a〜c　2か月後（'98.8.8.）．1/3顎ずつに分け，レベリング中． 3̲4̲5̲ はパッシブにDBSをつけ，一塊として遠心移動．

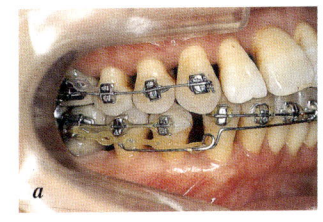

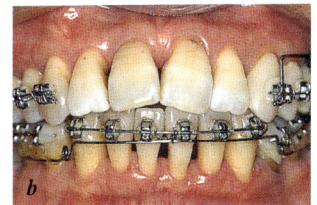

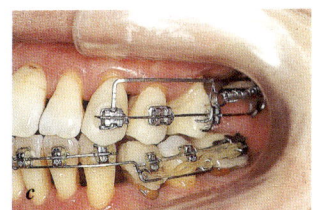

図 65-4a〜c　5か月後（'98.11.25.）．近心傾斜していた下顎臼歯がアップライトしてスペースが生じている．下顎はコンティニュアスアーチを加えて，下顎前歯の圧下と臼歯のアップライトを図っている．

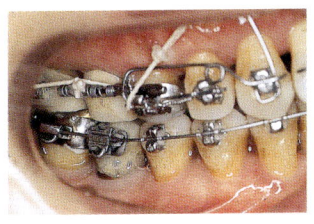

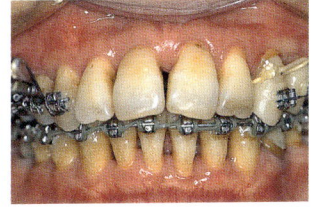

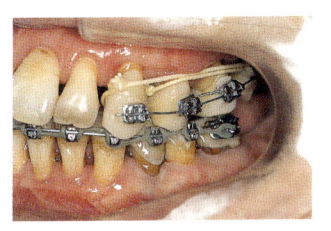

図 65-5a〜c　1年後（'99.6.16.）．4̲ のストリッピングによりスペースをつくり，前歯の遠心移動とアップライトを図る．

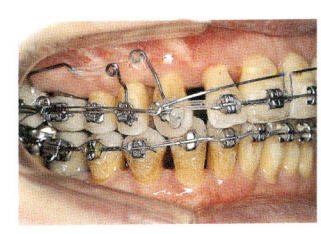

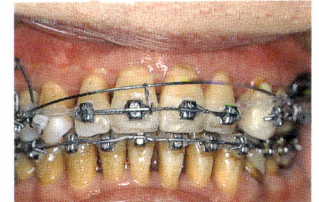

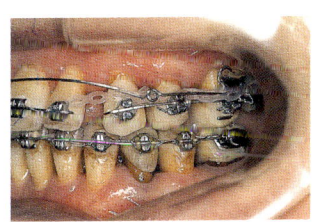

図 65-6a〜e　1年5か月後（'99.11.5.）．さらにARSを続け$\frac{3}{3}$をⅠ級にしている．インプラントアンカレッジにより反対側も固定し，上顎前歯の舌側移動と圧下が図られている．下顎のアーチはまとまってきている．

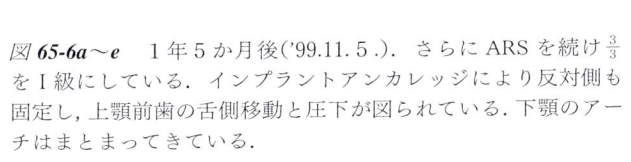

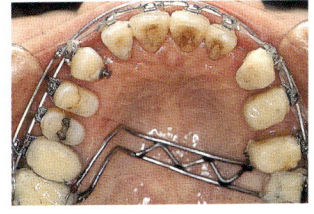

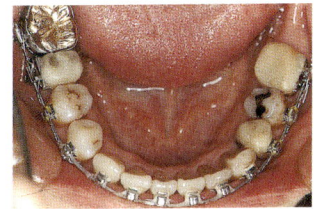

333

症例65-66

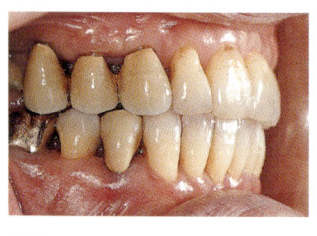

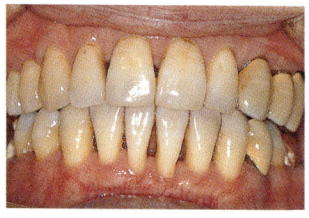

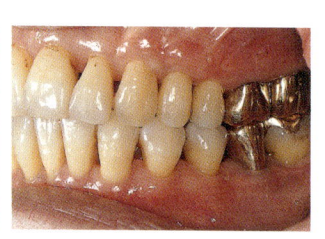

a	b	c
d	e	

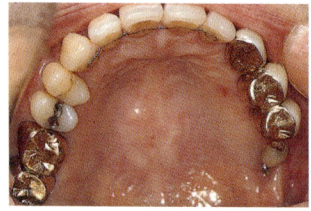

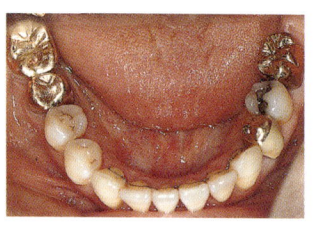

図 65-7a〜e　術後3年8か月（'04.6.1.）.

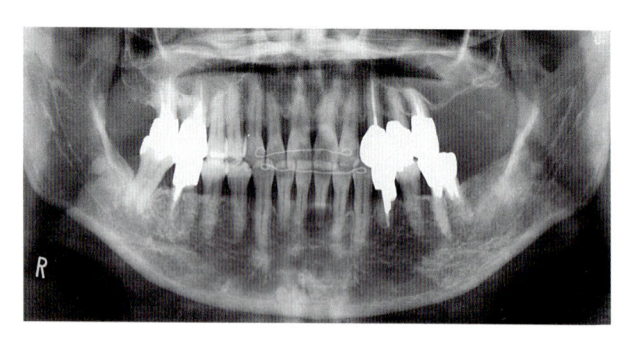

図 65-8　術後4年8か月（'05.6.28）.

[治療結果と考察]

中等度から重度の歯周病の治療後に，歯周病由来の不正咬合形態を矯正治療した．その結果臼歯のアップライト，前歯のアンテリアガイダンスが確立され，水平的な歯槽骨レベル，均一なエンブラジャーの獲得などの歯周環境を整備できて，咬合性外傷への抵抗力が増加できた．口唇の前突状態，オトガイの緊張も改善し審美性が獲得された．

特記すべきは，従来は通常なら抜歯とされるようなケースであった 5| が GTR による再生療法で救われ，その後，矯正移動で確実なセントリックストップとなることができた．これにより可撤性義歯になることを回避できた．術後3年8か月にわたり大過ない経過を示している．

●ブリッジの再製作時に，良好な予後のために |7 を近心移動する MTM を適用した症例

[症例66]
患者：50歳，女性
初診：1997年8月5日
主訴：右上のブリッジが脱落しそうだが，入れ歯にはしたくない．インプラントができるか？
既往歴：この2月に左上のブリッジが落ちた．下顎のブリッジも同じ歯科で作ってある．予後が心配である．

[はじめに]

上顎の大臼歯は近心に移動しやすいが，下顎の大臼歯とくに 7| は近心に移動しにくく，近心傾斜も起こりやすい．矯正移動が困難な事例として，狭小な顎堤のなかを，顎堤より幅広い歯根をもつ 7| を，近心に歯体移動させたいという症例を示す．

第5章 治療

図66-1a 初診時正面観．口腔清掃は比較的良好．自費の補綴物が目立つ．
図66-1b 同右側．常時腫脹しており，ときどき大きく腫れる．ポケットの深さは根尖を越える値．
図66-1c 同左側．ブリッジ脱落後の著しい歯槽堤の退縮と，顎間距離の増加が認められる．
図66-1d 同上顎．⑥5 4③のブリッジが脱落しそうになるたびに，2|から順に①2③まで舌側で連結したという．
図66-1e 同下顎．頬舌径を極端に狭くしたロングスパンのブリッジ．

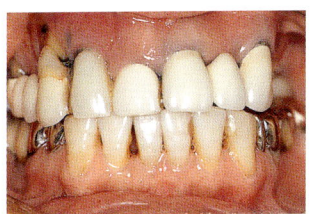

a	b	c
d	e	

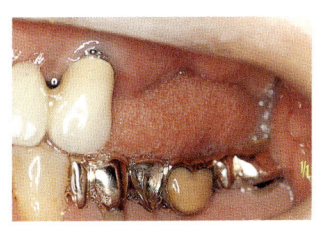

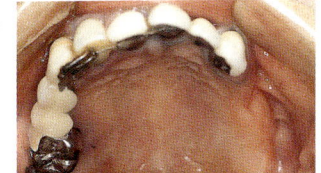

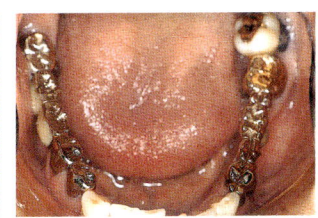

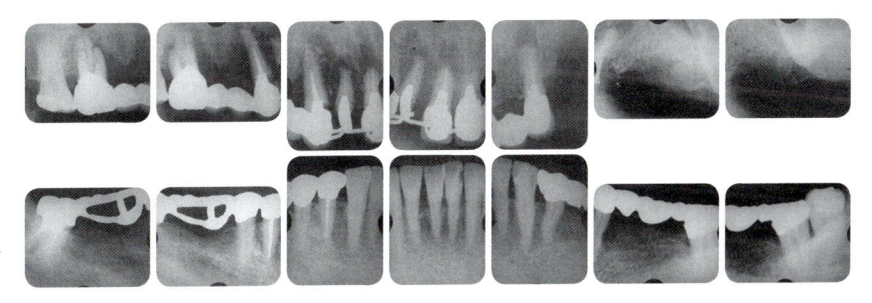

図66-2 初診時．重度歯周炎放置のため，進行中の著しい骨喪失状態が認められる．

[初診時]

初診時所見：⑥5 4③②①ブリッジは進行した歯周病のため脱落寸前である．

下顎には左右にロングスパンのブリッジがあり，支台歯の|8にはう蝕，|7 8には歯周病とう蝕が認められる．

治療方針：上顎はインプラント埋入を試みる．下顎の治療は，再製しておかなければブリッジはもたないだろうから，|7 8のMTM後にブリッジの再製作をすることにした．

[治療経過]

63日来院したうち，MTMに関係する11日分について記載する．

'97. 8. 6. 初診，資料採得，カウンセリング
 12. 9. 上顎インプラント埋入手術終了
'98. 1. 26. |5 6欠損部のスキャノラによる断層撮影，|7歯内療法開始
 2. 27. |5にインプラントアンカレッジ埋入 同時に|6の歯槽骨に1/2ラウンドバーにて骨に穿孔
 3. 20. |7，|8のMTM（近心歯体移動）開始 |4－7のスペース18.5mm
 3. 27. |4－7のスペース18.4mm．矯正力は頬舌側にエラスティックスレッド30gずつ．以後2週ごとに12回調整
 12. 12. 近心移動完了．動的期間10か月
'09. 2. 27. インプラントアンカレッジ除去
 3. 26. ④5⑦⑧セット
 5. 21. 完了の資料採得

[左下ブリッジの再製]

• まずブリッジ再製の提案が必要であった．

上顎の治療には紆余曲折があったが，噛めるようになるのだろうと思われた．患者は「上顎が噛めるようになれば，下顎は今のままでいい」と言う．|7は今なら保存可能なので，できるだけいい状態にしようと，以下のように提案した．

①咬合のキートゥースであること．
②二次う蝕，歯内治療は必須の状態．

症例66

③ 7 8 のポケットは4mmだが，歯根の近接，歯槽骨の形態不良があり，この改善のためMTMを考える．インプラント使用までの待ちの期間を利用することになるし，挺出することは上顎のインプラントの不良な歯冠歯根比を改善することになる．また近心移動すればロングスパンの危険性をやわらげる．

④問題なのは④５６⑦のポンティック部の顎堤が狭小なことである．生木骨折法を応用してインプラント埋入も可能であるが，それより安価・安全なMTMを行い，下顎は左右とも歯根膜負担にしたほうが咬合のバランスがとれる．

⑤インプラントアンカレッジの手術は簡単で，こうすると矯正装置は目立たず，他の歯はフリーで 7 8 が動いてくるだけの矯正である．

⑥図66-4aのように電信柱のような長いインプラントは安定が悪い．挺出は成功率がきわめて高く効果が大きいものであり，近心への歯体移動は（経験不足でわからないとは言わずに）少しでも動いてくれればそれだけ効果があるもので，対合歯によるトラウマはないし，移動状態をみて危険と判断したらその位置でブリッジを作るから，と説明した．以上の説明を支えるのが図66-3a～cである．

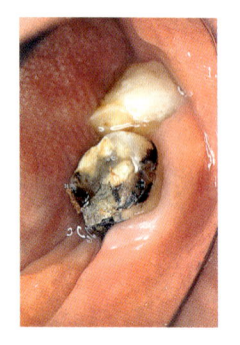

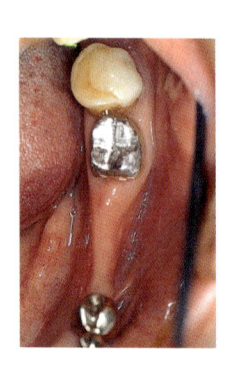

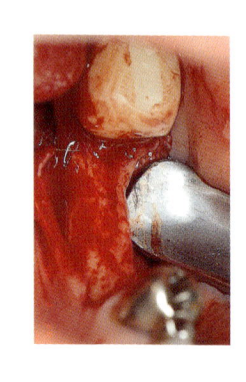

| a | b | c |

図66-3a 7 クラウン除去時．予想どおり著しいカリエスが歯肉縁下まで進行している．
図66-3b 狭小な歯槽堤と，長い欠損部を示す．
図66-3c 狭小で鋭利な歯槽頂，狭小な幅の歯槽骨を示す．

〈インプラントアンカレッジ〉

狭小な顎堤にインプラントアンカレッジを埋入する手術は，スクリューインプラント経験者ならごくやさしい手技である．外科用チタンミニプレートは骨形態に沿って屈曲し，これをチタンミニスクリュー2本で留める．垂直ネジは狭小な左右の皮質骨間に，横ネジはバイコーティカルに固定できる．

1年間トラブルなしに使用し，除去の際は垂直ネジは埋入時と同等の力で，横ネジはネジの頭のヘックス溝が耐えられるか？ というくらいの抵抗の後，逆回転してリムーブできた．図66-4bは矯正装置をはずし，インプラント除去直前の状態を示す．図66-4cはリムーブしたインプラントである．

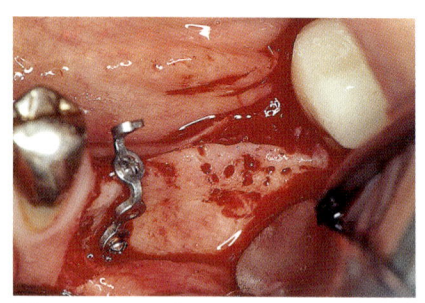

図66-4a インプラントアンカレッジ埋入時（'98.2.27.）．屈曲したミニプレートを垂直と水平方向に留めた2本のネジ．骨に1/2ラウンドバーで穿孔した．

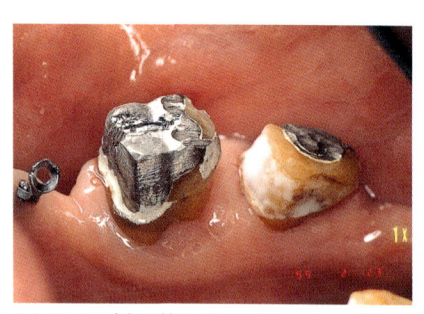

図66-4b 矯正装置をはずし，インプラント除去直前（'99.2.23.）．インプラント周囲の狭小な顎堤に 7 の広い歯根が迫っている．歯肉にはまったく炎症が認められない．

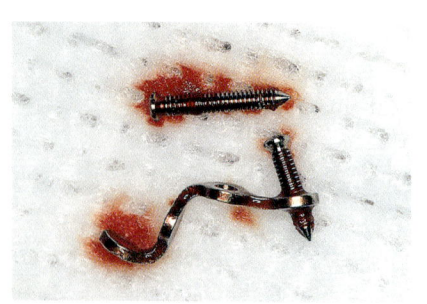

図66-4c リムーブ時のインプラントアンカレッジ．各種のものが利用できるが，図は3i社のGBRのネジセット．

第5章　治療

術後約9年が経過している．インプラントアンカレッジは役に立った．現在も治療後のトラブルは皆無であるが，当時の治療に対する反省点は多い．咬合のエリアに突出したインプラントアンカレッジは，咬合接触していなくても外傷に対して危うい．使い勝手が悪いから何本ものワイヤーで固定し，それをレジンで覆って使用している．この形態でやるなら，頬舌側に利用部分を突出させれば良い．というよりネジ1本(または2本)で良い．骨への穿孔は必須の処置というほどのものではない．利点が少ない．

〈7⏋の近心への歯体移動〉

7⏋が近心に歯体移動するには，回転・傾斜・挺出を防止する必要がある．動揺度が大きいまま牽引を続けるのは，将来ブリッジの支台歯としての役割を損ねるので避けたい．そこで，回転防止には頬舌両側よりの牽引とし，傾斜防止には弱い連続した力で歯の回転中心を引くようにした(図66-5, 6)．

通常の牽引法では危険が大きく，一度でも外傷歯のようになったら，MTMはやらないほうが良かったということになってしまうので，2週ごとの来院とし，矯正力・移動量・近心傾斜度をできるだけ正確に測定した．挺出は最初は望ましいものであったが，圧下が必要になったときは.017″×.025″TMAワイヤーに代えたりした(図66-7, 8)．

5⏋6⏋8⏋

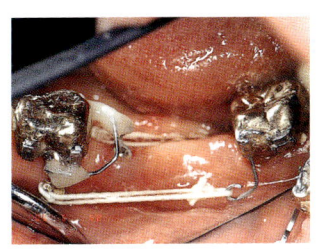

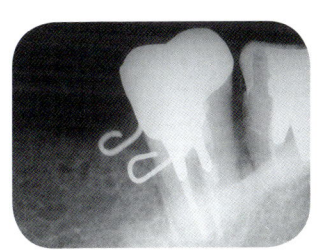

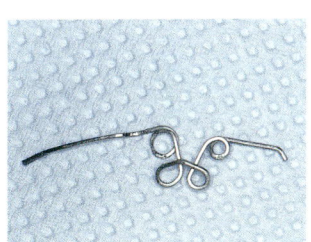

図66-5　7⏋8⏋近心移動開始時('98.3.20.)．鋳造冠に埋入されたチューブに.017″×.025″TMAを装着し，エラスティックスレッドで引いた．4⏋はまだ回転をゆるす固定をして，遠心傾斜を直すようにしている．粘膜の刺激になりそうな部分は極力レジンで覆っている．
図66-6　図65-5と同日の7⏋．
図66-8　使用した.017″×.025″TMAワイヤー．

[歯体移動の基本設計]

図66-7　㋑の角チューブに挿入した.017″×.025″TMA(チタンモリブデン合金，オームコジャパン サイブロン・デンタル社)の角線㋺を＊印の抵抗中心より下のラインで牽引して歯体移動を図った[21,46]．最初は30g以下のエラスティックスレッド，つぎにチタンコイルスプリングを用いた連続した弱い力(50gぐらい)で牽引する．このとき移動歯の回転を防ぐため，舌側にも同じ装置を装着する．

7⏋の圧下が必要になったときには図66-8のように.017″×.025″TMAワイヤーを屈曲させ，圧下しながら牽引した．一般臨床歯科医にとって手馴れている間接法模型上でMTMの設計，製作が勧められる．

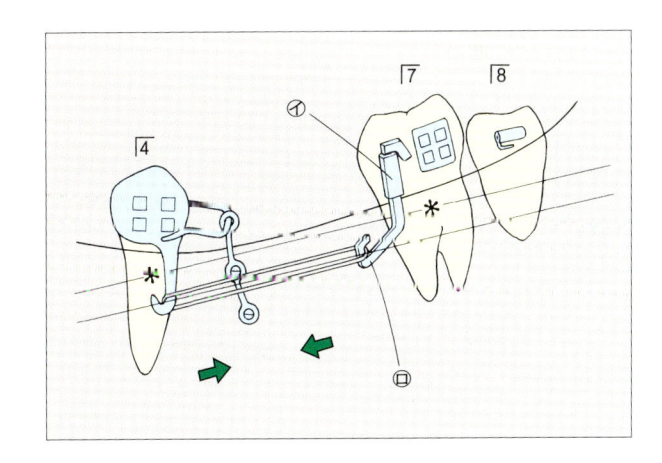

近心に歯体移動していることを確かめるには1/2サイズのパノラマエックス線像を重ね合わせて動きをみるのが有用であった(図66-9, 10)．傾斜してから，挺出してから治療を開始するよりも事前に防いでおくのが良かったという反省がある．当時はこれでも弱い力と思っていたようだが，挺出をゆるして近心移動するなら，おそらくもっと弱くても同様にできたと思われる．

症例66-67

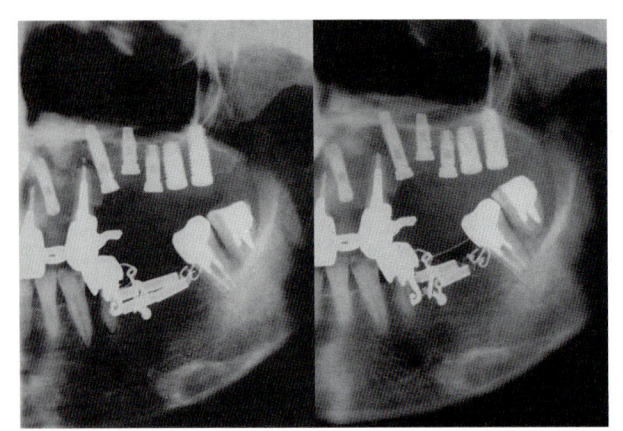

図66-9 1/2サイズのパノラマエックス線像は，情報が有効であり被曝量も比較的に少ない．

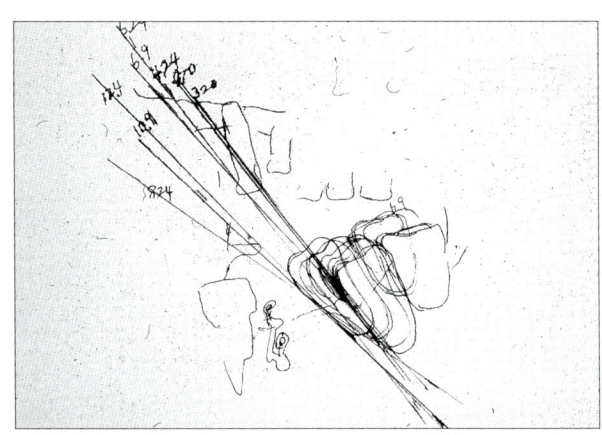

図66-10 1/2サイズのパノラマエックス線像のインプラントアンカレッジを基準として重ね合わせることにより，7̄の移動スピード，傾斜・挺出の程度を調べた．

7̄の近心移動を，デンタルエックス線像の重ね合わせで検討した．矯正開始時と終了時のエックス線像を用いた．7̄を基準とした重ね合わせでは，近遠心で歯槽骨の高さに差はあるものの骨のレベルは平坦化され，8̄との根接近は解消し，術後のアタッチメントロスは認められない（図66-11a）．インプラントで重ね合わせると7̄の挺出量は約3mmであり，7̄の歯根近心面と骨との接点の8か月間の近心移動量は7.7mmくらい（動的期間約8か月）であった．通常の移動スピードである．歯冠の近心傾斜は，ごくわずかのようである（図66-11b）．

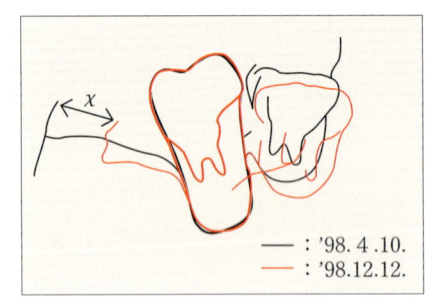

図66-11a 7̄を基準に重ね合わせると歯根膜の量は同等で7̄の挺出量だけ8̄が圧下されたようにみえる．インプラントアンカレッジ間距離で移動量 χ がわかる．

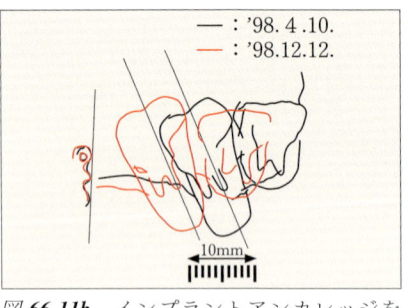

図66-11b インプラントアンカレッジを基準に重ね合わせると，さらに傾斜度がわかる．

図66-12 7̄8̄補綴終了時（'99.3.27.）．

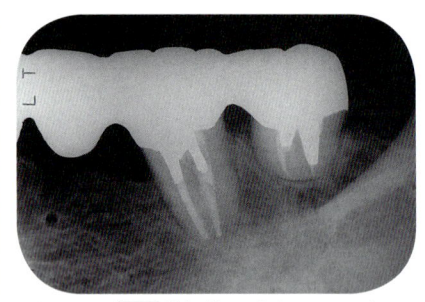

ここで問題なのは7̄のダメージの程度である．臨床的にダメージを与えていないのはわかっていた．しかしインプラントアンカレッジのリムーブのときに，切開線を伸ばして7̄の歯周組織を調べてみた．すると驚くほど健康そのもので，これならこの治療法はまたやってもいいなと思ったのだった．下顎はMTMにより，天然歯としての咬合に不安が少なくなったといえる（図66-12）．

[まとめ]

狭小な顎堤における大臼歯の歯体移動はBednar JR, Wise RJ[47]も述べているように通常は禁忌である．しかしMelsen B[20]は限界症例に弱い力を持続的にかけて治療できること，Fontenelle A[46]は歯体移動の術式を述べている．この症例が先達の説く道であるかどうかはさらなる検討が必要であろう．しかし，初診後10年経過している．トラブルはない．メインテナンスのときには患者と心からなる共感を分かち合える．

● ⑥欠損放置による⑧⑦近心傾斜の不正咬合の MI の治療

[症例67]
患者：27歳，女性

初診：1980年9月16日
主訴：悪い所を治したい

[はじめに]

症例61の⑥欠損放置のMTMでは，ブリッジ作製を前提にまず⑧を抜歯して，⑦のアップライトを図った．抜歯も切削も不可逆処置で患者が歓迎するものではない．つぎの一歩のMTMを記述する．

[右側の不正咬合]

⑥欠損放置で⑧⑦が著しく近心傾斜，⑦/⑧⑦はクロスバイトとなっている．患者は非抜歯治療を希望．

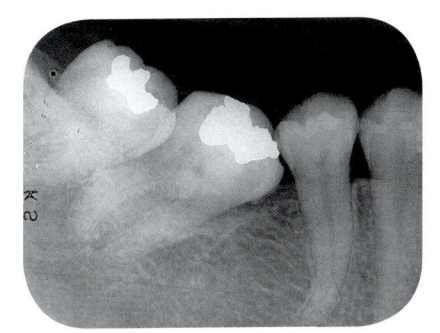

図 67-1a　術前（'80.9.16.）．
⑧⑦の近心傾斜がわかる．

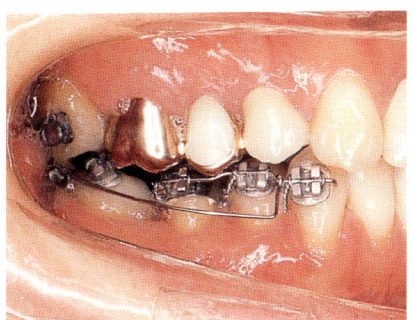

図 67-1b　MTM 開始時（'80.11.25.）．
⑧⑦⑤④③にDBS．加強固定として⑤⑦支台のリンガルアーチ．⑦/⑧クロスエラスティックと⑧アップライトスプリングでまず⑧を起こす．

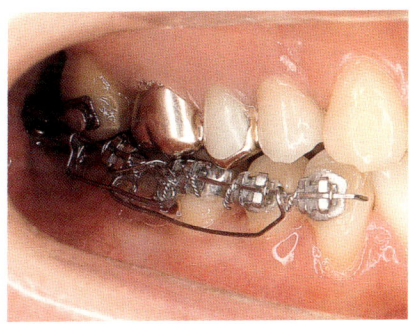

図 67-1c　開始後3か月目（'81.2.26.）．
.016″×.022″のアーチワイヤーに変更．⑦と⑤にアップライトスプリングを装着し，歯冠を互いに結紮することで反作用を打ち消しながら歯根を平行にする．

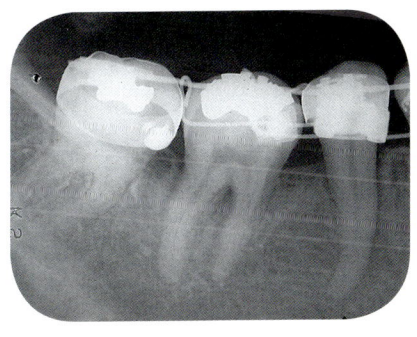

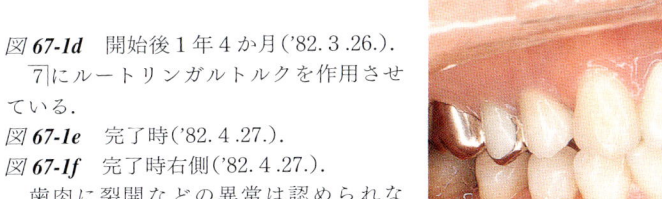

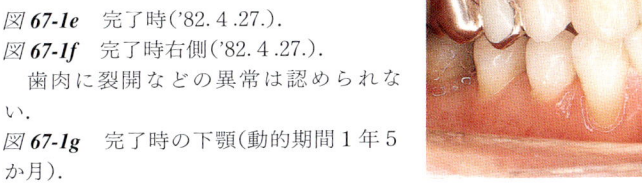

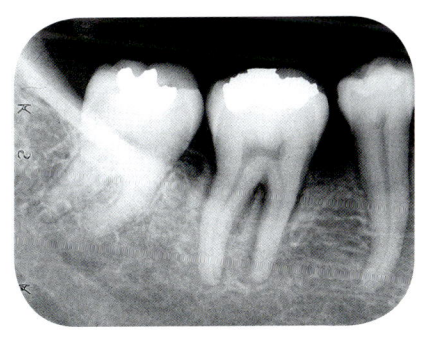

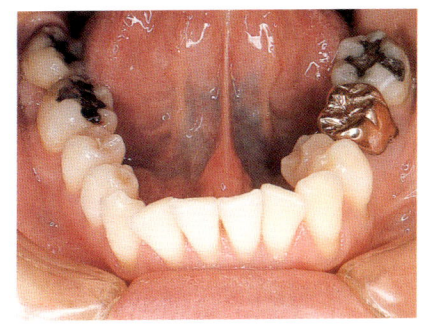

図 67-1d　開始後1年4か月（'82.3.26.）．
⑦にルートリンガルトルクを作用させている．
図 67-1e　完了時（'82.4.27.）．
図 67-1f　完了時右側（'82.4.27.）．
歯肉に裂開などの異常は認められない．
図 67-1g　完了時の下顎（動的期間1年5か月）．

症例67-68

[治療経過]
（月1回の定期的な装置の調整と，う蝕治療は省略）
'80.10.22. $\overline{8|}$抜歯
11.10. $\overline{5|7}$支台のリンガルアーチを装着し，$\overline{8|}$にまで延長しておいた主線からスプリングを出して，$\overline{8|}$の遠心移動開始．
$\overline{87・543}$にDBSを接着し$\overline{8|}$にアップライトスプリングを装着し，アップライト開始．$\overline{8|}$の舌側にリンガルボタンをつけ，$\overline{|8}$との間にクロスエラスティクを使用して交叉咬合の改善を図る
'81.1.29. $\overline{87|}$に間隙が生じてきたので太い角線を入れることにより，頬舌的にアップライトさせる
4.27. 動的処置完了，装置除去．下顎リテーナー装着（動的期間1年4か月．図**67-1a〜g**）
5.27. $\overline{7|}$咬合調整（$\overline{7\,5|}$のスペースが開かないように調整）
6.24. 完了とする

咬合治療（MTM）の結果，咬合平面は平坦になり，ほぼI級の咬合接触状態に回復できた．$\overline{7\,5|}$の接触点の回復には補綴処置が必要かと思われたが，不要であった．$\overline{7|}$のアップライトが進むにつれ，近心傾斜側の骨の改造がみられ，終了時には骨は水平となり，歯肉に炎症はみられずポケットも3mm以内であった．

20年前だから装置は.022″スロットのスタンダードブラケットを使用しているが，現在ではストレートアーチ用，形状記憶合金，性能のいいエラスティクが利用できる．

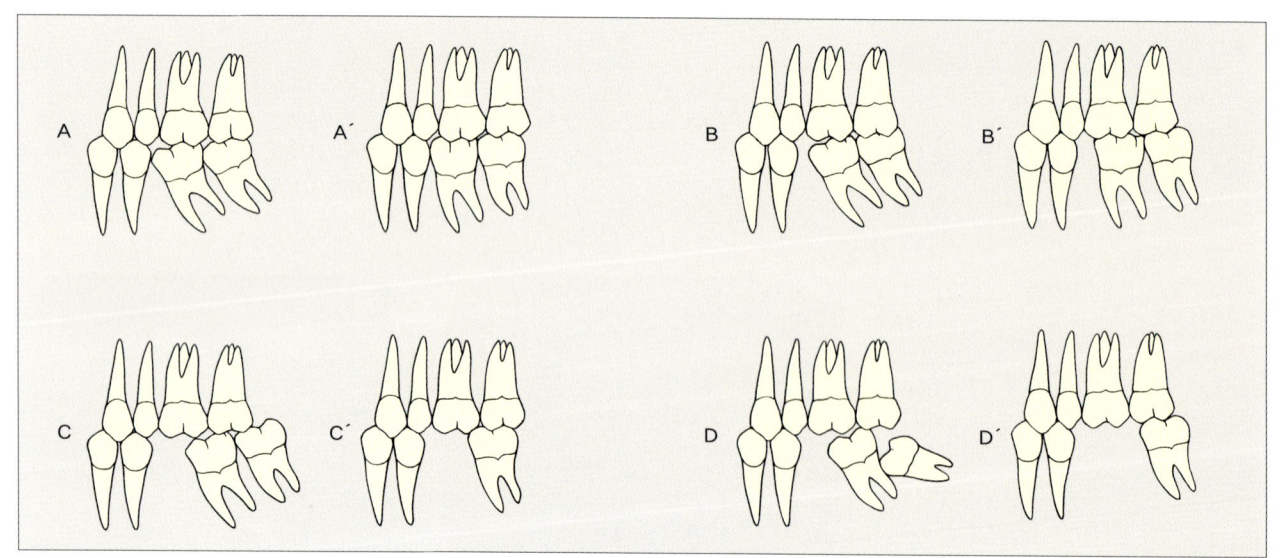

図**67-2** ABCDのような$\overline{6|}$欠損放置による不正咬合の治療目標は，矯正処置のみで咬頭嵌合を得るとするならばA′B′C′D′である．ブリッジのために支台歯形成をするなら，矯正による位置決めの条件は緩和できる（武藤ら[48]より改変）．

[考察]
術後の$\overline{\frac{3\,2}{3}|}$の（側方のガイドの）咬合接触をみても，術前と変わらないから個性正常咬合は維持されていると思われる．多少の矯正の知識で$\overline{8|}$の抜歯を回避でき，MIの処置が可能になる．矯正だけの問題と考えて，矯正専門医に$\overline{87|}$だけのアライメントを依頼しても良いだろう．その場合，天然歯だけで咬頭嵌合をつくる矯正が治療目標となるおそれがある．

図**67-2**の各種の目標をみてみると図**67-2**のA→A′は良いが，他は欠損が残ってしまう．ブリッジをする予定なら，アップライトまでできれば良いともいえるから省力化できる．インプラント，自家骨歯牙移植が予定されるとき，インプラントアンカレッジが利用できるときと，多彩な治療法が考えられる．

●著しい咬合崩壊(多数歯のう蝕の放置,歯肉まで咬み込む臼歯の挺出,左右側のアンバランス)をMTM(圧下など)により固定性補綴で回復できた例

[症例68]
患者:34歳,女性

初診:1992年4月8日
主訴:全般的なう蝕歯の治療

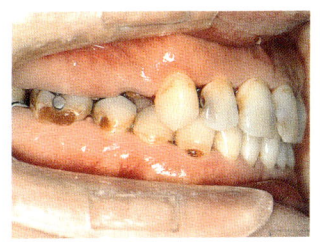

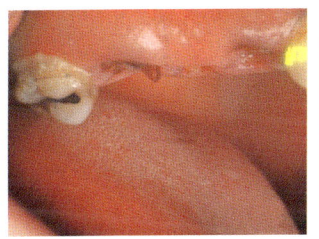

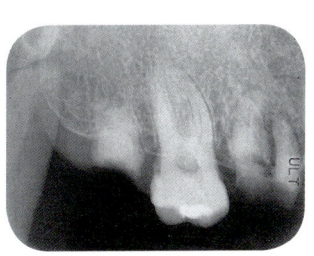

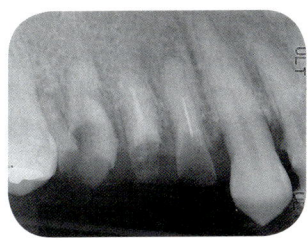

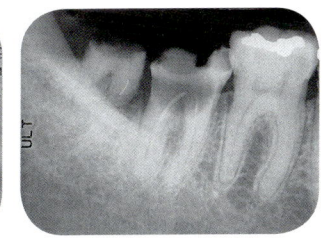

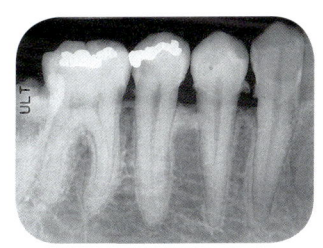

図 68-1a, b　初診時.
図 68-1c　初診時 $\underline{8\ 7\ 6}$.
図 68-1d　初診時 $\underline{7\ 6\ 5\ 4\ 3}$.
図 68-1e, f　初診時の下顎.
図 68-1g, h　初診時の模型.

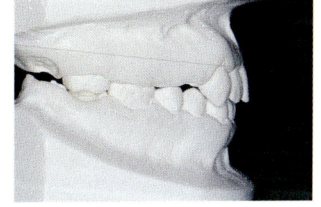

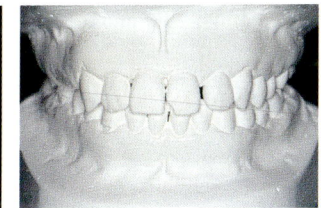

[はじめに]

挺出移動→傾斜移動→歯体移動→圧下移動の順に歯は動きにくい.動く方向に骨の壁がどのくらい立ちはだかっているかによる.なかでも前歯,小臼歯より大臼歯が動きにくい.強く噛める歯だから当然である.圧下しようとすると,アンカレッジの歯のほうが挺出してしまう.そこで一般歯科臨床のテクニックを応用して圧下を試みた.

[治療方針]

右側を補綴処置のみで治療すると残存歯への侵襲が大きいから,咬合力を利用して残存歯($\frac{7}{6\ 4}$)の圧下を試み[49]顎間距離を得る.残根の $\overline{7|}$ は咬合平面まで挺出させ,$\underline{6\ 5\ 4}$ 欠損に対しては $\overline{5|}$ を移植して $\frac{⑦6⑤④③}{⑥5④|}$ のブリッジとする.

[問題点]

①抜歯してパーシャルデンチャーでは侵襲が大きい.機能回復が十分でない.
②$\underline{6\ 5\ 4}$ の臼歯3歯連続欠損は,超ロングスパンでブリッジの禁忌とされているが,ブリッジで補綴するにはどうするか.
③歯牙移動のなかで圧下は難しいとされているが対咬歯に噛み込んだ歯の圧下は可能なのか?
(図 68-1a~h)

症例68

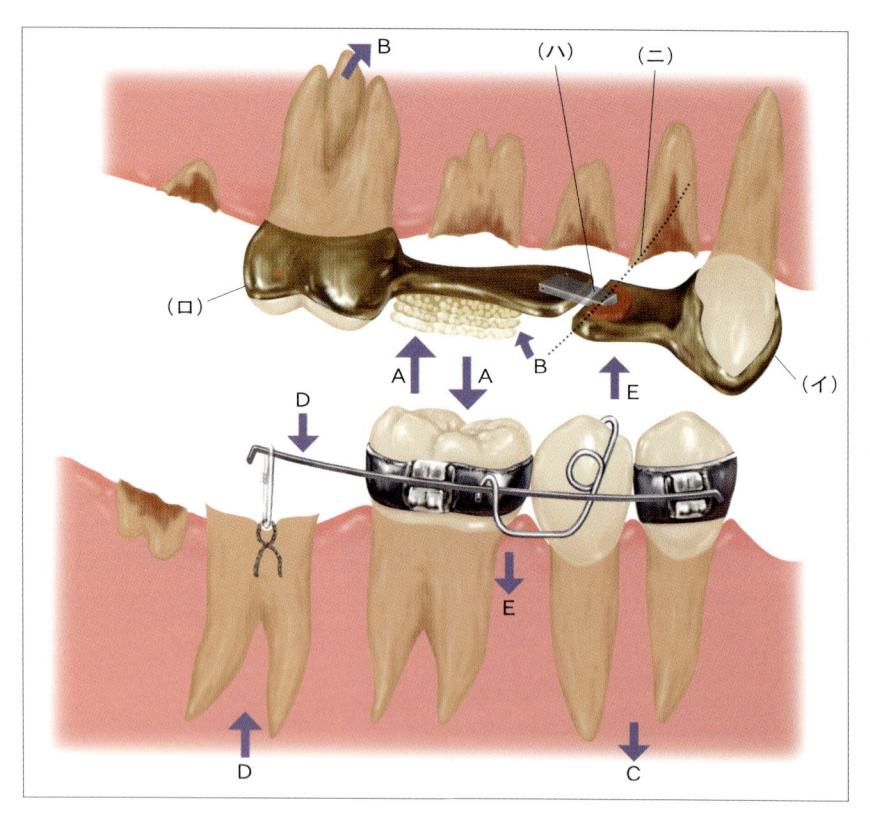

[圧下，挺出の装置の摸式図]

図 **68-2** ①上顎のブリッジは $\underline{3}$ が 3／4 冠（イ），$\underline{6}$ は 5／5 冠（ロ），$\underline{4}$ にボール，ソケットヒンジ（ハ，図 **68-3a**）を埋め込んでワンピースキャストで作り，（ニ）の回転軸で $\underline{7\ 6\ 5}$ が回転しながら沈下する（B）．

その圧力は $\underline{6\ 5}$ 部のリテンションビーズに積み上げるレジンへの，$\overline{6}$ の噛み込む力（A）である．

②下顎は矯正用既製バンドにブラケットをつけ，フルサイズの角線を入れたまま（パッシブに）セットする．$\overline{6}$ が（A）により圧下されると，やや $\overline{4}$ も沈む（C）．$\overline{7}$（D）と $\overline{5}$ のアップライトスプリングは主線にかけられているから，$\overline{5}$ の挺出は $\overline{6\ 4}$ の圧下を進める．

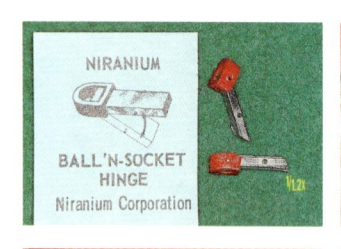

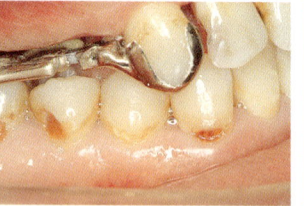

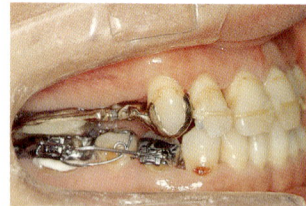

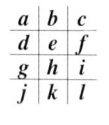

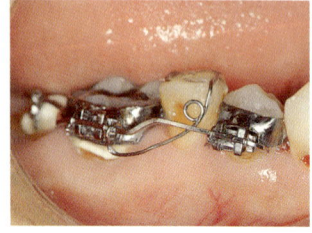

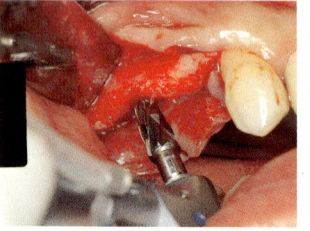

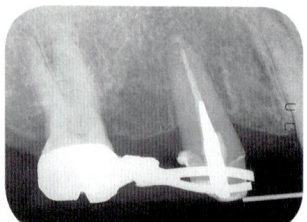

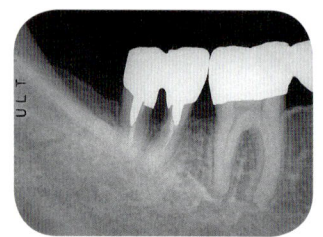

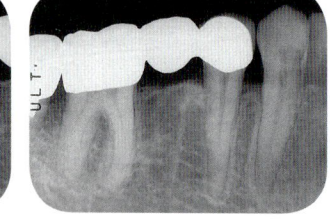

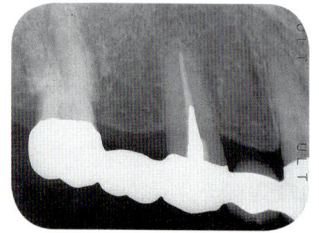

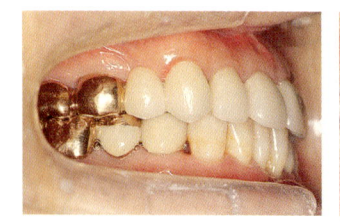

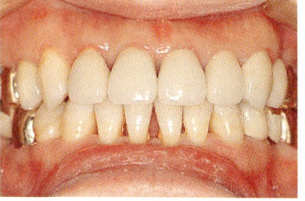

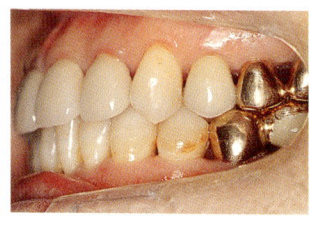

a	b	c
d	e	f
g	h	i
j	k	l

図 **68-3a** ボールソケットヒンジ．一方向のみの運動をゆるす．本来，遊離端の金属床義歯のワックスパターンに埋入し，支台歯の負担軽減のためなどに使用する．

図 **68-3b** 上顎の装置．ボールソケットヒンジが組み込まれている（'92.6.17.）．

図 **68-3c** 上下顎の装置（'92.9.9）．

図 **68-3d** $\overline{5}$ 移植前に挺出しておいた（'92.10.14.）．

図 **68-3e** 移植の手術中（ドリルはハンドピース用の市販品を短くして使った．'92.10.21.）．

図 **68-3f** $\overline{5}$ 手術後 7 か月（'93.5.12.）．

図 **68-3g** 治療終了時（$\overline{7}$．'93.9.22.）．

図 **68-3h** 治療終了時（$\overline{7\ 6\ 5}$．'93.9.22.）．

図 **68-3i** $\overline{5}$ 手術後 2 年（'94.10.6.）．

図 **68-3j～l** 治療後 1 年 1 か月（'94.10.6.）．

[治療経過]

'92.6.3. $\frac{8654}{8}$ 抜歯

6.17. $\overline{6-4}$ MTM 開始

装置の摸式図と力系は図**68-2**に示した．図**68-3a**の既製ヒンジを組み込んだ$\overline{7-3}$のワンピースキャストブリッジを装着し，$\frac{3|7}{3|7}$の咬合状態に悪影響がでない範囲でポンティックの$\overline{65}$に薄くレジンを盛って，咬合力による$\frac{7}{65}$圧下を図った(図**68-3b, c**)．

7.5. $\frac{21|12}{}$ は Las-O-thread でフレアリングの矯正を開始

7.15. $\overline{65}$ レジン添加

7.20. $\overline{65}$ バンド装着して$\overline{7}$挺出開始

8.4. $\overline{74}$を積極的に挺出，$\overline{6}$圧下を促進

8.10. アクチベーション(図**68-3c**)開始

10.14. 圧下により補綴スペース獲得(動的期間10か月)，$\overline{5}$移植直前の状態(図**68-3d**)．$\overline{7}$ゼプトトミー

10.21. $\overline{5}$を$\overline{5}$に移植(図**68-3e, f, i**)

11.11. $\overline{7}$挺出のアクチベーション開始

'93.1.7. $\overline{7}$近遠心根分離して遠心根の遠心移動開始

6.10. $\overline{7}$矯正完了(動的期間10か月)
⑦⑥⑤④③ブリッジセット

7.21. ⑥⑤④セット

8.9. ⑦⑦セット

'94.10.6. 終了時(図**68-3g～l**)

[考察]

圧下は歯根全体を圧迫して移動するが，歯根膜線維も骨の抵抗も非常に強い．とくに成人の場合は，歯周組織の改善が起こりにくい．全顎矯正のエッジワイズ装置による圧下は前歯，小臼歯までは良いが，大臼歯になると起こりにくく，最後臼歯ではさらに難しい．同一歯列のなかで固定を求めると，この歯に挺出が起こりやすい．

そこで咬合圧が集中するMTM装置を考案した．これを患者によく噛んでもらうようにした．レジンの積み上げによる，わずかに高い早期接触歯を噛みつぶして左右差を感じなくなり，患者がつぎのゴーサインをだしたときに術者がつぎのアクチベーションを行うというやり方で，これは受け入れられやすく，術者の不安も少ないものであった．$\overline{75}$の挺出の力は，弱い力であっても咬合力による圧下後の戻る力をそぐから，$\overline{6}$の圧下に役立ったと思われる．その反面，圧下歯は早期に補綴に移れたが，挺出歯の$\overline{7}$は後戻りを恐れ長い保定期間をとった．

この矯正治療はダイナミックな変化にもみえるが，疾患がないときの元の状態に戻しただけの矯正である．動的期間10か月で目的を達成し，その予後は良好である．

圧下が難しい最後大臼歯に対して歯根の圧入方向を，ブレがなく一定方向になるよう補綴物で精密に規制し，咬合圧をかける．圧入はされるが，元に戻りにくいため圧下が続くというメカニックであろう．インプラントと連結固定した天然歯の沈下と同じメカニックと思われる．

$\overline{5}$の自家歯牙移植を疑問視する人がいるかもしれない．しかし，リスクはゼロではないが限りなく小さく，ベネフィットは大きい．$\overline{5}$は歯周病のない単根歯で根が長く湾曲がなく，挺出ができ抜歯に問題なく，$\overline{5}$の骨量はわかっている．これだけの条件が整えば，失敗の確率はきわめて小さい．臼歯の3歯連続欠損はブリッジの禁忌症である．これを解消するとともに，下顎をブリッジにして上下のバランスを保つことになる．長期にわたる良好な予後のためには，このようなバランスが大切だと思っている．

失われた咬合を蘇らせるには，補綴処置とともに矯正処置がある．図**68-3j～l**の終了時資料にみられるとおり，矯正処置により左右の対称性，水平な咬合平面とそれに準ずる歯周組織の回復が得られ，補綴処置を効果的にした．

欠損，疾患の放置による著しい挺出歯に対しては，抜歯・骨整形による顎間距離の獲得から始まる補綴処置より，矯正という補綴前処置に頼るほうがMIの治療といえる．

症例69

● 1歯の圧下の症例

[症例69]
患者：27歳，女性

初診：1977年11月11日
主訴：放置してあったう蝕の治療

[術前]

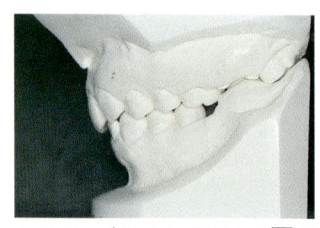

図 69-1a　7̄ C₄にう蝕歯の7̄が深く噛み込んでいる．8̄は挺出し，7̄に突き上げられて遠心に傾斜している．

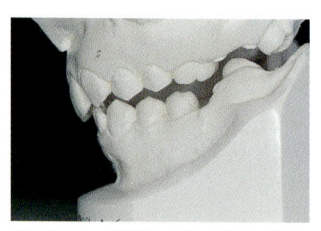

図 69-1b　模型の上下顎を開いて咬合平面の凸凹を示した．

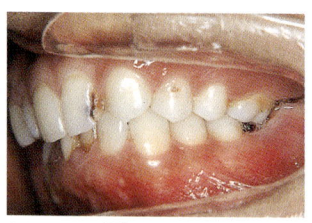

図 69-1c　7̄は歯だけでなく，歯肉も増加して長くなっている．

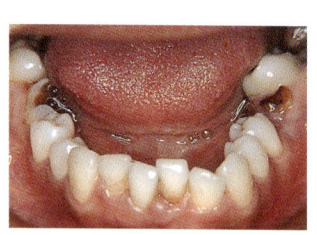

図 69-1d　7̄は舌側にも強く傾斜している．

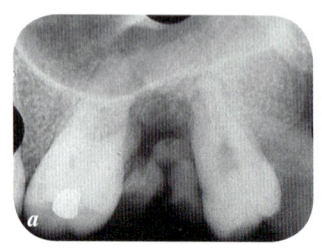

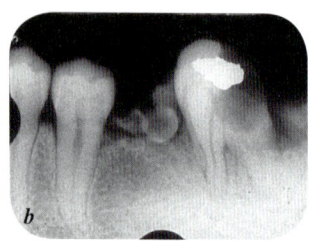

図 69-2a, b　初診時．7̄/6̄8̄はC₄．7̄遠心に5mmの歯周ポケットがある．

[治療：7̄圧下の装置]

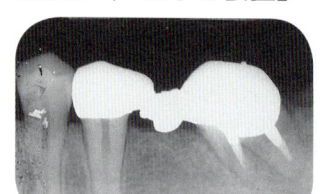

[治療]

7̄/6̄8̄ C₄は抜歯，7̄欠損は8̄を7̄の位置に矯正移動，6̄欠損は7̄を圧下して，⑤6⑦とする．

図 69-3　⑤6⑦のブリッジにキーアンドキーウェイを組み込み，咬合力で7̄を圧下した．ポンティック近心に，ずり下がったキーウェイが見える．咬合平面，歯槽骨は平坦になっている．

[術後]
左側の咬合．

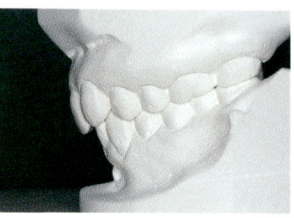

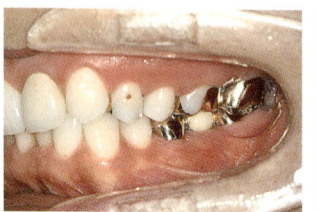

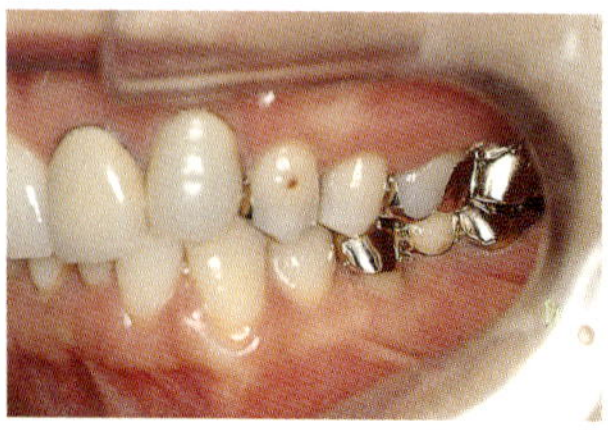

図 69-4a　補綴終了時．'97.6.23.（初診後1年7か月）の模型（左側）治療開始時の治療計画どおりに8̄は7̄の位置に矯正移動でき，クラウンで連結固定した．7̄は圧下して⑤6⑦のブリッジを装着した．咬合平面は平坦になっている．

図 69-4b　補綴終了時．'79.9.14.（初診後1年10か月．左側）．

図 69-4c　リコール時．'98.5.27.（初診後20年6か月）．MTM（傾斜移動と圧下）した歯の20年後であるが，通常に機能を果たしている．

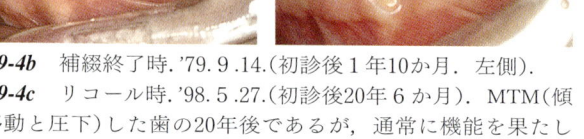

[問題点]
① 天然歯冠の崩壊を放置したため，抜歯しか治療選択肢がないのか？
② 抜歯すると6̄7̄欠損で，可撤性義歯となる．20代の未婚女性には痛手である．
③ 7̄が圧下でき，ブリッジの支台歯になり，長期にもつか？
④ 圧下できたとして7̄の歯周組織（遠心に5mmのポケットがある）がトラブルを起こすか？
⑤ 6̄8̄の欠損側の歯槽骨吸収が問題を起こすか？

[考察]

〈7̲ の歯周組織〉

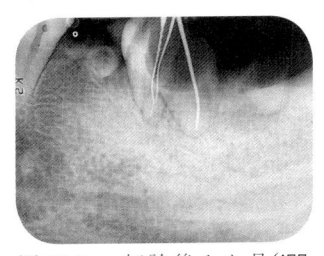

図 69-5a　初診後1か月('77.12.17.).7̲根管治療時.7̲遠心に5mmの歯周ポケットがあった.う蝕は大きく根分岐部が近い.歯根は短い.

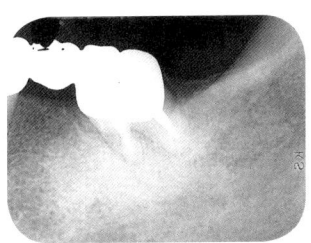

図 69-5b　初診後1年7か月('79.6.23.).圧下の矯正治療後も遠心のポケットは5mmと変わらない.圧下により歯だけが動いたわけではなく,歯・歯根膜・骨・歯肉が一体となって圧下移動した.

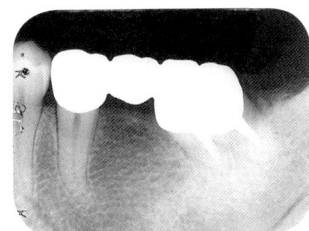

図 69-5c　リコール時('85.8.20).初診後7年9か月.歯周治療(SRP)により7̲遠心ポケットは4mm.

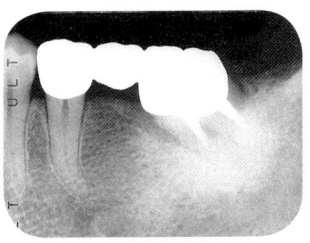

図 69-5d　リコール時('99.9.7.).初診後21年10か月.7̲遠心の歯周ポケットは4mm.咬合性外傷が進んでいる.圧下後7̲の近心傾斜を治しておくべきであった.

〈6̲ 8̲ の歯周組織〉

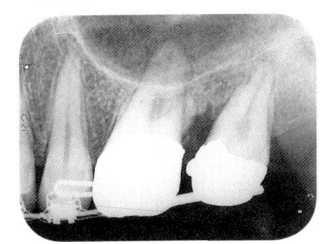

図 69-6a　初診後6か月('78.5.11.).6̲7̲矯正中.6̲頬側根は根尖付近まで骨がないように,8̲付近も付着が喪失しているようにみえる.

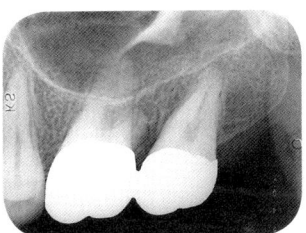

図 69-6b　初診後1年7か月('79.6.23.).補綴終了時.積極的に歯周治療を行ったわけではないが,歯周組織は改善の傾向にある.

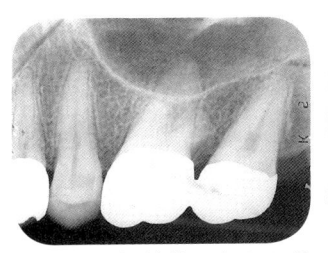

図 69-6c　初診後7年9か月('85.8.20.).歯周治療(SRP)が行われている.

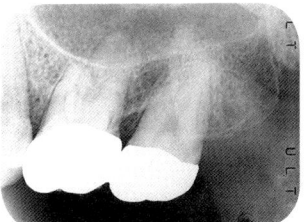

図 69-6d　初診後24年1か月('01.7.2.).6̲8̲隣接面の骨形態には不満があるが,歯周ポケットは4mmまでである.

[まとめ]

・8̲の傾斜移動と,7̲の圧下のMTMがなされ,29年後の現在も通常に機能している

・6̲8̲の欠損側の歯周組織は二十余年にわたり,徐々に歯周組織ができてきているようにみえる.7̲残根を圧迫していた原因が取り除かれ,7̲C₄の抜歯窩が治癒していくなかで,矯正により7̲欠損スペースが少なくなり血液供給が増し,治りやすい環境が形づくられたのが効果的であった.

・7̲は歯が圧下されたというより,歯肉,歯槽骨が一塊のブロックとなって圧下されている.7̲遠心面の歯周ポケットは圧下後も術前と同じ5mmであり,口腔内およびスタディモデルを観察すると,頬側の長い付着歯肉は長いまま圧下されて歯肉,頬移行部が広がっているようにみえる.

通常圧下すると,歯周ポケットを生ずるうんぬんと否定的に語られることが多い.本症例の変化は「復元矯正」による改善で,もともとの位置に納まっただけなのである.「挺出はやさしく圧下は難しい」という事実だけを信じているのでは確信犯になってしまう.さまざまな可能性を考えたい.圧下は咬合圧をかけることで生ずる.やみくもに生じさせるのはいけない.6̲の補綴用のインプラントで強く噛むことで7̲の圧下を図ったら,圧下はできたがインプラントの骨統合が失われた.経験上「ない」と確信していた.圧下を生じさせることで矯正が完了するわけではなく,圧下状態を保っておくことが圧下の完成となる.矯正挺出したらなんと,もともとの形に戻ってしまった難しい挺出例はよく知られている.

8̲のMTMはやさしいが7̲の圧下は難しい.垂

症例69-70

直的に圧下され，長期には機能しているが，側方（舌側傾斜）のコントロールが不十分であった．矯正用ブリッジのキーアンドキーウェイが圧下されてはずれた時，うまくできたと安心して動揺を抑えるため，補綴を急いだふしがある．どうすれば良かったかは，さまざまな因子があるから今となっては不明である．

1歯の圧下の症例を簡単に記述した．29年前の症例であるが，記憶に残る1例である．この症例は多くのことを教えてくれた．症例5の挺出した7|の圧下をする時，強いアンカレッジをつくること，1根ずつ圧下すること，7|がブロックで圧下されたことへの理解など，役に立っている．

●大臼歯2歯の遠心移動を必要とした5|舌側転位歯のMTM

[症例70]
患者：32歳，女性
初診：1996年12月28日
主訴：5|う蝕の治療

臨床所見：5|は萌出余地がなく，舌側に転位している．う蝕の発生は，この位置異常が原因の一つとなっているのであろう（図70-1a～c）．

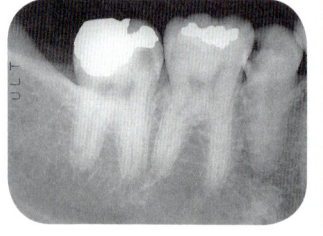

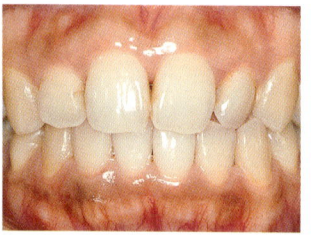

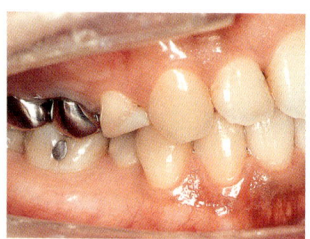

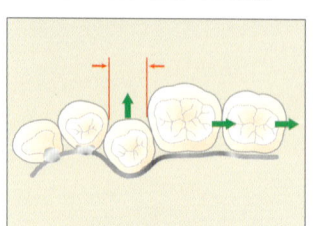

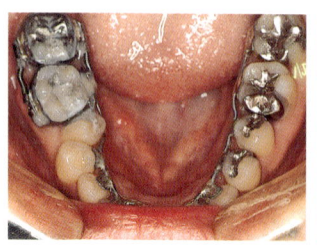

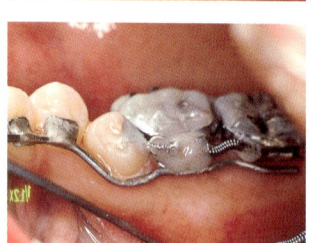

図 70-1a 術前7 6 5|，5|は深部にう蝕が広がっている．
図 70-1b, c 術前．
図 70-1d 術前咬合面の模式図．
図 70-1e 4―7までを固定源にするための舌面板に0.9mmコバルトクロム丸線をろう着した（'97.1.11.）．
図 70-1f 7 6 5|の舌側は舌面板はなくて，必要に応じてレジンで結合させて使っている（'97.1.11.）．

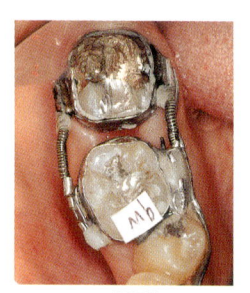

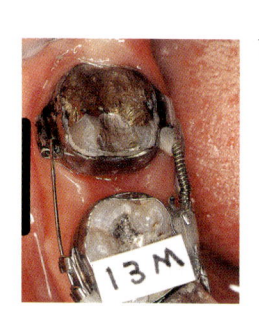

図 70-1g 7 6|はバンドの頰舌面にそれぞれ平行にチューブをろう着し，オープンコイルを同時に作用させ，9週目にこれだけの移動をしている．アクチベーションは長さの決まったスペーサーを挿入しているのが見える（'97.3.8.）．
図 70-1h 13週で7|移動完了．舌側だけ残してローテーションを治している（'97.4.11.）． 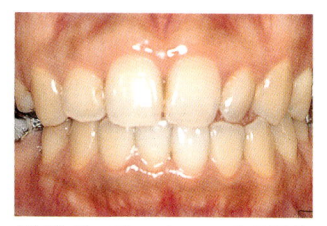
図 70-1i アンカレッジが反作用で左方に移動して，正中が偏位している（'97.4.11.）．ちなみに強い咬合力を示す骨隆起が発達しているのがわかる．

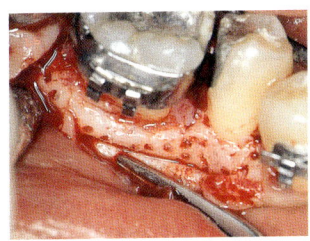

第5章 治療

図 70-1j 6 5|に十分骨のパーフォレーションを行った（'97.5.31.）．

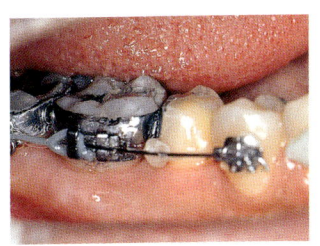

図 70-1k 5|被蓋改善．5|を頬側に引いていた Las-O-thread を主線にレジンで留めてある．舌側も，舌面に留めてある．

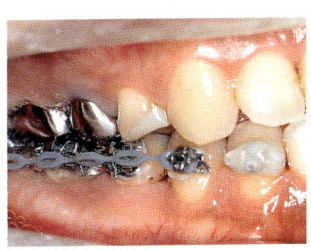

図 70-1l 4|を遠心にゆっくり引いて，反作用を消している．4|を引くだけで正中が戻ってきた（'97.9.13.）．

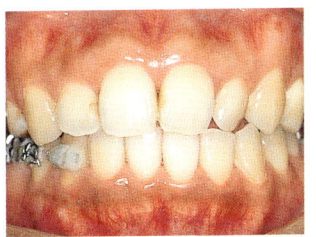

図 70-1m 正中が術前の位置に戻ってきた（'97.10.18.）．

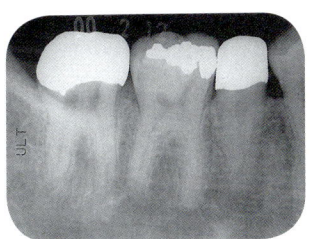

図 70-1n リコール時（2年3か月後）の 7 6 5|．

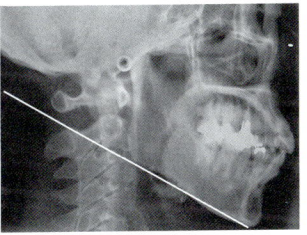

図 70-1o ローアングルのエラの張った強い力で噛む顎態を示す．

[はじめに]

　症例 70 は10年前の症例で 5|を抜歯しないとすると，5|の MTM が必須であり，そのためには 7 6|の遠心移動が必要な，いわば MTM の限界症例である．しかも，動きにくいがっちりした歯で強い咬合力をもっている．だれがやっても MTM の難症例となる．難症例の治療のありさまを学習する目的もあるが，インプラントアンカレッジを適用すれば通常の症例と変わらなくなる．症例 18 の 7/7 しか咬合していないオープンバイトと同じである．インプラントアンカレッジの使用により大臼歯の圧下，遠心移動ができるようになったという MTM の，いや矯正治療全般の改革である．

　この症例を今治療するなら，インプラントアンカレッジを勧めるであろう．その点では検討に値しない過去の症例である．しかしなぜ難しいか，それにどう対応したか（アンカレッジの強化など），どのような不快事項が起こってきたか（アンカレッジロス），その時どうしたかなど，他の症例の参考になる．

[治療方針]

①5|は舌側転位を治さないと根近接部の清掃が不可能で，う蝕が再発する．

②抜歯は避けたいという患者の希望を考え，矯正により 5|が入るスペースをつくって頬側移動してから補綴することにした．7|が動きやすいよう遠心の骨に穿孔するが，それでも3mmのスペースを得るために1.5〜2年かかるだろうと，大変さを了承してもらった（*図 70-1d*）．

③移動歯以外の全部の歯を0.9mm丸線で連結固定してアンカレッジとした．

[治療経過]

'96.12.28. う蝕の暫間処置を完了し 7|遠心に1/2ラウンドバーで，皮質骨に8か所穿孔した．

'97.1.11. MTM装置セット．6|7 舌側に0.9mm丸線のアンカレッジ装置をつけ，7|頬舌両側をオープンコイルにて平行に押す遠心歯体移動開始（*図 70-1e, f*）．

2.15. アクチベーションなし．

症例70-71

　　　　　$\overline{7|}$咬合面少量削除．
3．8．　オープンコイルを頬舌側1mmアクチ
　　　　　ベーション（スペーサー挿入，図 **70-1g**）．
4．11．　$\overline{7|}$遠心移動は完了し，ローテーションの
　　　　　治療を続ける．アンカレッジの移動（正
　　　　　中が左に偏位している）を認める（図 **70-1h**,
　　　　　i）．
5．31．　$\overline{6\ 5|}$の骨穿孔（図 **70-1j**）．
　　　　　$\overline{7|}$を舌側アンカレッジにつないで固定
　　　　　し，.016″SS丸線を装着して$\overline{6|}$遠心移動
　　　　　開始（頬舌側にパワーチェーン）．$\overline{5|}$頬側
　　　　　移動（Las-O-thread で牽引する傾斜移動）開
　　　　　始．
　　　　　$\overline{5|}$近遠心を少し削り，スリムにした．
6月〜7．4．$\overline{5|}$被蓋改善（図 **70-1k**）．
8．9．　$\overline{5|}$DBSをつけ，わずかに咬合面遠心斜面
　　　　　削合してパワーチェーンで遠心移動．
9．13．　$\overline{5|}$遠心移動完了．アンカレッジの移動
　　　　　を元に戻すため，下顎舌側のアンカレッ
　　　　　ジの0.9mm丸線を除去して，$\overline{5|}$パワー
　　　　　チェーンによる遠心移動開始（図 **70-1l**）．
10．18．　正中が元に戻ってきた（図 **70-1m**）．.017″
　　　　　×.025″SS で咬合の微調整．
11．15．　同上
　　　　　12月に装置を除去して補綴を開始（矯
　　　　　正期間約11か月）．
'00．2．12．　2年4か月後にリコールして資料をとっ
　　　　　た（図 **70-1n**）．患者は「以前は右で噛むこ
　　　　　とができなかったのですが，今では右側
　　　　　でも噛めるようになって，気持ちが落ち
　　　　　着きました」と感想を語ってくれた．

[考察]
〈治療方針について〉
　「抜歯しないでお願いします」という患者はますます多くなってきた．抜歯しないで治療した利点は，
①デンタルフロスの効果的な使用が可能になるなどの清掃性（予防）の向上
②治療により咬合機能にプラスにはたらく（$\overline{5|}$の咬合参加，$\overline{7|\overline{7}}$の咬合接触の改善）
③歯科治療における不可逆的侵襲が避けられた（$\overline{5|}$抜歯，ブリッジのための削合）
④咬合崩壊要因の減少（$\overline{5|}$のさらなる傾斜とそれに続く咬合の変化，$\overline{6\ 5\ 4|}$部のプラークトラップの悪影響）
⑤歯科診療に対する患者の認識の変化
などである．まだあるであろうが問題は，抜かないでもいかにうまく治すかである．

〈MTMの問題点と対策〉
①大臼歯2本の遠心移動
　外科処置も治療期間も覚悟を決めて臨んだようだが，どうも舌側の0.9mm丸線のアンカレッジの効果を過信したふしがある．図 **70-1o** のようにローアングルの顎態で（噛む力が強くて），図 **70-1a** のようにがっちりと根を張り直立している大臼歯2本の遠心移動は動きにくく，アンカレッジに対する反作用が問題となる．$\overline{7|}$より$\overline{6\ 5|}$の骨パーフォレーションのほうが徹底している．反作用に慌てている証拠である．
　歯の歯体移動は頬舌両方を平行に滑らすのが，早く確実である．その分反作用も大きい．これを避けるには，インプラントアンカレッジか，皮質骨を離断する方法（コルチコトミー）が考えられる．
②アンカレッジについて
　$\overline{7|}$の遠心移動に対抗するのは$\overline{6\ \mp\ 7}$までの固定であるから，アンカレッジに不足はないと考えたが，アンカレッジロスは最初のころからすでに始まっていた．アンカレッジの動きは，$\overline{7|}$をアンカレッジに含めて$\overline{6|}$を移動し始めたころに，「噛み始めが変だ」と咬合変化を訴えられた．このようなときに慌てて前歯にクロスエラスティックなどを使って，新たな歯牙移動箇所をつくる愚を犯さないことだ（著者にも苦い経験がある）．

第 5 章　治療

●骨格性上顎前突の症例で $\frac{5\ 4|}{5|4|5}$ が先天性欠損であり，全顎矯正とともに $\underline{4}$ を $\underline{5}$ に移植した症例（$\overline{5\ 4|}$ 欠損はブリッジとした）

[症例71]

患者：34歳，女性

初診：2000年6月10日

主訴：真ん中の上の前歯が出ている．
歯の数が少なくて，この先不安

[はじめに]

　自家歯牙移植と矯正との話である．矯正治療のときに欠損部があり，便宜抜去される歯があれば，一石二鳥で自家歯牙移植が成立する．自家歯牙移植の成功率はほとんど100％だろう．自分の歯の移植だから免疫の問題もない．患者に歓迎される．最善の治療選択肢である．したがって，*症例 10, 11* の便宜抜歯症例は古典的症例となってしまった．移植ができれば，矯正そのものもとてもやさしくなったはずである．

[術前（'00.6.10.）]

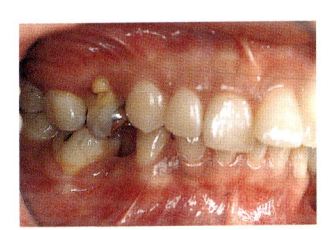

図 71-1a　$\overline{E|}$ が残存している．$\frac{5\ 4|}{5|4}$ 先天性欠損．

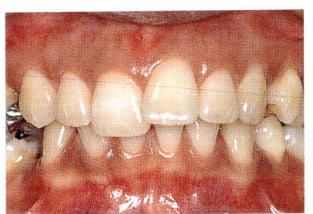

図 71-1b　$\overline{1|}$ の唇側傾斜を気にしている．

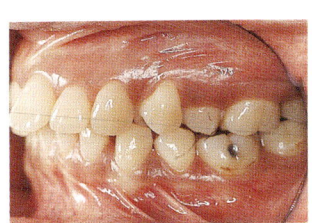

図 71-1c　$\overline{|5}$ 先天性欠損．

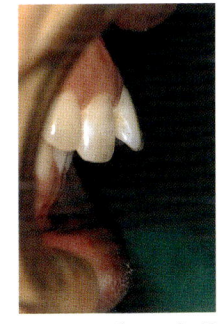

図 71-1d　オーバージェットが大きい．

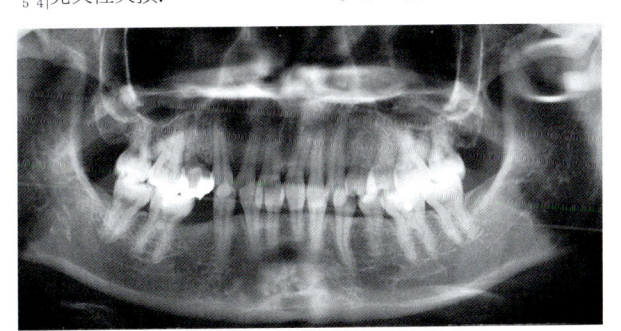

図 71-2　'00.6.10. $\frac{5\ 4|}{5|4|5}$ が先天性欠損．

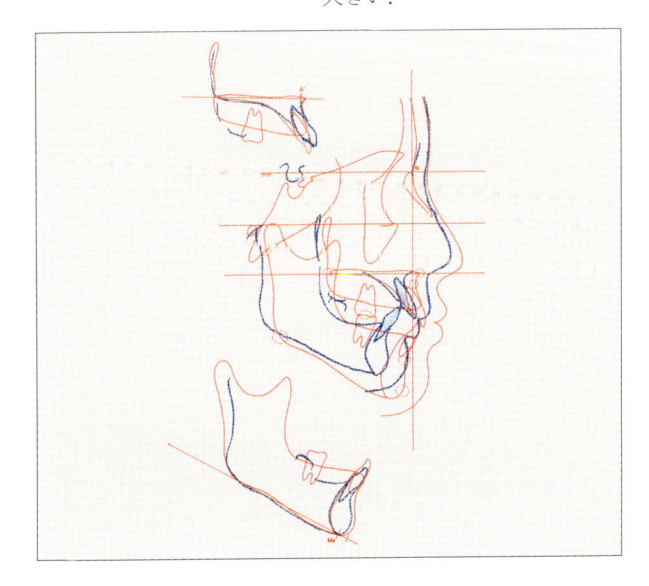

図 71-3　セファロトレース．

349

症例71-72

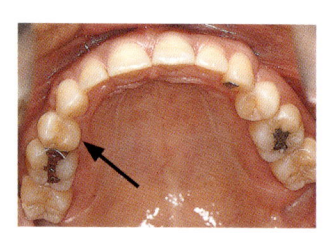

[術後]

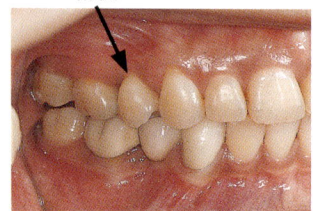

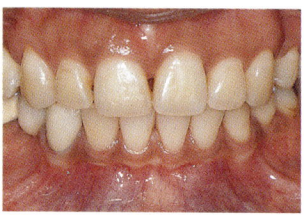

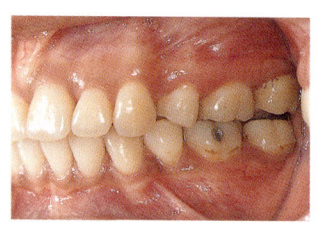

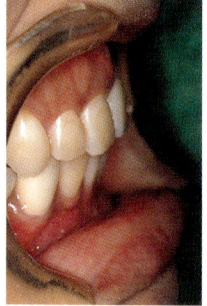

図71-4a〜e　'03.6.23. 矢印で移植歯を示す．

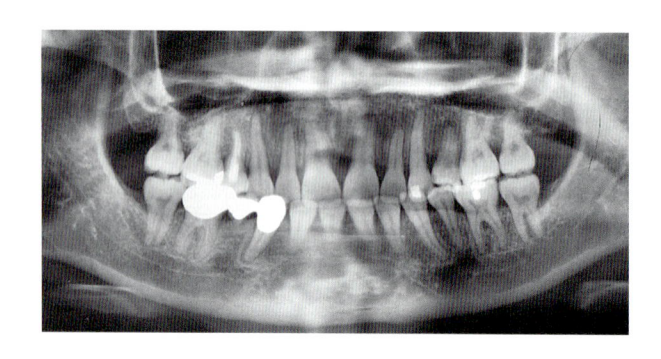

図71-5　'03.6.2.

[自家歯牙移植]

- 治療方針として全顎矯正に一石二鳥の処置であることは既述した．ドナーとして最適であり，術後は充填処置で十分長期の保存が期待でき，審美性はもちろん問題ない．変色の対策もしてある．加齢による他歯との調和もとれるであろう．
- 移植と矯正処置

レシピエントサイトを十分検討，確保して移植に臨む．図71-5のようにドナーは歯内治療，充填の処置を終えており，抜歯直後には抜歯窩には出血がみられるが，移植歯(図71-6；矢印)は移植直後でありながら，もともとここに存在していたようにも見える．

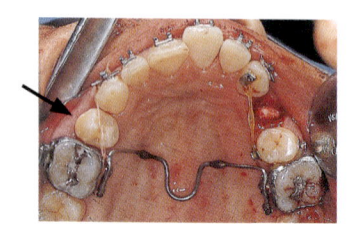

図71-6

術式は以下の1〜8が一つのやり方である．

〈自家歯牙移植の術式〉
1. 移植歯根と移植床の大きさなどの検討(CTなど)．
2. 移植歯の歯内治療を完了し，レジン充填．
3. わずかな形態修正をして移植部位の歯らしくし，削合部はレジン含浸層にする．
4. 移植前矯正をして，抜歯しやすく，つきやすくする．
5. 移植部の歯肉切開は歯頸部とピッタリ同じ形の切開，2mm歯肉を引いて開口部を形成．
6. 歯根の長さに2mmドリルで削合，つぎにふくらみをつける．
7. やや押し込んで咬合調整し，外傷を避ける．
8. 固定は2週間．何週固定してもアンキローシスにはならない．

第 5 章 治療

● 矯正治療には 4|4 の便宜抜去が必要であったが，髄床底穿孔で要抜去歯(|6̄)の抜歯窩に便宜抜去した 4| を移植できて，矯正治療と欠損の解消と一石二鳥の処置となった例

[症例72]　　　　　　　　　　　　　　　　初診：1991年5月29日
患者：39歳，女性　　　　　　　　　　　　主訴：店を開くので，出っ歯を治しておきたい

[術前]

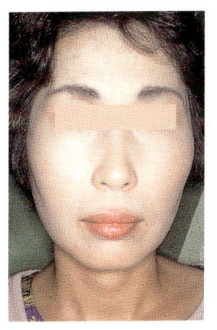

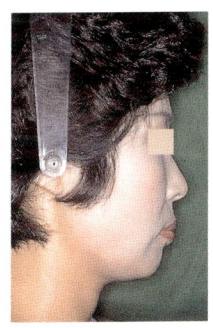

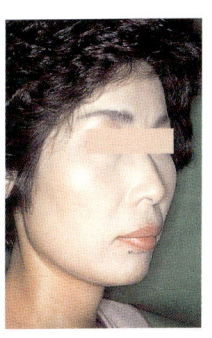

1a	1b	1c	
2a	2b	2c	2d

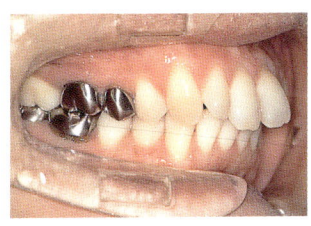

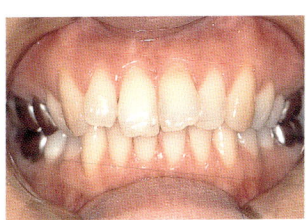

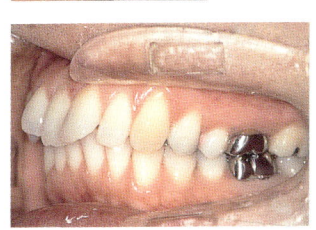

図 *72-1a〜c*　初診時．'91.5.29.
図 *72-2a〜d*　同．

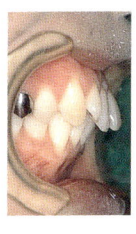

[術後]

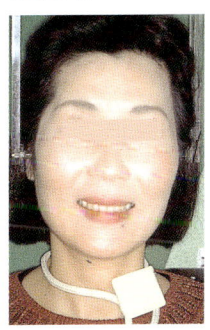

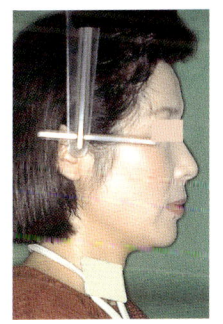

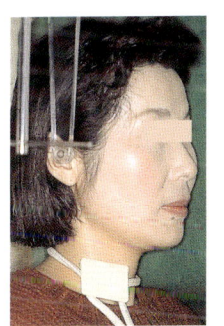

3a	3b	3c
4a	4b	4c

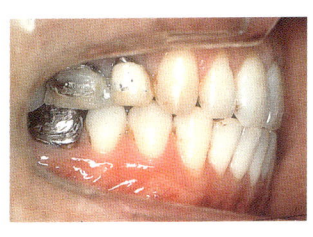

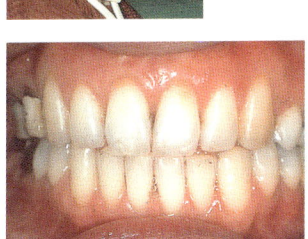

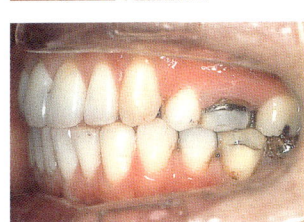

図 *72-3a〜c*　術後．'93.5.8.
図 *72-4a〜c*　同．

症例72

[リコール時（初診後11年目，50歳．'00.2.26.）**]**

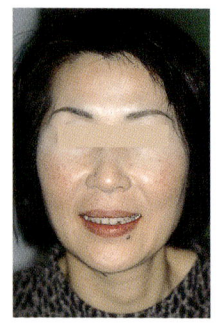

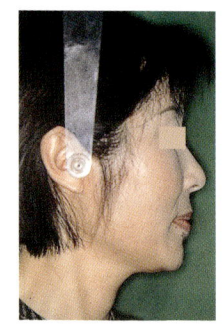

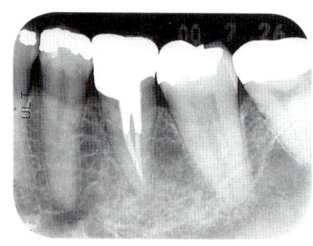

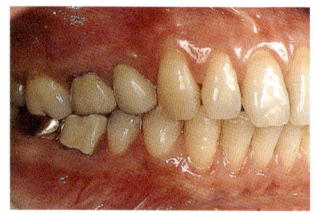

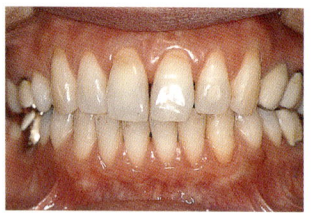

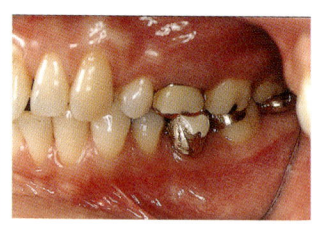

図 72-5a, b　リコール時．
図 72-6　同，移植歯（移植後8年5か月）．
図 72-7a〜c　リコール時．

[考察]

- 初診時から11年目で，下顎前歯にマイナークラウディングと，6｜前装レジンの摩耗が認められるが，ほかに問題は生じていない．
- 矯正治療のための便宜抜歯は患者にとって「いい歯を抜かれる」というひっかかりがあるが，「悪い歯の代わりになる」ことで一石二鳥の処置となる．
- 矯正治療に移植が関係すると，
  ① 移植により，矯正治療がやさしくなる
  ② 4｜と6｜の近遠心径の不調和を，補綴処置だけでなく矯正移動でも解消できる
  ③ 移植歯の移植前の矯正処置が容易である
  ④ 移植後の長期観察が容易である
  ⑤ 移植歯としての条件が非常に良い
  などの利点がある．

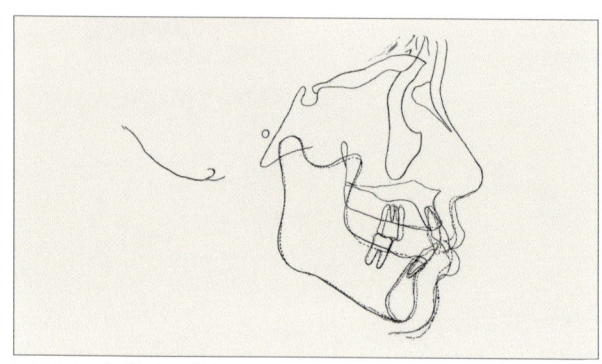

図 72-8　初診時，動的処置完了時，リコール時のセファログラム重ね合わせ．
―――：初診時（'91.9.4．；39歳11か月）．
- - - －：動的処置完了時（'93.5.8.）．
------：リコール時（初診後11年目，50歳4か月．'02.2.26.）．

[まとめ]

症例 61〜72 はエッジワイズの知恵と技術を用いましょうという症例である．ブラケットとワイヤーに馴れるのが，矯正の道をさらに進むことになる．ずっと進んで，個性正常咬合に戻すという範囲からはずれ骨格性不正咬合の治療を目指すと，矯正専門医の領域となってくる．

もっとも成人の場合は全顎矯正でも，欠損，疾患があれば，その治療のゴールをふまえて治療方針を立てるから，MTMの様相を帯びてくる．

全顎矯正と違ってMTMは必要に応じて何度でもやる．何歳でもできる．どのような装置，力系でも目的に合っていれば良い．ただきれいに並べるだけが矯正ではない．

結果的に矯正して良かったという症例は数多い．社会から望まれている治療法である．ただワンパターンのやり方だけでは通用しない．

MTMはほんのわずかの原則と，実際にやってみなくてはわからない知恵と技術の分野だと考える．

（この症例は「抜去歯を自家歯牙移植歯として用いた症例」として第8回 日本成人矯正歯科学会に症例提示した[50]．）

余 章

前章まではMTMについて述べた．必要で，かつ必要性を証明できる話である．ここからは必要だと思われる話を5つする．

1．この本で書きたかったこと　354

2．舌の問題　354

　症例73　355
　症例74　356

3．抜歯をしないで
　　審美改善も図りたい　357

　症例75　357
　症例76　358
　症例77　359

4．包括歯科医療の勧め　360

5．着実な未来への道　360

1．この本で書きたかったこと

歯科診療は DOS でなく POS であるべきこと，歯の longevity と患者の QOL を守ろうとすることは，歯科臨床を行っていくうえでの動かしがたい前提条件と考えている．

一般臨床歯科医が自分の治療目標を満たすために MTM を取り入れることに関しては十分な頁数を得た．これで歯科臨床がどのくらい変わるか？

患者が財布の底をはたいて longevity や QOL を買いにきても，メタルボンドクラウンはあるが，しばしばエンドやペリオがついていない．予防すらない．いくら「MTM は基本的処置で，やさしい MTM もあるよ」と宣伝しても同様の憂き目をみるだろう．

筋電計，ME 機器，歯科用 CT を揃えなくては MTM ができないわけではない．しかしこれらが診断，治療，予後の判定に役立っているような症例にも，MTM が必要なのだ．教育や保険のやり方が変わることが早道ではあるが，まず自分が変わることが第一歩である．Graber TM は「この本[43]を読むことは『応用生物学者』になろうとすることだ」と述べている．小さいながらもそのような歩みを実際の臨床例で示したかった．

2．舌の問題

個人の成長の予測は難しい．だから矯正治療がうまくいかないときには，成長期の患者には「成長ノセイダ」と言えばいいそうだ．悪い冗談である．成人のときは「舌ノセイダ」と言うそうだ．それだけわからないことが多いのだろう．

舌突出癖があると，オープンバイトになる．悪者は舌である．オープンバイトの咬合でも食物を口からこぼさずに飲み込むためには，舌が前方に出てきてオープン部分をふさぐ必要がある．舌のおかげで助かっている．悪者ではない．どうも両方とも正しいと思える．

オープンバイトでは歯があっても噛めない．噛みたい人も噛めない．噛めるようにオープンバイトを治しても，またオープンになってくることがある．問題はどう治すかである．舌を外科的にさまざまな方法で小さくしても，2年後には再生してくるからこの方法はだめだ．矯正でオープンの形態を閉じてみる．オープンの前歯をエラスティックで引くのは，十分治ったと思っても，たいていはまた開いてくる．苦い経験がある．舌のせいだ（ということになっている）．成人のオープンバイトは手をつけないという方針の大学矯正科が存在していたというくらい，予測性が悪かった．

現在は*症例18*のように臼歯を圧下すると，下顎はセファログラムでみて反時計回りに回転してくるから，前歯のオープンは閉じざるをえない．この方法が良いと思っている．

再びオープンになるには臼歯がまた伸びだすか，前歯が舌で圧下される必要がある．臼歯が伸びださないためには，しっかり噛む習慣が効果的である．1歳から咀嚼習慣を確立して，成人してからも絶え間なく正しい噛み方をチェックする必要がある．これはオープンバイトの患者に限られたことではなく，つねに**機能をチェックする必要がある**ということである．これからの歯科のあり方の一つを示している．

歯列の形態は過大な舌圧が作用しないように，お椀のような拡大された，野性的な歯列になっているほうが望ましいと思っている．う蝕や歯周炎の治療，予防にも都合が良い．形態の修正は種々の方法が開発され，一応治せる．問題は舌である．

前歯が舌で圧下されないようにするには，筋機能訓練（マイオファンクショナルセラピー，Myofunctional therapy：MFT，以下 MFT）が有効であるとされている[51]．口呼吸の治療にも有効である．摩擦音で[S]（と発音すべきものが）→[θ]→[ʃ]とリスプ音となって悪化しているのを，トレーニングで治す．スワロー（嚥下）の習慣や舌突出は意識下で正常にできるようになるまでは治せる．しかし完治は難しく，完治したようでも再発したりする．以下，症例を見てみる．

症例提示

●大臼歯しか咬合接触していないオープンバイト・舌突出癖，リスプ音の発語

[症例73]
患者：40歳，男性

[術前．1973．]

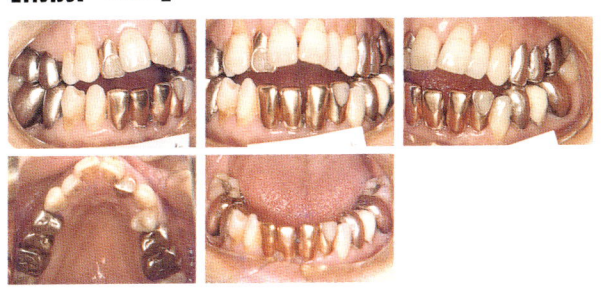

[治療方針]

　遺伝的要因が大きいと思われる難治の開咬であるが，治療をする．多数歯の補綴修復を利用して，ナソロジーの手法で下顎のヒンジクロージャーを行い，開咬を治療する．最後臼歯から咬合面の削除を続けて前歯のオーバーバイトが得られるようにする．

> ①十分な下顎の反時計回転が得られる．
> ②良好な咬頭嵌合が得られる．

[術後]

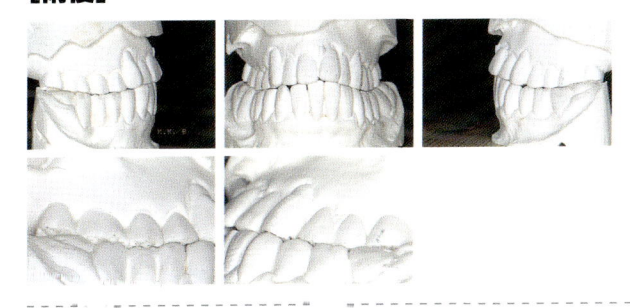

● 術直後
　ライオンズクラブの昼食会で，生野菜がバリッと食べられた．「今まで苦労したんだ」と話していた．

● 2，3か月後
　下顎前歯が痛い．だんだん痛くなり，止まらない．舌の先が腫れて痛い．

[5年後．'78．3．16．]

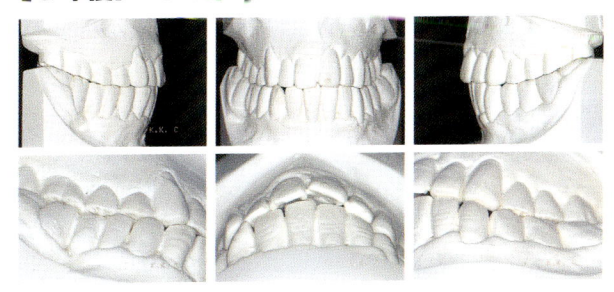

● 5年後資料
　前歯部のオープンバイトが再発し始めている

● 30年後の会話時の観察
　上顎前歯はカウンターウイングギングが強調され，ほぼ初診時の形態．
　下顎前歯切端が舌側傾斜している．
　オーバーバイトはほぼ保たれているが，オーバージェットは初診時と変わらないくらいリラップス．ホリゾンタルオープンバイトになった．

[結論]
・下顎の反時計方向回転，精密な咬頭嵌合によってつくりあげた形態でも，舌癖により変化している．
・完全な形態でも舌の機能に負ける例がある．
・同様の治療を矯正治療で行っても，同様か，これ以上の変化が示唆される．

症例74-75

● MFT(筋機能療法)がもっとも効果的であった症例が示唆するもの

[症例74]
患者：16歳，女性　　　　　　　　　　初診：1986年7月19日

[術前]

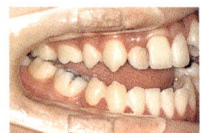

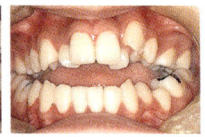

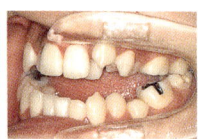

多くの術前資料採得により，以下の結果を得た．
① $\frac{7}{7}$ しか咬合接触していないオープンバイトは構造的に不安定であり，
② 機能的にも咀嚼時の筋のバランスが悪く咀嚼部位も不安定である．
③ 発語も訓練では補えない異常を示す．

[MFT 開始後2か月]

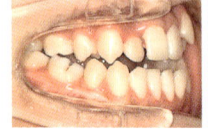

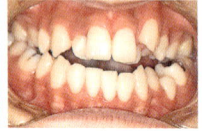

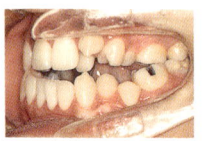

「だいぶ治った」と言ったら母子ともに「エッ」と驚き，術前写真を見て治ってきているのを納得した．

[同終了時(1年)]

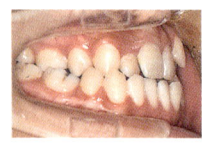

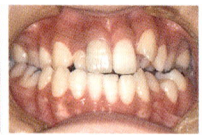

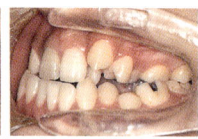

どの歯も，ここまで接触するとは！　というくらいに治っている．臼歯が圧下されてはおらず，顆頭が回転したと思われる．

[全顎矯正 ($\frac{5|5}{5|4}$ ext)．'89. 8 .13.(1年10か月経過)]

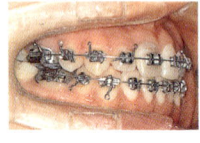

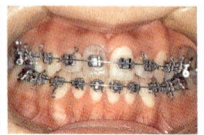

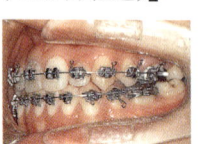

抜歯して矯正治療で咬頭嵌合をつくった．

[オープンバイトの再発．'91.10.19.]

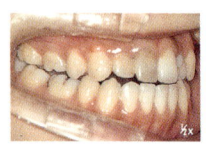

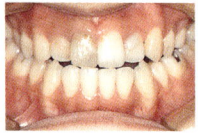

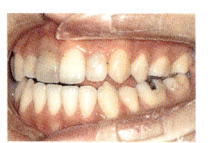

2年後には初診の形態への戻りがみられる．

[まとめ]

　MFT は効果的であっても，得られた形態は機能が完治していないならリラップスしやすい．
　現在は non ext. でトライし，舌の機能の改善度によってはホリゾンタルオープンをゆるし，矯正治療で審美性と咬合機能を獲得させるのが良いと考えている．
　"機能の改善"という意味で舌を取り上げた．歯科は形態を治すというだけではない．視力表，聴力表は完備しているが，簡単な咀嚼能力表はもちろん，高次元の咬合の診査についてのコンセンサスがない．指導者は現時点での診査法を皆でまとめるべきだ．

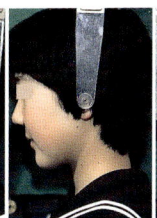

3．抜歯をしないで審美改善も図りたい

　一般臨床歯科医としては歯の longevity を図り，8020としたい．それには①予防，②抜歯しないで治療，③欠損を増やさない，④再治療にならない，が必要である．ところが，⑤矯正患者の80〜20％は矯正治療のために抜歯する．その理由は⑥ディスクレパンシー解消のため，⑦プロファイル改善のため，である．抜歯しないでディスクレパンシーを解消し，プロファイル改善はどの程度にするか考え直したい．それには矯正専門医と一般臨床歯科医の相互理解，相互支援に向かう必要がある．

　「日本成人矯正歯科学会」では毎年 E-line beautiful（横顔美人）大賞が選ばれる．しかし抜歯して口元を後方に引きすぎると，見ようによっては老けて見える．人気のある有名なスポーツ選手には，E-line beautiful でイケメンの方が多い．しかし，上口唇は鼻背と平行である．人種の範囲内である．今流行の韓流の俳優は美男美女であるが，上口唇は鼻背と平行である．

　われわれはどのように矯正しようかと考えるときにセファログラムを用いる．従来の矯正のスタンダードポリゴンは，人種を超えて白人寄りである．明らかな事実である．このセファログラムの数値が研究・教育・臨床に用いられているが，「矯正学はそれでいいのか？」と問いたい．日系2世のレイモンド杉山教授は札幌で行われた「第12回日本成人矯正歯科学会」で，日本人の人種としての形態を保った審美性の実現を強調された[52]．

　症例をみてみる．抜歯して矯正した母親と，非抜歯で矯正した娘2人を比較した．

［症例75］
患者：12歳，女児

［術前］

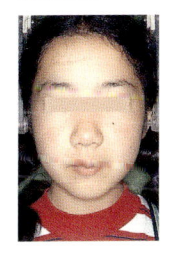

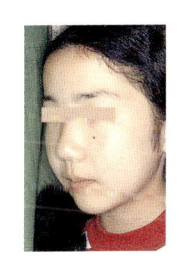

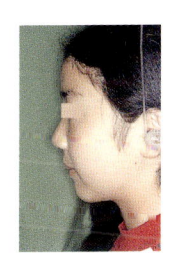

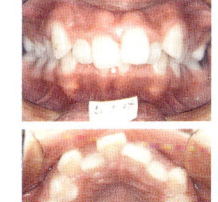

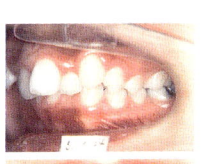

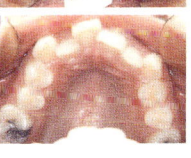

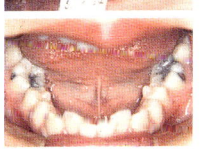

［術後］

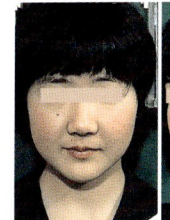

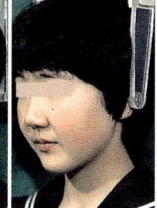

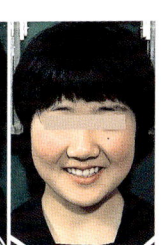

15歳．

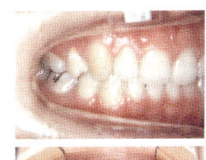

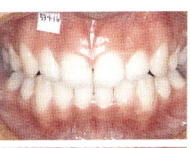

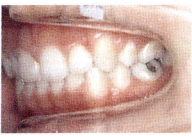

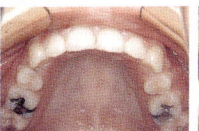

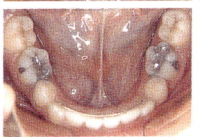

14歳．$\frac{4|4}{4|4}$ 抜歯．

症例75-77

[リコール時（33歳）]

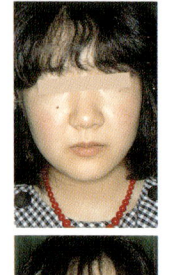

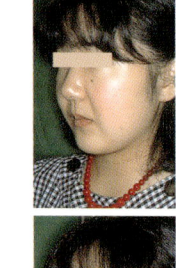

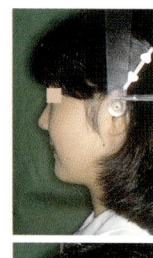

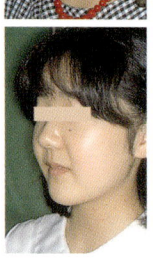

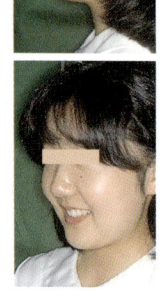

　この症例は，やはり口元を引きすぎではないか．しかしこのプロファイルを好む人は多い．希望するならそのように矯正してもよい．しかし，そのために抜歯が増す傾向となる．

［症例76］
　患者：11歳，女児

[術前]

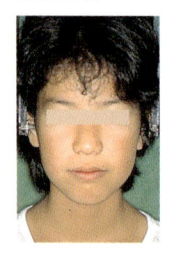

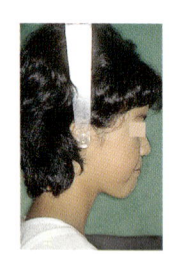

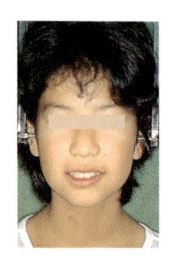

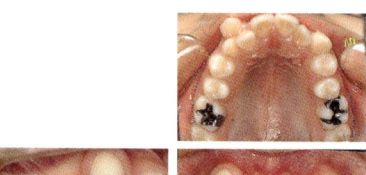

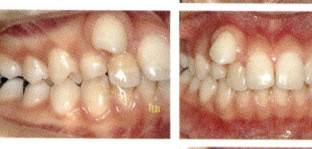

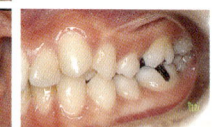

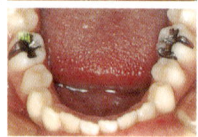

[術後]

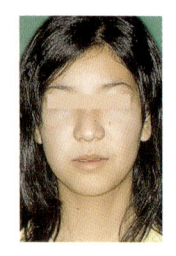

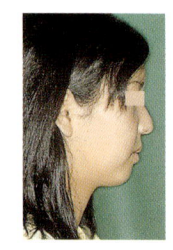

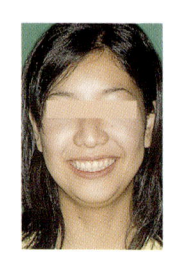

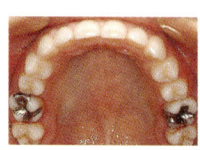

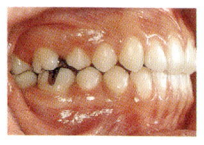

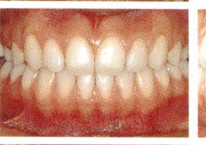

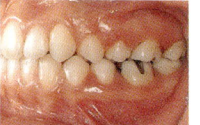

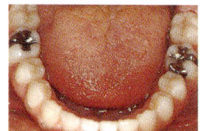

　症例75の患者の長女である．E-line beautifulに仕上がっている．抜歯はしていない．

術後．14歳，non ext.

余章

[症例77]

患者：8歳，女児

[術前]

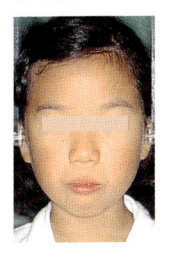

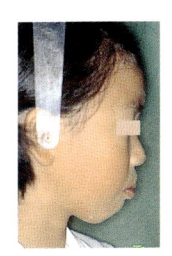

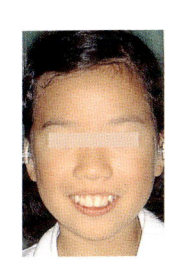

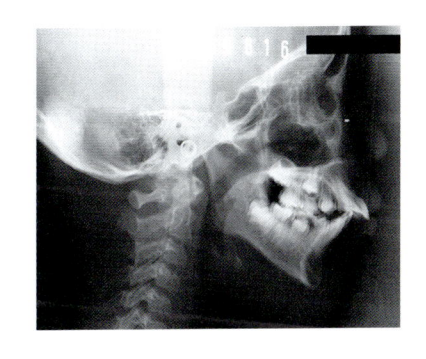

[術後]

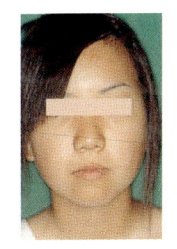

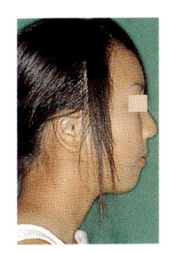

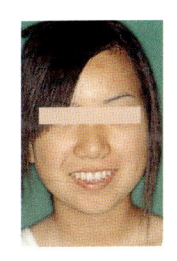

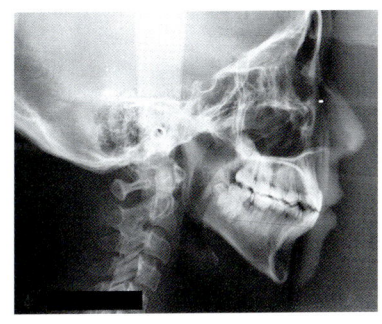

13歳，non ext.

[術前]　　　　　　　　　　　　　　　　　　[術後]

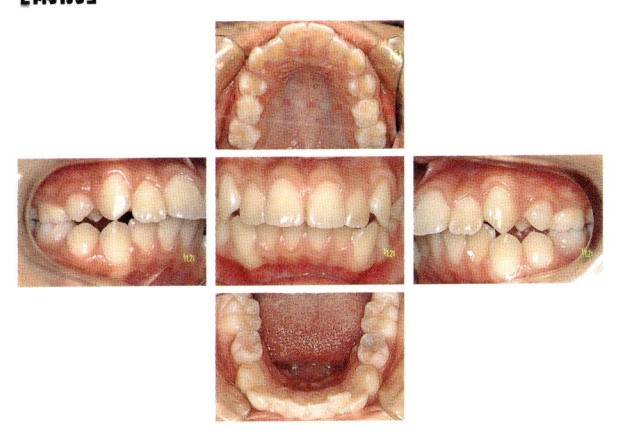

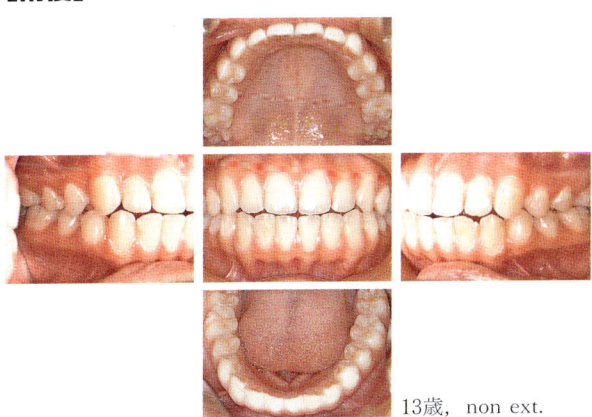

13歳，non ext.

　症例75の患者の二女であり，さらにひどい上顎前突である．抜歯しないで治した．それには歯列弓の拡大と遠心移動が必要であった．

　矯正臨床の先達ツイードは矯正治療の一大潮流をつくっているが，歯列弓の拡大を禁じる治療法を守っている．しかし，この症例77で拡大を禁じると，8本抜歯か外科矯正になるかもしれない．非抜歯を提唱する先達グリーンフィールドはそう言った．彼

症例77

はこの症例を最初見た時，にこにこした．「これが非抜歯で治るのだ」と，楽しそうであった．

アレキサンダーはグリーンフィールドのセミナーを受講し，下顎のリップバンパーを使用するようになった．60%だった非抜歯治療が80%になったと述べている[53]．

人種を超えて白人種に準ずるほど口元を引かなくても，審美性に満足する人は多い．江戸時代の美人画のような面長の人にとどまらず，E-line beautifulが美の基準にできない形態の人もいる．前述のようにお椀のような拡大された歯列は，病気の予防・治療に強いと思われる．歯根の露出も気にしないような，やみくもな拡大を主張しているわけではない．

遅ればせながら著者も「矯正治療でも一般歯科治療と同様に抜歯しないでできないか？」を出発点としている．一口腔単位の包括的矯正歯科治療においても臨床各科の共通した目標があるべきだ．要は健康美で，歯に悩まずに快適に人生を送れるようにすれば良いと考える．

4．包括歯科医療の勧め

『悪い所は全部治してくれ』という患者には，そのように取り計らうだろう．当然のことである．しかし現実には患者の要望どおりではなく歪みが生じてくる．大は各国の医療制度により，小は術者がなにに熟達しているかなどの条件により，患者の要望と乖離してくる傾向がある．

各国の医療制度をうんぬんする紙数はもうない．わが国の医療制度や術者個人の現状をよく認識しておく必要がある．本書では，MTMをキーワードとしてこの包括的治療を勧めてきた．

一般臨床歯科医を訪れるわが国の成人患者は，2つの大きな問題をかかえていることが多い．第1の問題は不正咬合が多いことである．成長期に治す人が少ないからだ．治したとしても審美目的が主題である．今後はもっと健康維持のための咬合治療としての矯正が普及すべきだ．1歯から全顎までさまざまな不正咬合が一般歯科治療を困難にしている．

第2の問題は，おびただしい数の低質医療の存在である（*症例* *2*, *6*, *39* など）．

悪い所を全部治して，優れた治療結果を得るためには，つねに包括歯科医療を目指すことが勧められる．すべての処置は包括歯科的アプローチの一つと考えていけば良い．

5．着実な未来への道

統制経済では，闇と不満がつきものである．保険診療でもそのはずであるのに，驚異の安価で痛くなく噛めるわざを行っている．歯のない人は先進工業国でさえよく見られるが，わが国ではあまり見当たらない．統制経済の勝利である．統制経済を国民の声が後押ししている．今後統制はさらに強化されるであろう．医科では「米国の2割程度の評価でどんなサービスができるというのか」と嘆くそうだが，歯科はとくに下がり続け1割を大きく下まわっている．これでなにができるのかということになるが，耐えていく人がいるべきである．

ただ耐えていくだけでは矛盾は解決されない．為政者に訴える方法のみでは利己主義ともとられかねない．国民を敵にまわすことになれば，立つ瀬がない．まず，耐えることに誇りをもつべきだ．つぎに，やましい所がないのだから実状を国民に説明する責任がある．どのような医療を望むかという選択権は国民にある．

全顎矯正は自費であり，質の高さを維持しながら欧米と同等以上の診療を発展させてきた．一部かもしれないが，これも国民の声である．一般歯科臨床の場でも矯正治療が必要なことはよくわかっている．この治療は自費であるが，どのような適用の仕方をすれば国民が後押ししてくれるか？ これを深く考えるべきであろう．一言でいえば「MTMは良質な医療を実現させる一環」である．諸兄姉の健闘を祈りたい．

参考文献

1. Hausmann E and Allen K. Reproducibility of Bone Height Measurements Made on Serial Radiographs. J Periodotol 1997;68:839-841.

2. Hom B M and Turley P K. The effects of space closure of the mandibular first molar area in adults. Am J Orthod 1984;85:457.

3. 梅森美嘉子．スケレタル・アンカレッジ・システム（SAS）を利用した大臼歯圧下による開咬症の治療．In：インプラント矯正研究会（代表 菅原準二）．1stインプラント矯正セミナー．大阪：東京臨床出版，2003．

4. 長澤信五．包括歯科医療の一環としての歯周病治験例．日本臨床歯周病談話会会誌 1992；10：78-86．

5. Ramfjord S P, Ash M M Jr.(著)，覚道幸男，三谷春保，坂 珖，稗田豊治（訳）．オクルージョン．咬合治療の理論と臨床．東京：医歯薬出版，1968；109-111．

6. 川渕孝一．歯科医療再生のストラテジー．東京：医学情報社，2004；15．

7. 長澤信五．包括歯科医療の一環としての矯正治験例．日矯歯誌 1981；40(1)：120-133．

8. 近藤勝義．インピーダンス・プレスチモグラフィーによる歯根膜循環動態の研究．口病誌 1969；36：20-42．

9. Ricketts R M, et al. Forces used in bioprogressive therapy. Bioprogressive therapy book 1. Rocky mountain orthodontics, 1979;93-109.

10. 孫和（著），山本照子（訳）．3分割アーチワイヤーによる上顎前歯の空隙閉鎖と圧下．近東矯歯誌 1994；29．

11. 白木雅文，石原常男，岩永寛司，長澤信五，岩山幸雄 固定性小矯正装置による歯槽骨破壊の著しい上顎切歯のスペースクロージング症例の長期経過．日歯周誌 1990；41(1)：52-59．

12. Grant D A, Stern I B, Listgarten M A. Periodontics. St Louis：C V Mosby, 1988;1017-1044.

13. Vanarsdall R L．矯正治療による歯周組織における諸問題の改善．In：Hösl E, Zachrisson B U, Baldauf A（編），山村武夫，瀬端正之（監訳），下野正基，古賀正忠（訳）．歯周と矯正．歯周治療と成人矯正の基礎と臨床．東京：クインテッセンス出版，1986；127-167．

14. Marks M H, Corn H（編），篠倉均，森田修一，大木葉孝宜，花田晃治（訳）．成人矯正歯科アトラス．東京：西村書店，1993．

15. Sugiyama R M．優れた矯正治療結果を得るための包括矯正歯科的アプローチ．日成人矯歯誌 2004；11(2)：20-36．

16. Garliner D. Myofunctional Therapy in Dental Practice. Florida:Institute for Myofunctional Therapy. 1973;220-230.

17. Garliner D. Myofunctional Therapy in Dental Practice. Florida：Institute for Myofunctional Therapy, 1973;153-204.

18. Ramfjord S P, Ash M M Jr.(著)，加藤熈，小林義典，山田好秋（訳）．歯周病の基礎と臨床．東京：医歯薬出版，1979；443-470．

19. Zachrisson B U. Orthodontic Treatment in a Group of Elderly Adults. World J of Orthodontics 2000；1：55-70.

20. Melsen B(著)，花田晃治（訳）．成人矯正の限界．In：現代歯科矯正学のコンセンサス．東京：クインテッセンス出版，1993；139-170．

21. Fontenelle A(著)，下鳥とよ美（訳），花田晃治（校閲）．歯周組織の改造を伴う臼歯支台歯の近心移動．In：花田晃治，伊藤学而（編）．別冊 the Quintessence．成人の歯科治療と矯正．東京：クインテッセンス出版，1990；129-145．

22. 有賀重則．信頼に基づいた安心・安全の歯科医療．初診からメインテナンスまで．東京：医歯薬出版，2005．

23. 小歯学全書刊行会（編）．歯科矯正学．東京：学建書院，1975；24．

24. 森克栄，高橋和人（編）．Intentional Extrusion. 意図的挺出の現在．東京：グノーシス出版，1997．

25. 古屋良一．顎機能異常における咬合異常について．咬頭嵌合位の異常による症例を中心に．In：川添堯彬（編）．別冊補綴臨床．咬合．診断・治療のために．東京：医歯薬出版，1984；217-227．

26. 三谷英夫（監修），菅原準二，川村仁（著）．現代外科的矯正治療の理論と実際．大阪：東京臨床出版，2000；211．

27. Schei O, et al. Alveolar bone loss as related to oral hygiene and age. J Periodontol 1959;30(1).

28. Kokich V G. Adult Orthodontics in the 21st Century:the State of the Art. 第64回日本矯正歯科学会大会．教育講演1．横浜，2005．

29. 花田晃治，原耕二（監修），篠倉均，吉江弘正（編）．成人対応の歯周矯正治療．大阪：東京臨床出版，1990；27-36．

30. Marks M H, Corn H（編），篠倉均，森田修一，大木葉孝宜，花田晃治（訳）．成人矯正歯科アトラス．東京：西村書店，1993；489-504．

31. Proffit W R(著)，高田健治（訳）．新版 プロフィトの現代歯科矯正学．東京：クインテッセンス出版，2004；364-384．

32. Andrews L F(著), 瀬端正之(校閲), 古賀正忠(監訳). ストレートワイヤー法. 基礎理論と装置. 東京：医学情報社, 1993；135‐155.
33. 長澤信五. 1. 総合的な臨床における歯牙移動. In：与五沢文夫(編). Dental Mook 現代の歯科臨床 11. 歯牙移動. II編 歯牙移動の適応症および治療計画. 東京：医歯薬出版, 1989；109‐125.
34. 髙橋和人. 歯の挺出時における歯根膜の血管網と歯槽骨の変化について. In：森克栄, 髙橋和人(編). Intentional Extrusion. 意図的挺出の現在. 東京：グノーシス出版, 1997；32‐42.
35. Ramfjord S P, Ash M M Jr.(著), 覚道幸男, 三谷春保, 坂 珖, 稗田豊治(訳). オクルージョン. 咬合治療の理論と臨床. 東京：医歯薬出版, 1968；277, 280, 282, 293, 298.
36. Posselt U(著), 沖野節三, 青木英夫(監修), 小山正宏, 岡田周造(共訳). 咬合の生理とリハビリテーション. 東京：医歯薬出版, 1971；218‐242.
37. Proffit W R(著), 高田健治(訳). 新版 プロフィトの現代歯科矯正学. 東京：クインテッセンス出版, 2004；608‐611.
38. Marks M H, Corn H(編), 篠倉均, 森田修一, 大木葉孝宣, 花田晃治(訳). 成人矯正歯科アトラス. 東京：西村書店, 1993；85, 94, 114, 116, 120.
39. 長澤信五. 成人矯正と歯周組織. 東京矯正歯科学会シンポジウムから. 歯科評論 1980；453：105‐118.
40. 国島康夫, 長澤信五, 森克栄, 森田知生, 矢野由人. 誌上ケース・プレゼンテーション. Minor tooth movement. 歯界展望 1975；46(5)：747‐788.
41. Jarabak J R and Fizzell J A. Biophysical considerations of orthodontic forces, technique and treatment with light-wire edgewise appliances(2 nd ed). C V Mosby, St Louis, 1972；277‐379.
42. Stoner M M. 最近のエッジワイズ装置. In：Graber T M(編), 三浦不二夫, 井上直彦, 大坪淳造(共訳). 現代歯科矯正学. 概念と技術. 上巻. 東京：医歯薬出版, 1971；504‐505.
43. Graber T M(編), 三浦不二夫, 井上直彦, 大坪淳造(共訳). 現代歯科矯正学. 概念と技術. 下巻. 東京：医歯薬出版, 1971.
44. 森克栄, 丸森英史. Minor Tooth Movement. 別冊歯界展望. 成人矯正と自家歯牙移植. 東京：医歯薬出版, 1977；287‐288.
45. J. シェリダン(著), 北總征男(訳). エアーローター・ストリッピングマニュアル. 東京：ティピィジャパン, 1998.
46. Fontenelle A(著), 花田晃治(訳). 成人における舌側矯正治療. In：Melsen B(編), 花田晃治(訳). 現代歯科矯正学のコンセンサス. 東京：クインテッセンス出版, 1993；209‐255.
47. Bednar J R, Wise R J(著), 花田晃治(訳). 9. 歯周矯正治療. In：Nevins M, Mellonig J T(編), 小野善弘, 中村公雄(監訳). ペリオドンタルセラピー. 臨床と科学的根拠 vol. 1. 東京：クインテッセンス出版, 1998；153‐155.
48. 武藤克己, 平野和夫, 武藤直紀. $\overline{6}$喪失による$\overline{7}$の整直. 歯科評論 1982；477：187‐202.
49. 水谷紘, 石橋伸雄. 挺出歯に関する実験的ならびに臨床的観察. 補綴誌 1997；21(3)：166‐174.
50. 長澤信五, 長澤ますみ. 成人矯正と自家歯牙移植. 日成人矯歯誌 2001；8(1)：24‐25.
51. 長澤信五. V編. 口呼吸にどこまで対応するか. In：岩山幸雄(編). カラーアトラス歯周基本治療. 炎症へのアプローチ. 東京：医歯薬出版, 1996；107‐121.
52. Sugiyama R M. 日本人とコーカサス人種の間の歯科的・骨格的・顔面的特徴の差異. 日成人矯歯誌 2004；11(2)：20‐36.
53. Alexander RG. リップバンパー療法. ボーダーライン症例へのより良い回答. Clinical Impressions 1992；1(1).

和文索引

あ
アップライト　16, 78, 145, 231, 314, 339
　　——の装置　147
アンカレッジ　324, 327, 330, 336
アンキローシス　121, 238
圧下　30, 328, 341, 344
　　——の装置と力系　32, 342

い
イントルージョン→圧下
インフォームドコンセント　227
インプラント　25-29(症例4), 107-118(症例16), 168-173(症例23), 327(症例49), 330(症例63)
インプラントアンカレッジ　129-136(症例18), 140-144(症例19), 148-149(症例21), 231-234(症例41), 259-268(症例48), 327(症例49), 332-334(症例65), 334-338(症例66)
一次性咬合性外傷　173, 184, 331

え
エアーローターストリッピング　297, 332
エクストルージョン→挺出
エッジワイズシステム　319

お
オーバージェット　58, 141
オープンバイト→開咬

か
下顎位の異常　41, 50, 64, 190, 216, 280
下顎智歯の矯正　301
　　埋伏歯　303, 304, 305, 307, 309
改良型ホーレーリテーナー
　　→ホーレーリテーナー(改良型)
開咬　99, 106, 129, 355
外傷性咬合　123, 195

き
機能的咬合　27, 190, 193
急速進行性歯周炎　213
強制萌出
　　智歯の——　39
近心傾斜　145-148(症例20), 179-181(症例25), 231-234(症例41), 314-318(症例61), 339-340(症例67)
筋機能訓練療法　53, 86, 132-133, 354, 356
筋電図　70, 105, 112, 116, 210, 218, 280

く
クラウデイング　89, 259

こ
口呼吸　287
口唇圧　133, 287
咬合異常
　　仮性Ⅲ級　279
　　診断　192
咬合器　54, 111, 210
咬合機能
　　検査　65
咬合診査　111
咬合性外傷　188
　　一次性——　173, 184, 331
　　二次性——　184
咬合崩壊　34, 47
　　MTMの役割　158
　　——の過程　281
　　歯周病による——　271, 332
咬合力
　　——測定　116, 117
　　——のアンバランス　28, 173, 341
　　——のバランス　171
骨格性不正咬合　58, 64, 194, 206, 349

さ
サホンビジトレーナー　65, 210, 280
細菌検査　124, 127

し
シザーズバイト→鋏状咬合
シロナソグラフ　54, 56, 102, 111, 210, 218
ジグリングフォース　201
歯冠歯根比　237
歯根近接　313, 347
歯周炎
　　急速進行性——　213
　　——の矯正　256, 310
　　重度——　34, 47, 76, 84, 259, 261
　　中等度から重度——　216, 332
歯周矯正(病態矯正)　47
歯周組織再生, 増生　125, 243, 305, 332
歯周病
　　——による咬合崩壊　271, 332
　　——罹患歯の矯正　256, 310
歯槽性不正咬合　189, 194

歯体移動　337，346
　　──の基本設計　337
　　──の戦略性　22
　　犬歯の──　143
　　智歯の──　20，126
　　──の装置　23
歯列拡大　170，229
　　急速拡大　203
　　──装置　205
自家歯牙移植　45，185，237，350，351
　　──の術式　350
　　智歯の──　41，252，303
重度歯周炎　34，47，76，84，259，261
進行性歯周炎
　　急速──　213
進行性不正咬合　39，73，179，184，231

せ
セントリックストップ　83，161，163，165
正常咬合　160，191
舌癖　287，354-355
前歯の不正咬合　219

そ
咀嚼障害　148
　　──の診査・診断，治療計画　52，148

ち
チールマンの対角線の法則　43，54，200，280
智歯
　　下顎──の矯正　301
　　──の強制萌出　39
　　──の歯体移動　20，126
　　　　──の装置　23
　　──の自家歯牙移植　41，252，303
　　埋伏──
　　　　──の矯正　303，304，305，307，309

て
挺出　12，16，78，145，225，231，240，243
　　後戻り(リラップス)　15，239
　　歯周組織増生　236，243，245，248
　　自家歯牙移植歯　45，252
　　審美改善　247，249
　　──時のトラブル　14
　　──の装置　13，147，241，247，342
　　臨床歯冠長　236
　　臨床的効果　237，246
転位歯のMTM　346

に
ニフェジピン®　185
二次性咬合性外傷　184

ね
捻転歯のMTM　25

は
鋏状咬合　64，73，165
反対咬合　89，185
　　治療装置　56

ひ
非抜歯矯正　227，357

ふ
ファンクショナルワックスバイト　53
フレアリング　39，84，269，272，275
　　原因　269
　　増悪因子　286
　　治療装置　87
　　治療目標　294
プラークコントロール　169，211
　　──の評価　214
ブラッシング　258
　　──の為害性　215
　　分類　214
不正咬合　160，184，191，199，259，339
　　クロスバイト　43，109，219
　　骨格性──　58，64，194，206，349
　　歯槽性──　189，194
　　進行性──　39，73，179，184，231
　　前歯の──　219
復元矯正　184，189，226

ほ
ホーレーリテーナー(改良型)　36，269，276，280
　　治療目標　294，299
　　──の設計　288
　　──のチェック　291
　　──の使い方　294，299
　　──の適応　286

り
臨床歯冠長の獲得　12，236
療養指導　82，153，200，279

る
ルートパラレリング　76

欧文索引

A
ARS →エアーローターストリッピング
Air-Rotor Stripping →エアーローターストリッピング

C
CO ≠ CR →下顎位の異常
CT　97, 123, 130, 148

M
MFT →筋機能訓練療法
MTM
　　エッジワイズシステムの応用　319, 323, 352
　　マルチブラケットの使用　319
　　歯周ポケット　255
　　転位歯の——　346
　　導入のコンセプト　182
　　難易度　311, 313
　　捻転歯の——　25
Minor Tooth Movement → MTM
Myofunctional therapy →筋機能訓練療法

P
POS　152
Patient Oriented System　152

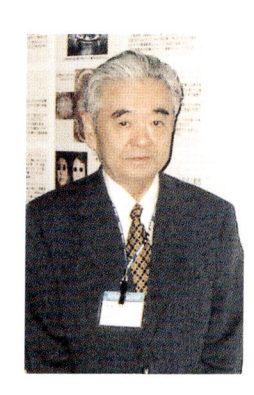

著者略歴

1958年　大阪大学歯学部歯学科卒業
1958年　兵庫県西宮市 明和病院歯科勤務
1958〜1960年　大阪大学歯学部第二補綴科 専攻生
　　　　　　　（非常勤）
1960年　静岡県駿東郡原町(現沼津市)に開業
1982年　歯学博士(口腔生理学)
1968〜1990年　沼津歯科技工専門学校 兼任教員
1985〜1998年　朝日大学歯学部非常勤講師(歯周病科)

所属学会

・日本臨床歯周病学会(指導医)
・日本成人矯正歯科学会(認定医)
・高橋矯正研究会(約30年)
・Next Ortho(日本非抜歯矯正研究会)
・日本矯正歯科学会(1954年〜現在)
・日本歯周病学会(1972年〜現在)
・日本補綴歯科学会(1977年〜現在)

やさしい症例から始められる 包括臨床に活かす MTM

2007年4月10日　第1版第1刷発行

著　　者　長澤　信五（ながさわ　しんご）

発 行 人　佐々木　一高

発 行 所　クインテッセンス出版株式会社
　　　　　東京都文京区本郷3丁目2番6号　〒113-0033
　　　　　クイントハウスビル　電話 (03)5842-2270(代表)
　　　　　　　　　　　　　　　　　 (03)5842-2272(営業部)
　　　　　　　　　　　　　　　　　 (03)5842-2279(書籍編集部)
　　　　　web page address　http://www.quint-j.co.jp/

印刷・製本　サン美術印刷株式会社

©2007　クインテッセンス出版株式会社　　　禁無断転載・複写
Printed in Japan　　　　　　　　　　落丁本・乱丁本はお取り替えします
　　　　　　　　　　　　　　　　　ISBN978-4-87417-952-9　C3047

定価はカバーに表示してあります